养老健康丛书

老年卫生学

主　编　倪进东
副主编　洪　倩　毛　琛
编　委　（按姓氏笔画排序）
　　　　王艺蓉（广东省疾病预防控制中心）
　　　　王效军（广东医科大学）
　　　　毛　琛（南方医科大学）
　　　　刘　刚（深圳市疾病预防控制中心）
　　　　刘尚琪（广东省疾病预防控制中心）
　　　　汤后林（中国疾病预防控制中心）
　　　　肖爱祥（广州市惠爱医院）
　　　　何志辉（广东省疾病预防控制中心）
　　　　张容瑜（广东省疾病预防控制中心）
　　　　陈　霄（广东省疾病预防控制中心）
　　　　官成浓（广东医科大学）
　　　　修良昌（广东医科大学）
　　　　洪　倩（安徽医科大学）
　　　　倪进东（广东医科大学）
　　　　殷召雪（中国疾病预防控制中心）

科学出版社
北　京

内 容 简 介

在人口老龄化发展趋势大背景下，本书希望从公共卫生与预防医学角度向读者介绍老年人群的卫生保健问题。本书作者来自公共卫生、社会医学与卫生事业管理、疾病预防控制等多个不同专业领域和实践单位，从各自擅长的专业角度对老年人群卫生保健、健康促进、疾病预防等问题进行阐述，为预防医学、社会医学与卫生事业管理，以及临床医学、护理学等专业学生提供学习教材，也为公共卫生、养老服务等领域工作的专业人员提供参考材料。

图书在版编目（CIP）数据

老年卫生学 / 倪进东主编. —北京：科学出版社，2018.6
ISBN 978-7-03-057925-6

Ⅰ. ①老… Ⅱ. ①倪… Ⅲ. ①老年医学-卫生学-高等学校-教材 Ⅳ. ①R592

中国版本图书馆 CIP 数据核字（2018）第 131400 号

责任编辑：张天佐　胡治国　/　责任校对：郭瑞芝
责任印制：赵　博　/　封面设计：陈　敬

版权所有，违者必究。未经本社许可，数字图书馆不得使用

科学出版社 出版
北京东黄城根北街 16 号
邮政编码：100717
http://www.sciencep.com

三河市骏杰印刷有限公司印刷
科学出版社发行　各地新华书店经销

*

2018 年 6 月第 一 版　开本：787×1092　1/16
2024 年 2 月第三次印刷　印张：16 1/2
字数：380 000
定价：88.00 元
（如有印装质量问题，我社负责调换）

养老健康丛书编委会

总 策 划 罗　辉　广东医科大学
主 任 委 员 谢培豪　广东医科大学
副主任委员（按姓氏笔画排列）
　　　　　　　王　芳　广东医科大学
　　　　　　　毛　琛　南方医科大学
　　　　　　　刘琼玲　广东医科大学
　　　　　　　洪　倩　安徽医科大学
　　　　　　　倪进东　广东医科大学
　　　　　　　徐　红　广东医科大学
　　　　　　　颜文贞　广东医科大学
秘　　　书（按姓氏笔画排列）
　　　　　　　周晨慧　广东医科大学
　　　　　　　潘聪聪　广东医科大学

前　言

人口老龄化已成为当今世界一个突出的社会问题。我国于1999年进入老龄社会，是较早进入老龄社会的发展中国家之一。目前，我国65岁及以上老人所占比例已经接近10%。自2011年起，伴随着20世纪50年代中国第一次人口生育高峰人群步入老年，我国老年人口进入快速增长期。人口老龄化问题关乎我国未来经济社会的长远发展。为加强老年卫生工作，保障老年人权益，发展老龄事业，1999年我国政府组建了全国老龄工作委员会。全国老龄工作委员会是直属国务院主管全国老龄工作的议事协调机构；卫生部于1995年成立了老年卫生工作领导小组，2011年《中国老龄事业发展"十二五"规划》为应对新时期老龄化特征，提出加强老龄卫生保健的主要任务。2016年《"健康中国2030"规划纲要》中将"促进健康老龄化"作为重要规划目标；《"十三五"卫生与健康规划》中将"发展老年健康服务"列为主要任务；中国共产党第十九次全国代表大会报告中进一步指出：积极应对人口老龄化，构建养老、孝老、敬老政策体系和社会环境，推进医养结合，加快老龄事业和产业发展。

因为生理结构、心理及疾病流行特征等原因，与儿童少年、妇女一样，老年人的健康与疾病问题具有其人群的特殊性，有着该人群特征性卫生服务的需要与需求，相应的卫生保健、疾病预防控制等同样具有特殊性。针对儿童少年、妇女卫生服务需求的特殊性，我国早已建设完善的妇幼卫生保健体系，在公共卫生与预防医学一级学科下也设有"儿少卫生与妇幼保健学"二级学科。由于全球范围内自20世纪80年代有越来越多的国家、地区进入老龄化社会，在老年人口社会人口结构中所占比例和绝对数达到较高水平，老年人群的健康、疾病及卫生保健服务等问题的公共卫生意义越来越凸显，在人类公共卫生问题中所处地位也显著上升。

本书共十四章。第一章阐述老年卫生学定义、研究对象与研究内容、基本原理及老年卫生学建设意义。第二章阐述衰老的基本规律、影响因素和衰老的预防。第三章较系统地介绍了老年健康相关评价方法。第四章讲述针对老年人群的健康教育与健康促进、健康营销策略，并结合老年人不同生活环境阐述针对性的健康教育措施。第五章结合流行的养老服务模式，概述我国老年卫生保健组织机构的结构组成、相应政策制度，并与国外相关组织机构进行比较。第六章阐述老年人心理特点及常见心理问题的防控。第七章介绍老年人群膳食营养现状、人群特征性要求，老年人群营养不良发生、影响因素及预防措施。第八章结合健康老龄化、积极老龄化理念，介绍老年友好环境要求与建设。第九、十、十一章阐述老年人群慢性病、传染性疾病、伤害流行特征、影响因素及预防策略和措施。第十二、十三章介绍老年人失能、失智症流行特征、影响因素及其预防控制。第十四章阐述了公共卫生途径的姑息医疗概念和理念、推广开展策略和意义。

在人口老龄化发展趋势下，针对老年人群特点，本书以公共卫生和预防医学基础理论、原理和方法为依托，融合相关学科知识，结合广泛的老年医学、老年保健、养老服务等领域文献研究，对老年卫生学概念、研究对象与内容等加以界定，初步构建老年卫生学学科框架，希望为预防医学、康复医学等专业学生的培养提供一本理论性与应用性兼顾的教材，为促进老年人群身心健康和老龄事业发展提供支持，为促进公共卫生与预防医学学科进步提供帮助。

本书编委来自医学高等院校、疾病预防控制和医疗机构，编者集思广益、取长补短，力求呈现给大家一本高质量作品。尽管相关素材收集、内容编写等均经过编委会的反复斟酌、讨论与修改，但限于知识的广袤深远，编者的知识局限，本书中难免存在顾此失彼和不足之处，敬请读者批评指正，以便进一步修订。最后，谨向本书编写过程中给予热情帮助、指导的专家和同行表示衷心感谢。

倪进东

2017 年 10 月 20 日

目 录

前言
第一章　绪论··1
　　第一节　老年卫生学产生背景与意义··1
　　第二节　老年卫生学的定义与任务··7
　　第三节　老年卫生学相关学科···11
　　第四节　老年卫生学发展愿景··12
第二章　衰老规律···18
　　第一节　衰老的一般规律··18
　　第二节　生理性衰老··22
　　第三节　老年期心理变化规律与特点··26
　　第四节　衰老预防··29
第三章　老年人健康状况及其影响因素评价···33
　　第一节　概述···33
　　第二节　老年人群健康评价内容和评价指标··34
　　第三节　老年人健康状况评价量表··39
　　第四节　老年人健康状况及其影响因素··46
第四章　老年人健康教育与健康促进···63
　　第一节　概述···63
　　第二节　老年人健康服务营销策略··68
　　第三节　老年人社区健康教育与健康促进··75
　　第四节　养老机构健康教育与健康促进··82
第五章　老年卫生保健组织机构··90
　　第一节　概述···90
　　第二节　老年卫生保健组织机构··93
　　第三节　养老模式与老年公共卫生服务··99
　　第四节　老年卫生保健机构运行机制与管理··109
　　第五节　老年卫生保健相关政策法规及标准规范··119
第六章　老年心理卫生保健··121
　　第一节　概述···121
　　第二节　老年常见心理问题的防治··126
　　第三节　老年退休后的心理适应··132
第七章　老年人膳食营养··137
　　第一节　老年人群膳食营养现状··137
　　第二节　老年人营养需求··138
　　第三节　老年人营养状况的评价··143
　　第四节　老年人营养状况的影响因素··146
　　第五节　老年人膳食建议··148
　　第六节　老年人群常见慢性疾病患者膳食营养治疗与指导························150

第八章　环境与老年健康······154
- 第一节　自然环境与老年健康······154
- 第二节　社区环境与老年健康······157
- 第三节　社会支持与老年健康······161
- 第四节　环境因素与积极老龄化······162
- 第五节　学科研究进展······165

第九章　老年常见慢性非传染性疾病及预防······168
- 第一节　概述······168
- 第二节　老年心血管疾病流行特征与防治······171
- 第三节　老年糖尿病流行特征与防治······174
- 第四节　老年骨质疏松流行特征与防治······176
- 第五节　老年骨关节疾病流行特征与防治······179
- 第六节　老年哮喘流行特征与防治······182
- 第七节　老年慢性阻塞性肺疾病流行特征与防治······183

第十章　老年常见传染性疾病及预防······186
- 第一节　概述······186
- 第二节　老年常见呼吸道传染病及预防······187
- 第三节　老年常见经血液及性传播传染病及预防······192
- 第四节　老年常见肠道传染病及预防······194
- 第五节　老年人群预防接种······195

第十一章　老年人意外伤害······199
- 第一节　概述······199
- 第二节　跌倒······200
- 第三节　交通事故······202
- 第四节　钝器伤······204
- 第五节　锐器伤······206
- 第六节　展望······207

第十二章　老年人群失能流行现状与保健策略······209
- 第一节　老年人群失能流行现状与发展趋势······209
- 第二节　老年失能的预防控制策略与措施······215
- 第三节　失能老人的照护服务体系······220

第十三章　老人失智症患者卫生保健······227
- 第一节　概述······227
- 第二节　流行特征······229
- 第三节　失智症病因及可能的预防策略······231
- 第四节　失智症的卫生保健······232

第十四章　公共卫生途径的姑息医疗······237
- 第一节　姑息医疗概述······237
- 第二节　临终关怀······241
- 第三节　公共卫生途径的姑息医疗······246

主要参考文献······253

第一章 绪 论

目前世界范围内人口正迅速老龄化，人口老龄化是人类社会进步、科技发展的成果和标志，也是世界人口发展的必然趋势。但由于生理老化、身体机能衰退、应变能力下降、修复能力降低、急慢性疾病带来的损伤及其后遗症随之增加，老年人群的健康与疾病问题也呈现出多样性和复杂性的特点。随着人口老龄化程度的增加，老年人群公共卫生问题越来越受到社会各方的关注与重视。

第一节 老年卫生学产生背景与意义

一、人口老龄化及发展趋势

（一）老年与人口老龄化

老龄化对个体而言，是一个人从出生那一刻起就开始经历的年龄不断增长的变化过程，经过童年、少年、青年、中年阶段，逐步迈向老年阶段的经历。从生物学角度看，是机体"退化作用"超过"再生长或生长作用"的表现，个体的老龄化是单向发展的，且是不可逆转的。对群体和社会而言，老龄化一方面指一个国家、地区老年人口相对增多，占总人口比例不断增长的动态过程；另一方面是指社会人口结构呈现老年状态，进入老龄化社会。

要判断一个国家、地区是否进入老龄化社会，首先要明确如何判断老年人口，老年人是指哪些人？年龄是最常用的指标，那么多少岁是老年的起点？我国《文献通考·户口考》中记载："晋以六十六岁以上为老，隋以六十岁为老，唐以五十五岁为老，宋以六十岁为老。"20世纪中叶，联合国在一本关于人口老龄化的研究报告中，将65岁设定为老年人口的年龄起点。而1982年，联合国在维也纳召开的老龄问题世界大会上，将老年人口的起始年龄定义为60岁。从我国历史和当今世界对人生老年阶段起点的认定来看，尽管不同地区存在差异，但60岁和65岁仍是较普遍接受的标准。

我国学术界对老年人口起点年龄尚无明确界定，但较普遍的是以60岁为老年阶段起点。这也与我国机关、企事业单位职工退休年龄，即"男性年满60周岁，女工人年满50周岁，女干部年满55周岁"相一致。

评价一个国家或地区人口老龄化的常用指标有三类：老年化程度指标、老年化速度指标及社会经济影响指标。老年人口比例是反映老年化程度的指标，也是目前判断一个国家、地区是否进入老年化社会的最常用指标，即60岁或65岁及以上老年人口占总人口的百分比。按照联合国的判定标准，当一个国家或地区60岁及以上老年人口占人口总数比例达到10%，或65岁及以上老年人口占人口总数的7%，即意味着这个国家或地区的人口处于老龄化社会。如果65岁及以上人口所占比例达到15%以上，则为"超老年型"社会。

（二）人口老龄化现状与发展趋势

1. 全球人口老龄化情况 根据联合国的这一标准，法国是世界上最早进入老龄化社会的国家。早在1865年，法国65岁及以上老年人口比例就超过了7%，进入老龄化社会，瑞典是第二个在19世纪进入人口老龄化的国家，1890年65岁以上的老年人口达到其总人口的7%。现在法国、瑞典的65岁以上老年人口比例均已超过15%，成为"超老年型"国家。其他西方发达国家也紧随其后，英国和德国在1930年、美国在1945年先后进入老龄化社会。

尽管老龄化在发达国家表现更为突出，老龄化问题最严重的前十位国家中欧洲国家占了9位，预计到2025年60岁以上老龄人口占总人口超过1/3的国家依次是日本、德国、意大利，随后的依然是其他欧洲国家，但老龄化现象已不仅仅局限于发达国家。目前全球普遍面临着老龄化问题，60岁及以上老人占总人口比例的增长速度要快于所有其他年龄段，据世界卫生组织估计，到2025年全球60岁及以上老年人口数将达到12亿；到2050年每5人中有一个60岁或以上的老人，而且在这一过程中，80岁及以上高龄老人增长速度更快，在这些高龄老年人群中，高龄女性的人口数又将超过高龄男性的2倍。数年后的2020年，人类历史上将首次出现60岁及以上老年人口占总人口比例超过5岁及以下儿童人口占总人口比例。

当前发展中国家也正经历的快速人口老龄化，将使得养老服务问题更加复杂和突出。预计到2025年，发展中国家60岁及以上老年人口数量将上升至约8.4亿，占全球老龄人口的70%。相比于发达国家，发展中国家经济发展步伐要明显滞后于老龄化速度。以社会老龄化速度指标，如老年人口达到某一水平所需的年数来分析，法国60岁及以上老年人口占总人口比例从7%上升至14%用了115年，而我国只用了27年。

2. 我国人口老龄化现状　我国人口的预期寿命从1990年的68.4岁上升至2008年的73.8岁；1999年开始进入老龄化社会，是较早进入老龄社会的发展中国家之一。2011年公布的我国第六次人口普查数据显示60岁及以上人口占总人口比例达13.26%，比2000年人口普查数据上升了2.93%，其中65岁及以上人口占总人口的8.87%。国家老龄工作委员会办公室公布信息：2013年60岁及以上人口占比达14.9%。从2001年至2020年，我国进入快速老龄化阶段，平均每年将新增596万老年人口，年均增长速度达到3.28%，远远超过总人口年均0.66%的增长速度。到2020年，老年人口将达到2.48亿，老龄化水平将达到17.17%，其中，80岁及以上老年人口将达到3067万人，占老年人口的12.37%。从2021年至2050年我国将进入加速老龄化阶段。我国老年人口数量开始加速增长，平均每年增加620万人。到2023年，老年人口数量将增加至2.7亿，与0～14岁少儿人口数量相等。到2050年，老年人口总量将超过4亿，老龄化水平超过30%，其中，80岁及以上老年人口将达到9448万，占老年人口的21.78%。

3. 其他　我国人口老龄化具有人口基数大、人口老龄化速度快、高龄化趋势明显等特点，同时还具有以下特点。

（1）劳动力结构快速老化。因人口的快速老龄化，新进入的劳动力数量远小于退出劳动力市场的人口数量，劳动年龄人口结构快速老化，这一现象将进一步扩大老年人口抚养比。

（2）少子化趋势出现，年轻人比例下降，导致整个人口的生育率下降。

（3）我国老龄化还存在区域和城乡老龄化差异大特点，在区域差异上，中国人口老龄化发展具有明显的由东向西的区域梯次特征，东部沿海经济发达地区明显快于西部经济欠发达地区。

（4）与多数发展中国家一样，我国快速老龄化伴随着"未富先老"现象，老龄化进程超前于经济发展，老龄化带来的各种问题也将会集中式呈现。经济合作与发展组织（OECD）的数据表明，大多数国家在进入老龄化社会时，人均GDP约为1万美元，而中国在1999年进入老龄化社会时刚刚实现小康，人均GDP只有840美元。发达国家是在基本实现现代化的条件下进入老龄化社会的，属于先富后老或富老同步，而中国等很多发展中国家则是在尚未实现现代化、经济尚不发达的情况下提前进入老龄化社会，属于未富先老。社会财富无法满足大量仅作为消费者的老年人的生活需要，不难预见中国老龄化进程和经济发展不同步的矛盾会持续较长时间。

（三）影响老龄化的主要原因

人口老龄化是社会、经济、科学技术发展进步的结果，一个国家、地区随着社会发展，膳食营养状况得到改善，越来越多烈性传染病得到有效控制，更多的人健康度过传染病高发的儿童期，更多的女性成功渡过生育的高风险关，人群期望寿命逐步延长，更多的人进入老年阶段。卫生技术、卫生服务条件及社会支持环境的改善使得进入老年阶段的人生存时间延长，累积老年人口数量随之增加，进一步提高了老年人口占总人口的比例，同时逐步出现高龄化趋势。而生育观的改变，使得全球范围普遍出现生育率迅速下降的现象，在1975年总生育率低于人口补充水平的国家仅有22个，目前这样的国家已经上升至70个，据估计到2025年，将进一步上升至120个国家，生育率下降会进一步加剧老龄化进程。

二、人口老龄化带来的公共卫生服务需求显著增加

得益于社会、经济、科学技术的进步与发展，人类将历史性地首次面对数量逐渐增大的老年人群，伴随这一人群出现的一系列社会问题也将是人类历史上前所未有的，迫切需要全社会的重视与关注。相应的针对这一群体的相关研究领域、学科建设也亟须开拓与发展。

（一）老年人群生理功能特殊性

人口老龄化发展使得老年人群数量迅速上升，占总人口比例逐步上升，老年人面对的健康等问题越来越多地以该年龄段人群的特征性问题呈现，对社会、人群影响的重要性日益凸显，既往个体或少数人的健康、卫生问题逐步演变成为整个社会必须共同面对的公共卫生问题。人体多项生理功能，如呼吸能力、肌肉张力、心血管功能等多在成年期达到顶峰，后随年龄增长逐步减弱，尽管不同个体机能衰退的速度差异很大，但总体衰减的趋势是明确的，因此，相比于年轻人群，老年人群普遍处于生理功能的弱势状态，这种特殊性导致老年人群将如同儿童少年、妇女一样产生具有该人群特征性的公共卫生服务需求。

（二）积极老龄化要求

健康不仅仅是没有疾病或虚弱，而是一种身体、心理和社会的完好状态。针对老年人群的特殊性，世界卫生组织在1999年提出积极老龄化概念，并在2002年联合国召开的第二届世界老龄大会上，在《积极老龄化政策框架》中对积极老龄化的概念、内涵进行了阐释：积极老龄化是指人到老年时，为了提高生活质量，消除年龄歧视的不利影响，使健康、参与和保障的机会尽可能获得最佳的过程，使老年人生活更加舒适、更有尊严、更有价值。

积极老龄化是经过成功老龄化和健康老龄化等理论，逐步演变发展而来的。成功老龄化概念最早由美国学者在20世纪50年代提出，成功的含义包括三个方面：没有疾病和残疾、身体和心理功能正常、积极参与社会生活。成功老龄化理论认为老年人个体生理功能的衰退差异性较大，应探索老年人保持健康状态的方式和方法，老龄化整体水平向"成功"的趋近是摆脱老龄化困境的有效出路。但因为"成功"一词具有强烈的价值判断色彩，在实践中易导致老年人对自身状况的误判。健康老龄化是对成功老龄化表达方式的一种修正。该理论研究关注影响老龄健康的主要因素，把老龄化研究视角从结果转向进程，指出"老龄健康"的五项标准，即躯体、社会、经济、心理和智力健康。虽然健康老龄化在应对老龄化社会、维护老年人群的基本健康和提高其生活质量方面，具有积极的社会意义。但它强调的内容主要集中在老年人的生理、心理和智力方面，存在简单地将老年人作为弱势人群、被照顾者、被动的接受者及纯粹的消费

者的倾向，只注重老年人的社会消极影响，却忽视了老年人对社会的积极作用。

积极老龄化延续和发展了成功老龄化和健康老龄化的内涵，在"健康"和"参与"两个维度以外，增加了"保障"维度，以兼容老年人个体生理功能的衰退差异性；拓展了"参与"的内涵，参与不仅仅指经济参与，同时将社会、文化、体育和公共事务参与都包含其中，目的是使所有进入老年的人，都能提高健康的预期寿命和生活质量。

（三）伴随老龄化的疾病谱、死因谱变化带来的公共卫生服务需求变化

随着身体机能的衰退和老化，老年人活动能力、生活自理能力将呈现随年龄增长逐步下降的趋势；该人群是各种慢性非传染性疾病高患病率人群；由于适应环境、应急反应能力下降，又常常是意外伤害的高发人群；受疾病、伤害及高龄等多种因素的影响，失能、失智等需要完全依赖他人照护的老年群体数量也将呈现上升态势。老年人群健康状况低下不仅仅是个人的负担，更是家庭和社会的负担，随之社会老龄化现象的加重，已构成重要的、新的公共卫生问题，其突出表现在慢性非传染性疾病、意外伤害、视力损害、老年痴呆等引起的疾病负担上。

1. 慢性非传染性疾病　尽管采取积极措施能够有效预防控制或推迟慢性病发生，但仍有很多老人不可避免地受到慢性病侵扰，这在一定程度上与年龄增长本身就是多种慢性病的危险因素有关。慢性病引起的全球疾病负担的23%由60岁及以上老年人群引起。而且老年人群更易同时患有多种、复杂、相互影响的慢性疾病，这些患病老年人群中，常表现为功能丧失、广泛的老年病综合征：脆弱、感觉受损、自理能力受损、平衡及步态受损等，严重影响其自身及其家庭的生活质量。

主要影响老年人群的慢性病包括心血管疾病、恶性肿瘤、慢性呼吸道疾病、肌肉和骨骼病变等。例如，心血管疾病：2004年全球范围缺血性心脏病引起老年人群中疾病负担达7770万个伤残调整生命年（DALYs），脑卒中引起老年人群6640万个DALYs，预计到2030年老年人群两疾病负担将分别上升35%、44%。肿瘤：2010年恶性肿瘤引起老年人群DALYs为8700万个，预计至2030年肿瘤引起疾病负担将上升69%（与2004年比）。

2. 视力损害　视力损害（失明或低视力）引起老年人群DALYs为1040万个，相比于2004年，估计到2030年该疾病负担约上升86%。全球2.85亿个视力损害患者，其中65%（1.86亿个）发生在老年人群，3900万个失明患者中有82%（3200万人）是50岁及以上中老年人。

3. 老年痴呆　2010年老年痴呆引起老年人1000万个DALYs，相比于2004年的1880万个DALYs，有显著下降。但预计到2030年该疾病负担将上升86%。老年痴呆以多项认知功能进行性损害为特征，行为活动和心理受损都会对生命质量产生影响，也是导致老年人需要照护或入住养老机构的重要原因。2010年全球老年痴呆费用达到6040亿美元。

4. 意外伤害　2010年意外伤害引起老年人群DALYs为3260万个，相比于2004年，估计到2030年该疾病负担约上升78%。跌伤是世界各地意外或非故意伤害死亡的第二大原因，每年估计有42.4万人因跌伤而死亡。年龄是导致跌伤的主要危险因素之一。老年人因跌倒而死亡或受重伤的风险最大，年龄越大，风险越高。在致命的跌伤中，65岁以上老年人所占比例最大。

5. 传染性疾病　传染病仍是引起老年人死亡和病弱的重要原因，特别是在中低收入水平国家。例如，流感的流行可严重影响所有年龄组，但老年人群一直是并发症发生风险最高人群之一。人类免疫缺陷病毒（HIV）感染，传统观念中一般都认为老年人群是非活跃性人群，因此被排除在HIV感染筛查人群或提供相关安全性生活干预范围之外，但近年调查数据显示老年人群HIV感染率有上升态势；同时间里，HIV感染个体生存时间更长，也意味着一部分HIV感染者将进入老年期，同样引起老年人群中HIV感染人数的上升。老年HIV感染者需要特殊的临床

治疗与管理。随着全社会人口学特征的改变，需要制订、形成适应老年人群特征的传染病防治策略与措施。

（四）家庭结构变化、人口流动性增加等因素间接推进了老年人群公共卫生服务需求

伴随着对家庭中不同代义务和责任要求态度改变，典型家庭结构也正发生改变。家庭对老人的照护和支持功能随家庭结构改变而被削弱，这一变化随着城市化进程、人口流动性加大，家庭中中老年人数所占比例逐步增大、年轻人流动外出机会增多等进一步加重。一些欧洲国家近50%的65岁以上老人是独自生活状态，我国近年"空巢"老人现象也越来越成为普遍关注的一个社会问题。独自生活的老人很少有机会享受家庭所提供的资源、照护，这对其身心健康、生活质量产生冲击，抑郁等心理疾病和意外伤害发生风险也随之增加。

老年人群男女比例失调进一步加重这一问题，因为大多数国家、地区习惯中多是妇女担任传统的照护家庭、老人的角色。这一社会角色一定程度限制了妇女参加正常工作，导致她们更易收入低、老年阶段身体状况差。而且女性这种状况又妨碍了她们获得高质量卫生保健服务、社会关怀和退休金。女性参加工作机会增多有利于克服这些不公平的负担，改善她们的经济社会状况，但因女性参与工作，也会对传统的家庭老人照护功能带来冲击，削弱家庭提供照护的作用。

这些社会因素的影响及其变化带来的新问题，对老龄化引起的公共卫生服务需求产生间接推动作用，也意味着将需要更多地从全社会层面获得系统性关注与寻求解决方法。

三、设立老年卫生学的意义

（一）有利于适应老龄化社会的公共卫生策略形成或促进现行公共卫生策略的调整

随着人口老龄化，处于老龄期时间延长，人们开始越来越多地关注：寿命延长了，是否活得健康？60岁以上的老年人占全球死亡和疾病总负担的近1/4，从公共卫生角度看，65岁以上人口不断增加的趋势会导致与衰老有关的疾病和功能损害状况的患病率上升，如心脏病、脑卒中、癌症、糖尿病、骨性关节炎、下背痛、听力损失和阿尔茨海默病等。身体机能衰退、对外界环境适应性和反应能力下降，会导致老年人群意外伤害发生率上升，同样机体免疫功能下降、患有某些疾病等会增加老年人群罹患传染性疾病的风险。疾病和健康损害不仅造成老年患者的负担，同时会对其家庭、社会卫生系统和经济发展造成负担，影响其发展，老年人群健康问题已经成为受社会普遍关注的公共卫生问题，需要有与人口老龄化发展相适应的公共卫生策略的调整或指定形成新的公共卫生策略。而老年人群卫生保健服务有着鲜明的特殊性，需要针对该人群的专门研究，以保证科学的策略的修订与形成。

（二）有利于针对老年人群的特异性预防措施与技术的研究与应用

儿童不是缩小的成人，老年人也不是简单的老年成人，其生理、心理及疾病等都具有其老年期的特殊性，并且会随着年龄增长发生变化。因为人类进入老龄化社会时间尚短，针对老年人群的预防医学措施、技术研究还十分缺乏，尽管越来越多人认识到老年人群卫生保健服务的重要性，但至今尚未形成关于老年卫生的系统性学术体系，而同样因生理、心理特殊性在人群中相对处于弱势的儿童、少年、妇女，目前已分别形成完整的"儿童少年卫生学""妇幼卫生保健学"。全球老龄化程度越来越深，像我国这样一些国家老龄化还呈现加速态势，在公共卫生与预防医学学科领域建立独立的老年卫生学，加强针对老年人群的卫生学措施、技术研究不仅是大势所趋，更是迫切的社会责任与任务。

（三）促进针对性的老年人群预防措施形成，不仅有利于老年人群身心健康，同时可产生可观的社会经济效益

许多老年慢性疾病、心理疾病、失能失智等从专业角度是可以预防的，包括一些传统的老年机能衰退速度等，都是可以预防的。例如，老年人的失能和半失能状态，不仅严重损伤老年人的身心健康，更是老年人群带给家庭、社会的最主要负担之一。大量研究结果证明，引起高龄老人失能和半失能的主要原因有脑血管疾病、老龄导致的身体衰弱、跌倒等意外伤害、老年痴呆、骨关节疾病、帕金森病等，这些都是可以采取相应措施加以预防或延缓其发生的。老龄化是人类社会进步和经济发展的成果表现，但伴随老龄化而来的医疗费用也大幅上升，即使一些发达国家也明显感觉到老龄化对社会经济安全的挑战。老年卫生学的设立将促进针对老年人群的预防性措施的研究和提出，从而促进老年人群身心健康，间接产生巨大的经济效益和社会效益。较早进入老龄化社会的日本，在实践中已然发现积极预防的重要作用与意义，也较早地将预防医学理念融入养老服务实践中，2000年开始有学者倡导"介护预防"理念，即预防或延缓高龄老人进入"要介护状态"（失能和半失能状态），从而提高老年人的生活质量。2006年，日本修订《介护保险法》，在其中增加了介护预防的相关内容。

（四）老年卫生学的推广有利于消除老年歧视、老年忽略等社会问题

老年歧视指人们由于老年人的实际年龄或者把他们划分为年老的人，而对老年人形成消极的刻板印象（stereotypes）、偏见（prejudice）和（或）歧视（discrimination）。老年歧视可能是内隐的，也可能是外显的，可从不同层面表现出来。例如，认为不健康、防治措施干预效果差和疾病的预后效果差这一现象难以改变，仍是目前对待老年人的普遍态度与信念。甚至老年人群自身和卫生保健专业人员也存在这样的歧视。老年歧视现象的存在导致卫生保健人员没有受到足够的老年医学方面的培训，不能正确地诊治老年患者。老年患者接受预防性卫生干预的机会要比年轻人少，许多疾病预防干预措施已经常规用于青少年和中青年人人群，但很少普及老年人群。由于老年歧视的存在，老年人获得工作机会明显偏少，从而可能导致老年人经济状况困难，进而影响身心健康。老年卫生学研究有利于对老年人潜能的正确认识，促进老年友好的社会制度和环境建设，消除老年歧视和忽略现象，充分发挥老年人在家庭、社会及经济发展中的重要作用。

（五）设立老年卫生学有利于促进适宜的老年卫生保健体系建立

针对老年卫生保健服务的特殊性，世界卫生组织老龄化和生命历程司司长John Beard博士指出："将需要对卫生保健和社会护理系统进行深入的根本性改革。"

老年人卫生服务需求量往往数倍于青壮年，面对巨大的老年卫生保健服务需求，我国至今尚未建立面向老年人群的卫生保健服务体系，一些涉及老年卫生保健的服务项目分散地由疾病预防控制机构、社区卫生服务机构和民政部门、社会力量举办的养老服务机构承担开展。当前提供的老年卫生保健服务在供给量、服务的专业性及可及性等方面都无法满足老年人群复杂、多元且巨大的需求，老年卫生学的建设有利于相关理论认识提升，认识老年卫生保健体系建设的必要性与重要性，并为逐步建立完善适宜的老年卫生保健体系提供理论依据。而老年卫生保

健体系的建立，将有利于在有限的社会资源分配中保证相对弱势的老年人群权益。

第二节 老年卫生学的定义与任务

一、老年卫生学定义

老年卫生学是以保持、促进、改善老年人身心健康为宗旨，通过研究老年人的生理、心理变化规律，以及老年人群健康与疾病分布特点，分析影响身心功能老化、健康和疾病发生发展的生物学及环境因素，提出预防老化和疾病，促进健康和积极老龄化策略与措施的科学性。

研究提出加强或保持老年人群身体、心理和社会功能相关的卫生保健策略和措施是老年卫生学的主要目的。老龄化必然带来身体、心理功能的衰退与虚弱表现，并与相关疾病发生或疾病症状加重相关，但老龄化是一种随年龄增长必然出现的生物学现象，尽管与健康、疾病状态有交叉重叠，但并不适宜用健康和疾病的概念加以界定与区分。因此除了传统预防医学研究的人群疾病、伤害和健康三个层次外，老年卫生学尚需关注老化的规律与老化的预防，除了研究老年人群健康、疾病分布与影响因素外，还需研究老化状态的分布及其影响因素，并关注老化与疾病、健康的相互关系。老年卫生学研究目的除了保持、促进老年人群健康外，还有对积极老龄化状态的追求。

二、老年卫生学研究对象

如前文所述，采用年龄60岁为划分老年期的起点。老年卫生学的重点研究对象是老年人群，即60岁及以上老年人群。由于老年期的身心健康、老化状态是人整个生命过程的一部分，胎儿时期母亲的健康与营养状况等都会影响其老年期的表现，因此老年卫生学研究对象并不能局限于老年人群，也会向生命的前期阶段人群延伸。

三、老年卫生学研究内容

老年卫生学研究的内容丰富而复杂，随着社会老龄化趋势、老龄化程度加重，老年人群中不同年龄阶段老人构成变化将不断提出新的待研究内容。

（一）老化规律及老化的预防

老化首先表现在身体、心理两方面的变化，而且两者相互关联、相互影响。身体老化表现在形态、生理功能、活动能力、自理能力等方面；心理老化表现在认知、记忆、思维、创造力、注意力及性格、情绪变化等方面。通过对老化规律、特点，不同群体间差异和影响因素的研究，提出针对性的老化预防策略与措施，同时对老化规律及不同群体老化发生差异性的研究，将有利于进一步分析阐明老化与健康、虚弱、身心疾病及伤害发生的相互关系。

（二）疾病预防控制的策略与措施

无论是发达国家，还是发展中国家，慢性非传染性疾病都已经成为老年人群主要的疾病负担。随着老年人群数量的增加，以及高龄化发展趋势加剧，老年人群中慢性非传染性疾病流行率将进一步增大。有研究显示75岁及以上年龄老人平均有三种慢性疾病临床表现、服用五种处方药。

研究和控制构成主要公共卫生问题的老年常见病和多发病，如心脑血管病、呼吸系统疾病、恶性肿瘤、2型糖尿病、原发性骨质疏松、老年痴呆、老年性白内障、前列腺增生等疾病的危险因素和保护因素。

开展老年人群慢性非传染性疾病调查与监测，研究老年人群慢性非传染性疾病流行特征、变化趋势及影响因素；并研究影响已患病老年人预后、生命质量提高的因素，为制订相关防治策略与措施提供依据。将姑息医疗及公共卫生途径的姑息医疗纳入慢性病防治内容，建立基于大卫生理念的综合性慢性病预防控制模式。

除了慢性非传染性疾病，传染性疾病仍然是老年人群健康的主要危害之一，并且随着治疗技术提高、寿命延长，会有越来越多患有慢性传染性疾病的患者进入老年期，如乙肝患者、HIV感染者、肺结核等疾病患者，这一患病人群在老年期的增加，将给传染病防治提出新的问题与挑战，因此老年人群传染病防治，包括一些其他年龄人群常用的防治手段，如疫苗接种，应系统地纳入相关传染性疾病防治策略与措施研究内容中。

（三）积极老龄化促进策略与措施

积极老龄化是指人到老年时，为了提高生活质量，消除年龄歧视的不利影响，使健康、参与和保障的机会能够公平有效获得的过程，以使老年人生活更加舒适、更有尊严、更有价值。积极老龄化是老年卫生学追求的老年生活较理想的状态及标准。要达到这一目标，首先需要了解、认识老年人的潜能、需求，他们对生活方式的选择意愿，以及他们生活环境的室外空间和建筑、交通、住房、社会参与、尊重与包容、市民参与和就业、信息交流、社区支持与健康服务等软、硬件条件，针对那些最脆弱老年人的相关保护和支持措施等，以便进一步评价老年人积极老龄化状态水平，并明确主要影响因素；从而提出促进积极老龄化相关策略和措施。

（四）老年伤害的预防

由于生理、心理功能衰退及社会环境因素的共同作用，使老年人成为发生意外跌落、交通事故、自杀等伤害事件的高危人群。伤害对老年人的危害是多方面的，除可能导致肢体伤残外，严重的还可导致感觉器官残疾（如失明、耳聋和语言功能丧失）及智力残疾和精神残疾等，更严重的可导致死亡。而这些恶性后果不仅给老年人本身带来极大的痛苦和生活的不便，严重影响其生活质量，同时会给家庭和社会增加沉重的精神和经济负担。老年卫生学首先应研究老年伤害流行特征与影响因素，不仅从老人自身角度加以分析，更要研究社会相关制度、生活及工作环境、劳动条件、经济状况、医疗保障与卫生服务等诸多社会因素的影响与作用，探索建立适老的社会环境。

（五）老年衰弱和失能的预防

失能老人是指因年迈虚弱、残疾、疾病、智障等而不能独立完成穿衣、吃饭、洗澡、如厕、室内运动、购物等任何一项活动的老人（即失去日常生活自理能力的老人）。关于老年失能或半失能的研究主要包括两个方面：第一，老年人群失能或半失能的流行现状、特征、变化趋势与危险因素，针对性预防控制策略措施研究等；第二，已发生失能或半失能老人的健康维持、社会支持策略与措施，积极老龄化状态评价，以及老人照护者的健康和卫生保健问题研究。

衰弱是一种老年人群常见的综合征，为多系统功能失调、损害，导致老人身体机能下降，是导致社区居家老年人死亡最常见的病因。65岁及以上人群发病率为7%～16.3%，有随年龄增长而上升的趋势，女性发病高于男性。识别衰弱或发生衰弱高危人群具有十分重要的公共卫生意义：其一，相比失能状态，衰弱在早期阶段有较高的可逆性；其二，在预测老人死亡等不良后果方面，相比于慢性疾病，以衰弱为变量进行预测更为准确、更有价值。衰弱作为老年人群特有的疾病现象，具有十分明确的临床预测效应，目前已得到相关领域研究人员的重点关注，如相应衰弱评价量表的研究，并逐步投入实践应用。但总体来说关于老年衰弱的研究仍处于起步阶段，相应评价量表的效度、信度仍需进一步的研究提高；适用不同特征老年人群的评价、诊断标准，用于判断衰弱的生物学指标，筛查出衰弱或衰弱高危老人后相应的干预措施等都将是老年卫生学需要重点关注的问题。

（六）老年人群心理卫生保健

老年人的心理活动如感觉、知觉、记忆、思维、情感、意志力和智力等可有不同程度的衰退和改变；家庭、工作状态、人际关系、社会地位与角色变化，以及身患疾病、行动和生活自理能力下降等都会对老年期的心理健康产生冲击与影响。心理健康问题是人口老龄化过程中的突出问题。关注老年人心理健康问题是提高老年人生活质量的重要方面。老年人群心理健康状况评价、影响老年人群心理健康危险因素、老年人群精神与心理疾病及其影响因素、老年人心理健康服务模式是老年卫生学主要的研究内容。

（七）老年人群膳食营养

随着人的衰老，老年人的身体成分发生改变，细胞数量下降、身体水分减少、骨组织矿物质和骨基质均减少、骨密度降低、骨强度下降、体内氧化损伤加重、免疫功能下降，各器官功能逐渐衰退，包括代谢和消化功能，所以老年人容易发生代谢紊乱，导致营养缺乏病和慢性非传染性疾病的危险性增加。合理饮食对老年人身体健康具有重要作用，同时老年人的营养需求与一般人群存在差异，老年人膳食也相应存在特殊的地方。这部分的研究内容包括老年人群膳食营养状态监测与调查，老年人群膳食营养指导，包括一般人群及患有不同疾病人群的针对性膳食营养指导。

（八）适老的环境卫生

衰老与疾病会引起老年人群对外界环境认识、判断、适应与反应能力下降，有些出现虚弱、活动能力受限、失能、失智症状，因此老年人特别需要友好、安全、方便的生活环境，以及相应设施、设备、器械的辅助，以弥补由于自身生理功能变化带来的不便，降低发生伤害的风险，同时鼓励老人在可能情况下完成力所能及的事务，以促进健康，延缓衰老。就目前而言，特别需要加快适老环境卫生标准研究，包括社区环境（交通、公共场所等）、居家环境及老年人群聚集机构（如养老机构、老年大学、老年医院等）。其中会同时涉及相应设施、设备标准的研究，如适老的桌椅、床、卫浴、厨房设施等，以及针对失能等特殊老年人群的辅助洗浴床、轮椅等。

（九）老年人群健康教育与健康促进

老年人群是多种慢性非传染性疾病高发人群，针对慢性非传染性疾病干预模式，包括对老年人群高发的意外伤害的预防及延缓衰老的干预，与既往预防控制传染性疾病工作中以医疗卫生机构为主导，对相应人群实施某种干预措施的工作模式截然不同，对慢性非传染性疾病等的干预更多将依靠干预对象认知、接受相应措施，并改变其个人行为生活方式，从而产生预防控制效果。因此老年卫生学需要关注不同特征老年人群卫生保健知识需求、监测其知晓情况及行为生活方式情况，需要研究适合老年人群认知水平、心理状态的健康教育与健康促进方式、内容，并评价相应措施效果。

（十）公共卫生途径的姑息医疗与临终关怀

姑息治疗和临终关怀的公共卫生意义，以及开展公共卫生途径的姑息治疗和临终关怀近年来逐渐受到越来越多的关注。随着老龄化和高龄化发展态势的加剧，深入研究探讨开展姑息治疗和临终关怀的公共卫生途径、公共卫生模式不仅将为身患不治之症的老年患者提供更科学、更合理的治疗管理方案，提高其自身及其家庭生活质量，同时也将有效减少不必要的检查与治疗，降低卫生费用支出，最终为实现老年人有尊严的、安详的"优逝"提供支持。

积极老龄化社会支持：积极老龄化是对老年人群生活质量和生活状态的综合性评价指标，除了大家熟知的健康以外，老年人群社会参与和社会保障构成其中两个重要方面，可见社会环境与支持情况是影响积极老龄化的重要因素。如何客观评价积极老龄化状态、影响积极老龄化因素的识别及对社会环境及支持情况的评价都是迫切需要研究关注的领域。在此基础上，进一步的策略与措施研究将为相关部门、机构提供有力的理论依据，从而为建立促进积极老龄化社会环境奠定基础。

（十一）其他方面

老年人体育卫生也是老年卫生学的研究内容，包括适宜的老年体育运动、体育锻炼对老年人体质的影响，老年体育锻炼的卫生要求和基本原则，预防运动性创伤的研究等。此外还有老年用品卫生要求、老年人工作场所职业卫生要求与卫生防护等的研究。

四、老年卫生学研究方法

老年卫生保健服务从公共卫生和人群角度，采取各种卫生保健策略和措施，以促进老年人身心健康和积极老龄化水平，这些策略和措施的提出、确定和实施效果的评价需要遵循科学研究的基本原则与规律，会应用医学、社会学、统计学等多学科方法，简要概括常用的研究方法包括以下几种。

（一）老年人群健康及积极老龄化状况调查研究

要提出有效的老年人卫生保健策略和措施，首先必须了解老年人群健康、积极老龄化分布状态与特征，各种疾病与健康监测系统将提供十分有用的数据信息，如传染病疫情监测系统、社区卫生服务机构通过健康档案逐步建立的慢性疾病监测系统。针对相应问题的横断面调查，如在全国范围开展的营养膳食与健康状况调查，近年各种关于老年人群养老服务相关调查等都属于这一方法的具体应用。随人口老龄化的发展，相应针对老年人群疾病与健康的相关监测工作将会进一步拓展，如在社区健康档案基础上，可以拓展到关于老年人群衰弱、失能、失智等相关内容，以及积极老龄化状态的监测等。通过监测和横断面调查可以明确老年人群健康、疾病和积极老龄化水平等分布特征，并由此提出影响因素假设，为进一步的研究奠定基础。

（二）影响老年人群健康和积极老龄化水平的主要因素研究

明确影响老年人群健康和积极老龄化水平的主要因素是相应卫生保健、疾病预防控制策略和措施制订的基础，常用的研究方法有随机对照研究、病例对照研究、队列研究和实验研究，每种研究方法各有优缺点，一般是在监测和横断面研究提出相应影响因素（包括危险因素和保护性因素）假设的基础上，首先采取随机对照或病例对照研究，在相关研究结果倾向于相关因素与老年人健康、疾病或积极老龄化状态存在关联的情况下，进一步开展队列研究和（或）实验研究,以明确它们之间是否存在因果关联。

(三)干预效果评价

实验研究和类实验研究是常用的干预策略和措施效果评价方法,综合应用多种方法,如对采取相应干预策略和措施的社区进行监测、建立观察队列、长期随访,同样可以对相应策略和措施进行效果评价。

老年人身心健康、卫生状况等是多因素综合作用的结果,仅通过某一方面、多个指标常难以全面评价相关干预措施效果,而且有很多时候会有一些效果、状态等难以通过定量指标来测量评价,因此综合评价方法也是经常用到的评价手段。

第三节 老年卫生学相关学科

老年卫生学是适应社会发展、人口老龄化日趋严重、老年人群公共卫生服务需求日益增加的形势,针对老年人群公共卫生服务需求特点、相应预防医学技术要求的特殊性而设立的一门新兴的公共卫生与预防医学领域的学科,与传统的预防医学多门学科有着不可分割的联系,需要应用老年学、社会医学、卫生事业管理学、老年医学、老年心理学等学科理论知识。

一、流行病学

流行病学是一门应用科学,也是一门方法学,老年人群老化规律、疾病与健康的流行特征及影响因素的研究,大量需开发的老年人群生理、心理、健康和积极老龄化标准,以及相应涉老卫生策略、措施的研究和实施效果评价中都会广泛应用流行病学知识与方法,同时老年卫生学将丰富流行病学研究内涵,推动流行病学学科的进一步发展。

二、老年学

老年学也是伴随着人口老龄化发展,于20世纪60年代形成的一门新兴学科。老年学研究范畴集中于老龄问题的演变及其对策,偏重于从宏观角度分析人口老龄化与社会经济发展之间的关系及老年人的经济保障、代际关系、精神文化生活、合法权益等问题。老年卫生学侧重于积极的公共卫生策略、主动的预防控制措施,追求老年人群的健康水平提升和积极老龄化状态。老年人群的健康、疾病状态是诸多老龄问题的重要组成部分,也是许多老龄问题的直接原因,同时老年人群的健康水平和能否完成积极老龄化又普遍受到社会经济、宏观政策的影响。

三、社会医学

社会医学是从预防医学中发展起来的一门交叉学科,主要研究社会环境、卫生服务、行为方式等因素对健康与疾病的影响,促进健康,提高生命质量。社会医学与老年卫生学有着相同的研究目的,相比于其他年龄段人群,老年人群由于身心功能老化衰退、多患有各种慢性疾病等,其行为方式会发生根本性改变,对卫生服务、社会支持的需求显著增加。而老年人群的健康、生活状态也是其一生经历的表现,并非仅仅是老年时期独立形成的结果。从社会医学角度关注社会因素对老年人群健康、积极老龄化的影响,是老年卫生学的重要组成部分,也将是社会医学研究内容的深入发展。

四、卫生事业管理学

我国的卫生事业管理学起步于20世纪80年代初期，该学科研究重点关注合理配置卫生资源，科学组织卫生服务，提高卫生服务利用的公平与效率，提高卫生实验的管理水平和卫生事业的社会经济效益，以最有效满足社会卫生服务需求。面对快速发展的老龄化趋势，我国老年卫生事业尚处于起步阶段，还未形成完善的老年卫生服务体系，相应的服务模式与运行机制都需要加大研究力度。卫生事业管理学研究将为老年卫生事业的计划、组织、实施和评价提供管理学原理和方法的支持。

五、老 年 医 学

老年医学是一门既古老而又年轻的学科，2000多年前就有关于老年医学的记载，但直到20世纪初期才作为一门学科被正式提出。从医学领域看，广义的老年医学包括老年基础医学和老年临床医学两部分。老年基础医学从生物学角度研究衰老的机制、探索延缓衰老的方法，以及老年期特殊疾病的病因和发病机制。老年临床医学主要研究老年人常见病和多发病的病因、病理和临床特点，寻找有效的诊疗和防治方法。老年基础医学侧重于衰老的基础理论，老年临床医学侧重于患病老年个体的临床诊断与治疗，老年卫生学从人群角度研究衰老、疾病的预防，重点关注的领域不同，但最终的研究目的都是防治疾病、促进健康，而且老年基础医学和老年临床医学研究成果都是老年卫生学研究的基础。

六、老 年 心 理 学

老年心理学是研究老年期个体的心理特征及其变化规律的心理学分支，从世界卫生组织对健康的定义中可以看出，人类的健康不仅仅是没有疾病或生物学意义的健康，还应包括心理和与社会的和谐状态。许多疾病，特别是慢性非传染性疾病和意外伤害的发生、发展及防治措施的实施，都会受到心理因素影响。老年卫生学和老年心理学的研究内容有很多交叉融合之处，老年卫生学提倡的积极健康观和积极老龄化，心理健康都是其重要的内容与标准。老年人群的社会心理因素是老年卫生学和老龄心理学共同的研究内容，两门学科的共同研究目的都是防治老年人身心疾病、促进健康和积极老龄化、提高老年人群生命质量。

除了上述这些学科以外，在老年卫生学研究工作中，会经常应用卫生统计学、环境卫生学、职业病与职业卫生学、卫生经济学、人口学、老年护理学等多门学科的理论和方法，老年卫生学与这些学科普遍存在关联与相互渗透的关系。

第四节　老年卫生学发展愿景

一、人类面临的九个老龄化相关现实问题

WHO在2014年指出全球正面临老龄化相关的九个现实问题。

（一）世界人口正在迅速老龄化

2000~2050年，世界人口中60岁及以上老人所占比例将增加1倍，从约11%提高至22%。预计60岁及以上老年人口的绝对数量将从6.05亿上升至20亿。

（二）低收入和中等收入国家将经历最迅速和剧烈的人口结构的变化

法国 65 岁及以上老年人口占总人口的比例从 7% 上升至 14%，花了超过 100 年的时间。而现在，像巴西和中国这样的国家在不到 25 年的时间内就达到同样的增长。

（三）这个世界 80 岁或 90 岁以上老年人将比以往人类历史任何时候都多

到 2050 年，80 岁及以上的老年人数量将比 2000 年翻两番，达到约 3.95 亿。越来越多的孩子将不仅有自己的爷爷奶奶，还将有曾祖父母，尤其是他们的曾祖母。平均而言，女性寿命较男性长 6~8 年。

（四）多种因素影响老年时期身体机能状况

一个人生理功能从出生后开始呈现上升态势，于成年早期达到顶峰，此后自然下降。个体机能下降的速率一定程度受到生活方式及生活的环境因素影响，如膳食营养、体育锻炼、接触有毒有害物质，以及是否有吸烟、饮酒等习惯等。

（五）即使是在贫穷国家，慢性非传染性疾病也已成为老年人群的主要死因

即使是在贫穷国家，心脏疾病、癌症和糖尿病等慢性非传染性疾病，已经取代传染病和寄生虫病成为老年人群的主要死亡原因。而且老年人往往同时患有几种慢性疾病。

（六）全球范围内，较普遍存在老年人被虐待的风险

在发达国家，约 6% 的老年人在家里经历过某种形式的虐待。在养老机构常见的虐待行为包括限制行动，剥夺老人的尊严（如让他们穿脏衣服），并有意地不提供足够的照顾（如任由压疮的发生）。老年人的虐待可能会导致其严重的身体和心理伤害。

（七）长期护理服务需求迅速上升

预计到 2050 年，发展中国家中不再能够照顾自己的老年人数量将翻两番，随年龄的增长，很多老人因为活动能力受限、衰弱、其他生理或心理健康问题，导致独立生活能力逐渐受限或丧失，从而对某种形式的长期护理（包括家庭护理、社区护理和辅助生活、住院护理和长期入住医院等）需求量将迅速上升。

（八）老年痴呆患病数量急剧增加

老年痴呆症的风险随着年龄的增长而增大，85 岁及以上老年人有一定程度认知能力下降的比例有 25%~30% 的急剧上升。在低收入和中等收入国家，老年痴呆症患者往往不能负担、也缺乏获得必要的长期照料的有效途径。通常，承担照护责任的家庭往往也没有公共资金的资助。

（九）在紧急情况下，老年人可能会特别脆弱

当社区受自然灾害或武装冲突而流离失所时，老年人可能无法逃离或长途跋涉，从而被抛在后面。尽管在许多情况下，老年人可以为自己的社区，甚至有时他们可以作为社区领导者在人道主义援助过程中发挥重要作用。

二、WHO倡导的老年公共卫生相关工作

（一）老年卫生保健服务系统

1. 加强老年人群的初级卫生保健服务 如何保证老年人群初级卫生保健服务质量、安全及获取途径等问题，如老年人群中常见的糖尿病、高血压的早期筛查诊断、健康管理等至今尚不明确。WHO将致力于研究并确立相关策略，以促进老年人群更有效、更方便地获得初级卫生保健服务。例如，WHO的防盲计划重点致力于向低收入和中等收入国家提供技术支持，以帮助提高预防控制与年龄有关的慢性眼病（如年龄相关白内障、糖尿病视网膜病变、青光眼、黄斑变性和老花眼等）的能力。

2. 加强适宜卫生技术研究与利用 创新科技能在许多方面帮助老年人：更好地监测健康状况和发现疾病的早期迹象；连接老年人保健；巩固新的方法；确保更好的数据采集和监控；创建卫生工作人员和护理人员的培训机会；开发诊断、监测和辅助设备的新版本；并协助老年人尽可能保持自我生活能力。鉴于大多数老年人生活在欠发达国家，需考虑研究、培育、发展相应的有条件限制的适宜技术、措施，以帮助实现卫生公平的目的。

3. 加强适宜新形势的卫生人力资源培养建设 需要开发新的课程，以确保全球卫生保健等相关工作人员拥有必需的专业技能，应对人口老龄化带来的大量新的卫生服务需求。鉴于此，WHO已开展全面的医学课程初步审查工作，以鉴别、确定相应的培训内容纳入相关专业的大学课程。WHO将寻求合作伙伴进一步开发并提供大学课程改革发展指导，以有效地应对老龄化社会结构对相关专业人才的巨大需求。

（二）老年综合征预防控制

1. 研究开发老年衰弱预防控制指南 衰弱是导致老年人失能或生活能力受限的最常见、最复杂的问题之一，WHO正与多个研究机构联合开发衰弱预防控制的一揽子计划和指南。预防控制策略和措施主要针对解决营养不良、缺乏体力活动或运动、大小便失禁、跌倒、听力和视力损害和神经心理障碍（认知、行为和心理问题）等问题。同时关注一个关键主题：如何向老年衰弱照护人员提供支持和培训，帮助应对和处理他们面对的各种问题。

2. 提高老年痴呆症的卫生保健服务 WHO于2008年发起了精神卫生差距行动规划（mhGAP），目的是加强对包括老年痴呆症在内的精神和神经疾病患者的卫生保健服务。在mhGAP中，提供了适合非医学专业人员开展的基于证据的老年痴呆症初级卫生保健干预指南，并提供了简易的操作流程图。2012年4月，WHO发布了老年痴呆报告，指出老年痴呆症作为一个公共卫生问题，应提高社会对老年痴呆症的重视和认知水平，呼吁采取行动，从国际和国家层面来解决老年痴呆症日益严重威胁全球健康的问题。

3. 视觉障碍预防控制 为应答失明和视力损害问题，WHO制订2014～2019年新的应对策略中，一个重要组成部分为预防和治疗慢性眼病，这里涉及的主要人群即老年人群。WHO将继续寻求与各国政府和国际伙伴合作，促进全面综合的眼保健服务，加强国家提供价廉物美眼镜的能力，并确保老年人能够获得服务。此外，WHO将发布慢性非传染性眼病公共卫生干预的技术报告。

4. 耳聋和听力损伤预防控制 2012年WHO重新建立了预防耳聋和听力损伤项目，与部分国家合作，在初级卫生保健服务内容中加强听力障碍的预防控制，重点放在向老年人群提供服务，结合老年人群失明和视力损害的预防控制工作上，WHO倡导相关内容的初级卫生保健服务的巩固与加强。

5. 提供更广泛的姑息医疗服务 为将姑息医疗推广到所有危及生命的疾病，WHO 倡导将姑息医疗整合、纳入卫生系统，建立纵向跨不同层级卫生机构、横向跨不同专业科室的系统、持续的姑息医疗服务。

（三）其他老年卫生保健行动

1. 确保用药安全 影响老年人身心健康的一个十分重要的危险因素是不恰当地使用药物。WHO 正在制定一项方案，包括用药处方指导，适用老年人的患者自我药物管理指导，适合社区层面的老年用药安全等提示和老年人常用药合理用量评价等。

2. 关注老年女性健康问题 既往促进妇女的健康策略主要针对女性生育问题，而老年女性面临的新健康挑战已经超越了女性生育范畴，女性平均期望寿命长于男性，老年人群中，年龄越大，老年女性越多。为此，WHO 正在制定整个生命历程女性健康促进策略。

3. 关注老年人群在突发公共卫生事件中的应急需求 在紧急情况或灾难面前，老年人是弱势群体之一，他们的需求往往得不到妥善应答。WHO 指出在突发公共卫生事件等应急相关的社区风险评估、风险防控措施、风险信息沟通、风险应对、处理及灾后重建等计划方案中要重视并突出老年人群的特殊需求。关注灾难等引起的老年人群残疾、传染性和非传染性疾病、心理健康问题，以提高应对突发事件和灾难时保护老年人群健康的知识和行动能力。

4. 倡导老年友好环境建设 为了鼓励建设支持、促进健康和积极老龄化的环境，WHO 制订了老年友好城市和社区计划。包括中国在内的多个国家和地区目前正逐步推行该行动计划，致力于持续改进老年生活相关主要环境问题，包括社区内行动安全与便捷、出行交通、代际交流沟通、尊重和服务等。老年友好环境应能保证对老年人的平等无歧视、包容、安全，对常用服务的可及性，有保障和相应特殊支持措施等，以促进老年人群健康，预防或延缓疾病和身体机能下降的发生。提供以人为本的服务和支持，对已经发生身体机能损害的老人提供康复治疗服务，以及采取相应措施弥补这些损害带来的老人活动等能力损失，尽可能使他们能继续做对其很重要的事情。

三、老年卫生学发展前景展望

（一）建立并逐步完善老年卫生学学科体系

老年人随着年龄增长，身体机能衰退、老化，免疫功能减弱，器官和功能衰竭等生理退行性变化，患慢性疾病和传染性疾病的风险都显著高于年轻人群。同时，由于对外界环境适应能力下降，老年人发生意外伤害的风险同样显著增高。随着人口老龄化加剧及高龄化的出现，老年人群医疗、护理及卫生保健服务需求量迅速上涨。而从医学专业角度来看，老年人并非只是简单的年纪长的成年人，其在服务需求形式、内容，以及医学专业技术方面都有该年龄段独有的特点，因此，近几十年来，老年医学、老年护理学逐步发展成为相对独立的二级学科，相对来说，基于公共卫生层面，预防医学角度的老年卫生学发展滞后、缓慢，这一方面与"重医疗、轻预防"的老理念旧习惯有关，一方面也与缺乏对老年卫生学的系统概括、界定有关。本书正是基于这样的认识，本着服务老年人群健康，促进公共卫生与预防医学学科发展的目的，提出老年卫生学概念，并对其研究、工作内容等进行阐述，以期起到抛砖引玉的作用。因为生理的特殊性，人群中儿童少年、妇女和老人构成相对弱势的三个群体，目前在公共卫生与预防医学一级学科下已经形成成熟的儿童少年卫生学和妇女卫生保健学二级学科体系，在老龄化将成为社会人口结构常态形势下，老年人群产生强大的内生性卫生服务需求，相应的卫生服务实践工作将普遍开展，会有越来越多的专业人员投身于老年卫生学相关研究中，在共同的合力作用下，必然促使老年卫生学快速成长发展。

（二）老年卫生相关政策制度进一步完善

需要适应老年人群需求的综合性公共卫生策略，以及相应的政策、制度，以保障促进老年人群健康和积极老龄化目标的实现。但关于老年人群相关政策的制定是十分困难的：首先，关于老年人的划分一般只能是根据年龄粗略地加以界定，但相关机能等变化并非与年龄增长完全同步，其变化并非是直线、连续的。相同年龄的老人间、不同个体间在相关功能上差异非常明显。例如，有些老人希望即使到了老年或退休年龄，仍希望继续像年轻人一样工作，但那些身体状况不好的老人则需要更多的卫生、社会照顾，相对少的社会活动。其次，这些差异在老年人群中的分布并不是随机的，约25%的差异由遗传因素决定，同时受到环境因素如个人生活方式、社会经济地位和社会支持网络等影响。这些社会因素会导致老年人在获取卫生资源和卫生服务方面的不平等现象，因此在相关公共卫生策略、政策制定形成中，应注意不能进一步加大这种不平衡。而相关信息的缺乏更加剧了策略、政策等制定的复杂性。例如，期望寿命延长是全球普遍存在的现象，但什么是影响这延长的寿命中生活质量的关键因素目前尚不清楚。

老年人群公共卫生问题将随人口老龄化进程及伴随而来的高龄化日益凸显，其在人类面对的各种公共卫生问题中的重要性和地位也将随老年人群数量的增加逐步上升，客观存在的服务需要催生了一系列老年公共卫生相关的政策、策略及相应的措施，这一方面促进了老年卫生学学科的形成与发展，同时老年卫生学的发展、广泛开展老年卫生学相关研究，将为老年卫生政策、策略及相应措施的制定提供理论依据与支持。

（三）老年卫生保健服务体系进一步完善

老年人群由于身体机能衰退，往往患有多种慢性疾病，对外界环境适应能力下降，更易发生意外伤害等，医疗卫生服务一直是养老服务内容的最重要组成部分，近年医养结合成为养老领域的热词，也成为各方普遍接受的养老服务发展模式。但无论是政府还是学术研究领域，对医养结合的讨论、规划等仍较多地停留在机构养老范围，关注内容上更倾向于医疗、康复方面。必须关注以下几方面：第一，绝大多数老人或老年时期，老人是生活在家庭、社区范围，而不是养老机构；第二，对老年人群健康状况影响严重的多种慢性疾病、衰弱、失能及传染性疾病等都是可以预防控制的，老年人群健康问题，或一般所说的医养结合的"医"的问题不应局限于医疗、康复和护理，更应将阵线前移，重视预防的意义与作用；第三，无论养老服务机构规模、分类有何差异，其都应是所在地社区的组成部分，随着我国社区卫生服务体系的建设完善，社区卫生服务机构应承担养老服务机构老人的基本卫生服务工作，或将养老服务机构内设医疗机构纳入社区卫生服务体系中。

人群中因为生理结构原因，儿童少年、妇女和老年人是三个相对弱势人群，目前我国卫生系统设有专门的妇幼卫生保健体系，随人口老龄化发展，老年人逐步累积形成一个新的特征明显的弱势人群，由于人类历史上首次面对老年人群问题，特别是老年人群公共卫生问题，所以有针对性的老年人卫生保健体系尚未形成。近年随养老问题、医养结合问题日益受到社会各方重视，关于建立完善老年卫生保健体系的呼声也日渐增多，相应的一些地方，如北京市卫生与计划生育委员会于2013年成立了"北京市老年卫生服务指导中心"，提出"分层管理、无缝衔接、医养结合、多方联动、资源共享"的老年健康服务体系建设理论，以实践行动验证了老年卫生保健体系建立的必要性和可行性。

针对这一具有特殊卫生服务需求且人口基数逐渐变大的老年人群，考虑服务的可及性及常见老年疾病防治特点,结合当前社区卫生服务发展规划,建立以社区卫生服务为基础,融预防保健、医疗、康复和护理为一体的老年卫生保健服务体系是适应社会人口结构变化的社会要求,也是社会发展的必然结果。而老年卫生保健体系的建立与完善,将奠定老年卫生学持续发展的坚实基础。

(四)老年卫生学相关研究成果将取得跨越式发展

许多已经建立的医学规范、技术标准等,尚未适应人口老龄化的变化形势,或者这些规范、标准是否适合老年人群,尚缺乏足够的证据。例如,虽然老年人是多种药物最大的服用人群,但众所周知,在当前药物的临床试验中,相关规定是将老年人群排除在试验对象范围以外的。老年人生理状态改变,但并非只是简单的年龄长的成年人,那么那些从年轻人群获得的药物、疫苗、防治措施、技术相关研究证据可能并不适合直接应用于老年人群。因此需要发明新的、能够"嫁接"两者间差异的方法,或开展新的针对老年人群的相应研究,以鉴定理想的适应老年人群的疾病防治措施、用药等规范与标准。

需要认识老年歧视和老年忽略在一定程度阻碍着老年卫生服务、疾病防治等技术的发展,即使在医学领域和一线的临床医生认识中,仍有很多人认为老年医学不过是心脑血管疾病等内科常见疾病诊疗技术在老年人身上的应用,而未认识到老年人,特别是高龄老人往往同时身患多种疾病,并且处于特殊的老年期生理状态下,老年人的疾病治疗往往不是简单的一种疾病的治疗用药,对老年人身体状况的综合评价、联合用药等已经形成一个人类必须面对的新的科学问题。老年歧视和老年忽略还集中体现在人们普遍认为老年人身体机能衰退、患病是正常的现象,从而导致一些在其他年龄人群已经常规开展的预防控制策略与措施很难应用于老年人群。

老年卫生学学科的建设,将提升人们对老年人群卫生服务需求特殊性的认知,有利于消除老年歧视和老年忽略现象,破除认识上的局限,相信老年卫生学相关领域研究将呈现跨越式发展,最终为提高老年人群健康水平、积极老龄化状态提供强有力的支持。

(倪进东)

思 考 题

1. 简述老年卫生学概念和开展老年卫生学研究的意义。
2. 什么是积极老龄化?什么是老年歧视?
3. 我国人口老龄化主要特征有哪些?
4. 简述老年卫生学研究对象和主要研究内容。

第二章 衰老规律

衰老是人类正常生命活动的自然规律，机体在生长发育完成之后，便逐渐进入衰老（或称衰退）的过程。探讨衰老的概念、原因和衰老时的生理、心理改变，以及预防衰老的措施，是十分重要的。

第一节 衰老的一般规律

一、衰老的科学含义

衰老是人类在生命过程中整个机体的形态、结构和生理功能逐渐衰退的现象的总称，是有机体生命过程的自然规律。

不同的学者对衰老的含义有不同的理解。国外学者梅达沃（Medawar）认为："衰老是机体在增龄过程中发生的体力、能量和感受性等方面的退行性变化。在这些变化过程中生物体很可能由于某种随机发生的偶然原因而死亡。因此，几乎没有一个人能够完全尽其天年。"美国老年医学家斯特雷勒（Strehler）认为："一般而言，衰老是生殖功能停止后这一时期发生的退行性变化，这些变化将导致生物体生存能力明显下降。"还有人认为衰老是"信息的丧失与自由能的下降"。也有人指出衰老是"机体在大小、形状、功能成熟后的恶化变质过程"。当代老年生物学权威学者康佛特（Comfort）认为，衰老是"随时序年龄增长或在生命期过程里，生命能力逐渐丧失，进而导致死亡的过程"。我国学者指出："衰老是一切多细胞生物随着时间推移自发的必然过程，在机体和组织的各级水平出现的有害的改变，并表现出功能、适应性和抵抗力的减退。"衰老是一个很复杂的过程，对同一批志愿受检者进行的纵向研究表明，随着年龄增长，机体的不同功能以不同的速度发生衰退。例如，最大呼气量、肺活量的衰老速度快，而基础代谢率的衰老速度就慢些。这一研究是以 30 岁的男性志愿受检者开始的，因此还不能确定自 30 岁开始衰退的这些功能是否在 30 岁前的更早年龄就已开始衰退。另外这一研究所测定的是生理功能，因而它只能反映细胞、器官活动的总体变化。对于人类而言，导致生理学改变和整个行为衰退的分子变化也许发生得更早，但是如果没有非常精确的技术，这种改变是无法测出的。总之，在真正阐明衰老的机制之前，关于衰老的定义仍处于不断修订完善中。

二、衰老的特征与规律

衰老是一种复杂的过程，对其进行研究存在一定的困难。第一，个体之间的衰老情况不同，所有个体不可能遵循单一的确定过程。第二，在同一个体内，身体各部分的衰老情况也不相同。一位 70 岁的老人可以有相当于 50 岁人的心脏和 80 岁人的肺脏。第三，衰老是一个连续而不易察觉的渐进过程，虽然随着年龄的增长，人体各部位各器官都有不同程度的衰老，但对于大多数人来说，这种衰老并不是能显著觉察到的，它不是在几周或几个月内发生的，而是在几十年内发生的，因而衰老并不是一开始就显而易见。第四，机体具有代偿功能。例如，一个人只保留一半肝脏、一小部分胃和一叶肺、一个肾脏，仍能继续生存。所以，即使发生衰老，如果身体功能没有受到其他重挫和伤害，就不易觉察到。尽管如此，衰老现象也有其一定的特征。斯特雷勒指出，任何生理现象必须在具有普遍性、内因性、进行性、有害性和单向性五个特征时，才能认为是老年性变化，即衰老现象。

（1）普遍性：衰老是在同种生物中所有处于老龄过程的个体都普遍发生的现象。例如，老年人的脱发是衰老现象之一，因为不论男性或女性，都会随着年龄增长而普遍发生这种现象。

（2）内因性：衰老是发生于生物内部的一个过程，即它是一种自然的过程，而不是由外部环境（如受到辐射）所引起的一种过程。

（3）进行性：衰老是随着年龄增长逐渐发展的一系列变化过程，而不是突然出现的。例如，动脉粥样硬化和纤维斑块在大血管内膜沉积是随年龄增长而逐渐发展的衰老现象；而冠状动脉阻塞则不然，虽然它在一定年龄上发生率较高，但并不是随年龄而逐渐发展的，所以不属于衰老现象。

（4）有害性："衰老导致对生物有害的效果，会引起人体机能和动作等方面的衰退。

（5）单向性："衰老过程是单向性的，其结果是朝着退化的方向发展，而不可能为正常的身体进程所逆转。

印度学者卡南高认为，生物体从胚胎期直至死亡的活动能力（生长和其他功能）变化模式图与以 45°向上投掷的标枪运行轨迹相类似。标枪在开始时运行很快，接着逐渐减慢，达到一个平稳期后就下降，下降的速度在接近于地面时，由于重力的牵引而加速。从胚胎期人类生长和其他机能增加得很快，并持续至出生后 16 岁左右，之后速度就减慢。约 20 岁左右开始达到平稳期，直到 30~35 岁前，在机能上觉察不到有何变化。此后有几种功能便开始衰退，衰退的速度随着年龄的增长而加快，也就是整体机能的下降速度在 60~70 岁时比在 50~60 岁要快。因此，由于在早期不同器官和细胞功能衰退的累积性作用，整体机能随着年龄的增长而加速衰退。一旦功能衰退，便持续地加速衰老。衰退的总速度是呈指数性的，然而每一个器官功能开始衰退的确切时间尚属未知。

三、衰老的标志

按传统习惯，一个人出生后按日历计算其年龄，称为时序年龄（chronological age）。通常按时序年龄的大小来衡量一个人是处于儿童期、青少年期、中年期或老年期，在日常社会生活中如入学、参军、婚姻、离退休等活动也都依照时序年龄依法办事。但实际上人类个体间差异很大，如果仅用时序年龄作为衰老的标志，很可能是不准确的，因为不难发现一个 60 岁的人可以像 40 岁的人那么充满活力、老而不衰，而一个 40 岁的人却可能像 70 岁人那样暮气沉沉、力不从心、未老先衰，所以，学者们又提出了生理年龄（physiological age）这个概念。生理年龄是指一定时期的生理发展水平所达到的年龄。从理论上讲，生理年龄比时序年龄更能反映出一个人的健康状况（或衰老程度）。确定一个人的生理年龄也相当困难。如果借助定量方法可以准确测定一种衰老变化，其变化程度随着年龄增长而有规律地递增，而且在同一物种（或人类）同龄多数个体都有同样的表现程度，这个变化就有可能被选为该物种衰老的一个生物学标志。换言之，衰老的生物学标志就是在衰老过程中某种群内一定日历年龄的个体普遍表现出的与年龄相关的形态、生理、生化等方面的特征，亦即该年龄所特有的衰老变化。衰老的生物学标志不但对衰老进程、衰老机制的研究有重大的理论意义，而且能客观地衡量某个人的衰老程度，这对正确地制定老年人离退休劳动政策等有重大的现实意义。另外，它也是比较各种抗衰老措施的有效性和筛选抗衰老药物的依据。到目前为止，学者们还没有确切地建立起衰老的系列生物学标志。能否建立最理想的生物学标志，归根结底有赖于通过对衰老机制的基础研究，真正了解衰老的原因和机制。

四、衰老的理论和假说

随着科学水平的提高和高新技术的不断进步，人们对衰老变化的认识正在发展和深入。许多学者从人体总体水平、组织与器官水平、细胞水平和分子水平研究衰老的变化和机制。20世纪40年代以后，已进入从生理、生化及形态诸方面系统研究衰老的时期。关于衰老的学说已经有300多种，但到目前为止还没有哪一种能单独阐明衰老的机制。衰老是个十分复杂的过程，可能由多种因素引起，因此学说的多样性是正常的。另外，还由于各家所采用的实验材料、方法和手段不同，得出的结论也就很难统一。其中有不少学说还缺少实验室证据或仅仅是假说或猜想。但已提出的这些学说都从不同的角度和深度反映了衰老这一复杂现象的某一侧面或层次，一些现代的衰老学说进一步在更深的层次上反映了衰老的部分真理。所有这些衰老学说总体来讲可以归纳为两大类：遗传程序说和随机性损伤说。

（一）遗传程序说

遗传程序说认为衰老主要决定于机体的遗传特征，人与生物体的出生、生长发育、成熟、衰老和死亡都是按照预先已经安排好的遗传程序展开的结果。换言之，机体即使在没有外界因素（如天灾人祸、感染、疾病等）干扰的情况下，由于机体细胞内遗传程序的内在变化，最终也必然衰老和死亡。

1. 衰老基因假说 这种假说认为衰老是既定的遗传程序以时间为函数展开到最后的必然结果。衰老与死亡亦可能是遗传程序中早已规定好的最后程序。这种假说设想身体内的每一细胞都带有一份"自我摧毁"程序，在性成熟后的一定时期内就主动地实现自我摧毁。有人推测，DNA链上含有基因或死亡基因，有些研究者已在多个物种的DNA中找到了与衰老有关的基因，但对这些有关衰老基因产物功能的了解还很少。

2. 修饰基因假说 梅达沃在1952年提出了修饰基因（modified genes）假说，认为动物在未达到成熟以前，修饰基因可以抑制对染色体的任何有害作用。随着年龄的增长，修饰基因的这种抑制作用逐渐丧失，因而机体也就日渐衰老。1969年古特瑞（Guthrie）补充了这种修饰基因理论，认为不同年龄的动物对生长所需要的能量不一样，机体年龄越大需要的能量越大。因而到了一定年龄，能量不足的矛盾就出现了，机体从此失去了生长能力，逐渐衰老。

3. 密码限制学说 这是斯特雷勒等在1971年提出来的，该学说认为机体在发育的不同阶段，调控蛋白质合成的一个重要途径是各种基因编码同样的氨基酸所用的密码不同。如果在早期发育的不同阶段，密码的使用发生了改变或其数目有限，那么某些必需基因产物的减少就会导致衰老的发生。

4. 重复基因利用枯竭假说 该假说认为在各种体细胞中，DNA分子中所含的遗传信息在一生中只有约4%在发挥作用，其余大部分基因则处于关闭状态。在DNA中有些基因需要反复多次起作用，如果某个基因受到损害，不能发挥作用，就由重复的基因来执行任务，等到重复基因也由于受损而不能发挥作用时，人体就会衰老。

5. DNA分子修复能力下降说 DNA分子的修复能力可以防止基因组受到偶然损伤并使基因组保持准确的信息作用。有人认为DNA分子修复能力下降，致使损伤的DNA积累，进而引起基因及其表达异常，最终导致衰老。

6. 端粒缩短说 真核生物染色体的DNA为线性结构，每条染色体的两个末端称为端粒。端粒由一段特定的六核苷酸重复序列与丰富的蛋白质构成。人类染色体的六核苷酸序列为TTAGGG，其重复拷贝的长度可达4000个碱基对，端粒DNA序列并不具备编码蛋白质的功能。

端粒的存在能使染色体或 DNA 分子在没有丢失必需基因的前提下复制，同时还使染色体保持稳定，防止它们相互融合。1990 年，哈利（Harley）等抽取不同年龄组（20～79 岁）的血样，对端粒序列长度进行比较分析发现，青年组端粒序列的这种不断丢失可能是导致衰老的一种内在机制。有人推测端粒作为细胞分裂的分子计量器，以某种方式调节着细胞的寿命。

随着科学技术的进步及分子生物学高新技术的快速发展，越来越多的研究证据表明衰老与遗传程序是密切相关的，遗传控制衰老的分子机制是当前衰老研究的热门课题。

（二）随机性损伤说

随机性损伤学说更强调环境因素的影响，认为衰老是由机体外部和内部各种不利的环境因素引起细胞、组织和器官的随机性损伤，或生物大分子信息误差积累所致。这些损伤或误差的进行性和累积性毁坏的结果使细胞和器官的正常功能不能发挥，机体本身的修复机制失灵，导致机体的生理功能下降、激素水平变化、免疫系统功能减弱，因而逐渐衰老和死亡。属于这类范畴的学说很多，下面列举几个。

1. 消耗学说　这种学说认为人体和机器类似，超出规定使用的时间，零件就会损耗殆尽。人体在长期生活过程中身、心两方面均会发生消耗。生物体内虽然有自然修复、再生和各种新陈代谢活动，但随着时间的进展，消耗比例越来越大，最后终将会出现衰老与死亡。

2. 生活速度学说　许多学者在多种哺乳动物的代谢率与寿命关系的研究基础上提出了生活速度学说。他们认为生活速度亦可看成代谢速度，代谢速度快的生物寿命短，代谢速度慢的生物寿命长。

3. 内分泌学说　内分泌系统所分泌的激素与人体的生长、发育和生理功能有着密切关系。人体许多功能是由激素通过细胞内部和外部的蛋白质受体将信息传送至靶细胞而发挥作用，所以激素在内环境稳定中具有重要作用。各种内分泌腺体随年龄增长发生退化性改变，激素受体的数量也随年龄增长而减少。内分泌功能减退对机体的各种物质代谢转化、人体的结构与功能的变化及某些疾病的发生都有一定影响，机体内分泌功能失调的结果是使机体内环境紊乱，最终导致生物体的衰老和死亡。

4. 大脑衰退学说　研究表明，随着年龄的增长，人类大脑的容积和质量渐趋减少，脑神经细胞也逐渐减少，从而使剩余脑神经细胞的负担加重，终致功能衰退、机体衰老。有不少学者研究指出，大脑不仅是整个机体的调节中枢，而且很可能还是控制衰老过程的调节中枢，20 世纪 70 年代芬奇（Finch）提出神经系统和内分泌系统是衰老的"调速器"，他认为大脑是衰老变化的控制中心。其研究表明，下丘脑与脑垂体对衰老的控制起重要的作用，一旦下丘脑对脑垂体失去控制，而脑垂体对内分泌腺失去控制，会使机体控制和维持内环境平衡的功能减弱，从而导致衰老。

5. 体细胞突变学说　该学说认为内、外因素会引起体细胞的染色体畸变或基因突变，受损的 DNA 如果得不到及时、正确的修复，那么这些基因的产物——蛋白质也将发生改变，从而引起细胞形态变化和功能失调，导致细胞老化或死亡。这类突变累积到一定程度将使机体的各种功能减退而引起机体的衰老。

6. 细胞代谢失调学说　该理论是我国著名的生物化学家郑集在 1983 年提出的。他认为，生物衰老由遗传所安排，而衰老机制则由代谢来表达。衰老始于细胞，细胞在内在和外在不良因素的影响下发生结构改变，导致细胞代谢失调而衰老。当机体关键性细胞的代谢功能尚未受到不良因素影响而运转正常时，机体或细胞的衰老过程即按遗传安排的速度缓慢进行，达到应有的自然寿限而死亡，如果在有害因素的影响下妨碍了细胞的代谢功能，使其功能异常，则会加速衰老的过程,导致早衰夭亡。即使不受明显的有害因素影响的生理性衰老,其细胞代谢功能也仍然是在按照遗传安排的程序逐渐失调。因此,该学说认为细胞代谢功能失调是在遗传基础上生物机体产生衰老的机制。

7. 自由基学说 这是英国学者哈曼(Harman)提出的,他认为生物体随着增龄而发生的退行性变化是由于自由基可以直接发挥强氧化剂的作用,从而损伤生物体的大分子和多种细胞成分,细胞成分的累积性损伤到一定程度会引起机体的衰老与死亡。自由基在细胞的正常代谢过程中不断产生,并参与体内各种有益的作用(如防卫作用、某些生理活性物质的合成等),即使某种自由基产生过多,也会被体内各种自由基清除剂清除,即在正常情况下,生物体内自由基的产生与清除处于动态平衡。随着年龄的增长,或是机体内外环境发生变化而产生了过多的自由基,或是机体清除自由基能力减弱,导致自由基的产生与清除失去平衡,过剩的自由基就可能对构成细胞的生物大分子的化学结构产生破坏性效应,破坏层次的不断扩展会损伤组织形态和功能的完整性。当损伤程度超过修复程度,或丧失其代偿能力时,组织器官的功能就逐步发生紊乱,产生障碍,机体就逐渐表现出各种衰老特征。

8. 差错灾难学说 该学说认为,生物体的遗传信息传递要通过"转录""翻译"等复杂的生物化学过程才能表现为生物机体的性状。如果这些步骤中发生了差错,即信息的保真度下降,则将形成有错误的蛋白质。当这些错误产生的速率超过了机体的修复能力,就会导致错误在机体内大量积累而造成破坏性后果,最终引起细胞与机体的衰亡。

9. 交联学说 该学说认为,随着年龄增长,很多细胞内和细胞外的大分子物质会进行性地发生交联现象。生物体内发生交联反应主要有 DNA 双链间的交联、蛋白质分子的交联及胶原纤维的交联三种类型。DNA 双链间交联妨碍了它们的正常分离与复制,不能完成细胞分裂过程,从而导致细胞的衰老与死亡;蛋白质的分子交联可形成巨大的分子聚集物,这种聚集物在细胞外越聚越多,将妨碍机体的正常功能,导致机体衰老与死亡;细胞外胶原纤维的交联往往与老人结缔组织硬化性改变有关,表现为老年人皮肤皱缩、关节变形、僵硬、驼背、弯腰等外形变化。总之,生物体内大分子中发生异常的、过多的交联反应是促使衰老的重要因素。

10. 生物膜损伤学说 衰老机制的生物膜损伤学说已日益引人瞩目。生物膜就是构成细胞外表的细胞膜及构成细胞内许多细胞器结构的总称。有些学者认为细胞与遗传物质的受损并不是衰老的主要原因,衰老主要是由于细胞膜的异常改变而引起的。生物膜的损伤可以引起许多细胞器的崩溃,直接引起细胞死亡,影响细胞群体,使细胞功能失调。由此可见,生物膜损伤是导致机体衰老与死亡的一个重要原因。

人类的生命活动是一个极为复杂的过程,遗传因素、环境因素和行为生活方式都与人体衰老过程密切相关,因此,难以用一种单一的学说来解释复杂的衰老机制。现在,科学家们正在积极寻找衰老的遗传学、生物化学及生理学的交叉点,从各方面来揭示衰老的秘密;科学家们也正在着重研究各种衰老机制学说的联系,促进统一的、综合性的衰老学说的形成。

第二节 生理性衰老

随着年龄的自然增长,人类机体的生理功能和形态学方面出现一系列退行性变化,对内外环境适应能力逐渐减退,直至生命活动终止,这被称为生理性衰老。生理性衰老主要表现如下:①人体结构成分的衰老变化、代谢平衡失调、内环境的变化及各系统功能减退。②细胞数减少,器官及体重减轻。成年后各种细胞数量开始减少,并随年龄增长而逐渐加剧,75 岁老年人组织细胞约减少 30%。老年人细胞萎缩、死亡及水分减少等原因致使人体各器官重量及体重减轻;因骨质疏松、脊柱和下肢弯曲等原因,老年人的身高常略有下降。有些老年人因食入多而消耗少，多余的热量转化为脂肪，体内脂肪大量积聚而发胖，亦可使体重增加。③器官的功能下降。人体各器官生理功能均随年龄增长而下降，这主要表现在各器官的储备能力、适应能力降低和抵抗能力减退。

一、人体结构成分的衰老变化

正常成年男子全身含水量约为体重的60%，女子约为50%。60岁以上男性和女性老年人全身含水量分别为51.5%左右及42%~45.5%。

随着年龄的增长，新陈代谢逐渐减慢，耗热量逐渐降低，因而食入热量常高于消耗量，所余热量即转化为脂肪而储存，使脂肪组织的比例逐渐增加，因此有些老人身体逐渐肥胖。人体脂含量与水含量成反比，脂肪含量与血总胆固醇含量呈平行关系，因此血脂随年龄增长而升高。

细胞减少随年龄增长而逐渐加剧。由于老年人细胞萎缩、死亡及水分减少等，致使人体各器官重量和体重减轻，其中以肌肉、性腺、脾、肾等减重更为明显，细胞萎缩最明显的是肌肉，肌肉弹性降低、力量减弱、易疲劳。老年人肌腱、韧带萎缩僵硬，致使动作缓慢，反应迟钝。

二、老化性代谢

在代谢上，青年期的特点是进行性、同化性和合成性，而老年期的特点则是退行性、异化性和分解性，这种倾向通常在衰老症状出现前就已开始了。

（1）糖代谢的变化：老年人糖代谢功能下降，有患糖尿病的倾向。研究证明，50岁以上糖代谢异常者占16%，70岁以上异常者占25%。

（2）脂代谢的变化：随机体的老化，不饱和脂肪酸形成的脂质过氧化物易积聚，后者极易产生自由基，血清脂蛋白也是自由基的来源，随年龄的增长，血中脂质明显增加，易患高脂血症、动脉粥样硬化、高血压及脑血管病。

（3）蛋白质代谢的变化：蛋白质代谢的衰老变化是人体生理功能衰退的重要物质基础，随年龄增长血清白蛋白含量降低，总球蛋白增高，而且蛋白质分子可随年龄增长而形成大而不活跃的分子蓄积于细胞中，致使细胞活力降低、功能下降。老年人蛋白质代谢分解大于合成，消化、吸收功能减退。随年龄的增长，各种蛋白质的量和质逐渐降低。蛋白质轻度缺乏时，可出现易疲劳、体重减轻、抵抗力降低等症状。严重缺乏时则可导致营养不良性水肿，低蛋白血症及肝、肾功能降低等。但老年人长期过量的高蛋白饮食，可增加功能已减退的肝、肾等器官的负担。随年龄增长，蛋白质在合成过程中易发生翻译差错，导致细胞的衰老与死亡。

（4）无机物代谢的变化：老年人细胞膜通透性变差，离子交换能力低下，最显著的无机物异常代谢表现在骨关节，尤以骨质疏松为甚。

三、内环境的变化

老年人对内外环境的改变的适应能力下降，体力活动时易心慌气短，活动后恢复时间延长。对冷、热适应能力减弱，夏季易中暑，冬季易感冒。一些年轻人很易应付的体力、脑力劳动，老年人常难以负担。由于对体位适应能力减退，老年人血压波动大，老年人代谢能力低下，如经口或静脉注射葡萄糖负荷或静脉注射钙负荷，其高血糖或高血钙均持续时间较长，可见老年人的内环境稳定性较年轻人低。

四、各系统的生理性老化

1. 皮肤系统的生理性老化　皮肤是保持身体正常生理活动的第一道防线,从面积和含量而论,皮肤是人体最大的器官。老年人皮肤的触痛、温觉减弱,表面的反应性减弱,对不良刺激的防御等功能降低,再生和愈合能力减弱,通常在40岁左右皮肤开始出现老化特征。

（1）毛、发改变：毛发失去光泽、变白,头发脱落,眉毛、鼻毛变白脱落。

（2）皮肤：老年人皮肤因皮脂腺分泌减少而无泽易裂、瘙痒,由于表面粗糙、松弛、弹性降低而出现皱纹、下眼睑肿胀、形成眼袋,皮肤毛细血管减少、变性、脆性增加易出血（老年性紫癜）,随年龄增长,皮肤神经末梢的密度显著减少,致皮肤调温功能下降,感觉迟钝,脂褐素沉积形成老年斑。

2. 感觉的生理性变化　随年龄增长,衰老机体的细胞数量减少,组织器官发生退行性变致多种生理功能减退,如听力下降,视力减退、视野变小,嗅觉不灵,感觉迟钝,行动迟缓,步履蹒跚,对周围环境的适应能力降低,易发生感染性疾病,因而人们会用"老态龙钟""老气横秋"等词来形容老年人因衰老而缺乏朝气的表现。

3. 呼吸系统的老化

（1）鼻：鼻软骨弹性降低,黏膜及腺体萎缩,鼻腔对气流的过滤和加温功能减退或丧失,加重下位气道的负担,使整体气道防御功能下降。

（2）咽：咽黏膜和淋巴细胞萎缩,易于引起上呼吸道感染。

（3）气管、支气管：支气管黏膜萎缩,弹性组织减少,纤维组织增生,黏膜下腺体和平滑肌萎缩,支气管软骨钙化、变硬,管腔扩张,小气道状细胞数量增多,分泌亢进,黏液潴留,气流阻力增加,易发生呼气性呼吸困难,常使小气道萎陷、闭合。由于管腔内分泌物排泄不畅,发生感染的概率增加,内径变大呈桶状。

（4）胸廓：因肋骨、脊柱钙化而变硬,黏膜上皮及黏液腺退化,管腔扩张,前后径变大呈桶状。

（5）肺：肺泡壁变薄,泡腔扩大,弹性降低,肺组织重量减轻,呼吸肌萎缩,肺弹性回缩力降低,导致肺活量降低,残气量增多,咳嗽反射及纤毛运动功能退化,老年人咳嗽和反射功能减弱,使滞留在肺的分泌物和异物增多,易感染。

4. 循环系统的老化

（1）心脏：心脏增大,80岁左心室比30岁时增厚25%,心肌细胞纤维化,脂褐素沉积,胶原增多,淀粉样变,心肌的兴奋性、自律性、传导性均降低,心瓣膜退行性变和钙化,窦房结P细胞减少,纤维增多,房室结、房室束和束支都有不同程度的纤维化,导致心脏传导障碍。

（2）血管：随年龄增长,动脉内膜增厚,中层胶原纤维增加,造成大动脉扩张而屈曲,小动脉管腔变小,动脉粥样硬化,由于血管硬化,可扩张性小,易发生血压上升及直立性低血压。

5. 消化系统的老化

（1）口腔：牙龈萎缩,齿根外露,齿槽管被吸收,牙齿松动,牙釉质丧失,牙易磨损、过敏,舌和咬肌萎缩,咀嚼无力,碎食不良,食欲下降,唾液腺的分泌减少,加重下消化道负担。

（2）食管：肌肉萎缩,收缩力减弱,食管颤动变小,食物通过时间延长。

（3）胃：胃黏膜及腺细胞萎缩、退化,胃液分泌减少,造成胃黏膜的机械损伤,黏液碳酸氢盐屏障的形成障碍,致胃黏膜易被胃酸和胃蛋白酶破坏,降低胃蛋白酶的消化作用和灭菌作用,使促胰液素的释放减少,胃黏膜糜烂、溃疡、出血、营养被夺,加之内因子分泌功能部分或全部丧失,失去吸收维生素 B_{12} 的能力,致巨幼细胞贫血和造血障碍,平滑肌的萎缩使胃蠕动减弱、排空延迟，是引发便秘的原因之一。

（4）肠道：肠、小肠绒毛增宽而短，平滑肌层变薄，收缩蠕动无力，吸收功能差，小肠分泌减少，各种消化酶水平下降，致小肠消化功能大大减退，结肠黏膜萎缩，肌层增厚，易产生憩室，肠蠕动缓慢无力，对水分的吸收无力，大肠充盈不足，不能引起扩张感觉等，造成便秘。

（5）肝：肝细胞数量减少、变性，结缔组织增加，易造成肝纤维化和硬化，肝功能减退，合成蛋白能力下降，肝解毒功能下降，易引起药物性肝损害，由于老年人消化吸收功能差，易引起蛋白质等营养缺乏，导致肝脂肪沉积。

（6）胆：胆囊及胆管变厚、弹性减低，因含大量胆固醇，易发生胆囊炎、胆石症。

（7）胰：胰腺萎缩，胰液分泌减少，酶量及活性下降，严重影响淀粉、蛋白、脂肪等的消化、吸收，胰岛细胞变性，胰岛素分泌减少，对葡萄糖的耐量减退，增加了发生胰岛素依赖型糖尿病的风险。

6. 泌尿系统老化

（1）肾：重量减轻，间质纤维化增加，肾小球数量减少，且玻璃样变、硬化，基底膜增厚，肾小管细胞脂肪变性，弹性纤维增多，内膜增厚，透明变性，肾远端小管憩室数随年龄增长而增加，可扩大成肾囊肿。肾单位减少，70岁以后可减少1/3～1/2。肾功能衰减，出现少尿，尿素、肌酐清除率下降，肾血流量减少，肾浓缩、稀释功能降低，肾小管分泌与吸收功能随年龄增长下降，肾小管内压增加，从而减少有效滤过，使肾小球滤过率进一步下降。肾调节酸碱平衡能力下降，肾的内分泌功能减退。

（2）输尿管：肌层变薄，支配肌肉活动的神经减少，输尿管收缩力降低，使泵入膀胱的速度变慢，且易反流。

（3）膀胱：膀胱肌肉萎缩，纤维组织增生，易发生憩室，膀胱缩小，容量减少，残余尿增多，75岁以上老年人残余尿可达100ml，随年龄增长膀胱括约肌萎缩，支配膀胱的自主神经系统功能障碍，致排尿反射减弱，缺乏随意控制能力，常出现尿频或尿意延迟，甚至尿失禁。

（4）尿道：由于尿道腺体分泌减少，尿道肌萎缩、纤维化、变硬，括约肌松弛，尿流变慢，排尿无力，致较多残余尿，尿失禁。男性前列腺增生，前列腺液分泌减少，使尿路感染的发生率高。

7. 神经精神系统的老化 随年龄增长脑组织萎缩，脑细胞数减少。一般认为，人出生后脑神经细胞即停止分裂，自20岁开始，每年丧失0.8%且随其种类、存在部位等的不同而选择性减少。60岁时大脑皮质神经和细胞数减少20%～25%，小脑皮质神经细胞减少25%。70岁以上老人神经细胞总数减少可达45%，脑室扩大，脑膜增厚，脂褐素沉积增多，阻碍细胞的代谢，脑动脉硬化，血液循环阻力增大，脑供血减少，耗氧量降低，致脑软化，约50%的65岁以上正常老人的脑部都可发现缺血性病灶。老年人脑多种神经递质的能力皆有所下降，导致老年人健忘、智力减退、注意力不集中、睡眠不佳、精神性格改变、动作迟缓、运动震颤、痴呆等，脑神经突触数量减少、发生退行性变，神经传导速度减慢，导致老年人对外界事物反应迟钝，动作协调能力下降。随年龄增长自主神经变性，功能紊乱，导致体液循环、气体交换物质吸收与排泄、生长发育和繁殖等内脏器官的功能活动的平衡失调，老年人的触觉、本体觉、视觉、听觉的敏锐性均下降，味觉、嗅觉的阈值明显升高，向中枢的传导信号明显减少，从而使老年人的劳动能力下降。只能从事节律较慢的活动和较轻松的工作。

8. 内分泌系统的老化

（1）下丘脑：下丘脑是体内自主神经中枢。一些学者认为"老化钟"位于下丘脑，其功能衰退，使各种促激素释放激素分泌减少或作用减低，接受下丘脑调节的垂体及下属靶腺的功能也随之全面减退，从而引起衰老的发生与发展。随年龄增长，下丘脑的受体数减少，对糖皮质激素和血糖的反应均减弱。对负反馈抑制的阈值升高。

（2）垂体：随年龄增长垂体纤维组织和铁沉积增多，下丘脑-垂体轴的反馈受体敏感性降低。

（3）甲状腺：老年人甲状腺重量减轻，滤泡变小，同化碘的能力减弱，T_3水平降低，血清抗甲状腺自身抗体增高，甲状腺在外周组织的降解率降低，垂体前叶促甲状腺激素释放激素（TRH）对刺激的反应性亦降低。

（4）甲状旁腺：老年人的甲状旁腺细胞减少，结缔组织和脂肪细胞增厚，血管狭窄，甲状旁腺素（PTH）的活性下降，Ca^{2+}转运减慢，血清总钙和离子钙均比年轻人低。老年妇女由于缺乏能抑制PTH的雌激素，可引起骨代谢障碍。

（5）肾上腺：老年人肾上腺的皮质、髓质细胞均减少，不论性别，随年龄增长肾上腺皮质的雄激素分泌均直线下降，使老年人保持内环境稳定的能力与应激能力降低。

（6）性腺：男性50岁以上，其睾丸间质细胞的睾酮分泌下降，受体数目减少，或其敏感性降低，致使性功能逐渐减退，女性35~40岁雌激素急剧减少，60岁降至最低水平，60岁以后稳定于低水平。

（7）胰腺：随年龄增长胰岛功能减退，胰岛素分泌减少，细胞膜上胰岛素受体减少和对胰岛素的敏感性降低，导致65岁以上老人43%糖耐量降低，糖尿病发生率升高。

（8）松果体：有副垂体之称，老年人垂体产生的胺类和肽类激素减少，使其调节功能减退，下丘脑敏感阈值升高，对应激反应延缓。

9. 免疫系统的老化　随年龄增长，人体免疫功能与机体衰老呈平行下降。

（1）胸腺：老年期胸腺明显萎缩，血中胸腺素浓度下降，使T细胞分化、成熟和功能表达均相应极度降低。

（2）T淋巴细胞：在抗原刺激下转化为致敏淋巴细胞的能力明显减弱，对外来抗原的反应减弱。

（3）B淋巴细胞：对抗原刺激的应答随年龄增长而下降，抗原和抗体间的亲和力下降；需要T细胞协助的体外免疫应答也随年龄增长而下降。

（4）自身免疫：老年人自身免疫功能大大增加，免疫细胞的识别能力随年龄增长而减弱。除攻击外来病原体外，还攻击自身组织，这也与机体的衰老死亡相关。

10. 运动系统的老化

（1）骨老化：骨老化的总特征是骨质吸收超过骨质形成。骨皮质变薄，髓质增宽，胶质减少或消失，骨内水分增多，碳酸钙减少，骨密度减低，骨质疏松，脆性增加，易发生骨折，肋软骨钙化、易断，老年人骨质畸形，越活越矮。

（2）关节老化：老年人，关节软骨含水量和亲水性黏多糖减少，软骨素亦减少，关节囊滑膜磷灰石钙盐或焦磷酸盐沉积而僵硬，滑膜萎缩、变薄，基质减少，液体分泌减少，关节软骨、滑膜钙化、纤维化失去弹性，血管硬化，供血不足，加重变性，韧带、腱膜、关节素纤维化而僵硬，使关节活动受到严重影响，引起疼痛，骨质增生形成骨刺。

（3）肌肉老化：随年龄增长肌细胞水分减少，脂褐素沉积增多，肌纤维变细，重量减轻，肌肉韧带萎缩，耗氧量减少，肌力减低，易疲劳，加之脊髓和大脑功能衰退，活动减少，反应迟钝，笨拙。

第三节　老年期心理变化规律与特点

老年期是人类正常生命历程的必经时期。这个时期不仅仅会出现分子水平、细胞水平、器官和个体等生理上的衰老，还会出现心理方面的衰老。

一、心理衰老的概念

关于心理衰老的概念，目前尚未得出统一的定论，概括诸多学者的研究实践和理论探索，心理衰老可视为人体衰老的组成部分，体现衰老的状态，与机体衰老有着千丝万缕的联系；其指受外界环境的影响，且随着年龄和时间的推移，出现不同于年轻人认知功能、情绪、人格和行为的迟缓、退变和不适应等。心理衰老具有适应性、代偿性、可塑性等特点。

老年人独特的心理特征如下。

（1）老年人的记忆，特别是近记忆减退明显，对新鲜事物不敏感，想象力衰退。

（2）情绪易波动，特别是与亲友的生离死别，丧偶等会使他们情绪抑郁，对生活失去兴趣，加之体弱多病，离退休生活习惯的骤然改变都可使其产生自卑、无用、老朽感，患上抑郁症，个别人还会产生自杀的念头。

（3）性格改变：人到老年，精神活动由倾向外界事物的变化，渐转为"内向"的趋势，留恋往事，固守旧的习惯，自我封闭，可以一改以往性格，变得判若两人。这与大脑皮质额叶先退化有关。

（4）行为改变：由于大脑皮质的衰变，受皮质控制的皮质下部的本能活动占优势，因此部分老年人会出现一些如儿童的行为。

二、心理衰老的表现

1. 孤独感 孤独感不是独自一人引起的，而是因为缺乏某种明确的、需要的人际关系的结果，或者是对缺乏提供具体关系的反映。老年人由于疾病、器官退化、独居等各种原因导致交往不便，心理上常会产生孤独感。有研究显示：约 1/3 老年人有时或经常会有孤独感。孤独是老年人死亡的一大杀手。在排除其他因素的情况下，孤独的人死亡率和癌症的发病率比正常人高出 2 倍。对于老年人，尤其是丧偶老年人，孤独是他们普遍要面临的危机。

2. 抑郁与焦虑 抑郁与焦虑是老年人常见的情绪障碍和心理失调现象。长期生活在压抑、单调、寂寞的环境中，以及在丧偶、疾病、退休等情况下容易产生抑郁与焦虑。有研究显示，无论是社区的老年人，还是住院的老年患者，都存在着不同程度的抑郁症状，直接影响到老年人的生活质量。

3. 恐惧感 步入老年，身体各脏器功能不断退化，呈现衰老状态，一些老年人还会出现各种疾病症状。这些变化使他们过分担心自己的身体，害怕连累家庭，害怕别人厌烦，害怕发生意外，害怕死亡。尤其是住院患者，医院的环境及身边病友的病情变化都会加剧其恐惧情绪。这种恐惧感如果不能尽快消除，会进一步影响其身体健康。

4. 老来无用感 老年人身体各器官功能不断老化，各种能力逐渐退化，形象、体力、记忆力等方面都发生显著变化。这些使他们参加活动的能力下降，无法继续从事以往的工作，甚至打扫卫生、洗衣、煮饭这些以前经常做的事情都变得吃力、无法完成。渐渐地，他们开始怀疑自己的能力，自卑、内疚，认为自己无用。

5. 猜疑与不满 人进入老年期后，理性思维受到影响，判断事情能力下降，容易产生各种幻觉。甚至当别人在身后小声言谈时，都会怀疑是在谈论自己。常以自己的思想去要求、评价别人，看不惯年轻人的办事方式，不易接受新鲜事物，对社会总是持批评态度。

6. 失落感 老年人社会适应性降低，退休后，社会角色变换，生活环境改变，短期内难以适应，容易产生失落感。尤其对于那些退休前是干部的同志，退休后，社会地位、人际关系和生活环境都发生变化，产生极大的心理落差，更易产生失落感。

7. 自我意识增强 随着年龄的增长,很多老人开始变得以自我为中心,过分关注自身健康,要求被重视、被尊敬;思维方式固执、刻板、思想僵化,经常提起多年前的往事,偏爱旧的风俗习惯和文化娱乐,厌烦新事物。

8. 疑病 疑病是一种常见的老年人心理衰老症状。这是由于他们的注意力已从外界事物转向自己所致。一些老年人过分注意报刊书籍上的医学常识,当身体稍有不适时,常怀疑自己患上了某种不治之症,并为此而心神不定、惶惶不安。

9. 社交减少 老年人因形象改变、体力减退、精力下降、自卑、抑郁等原因,参与社会活动的频率逐渐减少。继而孤独感和无用感增加,与社会距离更远,从而形成一个循环。最终,老年人更加远离社会,社交越来越少。

三、影响心理衰老的因素

1. 性别 女性因就业率低,经济不独立及女性社会参与意识差等因素,其患病率明显高于男性,健康状况和生活质量较男性差,而健康状况和生活质量又直接影响着老年人的心理状况,所以女性的心理衰老程度较男性重。宁自衡等证实女性老人的焦虑发生率明显高于男性。但也有相反意见,廖红等提出心理衰老在男女之间无差异;Longino 认为性别差异与文化背景密切相关,在平等的社会当中性别差异较小。

2. 文化程度 文化影响心理衰老方面的研究很多,意见尚未统一:余昌妹等认为文化程度较高的老人,通过阅读学习容易获取更多的信息并加以运用,故在心理健康和认知功能方面都高于低学历的老年人;徐虹等提出文化程度越低,强迫、抑郁越重;廖红等则证明高中(中专)文化程度成为心理衰老评价的转折点,高中以上心理衰老水平低于高中以下;而张红等提出文化程度的高低与衰老认知心理成正比。众人研究结果有不同,可能与所选研究对象的学历分布及高低学历的划分界限不同有关,但大部分研究倾向于文化程度高者心理状态较好。

3. 年龄 个体的心理健康状况随年龄增长发生变化。贾守梅等认为,年龄越大,适应能力、日常生活能力等明显下降,总体生活质量的客观评价差,即使生理上没有病的老年人在心理上也同样可能产生衰老感。当然也有不同看法:廖红认为老年人心理衰老与年龄无关。

4. 家庭状况 完整、和谐的家庭关系是身心健康的基础。空巢家庭指无子女或虽有子女,但子女长大成人后离开老人另立门户,剩下老人独自居住的家庭。在空巢家庭中,子女无法陪伴在老人身边,缺少精神照顾,他们的生活更加孤单,更容易受到精神创伤,影响心理健康。有研究显示空巢老人或家庭关系不和睦的老年人易患抑郁。

5. 退休前职业 退休前的职业对老年人退休后的心理状态有很大影响。孙颖心提出以体力劳动为主的老人比以脑力劳动为主的老人心理衰老的发生率高,王小飞等得出相似结果,并提出既往职业不是影响老人心理衰老的直接因素,而是通过影响老人的健康状况和锻炼娱乐间接地影响心理衰老。

6. 身体状况 身体健康状况不仅直接影响着老年人的心理状况,而且还可以通过影响老年人的形象、人际交往、体育锻炼等方面间接影响老年人的心理状况。有研究显示:在住院患者中,老年人焦虑、抑郁的发生率达 72.4%。

7. 体育锻炼情况 参加体育锻炼不仅可以使老年人走出房间,走进大自然,呼吸新鲜空气,促进其身体健康,同时还会影响到老年人的心理健康。杨建辉通过研究提出:经常参加体育锻炼的老年人健康心理状况明显高于很少参加体育活动或无体育活动的老年人。参加中等及以上强度的规律锻炼对提高老年人身心健康有着极为重要的意义。

第四节 衰老预防

衰老是人类正常生命活动的自然规律，当机体生长发育达到成熟期以后，随着年龄的增长，机体内环境稳定性渐次衰减，器官对环境改变的适应性逐渐下降，出现分子水平、细胞水平、器官和个体等生理上的衰老及心理方面的衰老，预防和延缓衰老已成为医学科学研究的热点之一。

抗衰老医学是一个全新的预防医学分支，是建立在预防医学理论基础之上，通过早期干预手段和治疗措施，终止或逆转与老化相关的病理过程的综合性医学学科。抗衰老医学的医学理论研究与临床实践的主要目的在于推迟衰老进程的发生，改善中老年人的生活质量，科学地延长人类的寿命，真正实现健康的长寿。

可以从以下几个方面预防衰老。

一、结合定期、正规、全面及完整的体检预防衰老

目前，多数企事业单位都会组织员工定期进行体检，社区卫生服务中心或社区卫生服务站每年也会对辖区内60岁以上的老人进行体检。体检指标一方面可以反映当前的健康状况，另一方面也在某种程度上反映衰老的状况（国内外学者已开展多项相关性研究），当发现某项或某几项指标高于最新规定的参考值范围时，应及时给予干预，这既是健康管理，也能够起到预防衰老作用。

二、关注中老年认知状况及心身疾病

认知功能的改变实际上就是脑衰老的表现。了解中老年认知功能状态，以便尽早给予相应的干预措施，脑衰老影响整体的衰老。近年来国内逐渐重视认知功能障碍的防治研究，连续发表防治认知功能障碍系列文章，但对广大老年及中年人群的防治工作尚未开展，特别是针对老年整体的防治及其研究工作更未引起应有的重视。

已知影响认知表现的因素有年龄、性别、社会经济状况、健康行为因素（吸烟、饮酒）、社会活动（如志愿者工作）和社会交往（社交网络、社会支持）等。这提示除了提倡健康的生活方式（如戒烟戒酒）外，鼓励中老年人积极参加社会活动和进行社会交往也可以降低认知功能衰退的速度，延缓衰老。

心身疾病是由社会心理因素诱发的，表现为躯体症状的疾病。典型心身疾病主要包括类风湿关节炎、冠心病、支气管哮喘、消化性溃疡等。近年来，心身疾病的范围有所扩大，所有躯体疾病几乎均包括在内，如肥胖症、糖尿病甚至癌症等。心身疾病在中老年人中患病率高，严重影响中老年的心身健康及生活质量，对整体衰老或某一脏器的衰老进程也起着不可忽视的作用。

心身疾病现阶段的预防：①个体预防。个体预防是目前心身疾病的主要预防方式，没有个体预防，心身疾病的预防就没有落脚点，原因在于心身疾病是通过个体发生的。个体预防主要为学习现代科学知识，加强个人修养，提高自身辨别能力，从不同视角观察各种问题，培养健全的性格。健全的性格依赖于个体所处的社会文化背景、家庭和学校教育及个体有目的的培养等。针对性地完善个人生活经验，学习舒缓心理压力的方式，培养兴趣爱好，以提高自身的社会适应能力，协调人际关系，增加社会支持，促进个体认知能力的提升，学会使用各种方法消除内心的不良情绪，达到恢复心理平衡的目的。②社会防御。社会防御是通过改善个体社会生

活环境达到预防心身疾病的目的。个体置于社会中,因社会分工、工作性质、社会地位等方面的区别,很难避免各种心理应激的发生及对个体的心身健康产生不良影响。设计防御可通过社会力量为个体创造良好的生活、工作环境,形成和谐的社会氛围,有利于避免人为精神创伤。

三、适量的运动

近年运动与抗衰老医学的研究引起重视。2011 年赵丽等综述运动与毒物兴奋效应,毒物兴奋效应又称为"低剂量有毒物质的刺激作用",指化学物在低于不可见的有害作用水平以下的剂量,具有兴奋或刺激的作用,与高剂量的作用相反,一般有益于生物体。研究显示适量运动明显降低与氧化应激密切相关疾病的发生率,这与运动的氧化损伤并不矛盾,而是由于运动诱导机体产生了适应。运动可以认为是自由基产生的应激刺激,这种适应过程包括抗氧化体系的激活、氧化损伤修复/清除体系的干预,改变氧化还原敏感的转录,进而引起基因的表达和蛋白质的装备。故由运动刺激的低浓度 ROS 适应过程与毒物兴奋效应非常相似,运动与衰老的关系同样亦符合毒物兴奋效应。增龄机体老化过程伴有机体内维持内环境稳态能力下降,进而导致机体活动能力明显下降,进一步加重衰老。研究显示运动对脑功能的维持具有同样的促进作用,机体缺乏体力活动会明显增加与衰老密切相关的神经退行性疾病阿尔茨海默病(AD)的发病率。

另外,运动还可以降低老年人的抑郁和焦虑,延缓老年人认知功能的衰退。长期参加体育运动的老人,其心理衰老指数明显低于对照组,有规律的运动能够抑制精神功能的退化,提高心理健康状况。虽然体育锻炼对预防衰老、促进老年人健康有重要作用,但是过犹不及,要根据自身情况掌握运动量:每天 1~2 次,每次半小时左右。若运动后感到疲乏、头晕、胸闷、食欲减退、睡眠不佳,说明运动量过大,应减少运动量。

四、调整膳食结构,保持营养均衡

饮食是"立命之本",是保障健康、预防衰老的后天物质基础。但是,任何事物都有其两面性,饮食既是长养人体、维持生命活动必不可少的,但亦是导致疾病、影响健康的重要因素之一,俗话所说的"病从口入",即指此而言。关于饮食失宜的致病作用,大致包括两方面:一是饮食营养成分不适当对健康造成的影响,流行病学调查和实验研究均表明,营养不良和营养过剩都会影响健康和寿命;二是饮食卫生不良所引致的疾病。

老年人应转变不良的饮食观念,改变不良饮食习惯,科学调整膳食结构,避免营养过剩或营养不良,保持营养均衡。注意食物种类多样化,做到粗细搭配、荤素搭配、干稀搭配,实现营养素互补。主食应以谷类为主,每日需要谷类食物 300~400g,瘦肉及鱼类 100g,豆类及豆制品 100g,牛奶或豆奶 250ml,以保证足够的优质蛋白质、矿物质、维生素 A、B 族维生素等营养物质的供应。每日应摄入新鲜蔬菜 300g,新鲜水果 100g,以提供充足的膳食纤维和维生素 C;应摄取烹调用植物油 20~25g。每日至少 3 餐,早、午、晚餐热能分配以分别占全天总热量的 30%、40%、30%为宜。勿暴饮暴食或过饥过饱,每餐吃七八成饱,定时定量。应充分考虑老年人消化功能生理衰退的特点安排食谱,宜采用蒸、煮、炖、煨等烹调方法,饮食应清淡,有助于食物的消化吸收。

大量的研究发现饮食结构的改变与认知功能的改善有密切的关系。良好的饮食习惯,如多食用谷物和蔬菜可以改善认知功能。

五、积极维护心理健康

前文已述及,在发生生理性衰老的同时也发生心理性衰老,且二者是相互影响,若能预防心理性衰老，也可在某种程度上预防生理性衰老，心安则身安。老年人的心理衰老受到多种因素的影响，在采取措施预防或延缓心理衰老发生的过程中，也要考虑到各个方面。

（1）保持积极乐观的心态，笑口常开，多与他人沟通和交流。研究显示，经常找朋友谈心、从事一些活动，可以丰富老年人的晚年生活，避免不良情绪的发生，是改善老年人心理状况的重要途径。

（2）培养兴趣爱好，参加社会活动。对老年人而言，广泛的兴趣爱好不仅能开阔视野、扩大知识面、充实晚年生活，而且能够帮助他们有效地摆脱失落、孤独、抑郁等不良情绪。因此，要鼓励老年人根据自己的情况，有意识地培养兴趣爱好，如书法、绘画、下棋、摄影、园艺、烹调、钓鱼、旅游等，还可鼓励老年人多参与社会活动，从而调节情绪，增添生活乐趣。

（3）参加老年大学。对于老年人，尤其是空巢老人，社交活动较少，生活在一个相对封闭的环境中。通过参加老年大学的学习，能帮助他们结识更多朋友，培养广泛的兴趣爱好，参加各种社会活动，最终增强其幸福感及成就感，促进其心理健康。

（4）开展健康教育。有效利用社会支持，定期开展老年人健康指导活动，促进健康，解除他们的对疾病的猜疑。社区护士登门讲解疾病防治知识：提倡戒烟限酒、低盐饮食、减轻体质量、适当运动等健康生活方式。督促老年人养成良好的生活习惯，及时发现并解决其心理问题，保障身心健康。

（5）怀旧疗法。怀旧疗法是指通过回顾过去事件、情感及想法，帮助人们增加幸福感、提高生活质量及对现有环境的适应能力。Haslam 认为有意识地怀旧可以增强老年人的记忆力，而且在小团体活动中参与分享可以促进健康。Bohlmeijer 等发现：怀旧治疗对老年人的生活满意度和情绪安宁有中等程度的影响。目前，国内关于怀旧治疗的研究较少，高婧通过研究提出：实施怀旧团体心理干预后抑郁老年人生活满意度自评得分较干预前和对照组有明显提高。

（6）家庭照顾。老年人需要的不只是生活照料，更需要精神照顾。尤其在空巢家庭中，老人的生活更加孤单，配偶成为他们的主要精神支柱和相互照顾的依赖，一旦丧偶，会给老人造成严重的精神创伤，导致生理功能及社会功能下降，生活质量受到严重影响。因此，空巢老人的子女平时除给予老人物质支持外，还要"常回家看看"，从精神上给予空巢老人更多的关心，减少老人孤独感。

六、利用和挖掘传统中医药宝库

采取正确有效的养生调摄措施，预防和延缓衰老的发生，是中医学历来所着重研究的内容。历代基于对衰老机制的深刻认识和老年病防治的长期经验体会，发明了大量切实可行、确有良效的保健及预防衰老的措施和方法。

这些措施和方法构成了中医养生学和预防医学的重要组成内容，这些措施遵循如下两大基本原则。其一是顺应自然。这里所说的顺应自然，包括两方面的内涵：一方面是顺应自然界四时阴阳变化。这种顺应天地自然的养生保健观念是中医老年医学的一大特色。"顺应自然"的另一含义是顺应人体生命活动的自然规律，也就是说，中医清楚地认识到"生长壮老已"是生命的必然规律，人们只能在这一规律许可的范围内防止早衰，尽可能延缓衰老进程而尽享天年，世上根本就没有什么长生不老药，任何希冀逆转衰老进程以求返老还童、长生不老的做法都是枉费心机。其二，不能等到衰老之后才进行预防，必须在日常生活中坚持不懈地采取综合的养生防老措施，持之以恒才能取得良好效果。衰老虽然发生于生命过程中的最后阶段，但引起衰老的内在因素，如肾气的虚衰、阴精的亏损、脏腑功能的衰退等，在整个生命过程中都可能出现。要预防早衰，就必须在日常生活中经常采取正确的保健措施，排除不良生活方式和疾病等的干扰，时时固护肾气、保养肾精并促进脏腑功能的旺盛、气血精神的充沛，只有在平时培养良好的身体素质，才能避免衰老的提早发生。在上述基本原则指导下，中医形成了以养神、保精、健形为要领的一系列预防衰老措施。

中医认为一些药物具有与食物同样的补益气血津精、提高脏腑功能的作用，甚至有些药物如人参、鹿茸等，其补益精气的作用远较食物更为强大。因此，利用药物补益精气神以增强体质、预防衰老成为中医老年医学和预防医学的一项独具特色的内容。抗衰老方药常以补益药为主要组成，一般应遵循如下基本原则：①根据体质状况辨证施补；②宜缓图收功而不宜急于求成；③适时进补；④进补须注意脏腑功能协调。

中医在长期实践过程中，发现并利用了药物的抗衰老作用，按照上述提出的原则和方法，正确、适当地服食具有补益精气、延缓衰老的方药，可以收到良好的保健防老效果。

针灸保健抗衰老的历史也很悠久，早在2000多年前医学著作《黄帝内经》中，对抗衰老的理论和有关针灸临床治疗就有详细的记载，为后世针灸抗衰老医学发展奠定了基础。晋代《针灸甲乙经》记载了针刺抗衰老与老年病防治，明代杨继洲所著的《针灸大成》记载了许多针刺抗衰老及治疗老年性疾病内容，并附有老年人常见的九则医案，该书及以后的针灸著作，对针灸抗衰老及因衰而致老的老年病防治理论与方法都有不同程度的发展，丰富了针刺抗衰老的内容。

现代亦开展了针灸抗衰老方法的研究，如针刺法抗衰老、艾灸法抗衰老和电针法抗衰老等。针灸抗衰老的原则：未病先治，未老防衰；早期诊断，早期治疗；重在先后天，滋补脾胃肾；调整阴阳，以平为期。归纳整理临床与实验研究的主要文献报道，针灸抗衰老的机制主要有调整内分泌功能，调节免疫功能，调整中枢神经系统功能，清除自由基，补充微量元素，调整脂质代谢，改善血液流变性，调控衰老基因，促进物质代谢及强壮作用等。针灸保健因其操作简便、疗效确切、适应证广泛、无毒副作用而越来越被普遍采用。近十年来，针灸在抗衰老、延年益寿方面取得了显著的成就，并且随着老年保健及老年医学的发展，针灸在抗衰老研究将会有更好的前景。

（倪进东　刘　刚）

思 考 题

1. 简述衰老的特征。
2. 关于衰老的遗传程序说理论主要有哪些假说？
3. 简述随机性损伤衰老理论的主要内容。
4. 生理性衰老主要表现有哪些？
5. 心理衰老概念及老年心理特征。
6. 心理衰老的主要表现及影响因素有哪些？
7. 如何积极预防衰老？

第三章　老年人健康状况及其影响因素评价

根据全国老龄工作委员会办公室预测：到2051年，我国≥60岁的老年人口将达到峰值4.37亿人，2030~2050年是我国老龄化形势最严峻的时期。快速的人口老龄化，给国家带来了沉重的医疗和养老负担。作为发展中国家，我国的社会经济发展现状尚不足以匹配这样的老龄化速度。如何将有限的医疗和养老保障资源合理地用于改善老年人口的健康水平和生活质量，是一个迫切需要解决的问题。为积极应对老龄化，未来10余年，将是关键的准备期，也是仅有的战略机遇期。科学评价老年人健康状况并深入探讨和了解其影响因素，对实现健康老龄化战略目标，保证我国未来经济社会能顺利发展至关重要。

第一节　概　　述

一、健康状况

健康状况（health status）是指人的生命活动在社会所期望的方向上，在客观条件允许之下所达到的一种状态。它包括微观个体和宏观群体两方面，一般具有量上的规定性。根据世界卫生组织（WHO）宪章，健康是指："人体生理、心理及社会三个方面全部良好的一种状态，而不仅是没有疾病或者虚弱。"这表明健康是一个综合的概念，不仅是指人在躯体生理方面没有疾病和损伤，而且强调人的性格、情绪、智力等心理方面及社会活动、人际关系、社会支持等社会适应性方面的良好状况。

二、健康评价

健康评价是在对健康概念认识的基础上，对人群或个体的健康状况进行测量界定的过程，而这个过程需要通过一系列指标去实现。健康评价指标有主、客观之分，客观指标反映的是所研究的社会现象中客观存在的事物及其状况，如传统上采用生命和疾病统计指标，包括死亡率、预期寿命、疾病率（发/患病率）、残疾率等进行人群健康水平的测量，近年来质量调整生命年、健康期望寿命和伤残调整生命年等一些新的综合测量指标也得到广泛应用。主观指标反映的是人们对客观事物的感受、愿望和态度等，是个体或人群对自身健康状况的主观感受和主观评价，如自评健康、幸福度和生活满意度、生活质量等。研究发现，健康主观评价指标能够很好地概括和综合健康状态的主、客观两方面，可以作为评价健康状况的重要指标。目前我国卫生服务调查及一些健康调查中的健康指标除了自报两周患病率、慢性病患病率外，还包括健康自评指标。WHO在全球进行的针对个体健康状况的评价中，采用了主观和客观两方面的衡量指标，包括自评健康状况、视/听力情况、消化/呼吸/排泄系统、生育史、皮肤与肢残、疼痛史、情感、睡眠、精力和活力、理解能力和反应能力、运动与体力、交流与人际关系、自理和日常活动及社会交往等方面。

三、老年人健康评价的意义

科学分析与评价老年人健康状况及其影响因素宏观上可以为社会养老服务体系的发展和探索长期照护保险制度的设计提供依据；同时，还能客观地反映我国健康老龄化战略的实施效果，政府据此可以更加明确或适时调整健康老龄化战略的重点领域，采取社会、经济、保健、社区服务等各项有效措施尽早干预，从而不断提高老年人的健康状况和生活质量。而微观上，老年人健康状况评价则是实现社区老年人健康管理的首要步骤。在发达国家尤其是欧美一些国家，老年人口健康评价和研究成为制定国家决策的重要科学依据，并起到了良好的政策指导作用。

第二节 老年人群健康评价内容和评价指标

随着医学模式的转变及人们对健康认识的不断深入，健康评价在评价内容和评价方法上发生了根本性变化。传统医学模式下，健康评价只注重反映躯体健康，且仅考虑疾病的存在和健康变化的最后结果，未顾及从健康到疾病直至死亡渐进的、由量变到质变的变化过程（如失能等）；另外，老年人群中一些传统健康指标值也渐趋稳定，其评价健康的灵敏性正在逐渐降低。老年人群与一般人群既有共性，又有其独特性，由于处于人生特殊阶段，他们在健康方面是脆弱人群，特别体现在功能减弱或功能障碍方面；而个体衰老的速度、器官功能损伤和残障的程度又存在很大差异，同样长度的寿命，在生活质量上可能相距甚远。因此仅依据传统指标的健康评价，不能满足新时代下健康内涵拓展的需要。

基于研究目的、目标人群、社会经济和文化背景的不同，目前国内外大量老年人健康评价研究所包括的内容各有侧重，但明显的一个发展趋势是有关精神、心理、社会适应性成分逐渐增多，更倾向于对老年人整体健康水平的观察。

一、老年人健康状况单维度评价

（一）老年人生理健康

人到老年后，躯体各系统功能逐渐衰退，免疫能力逐渐减弱，患病的可能性增加。不同个体发生生理性衰老的速度和程度各不相同，患病风险也有所差别；且同一个体身体各组织器官功能衰退速度与程度也不尽一致。老年人生理健康状况主要从躯体机能和生活自理功能两方面来反映，通过患病情况、两周疼痛感受、自理能力、营养状况（身高/体重、体重指数），以及视力、听力、牙齿口腔功能等方面的观察来实现对老年人疾病、机体功能、医疗与照护需求等方面的评价。

1. 慢性病患病 测量老年人是否患慢性病及患病种类数目。具体操作时可分为"没有""1～2种""3种及更多"三个等级。慢性病是老年人发生伤残或功能残障的主要原因。由于解剖结构上的退行性变化，生理功能普遍降低，对疾病易感性增加，加上长期接触环境致病因子，老年人成为慢性病患病的主体。

2. 两周患病 测量老年人在调查时前两周内的患病或感觉不适情况，这是目前国内统一采用的基本衡量方式，可以反映老年人的健康状况和对卫生服务的需求。它分为"是""否"两类，根据我国卫生服务调查的界定，"患病"是指自觉身体不适，去医疗卫生单位就诊治疗；自觉身体不适，未去医疗卫生单位就诊，但采取了自服药物或一些辅助疗法，如推拿按摩等；自觉身体不适，未去就诊治疗，也未采取任何自服药物或辅助疗法，但因身体不适休工、休学或卧床一天及以上者。上述三种情况有其一即为患者，两周患病率=前两周内患病人（次）数/调查人数×100%。

3. 两周躯体疼痛 测量老年人调查时前两周内躯体感觉疼痛的严重程度。可以分为不同等级，如"没有""轻微""较强但能忍受""强烈且较难忍受""强烈且不能忍受"等。在平时，常常发现老年人主诉较多的是身体某部位出现疼痛、酸胀、麻木等不适感觉，疼痛通常是由于机体受到伤害性刺激所引起的痛觉反应,但在临床上很多疼痛主诉并没有构成系统疾病,原因可能有两种:一是从主诉到疾病确定需要一定的时间差,目前的主诉正是机体衰退的体现和罹患疾病的先兆;二是目前的医学诊断技术尚不能对所有的疾病进行定性。无论哪种情况,都代表着老年人的机体已处于一种不安适的状态,与世界卫生组织的"完好"要求存在差距,影响着老年人的整体健康水平。因此,躯体是否出现疼痛等不适也是评价生理健康的重要指标。

4. 生活自理能力 测量老年人独立完成日常生活活动和利用社会服务设施的难易程度,包括控制大小便、吃饭、穿衣、室内活动、如厕、洗澡及修剪趾甲、做饭、理财、上下楼、乘车外出、外出购物等,可以分为"无困难"到"十分困难或无法完成"五个等级。生活自理能力是对老年人独立生活能力的测定,是影响老年人生活质量的决定性环节,是健康评价的重要尺度。

5. 营养状况 可以通过体重指数 [BMI=体重(kg)/身高^2(m^2)] 来反映。按照我国成年人的划分标准,分为"BMI<18.5""18.5≤BMI<24""24≤BMI<28"和"BMI≥28"四个等级。

6. 视力、听力、牙齿等器官功能 这三项指标测量老年人目前眼睛、耳朵及牙齿的功能状况,可以分为不同的等级,如"非常好""好""一般""比较差""非常差"等。

7. 自评躯体健康 考察老年人对目前自身躯体健康状况做出的评价,可以分为"非常好"到"非常差"等多个等级;考察老年人与同龄人比较后对自身躯体健康状况做出的评价,可以分为"比大部分人都好"到"比大部分人都差"等多个等级。

(二)老年人心理健康

主要从情绪性格和记忆认知功能两方面来评价老年人的情绪控制、应激能力、对事物的认知记忆能力及生活幸福感等。另外,研究发现睡眠质量也是评价老年人心理健康状况的有效指标之一。

1. 忧伤 测量老年人在调查前一个月内是否经常因日常生活中的事件而担忧焦虑。

2. 压抑沮丧 测量老年人在调查前一个月内是否经常出现对任何事物不感兴趣、心情低落等。

3. 孤独 测量老年人在调查前一个月内是否经常感到孤单寂寞。

4. 情绪易激动 考察老年人对生活中一些负性事件的情绪控制能力。

5. 生活紧张 考察老年人在日常生活中是否经常出现社会、经济等方面的压力。

以上评价可以分为"完全符合"到"完全不符合"等多个等级。

6. 记忆功能 认知功能是老年人健康评价不可缺少的一方面,常作为评价老年人健康状态的重要指标。可通过短时记忆和长时记忆两个指标来反映。通过询问是否记得"前一天穿的衣服""连续剧的上一集剧情""上周末下午做的事情"等指标来测量短时记忆;通过询问是否记得"家庭地址""生活器具一般位置"等来测量长时记忆,评价可以分为"一直记得"到"极易忘记"等多个等级。

7. 生活幸福快乐 测量老年人目前生活的幸福快乐状况。评价可以分为"十分快乐"到"十分不快乐"等多个等级。

8. 对未来充满希望 测量老年人对自己的未来是否感到乐观。评价可以分为"十分乐观"到"十分不乐观"等多个等级。

9. 睡眠质量 主要测量老年人从晚上入睡到清晨醒来这段时间内,能否安然入睡、是否经常惊醒或经常做梦等情况。对目前自己睡眠质量的评价可以分为"十分好"到"十分差"等多个等级。

10. 自评心理健康 考察老年人对自身心理状况的主观感受。评价可以分为"十分好"到"十分差"等多个等级。

(三)老年人社会适应性

老年人社会适应性即老年人的社会完好状况,可以通过老年人的家庭关系、人际关系、社会参与及获得社会支持等方面的社会环境满意状况来反映。

1. 家庭和睦程度 测量老年人与家庭成员之间相处的融洽程度。评价可以分为"十分好"到"十分差"等多个等级。

2. 社会活动参与 测量老年人目前参与各种活动的频度。评价可以分为"经常参与"到"从不参与"等多个等级。

3. 社交范围 测量目前与老年人进行经常性往来的亲戚、朋友等人数。评价可以分为多个等级,如"0个""1~2个""3~5个""6~9个""10个及以上"等。

4. 依靠家庭程度和依靠社会程度 测量老年人所能获得的社会支持程度,即老年人在物质、精神上遇到需要帮助或安慰的事情时,能够获得到家人、社会帮助的程度。社会支持指的是一个人从自己的社会关系(家人、朋友、同事等)中获得的客观支持及个人对这种支持的主观感受,不仅指物质上的条件和资源,也包括情感上的支持。评价可以分为"根本不能"到"完全可以"等多个等级。

5. 与他人联系频率 测量老年人是否与亲朋好友经常保持联系如互相走访、电话问候、通信等的频率。评价可以分为"从不联系"到"经常联系"等多个等级。

6. 自评社会功能 测量老年人对自己的社会功能如人际关系、社会交往等总体评价。评价可以分为"十分好"到"十分差"等多个等级。

老年人的社会关系网络由家庭成员和原来的同学、同事、邻居等构成。随着年龄的增长,社交圈逐渐缩小,社会互动不断弱化,老年人身心健康受到一定影响。同时,老年人能否及时获得来自家庭、社会的物质帮助和精神依赖也是检验老年人社会关系质量的良好尺度。家庭和睦对老年人生活幸福极为重要,老年人社会关系网络越健全、人际关系越亲密融洽,越容易获得其所需的情感、精神、物质及信息等方面的支持,从而能有效地减轻焦虑、抑郁和不安等不良情绪,获得安全感和幸福感。

二、老年人健康状况综合评价

为符合健康新内涵,对于老年人而言,从生理、心理及社会适应性三个方面综合评价其健康状况更具现实意义。为此,近年对老年健康的测量正向着整体性和综合性的方向发展。

(一)老年人健康综合评价指标体系

1. 老年人健康综合评价指标体系框架 在关于如何更好地评价老年人群健康状况的研究中,近年国内不少学者尝试构建能准确测量老年人健康的综合评价指标体系,并基于指标体系设计相应的评价量表用于老年人的健康综合评价。

如图3-1和图3-2所示是刘恒等和刘欣娟等分别于2009年2012年通过应用统一建模语言方法构建的适合我国老年人口健康综合评价的指标体系框架模型。

2. 老年人健康综合评价指标体系和指标权重 如表3-1所示,是刘恒构建的老年人健康综合评价指标体系及其权重;冯芳龄等2014年通过三轮专家咨询,最终建立的老年人健康状况评价指标体系包括一级指标4个,二级指标11个,三级指标37个。根据专家咨询对各项指标的重要性、可操作性评分,采用专家评分归一法计算各级指标的权重系数,确定各级指标权重。一级指标权重通过均数法进行确定,二级指标、三级指标通过均数法确定权重,通过连乘累积组合赋权法确定组合权重,最终确定各级指标权重(表3-2)。

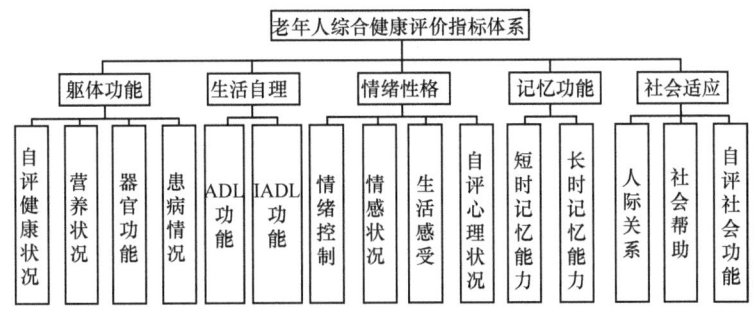

图 3-1 老年人口健康评价指标体系的框架模型

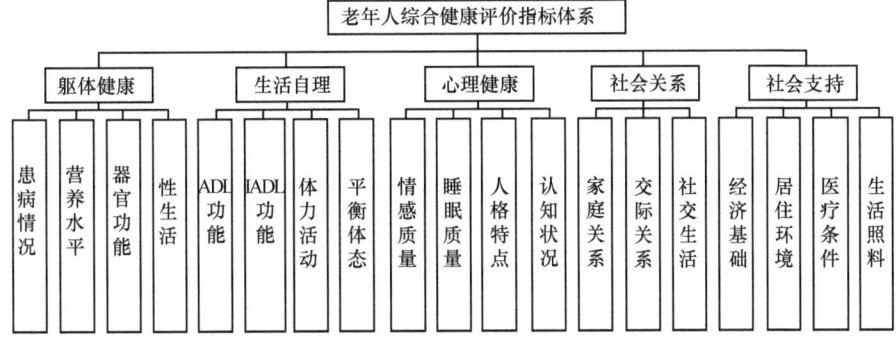

图 3-2 老年人综合健康评价指标体系框架模型

表 3-1 老年人口健康评价指标体系中各指标的权重

一级指标	权重	二级指标	权重	一级指标	权重	二级指标	权重
1.躯体机能	0.376	1.1 自评健康	0.223	3.情绪性格	0.215	3.1 心理状况自评	0.249
		1.2 与同龄人相比健康状况	0.223			3.2 生活很快乐	0.152
		1.3 慢性病	0.138			3.3 对未来充满希望	0.152
		1.4 躯体疼痛	0.084			3.4 忧伤	0.081
		1.5 两周患病	0.138			3.5 压抑或沮丧	0.081
		1.6 视力	0.048			3.6 孤独	0.081
		1.7 听力	0.048			3.7 情绪易激动	0.081
		1.8 牙齿健康	0.048			3.8 生活紧张	0.081
		1.9 营养状况（BMI）	0.048			3.9 睡眠质量	0.045
2.生活生理	0.215	2.1 自己做饭能力	0.056	4.记忆功能	0.074	4.1 长时记忆能力	0.333
		2.2 自己修剪指甲能力	0.056			4.2 短时记忆能力	0.667
		2.3 自己理财能力	0.056	5.社会适应	0.121	5.1 社会关系自评	0.294
		2.4 独自乘车外出能力	0.056			5.2 家庭和睦程度	0.173
		2.5 独自外出购物能力	0.056			5.3 社会活动参与	0.090
		2.6 独自上下楼能力	0.056			5.4 社交范围	0.090
		2.7 自己吃饭能力	0.111			5.5 依靠家庭程度	0.173
		2.8 自己洗澡能力	0.111			5.6 依靠朋友程度	0.090
		2.9 自己穿衣能力	0.111			5.7 与亲戚朋友关系	0.090
		2.10 如厕能力	0.111			—	—
		2.11 控制大小便能力	0.111			—	—
		2.12 独自室内活动能力	0.111			—	—

表 3-2 老年人健康状况评价指标体系及权重

一级指标		二级指标			三级指标		
名称	权重	名称	权重	组合权重	名称	权重	组合权重
1.生理健康	0.260	1.1 躯体功能	0.502	0.131	1.1.1 躯体疼痛	0.202	0.0265
					1.1.2 感官功能	0.203	0.0266
					1.1.3 慢性病患病率	0.212	0.0278
					1.1.4 两周患病次数	0.192	0.0251
					1.1.5 半年卧床天数	0.191	0.0250
		1.2 日常生活功能	0.498	0.129	1.2.1 吃饭	0.126	0.0163
					1.2.2 穿衣	0.127	0.0164
					1.2.3 行走	0.270	0.0164
					1.2.4 大、小便控制	0.125	0.0161
					1.2.5 洗澡	0.127	0.0164
					1.2.6 购物	0.123	0.0159
					1.2.7 做家务	0.123	0.0159
					1.2.8 使用交通工具	0.122	0.0157
2.心理健康	0.246	2.1 情感状态	0.472	0.116	2.1.1 焦虑	0.202	0.0234
					2.1.2 抑郁	0.202	0.0234
					2.1.3 孤独感	0.202	0.0234
					2.1.4 情绪控制	0.196	0.0223
					2.1.5 幸福感	0.199	0.0231
		2.2 心理健康自评	0.528	0.130	2.2.1 心理健康满意度	1.000	0.1300
3.生活方式	0.251	3.1 饮食习惯	0.248	0.062	3.1.1 平均每日进餐次数	0.254	0.0157
					3.1.2 平均每日饮水量	0.250	0.0155
					3.1.3 平均每日新鲜水果食用	0.251	0.0156
					3.1.4 平均每日米面食用量	0.251	0.0156
		3.2 吸烟情况	0.254	0.064	3.2.1 平均每天吸烟数量	0.500	0.0320
					3.2.2 总共吸烟年数	0.500	0.0320
		3.3 饮酒情况	0.249	0.065	3.3.1 平均每日饮酒量	0.468	0.0304
					3.3.2 总共饮酒年数	0.532	0.0346
		3.4 运动情况	0.248	0.062	3.4.1 平均每周运动次数	0.342	0.0212
					3.4.2 平均每次锻炼时长	0.043	0.0210
					3.4.3 一般运动强度	0.327	0.0203
4.社会关系与社会支持	0.243	4.1 主观支持	0.337	0.082	4.1.1 与家庭成员关系	0.335	0.0275
					4.1.2 与同事、朋友关系	0.330	0.0271
					4.1.3 情感支持	0.335	0.0275
		4.2 客观支持	0.337	0.082	4.2.1 经济来源支持	0.496	0.0407
					4.2.2 医疗保险支持	0.504	0.0413
		4.3 支持利用度	0.326	0.079	4.3.1 家庭决策参与	0.500	0.0395
					4.3.2 社会活动参与	0.500	0.0395

（二）老年人自评健康

自评健康是指个体对其健康状况的主观评价和期望，这个概念最早由 Suchman 等在 1958 年提出，后经许多学者的充实和完善，目前已成为国际上比较通用的健康测量方法之一。自评健康作为由当事人根据自身感受做出的判断是最能反映真实状况的判断，它基于个体对自身生理、心理和社会适应等方面的全面认识，将自身主观和客观的健康信息融在一起，从而形成对健康状况的总体反映。

老年人自评健康是由老年人综合自身躯体、心理、社会功能等方面的情况，对自身健康状况进行的总体评价。大量研究表明，老年人自评健康很大程度上取决于其躯体和心理健康状况，同时它对将来可能产生的健康结果有重要预测作用。自评健康好的老年人比自评健康差的老年人有较低的死亡率和更长的寿命；自评健康与心理、社会健康也存在关联，那些存在孤独感、压抑、消极生活经历的个体，自评健康差的比例较高；与自评健康好的个体相比，自评健康差的个体与社会交往少、反常现象多、生活满意度低、生活紧张、消极情绪和不幸福感多；另外，自评健康还可以获得一些医学检查方法不能得到的信息，如症状尚不明显的隐患、疼痛、情绪、满意度、幸福感等。因此，老年人健康自评能较好地综合老年人健康状况的主、客观两方面，且具有简便易得、成本低而敏感度高的特点，是评价老年人整体健康状况的一个常用方法。

在具体评价方式上，健康自评通常是给出一组包含等级的备选项目，让老年人估计自己的健康状态属哪一个级别。可以有 5 个等级，如很好、好、一般、不好、很不好；也可以分 4 个等级，如不好、一般、好、很好。尽管这些备选项目在等级的多少和顺序的排列上有所不同，但在对同一人群进行评价时，所得结论没有本质差别。

（三）老年人生命质量评价

WHO 生命质量（quality of life, QOL）研究组 1993 年提出：与健康相关生命质量是指不同文化和价值体系中的个体对与他们的目标、期望、标准及所关心的事情有关的生存状况的体验，包含了个体的生理健康、心理状态、独立能力、社会关系、个人信仰和与周围环境的关系。因此，生命质量的评定包含着两方面内容：一是对现实生活客观状态的评价；二是对主观世界生活满意度的评价。基于新健康概念强调了健康在心理和社会层面上的内涵，生命质量成为一种衡量个人或群体所体验的躯体、心理和社会健康状态的综合测量指标。

中国老年医学会认为，老年人生命质量是指 60 岁或 65 岁以上的老年人群对身体、精神、家庭和社会生活满意的程度和老年人对生活的全面评价。作为衡量老年人综合健康状况的常用方法，生命质量测量的科学含义在于以下五方面：①反映老年人过去和现在的生理功能状况，包括身体功能障碍的程度和时间持续性；②反映心理、社会适应能力及人际交往状况；③反映老年人家庭与物质生活状况；④反映老年人在精神上对现在生活的满意度和对未来生活的向往；⑤反映社会或社区老年保障体系状况。

健康状况是复杂的自然现象和社会现象的反映，决定了测量内容的复杂性和不确定性，制订出能准确测量不同个体健康状况的指标和高效标准量表（方法和工具），是一项艰难而又富有挑战性的研究任务。

第三节　老年人健康状况评价量表

针对老年人的健康评价，除了躯体疾病可以通过体格检查、血液生化等各项检查结果进行综合分析予以评估和诊断外，其他方面内容多数需要结合问卷完成，因此，各类量表是老年人健康评价中的重要工具。这些量表所测内容不尽相同，但都是从健康基本内涵出发，提出问题，构建问卷体系。常用的主要有老年人日常生活能力量表、老年人精神和智力状况检查量表，以及旨在了解主观幸福感、社会支持及生活质量等方面的评定量表。

一、躯体健康状况评定量表

（一）日常生活活动能力量表

日常生活活动能力量表（activity of daily living scale，ADL）是 Katz 于 1963 年首先提出，由 Lawton 和 Brody 于 1969 年制订后，得到 WHO 认可并推荐用于老年流行病学研究。ADL 量表包括躯体生活自理量表（physical self-maintenance scale，PSMS）和工具性日常生活活动量表（instrumental activities of daily living scale，IADLS）两部分，共 14 项内容，前者 6 项：如厕、进食、穿衣、梳洗、行走和洗澡；后者 8 项：打电话、购物、备餐、做家务、洗衣、使用交通工具、服药和自理经济。采用 4 级评分：1~4 分依次为"完全能够""基本能够""部分能够"和"完全不能"，ADL 总得分范围：14~56 分。其中 $14 \leq S_{ADL} \leq 16$，为 ADL 正常（$S_{ADL}=14$，为完全正常）；$16 < S_{ADL} \leq 56$，则有不同程度的 ADL 下降，其中，$16 < S_{ADL} < 22$，为 ADL 损害；$22 \leq S_{ADL} \leq 56$，则生活自理能力有明显障碍，即 ADL 障碍（$S_{ADL}=56$，为完全丧失生活自理能力）。评定时如被试者因故不能回答或不能正确回答（如痴呆或失语），则可根据家属或护理人员等知情人的观察评定。该量表项目细致具体，简明易懂，便于询问、记录和统计，非专业人员也易掌握和使用。

（二）疼痛强度评估量表

为评估老年人的疼痛程度，临床上倾向于根据老年人的喜好，选择简单、答错率低的工具，主要包括口述描绘评分法（verbal descriptor scale，VDS）、数字分级评分法（numeric rating scale，NRS）、视觉模拟法（visual analog scale，VAS）、面部表情疼痛量表（faces pain scale，FPS）、修订版面部表情疼痛量表（faces pain scale revised，FPS-R）等，其中，FPS-R 错误率最低，作为首选，已被证实具有良好的信度和效度，且不同认知水平的老年人对此量表的完成率均很高，最适合用于老年人的疼痛评估。此外，将 FPS-R、VDS 和 NRS 三种量表合并制成的"简易疼痛评估尺"，既可满足老年人的个体化评估需求，又能最大限度地降低错误率，这也是适合老年人认知功能且实用的疼痛评估方法。

（三）微型营养评价

微型营养评价（mini nutritional assessment，MNA）是 20 世纪 90 年代由 Guigoz 等提出的营养评价方法，是一种简易、快捷的无创性营养评价方法，适合护理工作人员操作。MNA 由 4 个部分共 18 项组成：①人体参数测量，包括体重指数（BMI）、上臂围、小腿围、近 3 个月体重下降情况；②综合评定，包括用药情况、活动、独立生活能力、神经精神疾病、心理、疼痛；③膳食情况，包括食物摄入量、餐次、蛋白质食物、果蔬及饮料摄入量、自主进食情况；④主观评定，包括对自身健康和营养的评价。研究表明，MNA 法可以很好地用来评估老年人营养。判断标准：MNA≥24，提示营养状态良好；17≤MNA<24，提示存在发生营养不良的危险性；MNA<17，提示营养不良。

（四）老年听力障碍筛查量表

老年听力障碍筛查量表（hearing handicap inventory for the elderly-screening，HHIE-S）是从

Ventry 和 Weinstein 1982 年首次报道的老年听力残障量表（hearing handicap inventory for the elderly，HHIE）中选出反映老年人最常见的 10 个听力及心理问题组合而成，较 HHIE 量表更为简洁，包括情绪（5 项）和情景（5 项）问题，老年人依据自身真实情况回答"是"或"否"，抑或"有时"，相应分别得 4 分、0 分和 2 分；情绪问题占 20 分，情景问题占 20 分，总分 0~40 分；根据美国言语听力协会（American speech-language-hearing association，ASHA）听力筛查指南：HHIE-S≤8 分表示无听力障碍，>8 分为存在听力障碍，10~22 分为轻度至中度听力障碍，24~40 分为重度听力障碍，得分越高表示听力障碍程度越重。国内研究证实，HHIE-S 评估听力损失程度的敏感度和特异度较高，与纯音测听有很好相关性，用于老年人的听力筛查实用而有效。

二、精神、心理和认知状况评定量表

（一）老年抑郁量表

老年抑郁量表（geriatric depression scale，GDS）由 Brink 等于 1982 年专为老年人创制，针对老人一周以来最切合的感受进行测评。其突出优点在于去除了有可能随年龄增长而出现的躯体症状条目，以及采用方便作答的"是"与"否"判断。共有 30 个条目，每次检查需 15 分钟左右。主要评价：情绪低落，活动减少，容易激惹，退缩痛苦的想法，对过去、现在与未来的消极评价等症状。总分 30 分，一般筛查时量表的临界值建议采用：0~10 分属正常，提示无老年抑郁；11~20 分为轻度抑郁；21~30 分则为中重度抑郁。但 56 岁以上食欲下降、睡眠障碍等症状属于正常现象，使用该量表有时易误评为抑郁症。因此分数超过 11 分者应做进一步检查，此表专用于抑郁筛查而非抑郁症的诊断工具。

（二）焦虑自评量表

焦虑自评量表（self-rating anxiety scale，SAS）由 William W.K. Zung 编制，用于测量焦虑状态轻重程度及其在治疗过程中的变化情况，适用于具有焦虑症状的成年人。与抑郁自评量表（self-rating depression scale，SDS）一样，具有较广泛的适用性，是心理咨询师、心理医生、精神科医生最常用的心理测量工具之一。它包括 20 个项目，15 项为正向评分，5 项为反向评分，采用 4 级评分法评定每项所定义症状出现的频度（从"没有或很少时间"到"绝大部分或全部时间"分别给予 1~4 分）。自评结束后，将 20 项得分累加，再乘以 1.25 后取整，就得到标准分，标准分越高，症状越严重。按照中国常模标准，以 SAS 标准分<50 表示正常，标准分≥50 表示存在焦虑情绪。其中，50~60 者为轻度焦虑，61~70 者是中度焦虑，70 以上者是重度焦虑。

（三）简易精神状态检查量表

简易精神状态检查量表（mini mental state examination，MMSE）由 Folstein 于 1975 年编制，内容简练、测定时间短，在老年精神卫生研究中有较大影响，被认为是目前应用最为广泛、简单而全面的认知功能检查工具，且因与轻度阿尔茨海默病（AD）有很好的相关性，被常规用于 AD 筛查及 AD 严重程度的评定。测查内容包括定向力、记忆力、注意力和计算力、回忆能力、语言能力等 5 方面共 30 项，每项答对计 1 分，错答或不知计 0 分，总分范围 0~30 分，得分越高说明认知功能越好，27~30 分为正常，<27 分为认知障碍，80 岁及以上高龄老人≥25 分为正常。由于得分受文化影响较大，痴呆参考认定标准依受教育程度而不同：文盲<17 分、小学<20 分、中学以上<24 分，严重程度分级：轻度≥21；中度 10~20 分；重度≤9 分。研究表明，MMSE 作为轻度认知功能障碍筛查工具在选取恰当的临界值灵敏度与特异度分别高达

95.00%与94.44%，且具有较高的信度。

（四）蒙特利尔认知量表

蒙特利尔认知量表（Montreal cognitive assessment，MoCA）由加拿大Nasreddine等根据临床经验并参考MMSE的认知项目和评分于2004年确定，用于认知功能异常的快速筛查，包含注意与集中、执行功能、记忆、语言、视结构技能、抽象思维、计算和定向力等8个认知领域的11个项目。总分30分，得分越高表示认知功能越好，>25分为正常，≤25分提示有认知功能下降。其灵敏度高，覆盖重要认知领域，测试时间短，适合临床运用。但其也受教育程度的影响，文化背景的差异、检查者使用MoCA的技巧和经验、检查的环境及被试者的情绪及精神状态等均会对分值产生影响，它对于轻度认知功能障碍的筛查更灵敏，近年被越来越多地用于认知功能的评定和痴呆症的筛查。相比MMSE，MoCA对高中以上人群具有更高的信效度，评定标准同MMSE。

（五）临床痴呆评定量表

临床痴呆评定量表（clinical dementia rating，CDR）是通过与患者及家属交谈获得信息，完成对患者认知受损程度的评估。它可以快速评定患者病情的严重程度。评估领域包括记忆、定向力、判断力与解决问题的能力、工作和社会交往能力、家庭生活和个人业余爱好、独立生活能力。6项功能的每个方面分别做出"无损害"到"重度损害"5级评估，但每项功能得分不叠加，而是根据总的评分标准将6项能力的评定综合成一个总分，其结果以0分、0.5分、1分、2分、3分表示，分别判定为正常、可疑、轻度、中度、重度5级。

（六）老年认知评定问卷

老年认知评定问卷（elderly cognitive assessment questionnaire，ECAQ）来源于MMSE和老年精神状态量表（geriatric mental state schedule，GMSS），用于评价记忆和定向常识两方面的认知功能。该量表测查简单、简明易懂，仅10个条目，满分为10分，10分钟内即可完成。可方便忙碌的普通门诊医生做快速精神状态评定，也是一种社区调查的初步筛选工具，初步筛选后，采用标准化问卷如GMSS进行诊断性调查，可以进一步确定潜在性病例。文化程度对完成该问卷影响极小，尤其适合在发展中国家文化程度较低的老年人中快速筛查评定。

（七）匹兹堡睡眠质量指数

匹兹堡睡眠质量指数（Pittsburgh sleep quality index，PSQI）是匹兹堡大学精神科医生Buysse博士等基于前人文献和有关测试工具，于1989年编制的睡眠质量自评量表，用以评定受试者近1个月的睡眠质量。适用于睡眠障碍患者、精神障碍患者和一般人睡眠质量的评估。PSQI由19个自评和5个他评条目构成，其中第19个自评条目和5个他评条目不参与计分，参与计分的18个自评条目组合成主观睡眠质量、入睡时间、睡眠时间、睡眠效率、睡眠障碍、催眠药物和日间功能障碍等7个因子。每因子按0～3等级评分，各因子分合计得总分，分值范围0～21分，得分越高提示睡眠质量越差，以7分为分界值，总分≤7分表示正常，>7分提示有睡眠质量问题；单因子得分>1分，表明该项存在睡眠问题。

（八）症状自评量表

症状自评量表（symptom checklist 90，SCL-90）由Derogatis于1975年编制，是当前使用最为广泛的精神障碍和心理疾病门诊检查量表，可以对不同老年精神疾病症状的严重程度进行量化评估。该量表含 90 个项目，共 9 个分量表，即躯体化、强迫症状、人际关系敏感、抑郁、焦虑、敌对、恐怖、偏执和精神病性，包含较广泛的精神病症状学内容，从感觉、情感、思维、意识、行为直至生活习惯、人际关系、饮食睡眠等均有涉及，并采用 10 个因子分别反映 10 个方面的心理症状情况。量表未提出分界值，按全国常模结果，总分超过 160 分，或阳性项目数超过 43 项，或任一因子分超过 2 分，可考虑筛选阳性，需进一步检查。

（九）康奈尔医学指数

康奈尔医学指数（Cornell medical index, CMI）是美国康奈尔大学 Wolff 和 Brodman 等编制的自填式健康问卷，后来精神病学家和流行病学家将 CMI 应用于精神障碍的筛查和健康水平的测定。CMI 适用于 14 岁及以上的成人，可用于正常人，也可用于普通医院及精神病院中非重性精神病患者。CMI 全问卷分成 18 个部分，每部分按英文字母排序，共有 195 个问题。问卷涉及躯体症状、家族史和既往史、一般健康和习惯、精神症状 4 个方面内容。M-R 部分有 51 个项目，是关于与精神活动有关的情绪、情感和行为方面的问题，为医院门诊提供了标准化的采集病史方法及筛查精神障碍的工具。

三、生活幸福度与社会支持评定量表

（一）情感平衡量表

情感平衡量表（affect balance scale, ABS）由美国研究者 Brabdurn 等于 1963 年设计，包含 10 个条目，5 个条目是正向情感（社会性交往及活动性兴趣），5 个条目是负面情感（担忧、焦虑情绪及角色丧失感），权衡被测者在这两方面的得分情况，即可了解其近期的情感状况，从而对其幸福感做出判断。情感平衡的计分方法简单，是以正向情感分减负面情感分，再加一个系数 5，因此其得分为 1~9 分，正值分越高反映幸福感越好。

（二）生活满意度指数 A

生活满意度指数 A（life satisfaction index A, LSIA）是由 Neugarten Havighurst 和 Tobin 在 1981 年编制而成，专用于老年人群，从认知和情绪感受等方面测查个体的生活满意度，包括 20 个条目，其中 12 个条目反映正向情感，8 个条目反映负面情感。对每个条目回答"同意""不确定"或"不同意"，得分范围是 0 分（满意度最低）至 20 分（满意度最高）。LSIA 操作简便，一次测定只需 5~10 分钟。

（三）纽芬兰纪念大学幸福度量表

纽芬兰纪念大学幸福度量表（memorial university of Newfoundland scale of happiness, MUNSH）由 Kozma 及 Stones 于 1980 年编制，作为老年人精神卫生状况恒定的间接指标已为许多国家广泛应用。该量表由 24 个条目组成，反映正向情感（PA）与负面情感（NA）各 5 项、正性体验（PE）与负性体验（NE）各 7 项。1985 年首次应用于中国老人精神卫生的研究，是进行老人精神卫生测定和研究的有效工具，目前 MUNSH 在国内老年健康评定中使用较多。然而因文化差异，个别不适合中国老年人的条目影响了其效度，所以，如果在中国老年人群使用 MUNSH 还需要进行必要的文化调试和修改。

（四）费城老年学中心信心量表

费城老年学中心信心量表（Philadelphia geriatric center morale scale, PGCMS）由美国 Lawton

于 1975 年制定，用来测试老年人的主观幸福感。主观幸福感是多维概念，至少包含 3 种因子：不满足与孤独、激越及对自己年龄的态度。PGC 包含了 23 项同意/不同意式条目，得分从 0 分（缺乏信心）至 23 分（充满信心）。从不满足与孤独、激越及对自己年龄的态度 3 方面的评定来了解其自信心。

（五）社会支持评定量表

社会支持评定量表（social support-rating scales，SSRS）由我国学者肖水源等基于国外量表结合我国国情于 1986 年自行设计编制并修订，具有较好的信效度，是目前国内检测社会支持水平常用的有效测评工具，适用于 14 岁以上各类人群包括老年人的健康测量。SSRS 使用自测法，要求被测者根据社会支持情况，对形成自身心理障碍的社会环境原因做出可能性推测，包括客观支持（3 条）、主观支持（4 条）和对社会支持的利用度（3 条）3 个维度共 10 个条目，采用 4 级或多重评分法，其中第 1~4、8~10 条是单选项，选择 1、2、3、4 项分别计 1 分、2 分、3 分、4 分；第 5 条分 A、B、C、D 4 项计总分，每项从"无支持"到"全力支持"分别计 1~4 分；第 6、7 条如回答"无任何来源"计 0 分，回答"下列来源"者，按来源个数计分。客观支持分：第 2、6、7 条评分之和；主观支持分：第 1、3、4、5 条评分之和；对支持的利用度：第 8、9、10 条评分之和。总分：即 10 个条目评分之和，满分 66 分。总分及各维度得分越高提示社会支持水平越高，其中总分≤22 分表示低水平，23~44 分表示中等水平，45~66 分表示高水平。

四、自测健康的评定量表

自测健康评定量表（self-rated health measurement scale，SRHMS）由许军等基于 WHO 的健康定义，结合我国国情采用 Delphi 法和现场调查法建立，从定量化的角度，较为直观、准确、全面地反映了个体的健康状况，用于 14 岁以上各类人群的健康测量，且易于管理和操作，应用领域广泛。SRHMS 涉及个体健康的生理、心理和社会健康 3 个方面，由 10 个维度、48 个条目组成，其中 1~18 条目组成自测生理健康评定子量表，19~34 条目组成自测心理健康评定子量表，35~47 条目组成自测社会健康评定子量表，48 条目为健康总体自测（表 3-3）。SRHMS 的得分高低能够直接反映健康状况的好坏，得分高说明健康状况好，如条目 7 得分高，说明身体疼痛轻；日常生活功能维度得分高，说明身体完成日常生活功能越强。各维度、子量表和总量表的评分结果可以与常模进行比较，解释不同评分值的实际意义。有关 SRHMS 的常模研究正在进行之中。

表 3-3　SRHMS 维度及其条目分布

维度	条目数	条目在 SRHMS 中的分布	维度	条目数	条目在 SRHMS 中的分布
身体症状与器官功能	7	1，2，3，4，5，6，7	认知功能	3	31，32，33
日常生活功能	5	8，9，10，11，12	角色活动与社会适应	4	35，36，37，38
身体活动功能	5	13，14，15，16，17	社会资源与社会接触	5	39，40，41，42，43
正向情绪	5	19，20，21，22，23	社会支持	3	44，45，46
心理症状与负面情绪	7	24，25，26，27，28，29，30	健康总体自测	4	18，34，47，48

评分方法概括为两点：①有 11 个反向评分条目，37 个正向评分条目，每个条目的理论最高值是 10，最小值为 0；自测生理健康、自测心理健康、自测社会健康三个评定子量表分和自

测健康评定量表总分的理论最高值分别为 170、150、120、440；理论最小值均为 0。②健康总体自测维度中的 4 个条目不参与子量表分和总量表分的计算，将以分类变量的形式进行独立分析如效标关联效度的研究等，维度分、子量表分、量表总分是基于 48 个条目的重新评分计算，具体计算方法见表 3-4。

表 3-4　SRHMS 的条目分、维度分、子量表分和量表总分

维度	条目数	条目在 SRHMS 中的分布	维度	条目数	条目在 SRHMS 中的分布
身体症状与器官功能	7	正向评分条目：1，2，3，6 反向评分条目：4，5，7	1+2+3+4+5+6+7	自测生理健康子量表分	自评健康评定量表总分
日常生活功能	5	正向评分条目：8，9，10，11，12	8+9+10+11+12	1+2+3+4+5+6+7+8+9+10+11+12+13+14+15+16+17	1+2+3+4+5+6+7+8+9+10+11+12+13+14+15+16+17+18+19+20+21+22+23+24+25+26+27+28+29+30+31+32+33+35+36+37+38+39+40+41+42+43+44+45+46
身体活动功能	5	正向评分条目：13，14，15，16，17	13+14+15+16+17		
正向情绪	5	正向评分条目：19，20，21，22，23	19+20+21+22+23	自测心理健康子量表分	
心理症状与负向情绪	7	反向评分条目：24，25，26，27，28，29，30	24+25+26+27+28+29+30	19+20+21+22+23+24+25+26+27+28+29+30+31+32+33	
认知功能	3	正向评分条目：31，32，33	31+32+33		
角色活动与社会适应	4	正向评分条目：35，36，37，38	35+36+37+38	自测社会健康子量表分	
社会资源与社会接触	5	正向评分条目：39，40，41，42，43	39+40+41+42+43	35+36+37+38+39+40+41+42+43+44+45+46	
社会支持	3	正向评分条目：44，45，46	44+45+46		

五、生命质量评定量表

在老年人生活质量研究中广泛采用的量表主要有简明健康调查问卷（SF-36）、世界卫生组织生活质量测定量表（WHOQOL）及老年人生活质量调查内容及评价标准建议（草案）（1994）。

（一）简明健康调查问卷

简明健康调查问卷（the short form-36 health survey，SF-36）是在美国医学结局研究组基础上，由美国波士顿健康研究所研制，已被翻译成多国语言并被选作国际生命质量评价（international quality of life assessment，IQOLA）项目的测评工具，为世界同行学者普遍认同。2003 年，李鲁等将 SF-36 翻译成中文，并用于中国人群，问卷由 36 个条目、8 个子维度构成。这 8 个维度又进一步归纳为两个相互独立的综合测量维度：躯体健康总评（生理功能、生理职能、躯体疼痛和总体健康状况）和心理健康总评（活力、社交功能、情感职能和精神健康），从生理和心理两个方面反映老年人生命质量状况。各子维度和综合维度得分采用公式转换到 0～100 分范围，得分越低表明健康程度越差。SF-36 量表是国内目前应用最多的老年人口生命质量评价量表，在我国老年人健康状况的测量中，SF-36 表现出了良好的信度和效度。

（二）WHO 生命质量测定量表

WHO 生命质量测定量表（world health organization quality of life scale，WHOQOL）是由 15

个不同文化和经济发展水平的国家和地区的研究中心经数年通力协作研制而成的国际性的普适性量表，到目前为止已有 30 多种不同语言的版本，包括 WHOQOL-100、WHOQOL-BREF（简表）及 WHOQOL-OLD（老年模块），WHOQOL-100 涵盖生活质量 6 个领域的 24 个方面，每个方面含 4 个条目，另外还有 4 个有关总体健康和总体生活质量的条目，共计 100 个条目，能够详细地评估与生活质量有关的各个方面，WHOQOL-BREF 保留了其原有的全面性，由躯体健康、心理功能、社会关系和环境 4 个领域及 2 个询问个体关于自身生命质量和自身健康状况主观感受的独立条目共计 26 个条目组成，部分条目反向记分，得分按[（原来得分−4）×（100/16）]转化为百分制，得分越高，说明生命质量越好，是生活质量评价的一种方便、简捷的工具。WHOQOL-OLD 是在 WHO 生命质量量表的基础上于 2005 年成功研制的针对老年人的调查问卷，但 WHOQOL-OLD 需要与 WHOQOL-100 同用才可以完整地测量老年人的生命质量，量表条目较多，使用比较复杂。

（三）欧洲生命质量测定量表

欧洲生命质量测定量表（EuroQOL five dimension questionnaire，EQ-5D）是欧洲生命质量研究组于 1990 年研制的一种普适性生命质量多维度测评量表，在国际上应用也较为广泛，与其他测量工具相比 EQ-5D 最简单。它从 5 个方面测量生命质量：自我照顾、平常活动、行动、疼痛（不舒服）和焦虑（沮丧），同时还用单项指标 VAS（健康指数）来表示总体健康状况。在中国西部农村居民生命质量研究中已证实其适应于我国文化程度相对较低的农村居民。周王艳等认为 EQ-5D 量表与其他健康测评工具具有结果的一致性，且能简单有效地反映被测人群所存在的问题。

（四）老年人生活质量调查内容及评价标准建议（草案）

1994 年 10 月中华医学会老年医学学会流行病学组制订了这个草案，并建议在全国有条件的地区进行老年人 QOL 调查。调查内容共 11 项，分别为健康状况、生活习惯、日常生活功能、家庭和睦、居住条件、经济收入、营养状况、精神卫生、社会交往、生活满意度、体能检查。综合了主、客观两方面的内容，可对老年人 QOL 的客观状态及主观感受做出较为翔实、准确的评价，目前在我国应用较为广泛。

第四节 老年人健康状况及其影响因素

一、老年人慢性病患病情况

20 世纪以后人类疾病谱发生变化，慢性非传染性疾病成为人类健康和生命的最大威胁，而老年人群是患慢性病的主要人群。慢性病造成的"早死"，占全国潜在寿命损失的 63%，而死亡仅仅是慢性病带给老年人的负担之一；此外，慢性病导致的常年疼痛、残疾、功能失调和不能独立生活，严重降低了老年人的生活质量。

（一）老年人慢性病患病特点

1. 患病率高 根据国家卫生服务调查数据，我国老年人慢性病总患病率远高于一般人群，呈持续增长态势（表 3-5，表 3-6），尤其 2008 年以后呈"井喷"式增长，2013 年已上升至 71.8%，80 岁及以上高龄老人的患病率则上升至 80.0%。表明越来越多的慢性病被发现、认知和报告，同时也反映出慢性病问题的严重性。

表 3-5 中国城乡老年人群慢性病患病情况（‰）

年份	组别		合计	城市	农村
1993			169.8	169.8	130.7
	性别	男	152.3	254.4	119.0
		女	187.6	316.2	142.0
	年龄组（岁）	55～64	430.5	618.7	335.0
		65～	540.3	789.3	398.2
1998			157.5	273.3	118.4
	性别	男	141.6	251.1	106.3
		女	173.9	294.9	131.1
	年龄组（岁）	55～64	386.5	573.4	296.4
		65～	517.9	793.1	355.1
2003			151.1	239.6	120.5
	性别	男	133.5	215.4	106.4
		女	169.0	262.7	135.3
	年龄组（岁）	55～64	362.1	497.1	302.6
		65～	538.8	777.1	391.7
2008			199.9	282.2	170.5
	性别	男	177.3	266.2	147.0
		女	222.5	298.6	194.4
	年龄组（岁）	55～64	419.9	522.5	379.7
		65～	645.4	851.8	523.9

表 3-6 1998～2013 年老年人口慢性病患病率（%）

年份	合计	年龄			性别		地域	
		60～	70～	80～	男	女	城市	农村
2013	71.8	65.6	83.0	80.0	67.1	76.3	81.1	61.6
2008	59.5	52.3	68.0	68.3	55.7	63.1	79.0	49.2
2003	50.1	45.3	57.8	51.4	48.2	52.0	71.6	37.6
1998	50.2	49.6	55.2	39.8	49.0	51.2	75.2	35.0

欧阳文婷等在 2016 年收集 2003 年 2 月至 2014 年 12 月公开发表的中国≥60 岁老年人卫生服务需求相关文献 24 篇进行 Meta 分析显示：老年人群慢性病总患病率为 52.7%（95%CI：41.9%～63.4%）；城乡老年人则分别为 53.3%（95%CI：26.4%～80.3%）和 53.3%（95%CI：45.8%～60.8%）；东、中、西部地区老年人各为 61.9%（95%CI：43.0%～80.7%）、41.7%（95%CI：7.5%～76.0%）、51.1%（95%CI：44.5%～57.7%），表明慢性病是危害我国各地老年人健康的主要问题。

常见慢性病排序亦在发生变化，但心血管疾病患病率始终高居首位，是威胁老年人健康的主要疾病。据 2008 年国家卫生服务调查结果，老年人主要慢性病患病率依次为高血压、脑血管病、糖尿病、慢性阻塞性肺疾病、类风湿关节炎和缺血性心脏病。各地调查结果相类似，如吉林省长春市社区老年人慢性病患病率为 77.14%，位于前五位的为心脏病（51.43%）、高血压（36.96%）、关节炎（34.11%）、脑血管疾病（28.04%）、呼吸系统疾病（23.04%）（刘淑香，2011）；

长沙市老年人慢性病患病率高达 86.34%，位于前五位的为高血压（54.13%）、心脏病（39.30%）、骨关节病（31.97%）、糖尿病（20.57%）、脂肪肝（16.39%）（刘竟芳等，2013）。

2. 多病种并存 随着年龄的不断增长，老年人器官功能逐渐衰弱，各种疾病往往并非单独存在，很多疾病间存在相似的危险因素或具有一定的相关性，国内诸多研究均显示老年人常多种慢性病并存，如祁华金对中国健康与养老追踪调查（China Health and Retirement Longitudinal Study，CHARLS）全国基线调查数据（2014）的分析发现，农村 60 岁及以上老年人慢性病患病率 73.4%，其中 30.0% 患有 1 种慢性病，21.2% 患有 2 种慢性病，12.0% 患有 3 种慢性病，10.2% 患有 4 种或超过 4 种慢性病；李玉静（2013）调查河北城乡老年人慢性病患病率为 75.1%，其中患 1 种慢性病者占 26.6%，患 2 种慢性病者占 19.6%，患 3 种慢性病者占 11.9%，患 4 种慢性病者占 6.0%，患 5 种及以上慢性病者占 11.0%；刘竟芳等（2013）调查长沙市老年人慢性病患病 1 种占 20.07%，2 种占 24.20%，3 种占 18.53%，4 种占 11.80%，5 种及以上占 11.74%，以同时患 1~3 种慢性病为主（62.80%），其中最多同时患有 13 种慢性病；滕海英等（2013）调查西安社区老年人人均患慢性病 2.55 种，其中患 3 种及以上慢性病者占 51.3%。

（二）老年人慢性病患病影响因素

众多因素影响着老年人的慢性病患病情况，综合国内外文献，老年慢性病影响因素主要集中在生活方式、人口学因素和环境因素三方面。

生活方式是慢性病的关键危险因素，包括吸烟、酗酒、不良饮食习惯、体力活动过少等。吸烟、酗酒是高血压、冠心病、脑卒中、动脉硬化等心脑血管疾病的重要危险因素，不良的饮食习惯与高血压、高血脂、高胆固醇、各种癌症等关系密切；热量摄入与消耗不平衡所致的肥胖也已成为慢性病重要的危险因素之一，约 58% 的糖尿病、21% 的缺血性心脏病和 8%~42% 的某些癌症归因于体重指数超过 21。有研究指出，肥胖与前列腺癌、子宫癌、乳腺癌、肾癌、肝癌等密切相关，肥胖者患肿瘤概率大；肥胖是导致冠心病的独立危险因素，每增加 5kg，患冠心病概率升高 14%；肥胖亦会引发焦虑、抑郁等负面情绪，患抑郁症的风险较高，尤其是女性。

人口学因素包括年龄、性别、受教育水平、城乡等方面。年龄结构与慢性病的流行病学改变密切相关，年龄越大患高血压、糖尿病、冠心病等慢性病的风险越大；女性慢性病患病率明显高于男性，与女性预期寿命长有关。同时，女性绝经后高血压、高脂血症患病率高于男性，与老年女性失去雌激素对三酰甘油低水平的维持、血液黏稠度高有关；更年期前，男性则较女性更易患高血压和高脂血症，与男性工作压力大、精神高度紧张和吸烟、饮酒等不健康生活方式有关；受教育水平越高，患慢性病风险越高，高学历者在家庭、工作、社会中均承担着重要角色，生活和工作压力大，如再加上吸烟、酗酒、久坐、熬夜、缺乏体育锻炼等均增加了患病风险；农村老年人因受教育水平有限对慢性病及其危险因素的认知水平低、饮食卫生差、医疗卫生资源利用有限等原因，更易患慢性病。

社会经济环境、医疗保障水平与慢性病患病率相关，有研究指出，经济收入过高，可能会导致饮食荤素搭配不平衡、营养过剩，引发各种慢性病；经济收入过低，则承受的生活压力较大，当躯体不适时影响及时就医，易致焦虑、抑郁等负面情绪的积累。

大气污染、长期雾霾、气候变化等自然环境因素亦是慢性病的危险因素。根据疾病监测资料，我国支气管肺癌上升迅速，城市高于农村，高度怀疑与城市的空气污染有关，雾霾天气使人们吸入颗粒物增加，加大对气管及支气管黏膜的刺激，导致慢性支气管炎的患病率升高。

二、老年人两周患病情况

两周患病率是反映居民卫生服务需求和居民健康状况的重要指标。1998～2013年，我国居民两周患病率总体呈现上升的趋势，由15.0%上升至24.1%，而60岁及以上老年人的两周患病率上升更为明显，15年间已从29.0%上升至56.9%，且两周患病率随年龄增长逐渐上升，尤其是80岁及以上老人增长较快，从24.0%上升至65.3%，上升了172.1%。分布态势同一般人群，女性高于男性，城市高于农村（表3-7）。

表3-7　1998～2013年老年人口的两周患病率（%）

年份	合计	年龄			性别		地域	
		60～	70～	80～	男	女	城市	农村
2001	56.9	51.5	66.0	65.3	52.5	61.0	66.9	45.8
2008	43.2	37.7	48.9	51.7	39.8	46.3	53.4	37.8
2003	32.1	29.8	35.6	33.3	30.7	33.5	36.8	29.4
1998	29.0	29.3	30.3	24.0	27.1	30.9	36.4	25.5

资料来源：国家卫生服务调查。

我国各地针对老年人两周患病率也展开了一些调查，所获结果不尽相同，但共同之处是老年人两周患病率高于全体人群。根据欧阳文婷等2016年的Meta分析，我国≥60岁老年人两周患病率为35.8%（95%CI：30.2%～41.4%），在城乡各为30.8%（95%CI：22.5%～39.1%）和43.8%（95%CI：35.6%～52.1%）；东、中、西部地区则分别为34.2%（95%CI：21.9%～46.5%）、30.3%（95%CI：16.7%～43.9%）和37.9%（95%CI：34.3%～41.5%）。

老年人两周患病病种主要为慢性病，前五位疾病依次为高血压、糖尿病、感冒、脑血管病和缺血性心脏病（表3-8）。慢性病患者的增加是老年人两周患病率上升的主要原因，1998年老年人口的两周患病中有63.5%是慢性病，到2008年该比例增加至79.2%，城市地区从68.8%增加至84.7%，农村地区从58.7%增加至75.2%。

表3-8　2013年老年人口两周患病率疾病顺位及构成

顺位	合计			城市			农村		
	疾病名称	患病率（‰）	构成（‰）	疾病名称	患病率（‰）	构成（‰）	疾病名称	患病率（‰）	构成（‰）
1	高血压	284.7	61.7	高血压	346.0	51.7	高血压	217.0	47.4
2	糖尿病	73.7	13.0	糖尿病	105.0	15.7	糖尿病	39.3	8.6
3	感冒	33.0	5.8	感冒	31.2	4.7	感冒	35.1	7.7
4	脑血管病	19.9	3.5	脑血管病	21.8	3.3	脑血管病	19.6	4.3
5	缺血性心脏病	16.8	3.0	缺血性心脏病	20.2	3.0	缺血性心脏病	12.8	2.8

资料来源：国家卫生服务调查。

城乡差别、性别、医保形式、受教育水平等是老年人两周患病率的影响因素。导致老年人两周患病率城市高于农村的原因除了城市居民慢性病患病率较高之外，可能还包括以下几方面：一是城市居民受教育水平和健康意识及对疾病的认同程度较农村高，自报疾病比农村多；二是医疗保障水平不同，诊断、发现疾病的敏感性不同，有医疗保障的居民两周患病率较高等。

女性两周患病率高于男性，则可能与女性有更年期等特殊生理阶段，机体免疫力弱有关，反映出女性对卫生服务需求较男性大。无论在城乡，学历越低者两周患病率越高，这可能是由于学历较高的人，对医学知识掌握得更多，平时越注重保养，所以患病率较低。

显然，老年人群的健康水平低于其他人群，且随着年龄的增长呈现进一步下降的趋势，卫生服务需求维持在较高水平。应不断加强老年健康教育工作，对常见病、多发病做到早诊早治，预防和减缓慢性病的发生和发展，降低慢性病患病率。同时，还应进一步完善社区卫生服务功能，加强社区卫生队伍建设，以满足老年人多样化的卫生服务需求。

三、两周躯体疼痛情况

慢性疼痛是指疼痛持续1个月或超过一般急性病的进展，或者超过受伤愈合的合理时间，或与引起持续疼痛的慢性病理过程有关，或者经过数月或数年的间隔时间疼痛复发。与急性疼痛不同，急性疼痛是疾病的一个症状，而慢性疼痛本身就是一种疾病。

流行病学研究表明，有慢性疼痛病史者可占人口的25%~30%，而老年慢性疼痛患者占老年人口的50%~75%。慢性疼痛的发生率随年龄增长稳定攀升，最迟出现于70岁以后。社区抽样调查老年人慢性疼痛患病率超过50%，而入户调查的结果则高达80%。美国和加拿大的社区老年人慢性疼痛患病率为20%~50%，敬老院老年人慢性疼痛率高达49%~83%。目前，国内有关社区老年人慢性疼痛情况的报告较少，但我国老年人慢性疼痛患病情况也不容乐观。陈伟忠等（2010）调查发现，社区伴有慢性疼痛的老年人占22%；郑天源等（2010）的调查结果显示，慢性疼痛患病率为52.99%。冯晨秋等（2012）调查发现，社区老年人慢性疼痛患病率为60.2%；董琼芬（2011）研究发现，由于慢性疼痛而就诊的老年人占44%。

慢性疼痛作为一种持续性的疼痛，对患者尤其老年患者的影响不容忽视。可致患者躯体伤害和心理障碍或致永久性伤残，严重影响老年人的生活质量，并给其家庭和社会带来沉重负担。在生理方面，慢性疼痛不同程度制约着老年人行动，影响其日常生活自理能力，还可能导致老年人发生意外，是老年人跌倒的一个重要危险因素；患有慢性疼痛的老年人心理健康状况不佳，吴庆连对120例慢性疼痛患者进行心理评估时发现其焦虑发生率为35.83%，抑郁发生率为39.17%。有学者（Marin等）还指出，59.7%的老年人滥用药物是由于慢性疼痛导致。另外，慢性疼痛会显著影响老年人的家庭、社会关系，导致老年人常常伴有疲乏、睡眠障碍、全身功能降低、社会功能下降等。

老年人慢性疼痛的原因主要包括骨关节炎和肌肉骨骼疼痛、腰背痛、癌症、脑卒中和糖尿病周围神经病变的疼痛，尤其来自骨关节系统，据文献报道，腰腿痛（椎间盘突出、腰椎骨质增生、第3腰椎肥大症、腰椎滑脱等）、颈椎病、膝关节病、肩周炎等骨关节病占慢性疼痛原因的60%。慢性疼痛的发作和缓解有明显的季节性，好发于春季和冬季。

慢性病数量、营养状况、宗教信仰、职业、抑郁、焦虑等因素是老年人发生慢性疼痛的影响因素。老年人慢性疼痛与年龄老化相伴随行，是困扰老龄化社会的一个重大问题，由于其患病率高、就诊率低、治疗后完全缓解率更低的特点，给老年人的生活带来长期性与广泛性的不良影响，而缺乏适当的疼痛评估可能是老年疼痛诊疗不足的主要因素之一。因此，除社区医疗机构外，应有更多的社会组织关注老年人慢性疼痛，增加人力、物力、财力投入，研究全面准确的评估方法及更为有效的治疗手段，认识并重视老年人慢性疼痛，及时给予老年人正确、有效的护理措施，使老年人真正摆脱疼痛的困扰，提高生活质量。

四、老年人听力、视力状况

老年人是各类残疾率最高的人群，随着年龄的增长，人体各组织器官都呈现出缓慢的老化过程，并渐显功能障碍以致残疾，我国第二次全国残疾人抽样调查（2006）结果显示，354 859 名 60 岁及以上的老年人中，有残疾患者 85 260 名，总现残率为 24.0%，听力残疾（11.04%）、肢体残疾（6.1%）和视力残疾（4.6%）分别位居各类残疾中的前三位（现残率），听力、视力残疾占比（34.6%、19.3%）达 50% 以上。

（一）听力状况

听力障碍是老年人最常见的残疾，在听力残疾致残因素中，老年性聋占据第一位，据第二次全国残疾人抽样调查，老年性聋占老年听力残疾的 66.87%；张晓东等（2010 年）进行的一项全国性调查也显示，老年性聋是 60 岁及以上老年人听力残疾的主要原因，约占 67.02%。

老年性聋发病率高，是继关节炎、高血压之后，发病率居于世界第三位的老年性疾病，根据有关流行病学调查资料，美国报告老年性聋发病率为 30%～40%，仅次于高血压、关节炎。国内目前由于所使用的判断标准和调查方法不同，报告数据存在地区特点，为 35.1%～76.6%。老年性聋也称为年龄相关性听力损失，是由于年龄增长使听觉器官衰老、退变而出现的双耳对称、缓慢进行性的感音神经性听力损失，临床表现为听力下降，高频听力首先受累。因此，老年性聋随着年龄增长而增加明显，研究显示：65 岁以上听力损失的老年人占 25%～40%，75 岁以上听力损失的老年人占 40%～66%，85 岁以上者该比例高于 80%。

老年性听力损失严重影响老年人的身心健康和生活质量。轻者因语言理解和沟通困难，影响日常生活；重者则因与人交流不畅，致社交障碍、情感孤独，出现焦虑、抑郁、认知能力下降，甚至会引起抑郁症，还可能显著增加老年性痴呆、失能、用药不依从性和跌倒的发生风险，对家庭和社会带来很大负面影响。在美国，老年性听力损失被列为影响老年人生活质量的第三种慢性疾病，每年用于耳聋康复方面的财政支出高达 2500 万美元，实际上这还不包括造成人们生活质量降低的诸多因素带来的经济影响。

我国因保健服务、老年人自身观念及知识水平等原因，听力损失给社会、老年人家庭及其自身造成的损害越加严重。有研究显示，我国老年性聋患者只有 20% 能及时被发现而就诊。从第一次发现有听力问题到进行检查、诊断、康复，间隔时间可长达 15 年，而实际上 50% 的耳聋和听力障碍可通过预防、早期诊断和处理而避免。老年性听力损失是不可逆的退行性变，属于自然衰老过程，临床上目前还没有任何药物能制止或逆转这一过程，因此，早期有效地识别并积极干预非常必要。研究报道高黏血症、高脂血症对老年人的听觉系统可造成损害，预防和治疗高黏血症、高脂血症是预防和延缓老年性聋的重要措施之一。

早在 2005 年，WHO 就将 2010 年前听障工作重点目标定在减少 50% 可避免的听力损失，而诊断和干预老年性听力损失是其中主要的工作之一。在未来的半个世纪中，我国人口老龄化将不断加剧，可以预测将来因年龄导致的听力损失人数将呈现逐渐增加的趋势。提高全社会对老年人听力损失的关注和重视程度，掌握其流行病学分布特征，做好规范化筛查，及时发现、早期干预，有可能减缓老年人听觉功能的退行性改变，最终提高老年人群的生活质量。

（二）视力状况

良好的视力对于保持人们独立、积极的生活很关键。伴随着老年人多重器官的衰老和退化，视力下降成为影响其生活质量的主要因素。视力损害不仅威胁老年人的身体健康，且给患者和家人带来不便与极大痛苦，已成为目前主要的公共健康问题。WHO 最新估计，世界范围内盲人约 3700 万，低视力患者约 12 400 万，并预测到 2020 年，老年低视力患者在全世界可达 1.5 亿。全国第二次残疾人抽样调查（2006）显示，我国老年人视力残疾现残率 4.6%，视力残疾例数占残疾总例数的 19.3%，居老年人残疾的第三位，视力残疾的主要原因为视网膜色素膜病、角膜病、屈光不正、神经病变和外伤。

近年我国各地因样本选取、社会经济、医疗技术和教育水平等多方面的差异，流行病学调查报告的低视力水平及病因有所不同。王翠红等（2014）对上海市邬桥社区 65 岁及以上老年人眼病现状调查分析显示：受检人数 1873 人，双盲 30 人，患病率 1.60%；双眼低视力 199 人，患病率 10.62%。致盲和低视力眼病均以白内障居首位，其余依次为老年性黄斑变性（SMD）、眼球缺如或萎缩、角膜病、青光眼和视网膜血管性疾病。邵玉红等（2009~2012）分析浙江省人民医院眼科健康体检及住院疗养的 2111 例 70 岁及以上老年人的视力损害状况，发现视力损害 986 例（46.70%），其中重度 114 例（11.56%）。视力损害性眼病前三位分别是白内障、年龄相关性黄斑变性和青光眼。王建新等对河北怀来县医院眼科门诊就诊（2010~2012）的 2960 名（5920 只眼）70 岁及以上的老年人行眼科常规查体，检出低视力和盲 585 例（9.88%），白内障 4410 只眼（74.50%），SMD 1440 只眼（24.32%），青光眼 252 只眼（4.26%），单纯性视神经萎缩 133 只眼（2.25%），眼底视网膜病变（糖尿病视网膜病变、视网膜静脉阻塞等）146 只眼（2.47%）。可见，影响老年人视力的主要原因是白内障、SMD 和青光眼等。

我国日益庞大的老年群体所涉及的视力损害问题应引起社会高度重视。老年人所面临视力损害的挑战将导致视觉保护及视觉康复的需求大量增加，眼科医疗服务及健康教育均需要加强。文献报道，75%~80%的盲人与低视力患者可防可治。老年性白内障、眼底病变、角膜病变等均是可以预防和治疗的眼病，因此要做好早期预防和早期治疗。

老年性白内障是由于年龄增长以后，晶状体密度增高，核心逐渐硬化，晶状体变混浊，导致视力下降。鉴于目前白内障手术已日臻完善，在白内障影响视力的情况下，参照患者意愿可及早行白内障手术以改善老年人视力；视网膜病变影响视力明显，糖尿病视网膜病变居首位致盲性眼底病变，黄斑水肿和增生性糖尿病视网膜病变是其视力损害的主要原因。通过对糖尿病患者定期筛查，发现糖尿病危险因子并进行干预，可防止糖尿病视网膜病变的发生；对已经发生的视网膜病变，可适时进行眼底激光光凝治疗。青光眼视神经受损不可逆，建议老年人体检时应注意眼压问题。SMD 病因是黄斑区视网膜脉络膜发生退行性病变，视力常发生不可逆性损害，其发生率随着年龄的增长而提高，是老年人致盲的主要原因之一。因此，除了有病早治、积极治疗外，还需加强眼病预防和康复知识的宣传，注意清洁卫生和饮食卫生，合理膳食、营养平衡，有效预防生活方式性疾病引起的眼底疾病，特别是对那些不可治盲和低视力患者，可能以通过康复训练而改善视觉质量和生活质量。只要采取有效措施，不懈努力就能防止和避免低视力甚至盲的发生，使绝大部分视力残疾者尽可能地恢复视力，实现人人享有看见的权利。

五、老年人口腔健康状况

口腔健康被 WHO 列为人体健康十大标准之一，是健康老龄化的重要内容。口腔疾病是困扰老年人健康的一个主要原因。除了因口腔组织器官的增龄性改变带来口腔功能降低、对外界刺激抵抗力减弱外，老年人常出现龋病、牙周病、牙齿缺失、口腔黏膜疾病、口腔癌等口腔病症，尤以龋病为最多见，牙周病患病率高；龋齿和牙周炎的发展又会导致牙齿缺失乃至失牙严重；并多发生黏膜脓肿、溃疡、扁平苔藓、白斑、念珠菌病和口角炎等口腔黏膜病；老年人口腔癌发病率也比中青年要高得多。

WHO 提出，口腔捷径调查可将 65~74 岁年龄组作为老年人口的指数年龄组，用于反映一个国家或地区的老年人群口腔卫生状况。据 2005 年第三次全国口腔健康流行病学抽样调查：我国 65~74 岁老年人中，患龋率高达 98.4%，龋均为 4.65 颗，与 1995 年第二次调查结果比较，不仅患病率增加，程度也有所加重。调查还发现老年人龋齿中 78.9%~91.7%未治疗；牙周健康率仅 14.1%，牙龈出血、牙周袋和牙石检出率分别达 68.0%、52.2% 和 88.7%，人均有牙石牙数 15.39 颗；失牙率为 86.1%，人均失牙数达 11 颗，义齿修复率仅为 42.0%，6.8% 的老年人全口无牙；口腔黏膜异常检出率为 8%，口腔癌患病率 30/10 万。郑真真等对 2011 年中国老年健康影响因素跟踪调查（CLHLS）数据的分析显示：65 岁及以上老年人平均失牙数为 22.5，即平均每人仅存留牙齿 9.5 颗，30.7% 的老年人全口无牙，这相比于美国国家健康与营养的调查（1999～2004）65 岁及以上老年人平均保有牙齿 18.9 颗要低很多。各地开展的小型调查数据分析显示出类似结果，如河南省 65～74 岁人群患龋率 80.19%，牙周病患病率 81.08%，失牙率 84.44%（杨汴生等，2005）；福建宁德市 65～74 岁老人中，拥有一副完整牙齿者占 12.8%，失牙率达到 87.2%，人均失牙 7.2 颗，义齿修复率仅 46.1%（文跃进，2013）；山东青州市 60 岁及以上老年人患龋率 84.7%，牙石和牙龈出血检出率分别为 84.1% 和 42.2%，失牙率 73.4%，人均失牙数 6.7 颗，义齿修复率 67.4%（丁继宗等，2013）。所有这些均表明我国老年人口腔健康状况不容乐观。

口腔疾病不仅影响老年人口腔器官功能的发挥，且常可影响其全身健康。如龋齿不及时治疗可发展为慢性根尖周炎，牙龈出现瘘管成为"病灶"可引起远隔器官和组织的疾病，如关节炎、心内膜炎、肾炎、虹膜炎、视网膜炎和神经炎等。牙周炎对全身许多疾病均有影响，关系到心脏、肺和肾等重要脏器的功能，成为一组死亡率极高的疾病的重要诱因。研究发现，严重牙周病患者很难控制 2 型糖尿病的血糖水平（Mealey，2006）。全口无牙或仅剩少数牙与老年人的残障甚至死亡有关，失牙可能是衰老加快的前兆（Ansai 等，2010）。一般缺失牙占全口牙的 1/4 以上时，就会影响到口腔的正常功能，尤其是咀嚼功能，从而影响食物的消化吸收。良好的口腔健康对老年人的躯体、社会和心理健康都会有积极影响。研究发现，如果老年人的可咀嚼牙齿少于 8 对、牙齿不健康、口腔干燥，他们与口腔健康相关的生活质量就会显著降低（Yu 等，2008）；义齿状况与口腔健康相关的生活质量密切相关（John 等，2004）。因此，口腔健康的改善有利于老年人群的整体健康状况。

口腔疾病的发生受社会经济、口腔卫生行为、饮食习惯、氟化物使用、吸烟等因素的影响。其中社会经济是最重要的影响因素，社会经济状况决定了人们家庭的收入和口腔保健服务的可及性。而家庭经济又决定了家庭成员的受教育程度、健康观念、卫生习惯、饮食结构和对医疗服务利用的程度。口腔卫生的影响仅次于社会地位，口腔卫生状况与多种口腔疾病相关，如龋病、牙周疾病。流行病学研究表明，糖的摄入量、摄入频率及糖加工的形式与龋病有密切关系，尤其是在口腔卫生不佳的情况下。氟化物则有利于龋病的预防，人类患龋率一般与水氟浓度呈负相关。吸烟是牙周病和口腔黏膜疾病的高危因素之一，吸烟者牙菌斑、牙石堆积增多，牙槽骨吸收加快，牙龈炎和牙周炎加重。郑真真等（2014）研究发现，对于不同经济社会地位的男女性老年人来说，年龄是失牙的最重要影响因素，良好的口腔卫生习惯和少吃糖则是预防失牙的重要保护因素。

WHO 提出老年口腔卫生保健的目标为到 80 岁至少保存 20 颗功能牙，维持最基本的口腔功能状态或通过最低限度的修复，尽可能恢复口腔功能，保持老年人的独立生活自理能力。当前我国老年人的存留牙数与"8020"努力目标相差甚远。为实现这一目标必须努力推进健康促进活动，加强人们的口腔卫生意识，养成和保持正确口腔卫生行为，改变个人饮食偏好，提供更好的口腔医疗服务。而正确的口腔卫生行为对于预防口腔疾病尤为重要，"每年进行 1 次口腔检查""每年洗牙 1 次""早晚刷牙""使用含氟牙膏"是《中国居民口腔健康指南》推荐的预防性口腔卫生健康行为。WHO 更是强调 21 世纪需要强化含氟牙膏的使用，并强烈推荐在发展中国家使用含氟牙膏。

老年人口腔卫生保健的具体措施：①养成刷牙及漱口的良好习惯，保持口腔卫生。特别要注意饭后漱口和睡前刷牙，做到睡前不进食。宜选用老年型保健牙刷及含氟牙膏。②戒烟戒酒，细嚼慢咽。老年人也可多饮茶,茶叶中含有的多酚类物质和一定量的微量元素如氟、铬和锡等,都具有有效抑制口腔内变形链球菌致龋的作用。③有缺牙及时修复,义齿如有不适及时修正或重做。④发现有口腔病变和肿瘤时,及时就医诊断。⑤生活不能自理的老人,应进行专业口腔护理,用生理盐水棉球清洗牙齿及口腔,以保持良好的口腔卫生,防止龋病和牙周病的发生。⑥每年至少做1次口腔检查,口腔疾病治疗要到正规医院或诊所。

六、老年人生活自理能力状况

老年人生活自理能力与其健康期望寿命密切相关,健康期望寿命即人们能维持良好的生活自理能力的年限,其终点是生活自理能力的丧失。因此生活自理能力的丧失是老年人最主要的健康问题,对老年人的生活质量影响很大。WHO 早在 1987 年就提出要实现"健康老龄化",其主要目标之一就是要将老年人晚年生活中不能自理的时间尽可能地缩短,进而延长老年人的健康期望寿命。

我国绝大多数老年人在日常生活上都不需要依赖他人,年老并不一定意味着成为别人的照料负担。根据 2004 年全国人口变动抽样调查数据分析,共调查 152 055 名 60 岁及以上的老年人,91.1%生活能够自理,有 8.9%的老年人生活不能自理,但与 1994 年抽样调查结果相比,我国老年人生活不能自理的比例明显提高,由 7.5%提升了 1.4 个百分点,增长了近 1/5(图 3-3),男性和女性老年人生活不能自理的比例都在上升。同时,我国不能自理的老年人比例虽不及 9%,但据此推算不能自理的老年人即需要照料的老年人总数已经超过 1200 万人,这无论是对家庭照料还是对社会经济、医疗支持都将是沉重的负担。据 2005 年我国人口 1%抽样调查数据分析,认为自己的生活或工作不能自理的老年人已达 15%。

由于老龄化程度、抽样方法和样本量等的不同,近年我国各地相关调查结果不尽相同,但均显示老年人生活自理状况并不乐观。郑州市 65 岁以上老年人日常生活自理率为 64.5%,功能依赖率达 35.5%(冯丽云,2009);上海普陀区 3556 名 60 岁及以上老年人中,15.72%(559 人)有明显生活自理能力障碍,24.72%(879 人)生活自理能力下降,2677 人生活自理能力正常(75.28%)(陈杰等,2016)。

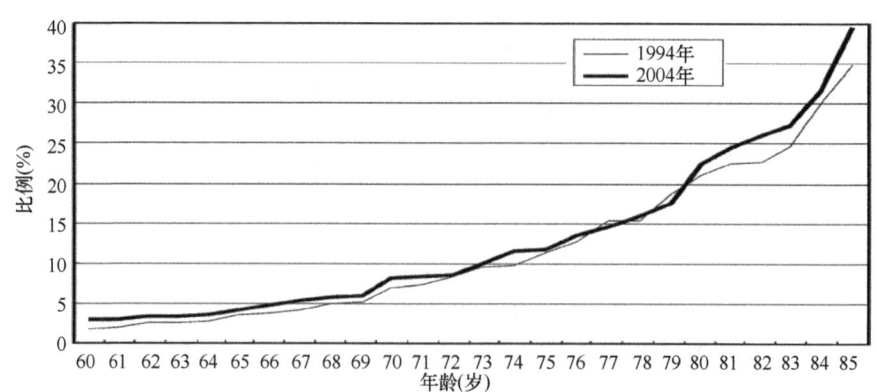

图 3-3 中国老年人生活不能自理比例的变化(1994 年和 2004 年)
资料来源:国家统计局人口和就业统计司.2004 中国人口.北京:中国统计出版社,2005 年。

老年人生活自理能力的影响因素是多方面的,年龄、性别等自然属性、慢性病患病或损伤状况、经济状况、生活习惯及所处的生活环境是影响老年人生活自理能力的主要因素。

年龄是最重要影响因素,随着年龄的增长,老年人体质日趋下降,且疾病或外伤等导致失能或残疾的发生率亦随之增加,日常生活活动残障状况不断增多(图 3-4),据北京大学老龄健康与家庭研究中心姜向群等对2011年全国老年健康影响因素跟踪调查数据的分析，80岁及以上高龄老年人总体失能的比例达36.3%，其中不能洗澡、不能穿衣、不能如厕、不能室内活动、不能控制大小便和不能吃饭者比例分别为32.8%、18.1%、18.7%、16.2%、9.1%和12.2%。男性老年人生活自理能力优于女性，这种性别差异与女性平均期望寿命相对较长，而健康期望寿命相对较短等因素有直接关系。

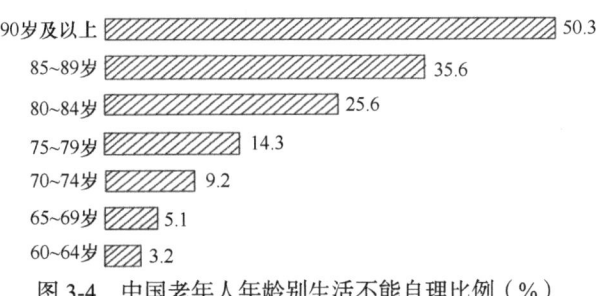

图 3-4 中国老年人年龄别生活不能自理比例（%）

资料来源：国家统计局人口和就业统计司.2004中国人口.北京：中国统计出版社，2005年。

从身体机能方面看，肢体运动功能、视力、听力及咀嚼能力等基本躯体功能受损，都会严重影响老年人的日常生活自理能力。慢性病是影响老年人生活自理能力最主要的因素之一。研究发现，糖尿病、白内障、脑卒中和支气管等慢性病是中国老年人生活自理能力下降的主要原因，而认知功能障碍则是影响高龄老人生活自理能力的最重要因素，认知功能障碍对高龄老人生活自理能力的影响比慢性病更强。心理健康对老年人生活自理能力的影响很大，老年人的生活自理能力功能性障碍与精神状况联系密切，具有压抑、孤独、苦闷、淡漠等情绪的老人，生活自理能力得分明显偏低，神经紊乱是日常生活活动出现残障的重要原因。自然环境会通过直接影响患病状况、生活方式等方面而间接影响老年人生活自理能力状况。

我国老年人生活自理能力残障率，中西部地区高于东部地区、农村高于城镇，这可能与经济发展水平、卫生条件、康复资源有关。个体受教育程度越高及经济上越独立的老年人，失能率越低；从婚姻状况的角度看，处于丧偶状态的高龄老人，其健康风险增加，患上多种疾病的可能性增加，从而存在更多的生活自理能力困难。生活方式、行为特征及饮食结构与老年人生活自理能力状况密切相关。经常性锻炼，特别是持续半年以上的锻炼，对保持老年人生活自理能力的独立性非常重要，以锻炼为中心的健康促进项目对于女性老人的生活自理能力也具有明显的改善作用。在饮食结构方面，钙、维生素D、镁、磷等的较好摄入，将直接导致较好的下肢活动能力，间接地减轻残障程度。休闲娱乐、体育锻炼等有益于维持和提高老人的生活自理状况。

随着老年人口尤其是80岁及以上高龄老人的增加，我国老年人生活不能自理和长期照料问题将变得越来越突出，由于长期严格的计划生育政策直接导致了少子化和家庭小型化，人口流动带来的大量空巢老年人，都严重削弱了家庭的照料提供能力。因此，迫切需要政府和社会力量介入生活不能自理老人的照护中，发展社会化的养老服务；而只有深入认识老年人日常生活活动能力的基本状况及其影响因素，尤其老年人生活自理能力在不同年龄段、不同性别、城乡及地区间的差异，政府才能有的放矢地制定相关老龄政策、科学规划养老服务体系和采取有效干预措施，以维护老年人生活的独立性，提高其生活质量。

七、老年人认知状况

认知功能包括感知觉、注意力、记忆力和思维言语等方面，是大脑皮质高级神经活动的重要内容,是人类重要的心理过程,是检验老年人身心健康和生活质量的一个重要方面。

随着老化进程,老年人全身器官出现进行性衰退,其中最明显且对老年人影响最大的是认知功能下降。认知功能损害是阿尔茨海默病(AD)的高危因素,也是 AD 早期的重要临床特征,认知功能损害在随后 3～6 年发生 AD 的风险是正常人的 4～6 倍。AD 患者平均生存期仅 5.5 年,是继心血管病、脑血管病和癌症之后老年健康的"第四大杀手"。据文献报道,衰老的老年人中每年有 10%～15% 的轻度认知损害(MCI)转变为 AD。目前欧美国家痴呆患病率 60 岁及以上老年人在 6%～12%,85 岁及以上者则为 20%～40%。因此,老年人认知功能的研究备受关注。

目前我国针对老年人认知功能的研究多局限于地区性。李志武等(2005)对中国老年人口健康状况调查数据分析显示:全国 22 个省、直辖市 65～119 岁老人共 15 638 人中,认知不健全者有 6084 人,占 38.9%。郝习君等(2007)对 22 省(市)老年人认知功能及影响因素的调查分析发现,2161 名≥60 岁老年人中有 571 人存在认知障碍,占 26.42%(男 23.8%,女 29.%,城市 24.5%,乡村 28.3%)。韩蕊(2009)的调查显示,北京市老年人认知功能障碍率为 13.6%。谢姣(2010)研究则发现,长春市社区老年人有认知障碍者,占 24.3%。而熊英(2013)的调查显示,天津市社区老年人的 MCI 患病率为 11.38%(339/2978)。

老年人认知功能健全与否不仅影响到老年人本人的身心健康及生活质量,与老年人的死亡有密切关系,还为家庭和社会带来沉重的负担。老年人如果认知功能严重缺损,日常生活自理便无法实现。有研究发现,43.2%(86/199)日常生活有困难者有明显的认知功能减退,而日常生活正常者只有 20.7%(213/1028)MMSE 评分下降,相差 1 倍,表明躯体功能与认知功能密不可分、相互制约和影响。认知功能对心理健康,尤其对情感、意志行为的影响也很大。由于记忆、智能等减退,老年人常出现情绪、性格、行为等改变,表现为焦虑不安、抑郁、需要同情、依赖性强等。轻度认知功能损害的老年人经济状况与自我评定健康等状况较低,他们很少参加社会活动及从事日常工作,业余爱好少,社会角色功能(探望亲朋好友、主动与年轻人交谈等)下降。认知功能降低导致他们在社会交往中退缩,后者又进一步加重认知功能衰退,形成恶性循环。

躯体、心理、社会等诸多因素均影响老年人认知功能,研究表明,高龄、女性、受教育年限低、独居等都是老年人认知功能损害的危险因素。此外,职业(从事家务、农业等体力劳动者),收入低下,日常生活能力依赖,患有高血压、高血脂和糖尿病等疾病,某些药物的应用等也有负面影响,其中年龄和受教育程度的影响相对较大。生活方式中的饮酒、吸烟、营养素缺乏、体育锻炼和社交频率低等因素也有不利影响。显然,来自家庭、亲友等(特别是配偶)的良好社会支持和社会参与对老年人的认知能力有保护作用。

因此,应加强对老年人认知状况的关注,尤其是高龄、女性、文化程度低者。改变老年人的不良生活习惯,及时治疗原发病,增强体质,促进老年人建立积极的人际关系网络、增强人际交往,积极参与各类社会活动,提高全社会对老年人的理解和支持,这些对改善老年人认知功能,延缓或防治老年认知障碍,降低 AD 的发生率,提高老年人的生活质量有重要意义。值得指出的是,AD 作为导致认知功能障碍的最常见疾病之一,截至 2015 年全球患者已达 4600 万,我国约有患者 1000 多万,是全球患者最多的国家,也是患者增速最快的国家/地区之一。快速的人口老龄化,使我国成为 AD 重灾区,学界预测,如果目前还不积极有效预防,2040 年 AD 患者数将达到 2200 万,这相当于所有发达国家 AD 患者数的总和;2050 年还可能飙升至 3000 万人。老年痴呆症患者数量的快速增长,给我国经济社会可持续发展带来了严峻挑战,高额的养老和医疗费用负担,以及长期照料所需的人力、设施问题尤为突出。而与此同时,全球痴呆患者仅有 22% 得到诊断,我国这个比例更低,调查发现 AD 患者仅 21% 得到了规范诊断,19.6% 接受了药物治疗。其中轻度患者就诊率为 14%,中度患者就诊率为 25%,重度患者就诊率为34%，有49%的病例被误认为是自然老化现象。显然，由于民众对该病的认识存在大量误区，导致现有卫生服务资源利用率很低，绝大部分患者就诊不及时或根本不到医院诊治，导致生活质量低下。因此，对AD应尽早进行干预，尽管该病发病隐匿，病情持续进展而不可逆，但通过加强健康教育，提高民众对AD的认知水平和患者的规范诊疗率，则可以有效延缓病情进展，改善患者的晚年生活质量。

八、老年人心理健康状况

焦虑和抑郁是老年人常见的心理问题，滕丽新等（2015）在对中国中老年人心理健康现状的综述中指出：2000～2010年最常见的心理问题前五位依次是躯体化障碍、抑郁障碍、焦虑障碍、强迫障碍、恐怖障碍，其中抑郁和焦虑的情绪障碍普遍存在，常达相当严重的程度。而且抑郁中常伴有焦虑、焦虑中伴有抑郁，二者互动，共存于老年人的情感体验中，对其认知和行为带来消极影响，使其社会功能降低甚至丧失。有焦虑抑郁情绪的老年人生活质量也会降低。

老年人面临衰老、家庭应激等改变，容易发生抑郁情绪，老年抑郁症是老年期常见的精神障碍。我国尚缺少全国性大样本调查，由于筛查工具和诊断标准的不同，即使在同时期各地老年抑郁的流行病学调查结果差异也较大。例如，高之旭等（1992）研究显示上海城乡60～88岁老年抑郁症患病率为1.52%，而陈未生等（1994）的调查则表明上海农村地区60岁以上老年抑郁症患病率为11.8%；李淑然等（1999）研究显示北京西城区60岁以上老年抑郁症患病率为1.57%。济宁市老年抑郁症状检出率约30%（杨本付等，1999），衡阳农村老年人抑郁症状的检出率为32.68%（龙理良等，2006）。Chen R等（1999）曾对我国老年抑郁症和抑郁症状患病率相关资料进行Meta分析，结果显示：中国老年人抑郁症和抑郁症状的患病率分别为3.86%和14.81%。老年抑郁症具有不典型性、变异性大、症状多样化的特点，且患者更易以躯体不适症状就诊于综合性医院各科室而非精神科，往往由此带来较高的误诊率和漏诊率，这也可能导致流行病学数据的不一致。

抑郁是困扰老年人幸福度的原因之一。老年抑郁障碍可使老年人的社会交往、职业能力及躯体活动能力降低，而大多数老年人不愿谈及或极力掩饰自己的实情，并易产生焦虑、孤僻、自卑等不良心态，致使老年人的生活质量急剧下降，严重影响患者身心健康。患者往往对自身总体健康状况的评价较低，躯体功能受损程度严重；也影响其与他人之间的感情和对事情的看法，可表现为情绪低落和睡眠障碍等，感到前途渺茫、悲观厌世等。

焦虑症在老年人群中是一组很常见的心理障碍，而焦虑情绪则是老年期常见的心理症状。患病水平同样存在地区和时间差异，苏亮等2011年收集了我国1992年以后发表的相关文献进行系统综述分析显示：我国老年焦虑症的患病率为6.79%（95%CI：5.61%～7.96%），焦虑症状的患病率为22.11%（95%CI：16.8%～27.2%）；老年人群焦虑症状的患病率远高于焦虑症；焦虑症和焦虑症状的患病率分别高于抑郁症和抑郁症状的患病率；近2年来调查的患病率水平高于以往的调查结果。国外有研究指出，焦虑自评量表在老年期精神障碍的诊断效度较差，而使用为老年人焦虑障碍特定开发的诊断工具发现，社区老年人群焦虑障碍的患病率可高达14%～15%。

年龄、性别、婚姻、受教育水平、经济状况、慢性病患病情况、日常生活能力、社会支持状况和睡眠质量等是老年人焦虑抑郁情绪的影响因素。年龄越大，老年人焦虑抑郁情绪的检出率越高。女性易受家庭应激的影响，且女性较男性情绪易变等；徐洪波等2012年的研究显示，有无配偶陪伴与老年人心理健康水平关系密切，老年人因丧偶后感到孤独无助且与子女亲属交往不够密切，将导致老年人心理健康状况恶化。个人独居的老年人焦虑抑郁情绪问题最严重。

老年人是慢性病的高发人群，各种慢性病在影响老年人生理健康的同时，也影响其心理健康。脑卒中和冠心病是老年人焦虑抑郁情绪高发的危险因素。刘春萍等2010年的研究表明，随着慢性病数目增加，焦虑和抑郁程度都呈进行性增加，患慢性病越多，焦虑和抑郁情绪合并率越高，患者的焦虑和抑郁程度也越严重。

焦虑和抑郁情绪都会严重影响老年人的生活质量，抑郁障碍患者不仅自身痛苦，还会对家庭和社会造成极大经济负担，严重者甚至会产生自杀行为，威胁老年人的生命安全。焦虑对老年人的身心健康和就医行为等也有很大的影响。因此，老年人的情绪状况应当引起全社会的关注，社区层面：应广泛开展敬老、爱老活动，为老年人创造更多的运动设施条件和活动场所，积极开展老年精神卫生宣教工作，开展互动式合理情绪健康讲座，关心老人的精神生活和情感需求，尤其多关注独居、有慢性病的老年人，对情绪问题老人进行早期识别和干预；家庭层面：则应充分发挥家人对老人的精神慰藉作用，子女不仅要在物质方面尽到赡养老人的义务，更应注重精神关爱；而老年人自身：则应自觉了解心理卫生保健知识，积极参加社会活动，加强人际交往与沟通，养成规律且健康的生活方式，以增进身心健康，提高生活质量。

九、老年人睡眠状况

睡眠与人的生理、心理功能密切相关，影响着人的健康水平、生活质量和工作效率等，因此睡眠质量是衡量个体及群体生活质量高低的重要指标，也是影响人体健康的关键因素。

睡眠是人体基本生理、心理需求，良好的睡眠可以缓解劳累、补充精力，对日常生活和体力、脑力的恢复起至关重要的作用。老年人睡眠特点的主要表现：睡眠时间缩短；夜间易醒，睡眠常有间断；以浅睡眠为主；容易早醒，睡眠趋向早睡早起；睡眠时间白天增多夜间减少；对睡眠-觉醒各阶段转变的承受力较中青年人群较差。因此，睡眠障碍是老年人的常见问题（症状）之一。

国外流行病学调查发现，老年人的睡眠质量随着年龄的增长、身体机能的衰退呈下降趋势，60岁以上老年人中睡眠障碍的患病率为30%～40%，有的甚至高达90%以上，在美国80%以上的老年人存在入睡困难、易醒、早醒等睡眠障碍问题。目前国内由于受样本量、研究设计方案、调查对象年龄、调查区域等多方面的影响，老年人群睡眠障碍患病率的调查结果参差不齐。刘芸等收集2000～2013年中国60岁以上老年人群睡眠障碍患病率调查文献13篇进行Meta分析发现：我国老年人睡眠障碍患病率为47.2%（95%CI：35.8%～58.5%），其中60～69岁、70～79岁和80岁及以上年龄组老年人睡眠障碍患病率分别为35.3%、41.5%和51.0%。女性（58.2%）高于男性（49.2%）；农村（52.8%）高于城市（41.4%）；丧偶者（50.1%）高于在婚者（33.1%）；身体伴有其他疾患的老年人（58.6%）高于无疾患者（49.1%）。东、中、西部地区老年人睡眠障碍患病率分别为37.2%、63.3%、43.3%。表明我国老年人群睡眠障碍患病严重，应引起公众的普遍重视。

睡眠障碍直接影响老年人的健康状况和日间功能，也是其他潜在躯体疾病或情绪障碍的早期症状之一，严重降低生活质量。睡眠障碍可影响到生理状况和生活状态，导致老年人免疫能力降低而诱发神经衰弱、感冒、胃肠疾病等多种疾病，甚至能够增加心脏病、高血压、肥胖、老年痴呆等疾病及自杀行为和跌倒的风险。同时，老年人的睡眠与负面情绪息息相关，睡眠障碍会造成老年人焦虑、激惹、抑郁和情绪不稳等精神障碍，干扰老年人的心理健康状态；而存在焦虑、抑郁等负面情绪的老年人睡眠质量明显降低，超过90%的焦虑症、抑郁症患者存在失眠，失眠是焦虑症、抑郁症的核心症状，且可加重负面情绪，两者互为影响。

影响老年人睡眠质量的因素包括生理因素（年龄、性别、睡眠习惯等）、病理因素（躯体疾病尤其是慢性病、抑郁症等精神疾病)、环境因素(如新的环境和声音、光线、温度、湿度及卫生条件等)、社会经济地位、心理社会因素(如学习、工作、人际关系、婚姻状况、社会支持度、孤独感等)、药物因素(镇静催眠药等)、不良生活方式(如酗酒、吸烟等)和健康素养等其他因素。

提高老年人睡眠质量的主要措施是改变老年人退休后的生活方式,鼓励老年人坚持参加户外活动,养成规律的作息时间和健康合理的饮食习惯,加强自身保健;同时,鼓励老年人坚持社会参与,减少负面情绪,保持健康心理;社会与家庭则适当予以心理干预,调整老年人心态,提高其生活满意度。除了年龄、性别不可变外,病理、环境、心理社会、药物等其他睡眠质量影响因素均可通过不同方法予以改变,进而改善老年人的睡眠。

十、老年人自评健康状况

自评健康反映了老年人主观与客观的综合健康状况,尤其是能反映出一些客观健康指标不能发现的问题。根据在反映全国水平上代表性较好的一些流行病学调查数据,我国老年人对健康自评多持有积极的评价。

谷琳(2006)应用北京大学及中国老龄科研中心"中国老年长寿跟踪调查"数据分析显示:16 064名≥65岁的城乡老年人中,自评健康"很好/好"的比例在男性为47.9%,女性为40.9%,65~80岁为49.3%;≥80岁为41.3%;"不好"的比例男性为20.0%、女性为26.5%、65~80岁为15.2%;≥80岁老人为27.7%。刘恒等(2006)分析了"中国健康与营养调查"数据发现:1414名≥65岁老年人中,自评健康选择"非常好/好"者占35.22%,16.27%觉得目前自身健康比较差。位秀平(2013)对CLHLS的2008/2009年横截面数据和2002~2008/2009年纵向数据的分析表明:报告自评健康的14 110名60~104岁老年人中,"非常好/好"的比例为49.98%,"差"占比15.78%。

我国各地针对城乡老年人自评健康及其影响因素开展的一些调查也显示,城乡老年人自评健康状况良好。例如,齐齐哈尔市6个区县582名≥60岁的老年人中,健康自评为"很好/好"者占56.15%,"不好"者占9.53%(孙玉华,2010);广西南宁市兴宁区、青秀区1526名≥60岁老年人中,自评健康"良好"和"差"的比例分别为41.26%、19.92%(李翠霞等,2012)。南京市578名≥60岁老年人,自评健康为"好"的有45.16%,男性老年人自评健康39.2%为"好",9.6%为"差",女性中49.7%为"好"和6.4%为"差"(田林,2009)。十堰市1091名≥60岁老年人,自评健康状况为"很好/好"的比例达61.2%,仅11.4%为差(钟森等,2012)。江苏高邮654名≥60岁农村老年人中,63.3%自评健康状况为"很好/好",差评仅4.1%(胡月等,2013);江苏徐州、连云港、宿迁地区3285例≥60岁农村老年人中,健康自评"好"的老年人1432例(43.6%),"差"322例(9.8%);与一年前相比,71.2%认为自己的健康状况没发生变化,18.9%更差(覃朝晖等,2016)。

老年人健康自评与其社会人口学特征、社会经济状况、躯体健康、心理健康和生活方式等相关,尤其取决于老年人的客观躯体及心理健康状况。低龄老人比高龄老人更倾向于积极的健康自评,年龄增长后,老年人的生理功能退化,身体素质变差,健康水平也在下降,年龄越大,健康自评越差。性别和婚姻状况对自评健康的影响,目前文献中尚无定论。

几乎所有国家社会经济地位较低群体的死亡率都较高,其自评健康差的比例也非常高。受教育程度能够在观念、行为上影响老年人,受教育程度越高的老年人社会地位可能越高,社会交往更为频繁,有更乐观的精神状态,从而对应更为积极的健康自评。2006年我国城乡老年人口状况追踪调查数据分析显示,城镇老年人的自评健康好于农村老年人,这可能反映了经济、文化和卫生水平的差别；家庭收入越多，老年人生活、医疗更有保障，从而有积极的健康自评。经济来源独立、与家庭成员同住对老年人自评健康有正向作用，研究发现，代际支持包括代际间（老年人和子女之间）的经济支持和情感交流对老年人的健康自评状况有积极影响。生活态度乐观、生活满意度高的老年人倾向于好的自评健康，其中生活满意度是老年人自评健康状况的最重要影响因素。

老年人躯体功能和慢性病患病状况与健康自评有着很强的相关关系，记忆力好、没有听说障碍、日常生活能够自理的老人有很好的健康自评，他们相对好的躯体功能会通过影响自身生活方式，进而直接或间接影响到健康自评；慢性病老年患者，经济负担和躯体痛苦较大，是生活能力丧失和残疾的重要原因，严重影响生活质量，未患病老人明显比患病老人有更积极的健康自评；而卧床不起的老人有更差的健康自评。

老年人生活方式对健康自评有明显影响，研究发现：适当吸烟、喝酒的老人健康自评并不消极；锻炼带给老年人身心愉悦，经常参加锻炼的老人健康自评更积极；经常与社会接触的老年人，可以释放心中孤独感和压力，生活更为乐观，健康自评更积极，且随着年龄的增长社会参与的影响程度也随之增加，特别是老年女性，曾参与两个以上活动的与没有参加任何社会活动的相比，自评健康更好。随着年龄增长，老年人社会参与程度会明显下降，然而社会参与对健康状况的影响却随着年龄的增长而增加。因此，倡导老年人建立健康生活方式，如经常锻炼身体、参加社会活动等，对于健康老龄化有重要意义。

十一、老年人生命质量状况

开展对老年人生命质量（QOL）及其影响因素的研究是制订推广以社区为中心的健康促进计划的基础。我国老年人 QOL 的研究源于 20 世纪 80 年代中期，研究初期多限于中心城市及沿海发达城市，且主要与老年人常见慢性退行性疾病相结合而进行。随着经济与社会的发展，近年城乡老年人 QOL 受到广泛关注并获得了大量有价值的信息，为政府决策和社区老年保健发挥了重要作用。

研究表明，我国经济发达地区（上海）老年人与世界其他国家的老年人相比，生理、心理、社会、环境四大领域得分均显著高于世界总体水平。但我国老年人群在四大领域的分值均显著低于常模组，提示老年人 QOL 相对较差。

老年人的 QOL 受多种主客观因素的综合影响，且因地域、民族等条件的不同而有差异。国内众多研究表明，躯体健康状况是影响老年人 QOL 的最重要因素。其中慢性病是导致老年人 QOL 下降的最主要因素，一方面因患病带来各种躯体痛苦而直接影响老年人的 QOL，另一方面因患病增加了心理上的压力，导致焦虑、担忧、病感增强等，从而在心理层面影响老年人 QOL，与此同时，焦虑等负面情绪往往又会引发老年人高血压病、脑卒中、心脏病、糖尿病等疾病的发作或加重，从而进一步影响老年人 QOL；患慢性病还可能引起生活功能障碍，而功能障碍会随着慢性病病情加重、种类增多而逐渐加重，导致老年人的心理状况减弱，对生活现状的满意度降低，最终导致其 QOL 下降。因此，患有慢性病的老年人 QOL 在躯体健康、心理功能、社会关系和环境四大领域得分均低于没有慢性病的老年人；且随着患病种数的增加、患病时间的增长，慢性病对老年人身心的负面影响在逐渐增强，老年人生理、心理状态、社会关系及环境各领域得分也在减少，QOL 逐步降低。影响老年人 QOL 的慢性病主要集中于心脑血管疾病、糖尿病、呼吸系统疾病、关节炎/风湿病和消化系统疾病，颈肩腰腿痛和视力问题也是影响城乡老年人 QOL 的重要因素。因此，预防和延缓老年人慢性病的发生是提高老年人 QOL 的关键。

年龄是影响老年人QOL的另一主要因素。随着年龄增长老年人躯体各器官功能逐步衰退，身体抵抗力减弱、患病增多，这些直接影响着老年人的日常生活、社会活动及心理状况，使老年人QOL下降。参与社会的意识下降使得他们接触社会的机会减少，进而开始退出角色或丧失角色，社会适应能力下降，因此，年龄是影响老年人社会角色适应的重要因素。健康教育过程中应针对不同年龄老年人的特点，进行正确评价与指导，提高其对自身的认知，分层次满足其心理与社会发展的需求。

婚姻状况和家庭功能是影响老年人QOL的重要因素。就婚姻而言，一方面有配偶者好于独身者。研究发现在婚老年人在心理及环境方面要好于离异或丧偶者。也有调查显示有配偶的老年人其生理区域要高于无配偶组，而在心理状态、社会关系、环境等区域无明显差异。另一方面婚姻美满的老年人对身心健康更为关注，自我保健能力、精神心理状况和社会适应能力越好，QOL亦越高。随着独生子女政策的普及，配偶成为中老年人的主要沟通交流对象，一个完整和谐的家庭可以更好地促进中老年人QOL的提高。就家庭功能而言，我国老年人家庭主要有独居、与配偶居住、与子女居住三种结构形式，老年人独居者的生活满意度比与配偶居住者或与配偶、儿女居住者均低。有调查显示，38.9%的居家老年人存在家庭功能障碍，影响老年人的QOL。家庭功能障碍使得老年人不能很好地适应家庭生活的角色，不能和家庭成员很好地相处，造成心理压抑和生活不愉快。另外，居住在大家庭环境中的老年人会获得较高水平的物质和精神支持，从而降低抑郁的评分和身体上带来的不适感。因此，给老年人提供较高水平的社会支持并帮助老年人增加对社会支持的主观感受，有助于提高老年人的QOL。

随着受教育程度的增加，老年人生理、心理状态、社会关系及环境各个区域得分均在增加，受教育水平低的老年人大多只能从事体力劳动工作，收入比较低，直接影响了老年人的物质生活条件和医疗保健条件。文化程度较高的老年人，自我保健意识强，懂得较多的医疗保健知识，更注重养生和建立健康生活方式，家庭关系处理能力较强，家庭和睦，所以在QOL评价上得分较高。因此，适当提高老年人教育水平对改善老年人QOL有促进作用。

个人经济收入和医疗费用来源与老年人QOL密切相关，个人经济收入高和有医疗保险的老年人QOL在总体健康、社会活力、社会功能和精神心理卫生方面要优于经济不良者。国外研究显示经济收入高的老年人幸福度明显高于收入低者，并且证实增加经济收入可消除健康问题对幸福度的影响。国内相关调查也证实老年人生活满意度影响因素的前五位依次为有无固定职业、婚姻状况、经济状况、居住条件、经济来源，这些均与经济状况有关。

退休前职业不同可对老年人慢性病患病、心理状况、经济地位、社会适应能力、生活态度和满意度等带来影响，从而导致不同职业老年人间QOL的差别。如老年人的躯体功能与既往职业有关，军人明显好于其他职业，管理干部和专业技术人员患冠心病的人数要低于其他职业的老年人；男性管理干部的社会角色适应能力要高于男性工人。

我国城乡老年人的QOL有较大差距，农村老年人在QOL上还表现为弱势群体，住房、看病、经济困难、无人照顾和寂寞孤独感为老年人普遍存在的问题，城市老年人对QOL的自我评价和综合评价都明显优于农村老年人，表明提高农村老年人的生活水平是改善老年人QOL的重要工作。

此外，体育活动是老年人QOL的促进因素。外在的环境条件及交通也影响老年人的QOL，如噪声是城市老人QOL的一个不可忽视的影响因素。

由于QOL的多维性，多种因素往往交织在一起综合影响着老年人的QOL。只有在政策上予以保证，个人、家庭及社会的全面参与才能有效提高老年人的QOL。完善相关法律法规；完善医疗保障制度，健全老年保健网络，强化老年健康教育，早防早治慢性病；建立健全老年人社保体系和有效的养老机制；加大社会投入，缩小城乡差别；在当前以家庭、社区为主的居家养老模式下,积极关注家庭、社会的精神支持等,均有利于提高老年人的 QOL。

(洪 倩)

思 考 题

1. 评价老年生理健康状况常用指标有哪些?
2. 两周患病指标评价中哪三种情形视为"患病"?
3. 简述老年人心理健康主要评价指标。
4. 评价老年人社会适应性的指标有哪些?解释其含义。
5. 老年人躯体健康状况和精神、心理和认知状况常用评定量表有哪些?
6. 简述老年人两周患病率的影响因素。
7. 简述老年人慢性疼痛的主要发生原因和影响因素。

第四章 老年人健康教育与健康促进

老年人健康教育与健康促进是老年卫生保健的重要内容。在我国人口老龄化不断加剧的背景下，老年人的健康状况对全国人民健康水平的影响举足轻重。随着年龄的增长，老年人的生理及心理状态发生巨大变化，老年人对健康知识的需求增加，迫切需要进行健康教育和指导。因此，提高老年人卫生知识水平和自我保健能力具有重要意义。

第一节 概 述

一、健康教育与健康促进相关基本概念

（一）健康

随着医学模式的转变，健康的内涵已经由生理健康发展到心理健康，由个体健康发展到集体健康，由生物领域的健康发展到社会领域的健康。1948年世界卫生组织（WHO）宪章中对健康的定义为"健康不仅是没有疾病或不虚弱，而是身体、心理的健康和社会适应的完好状态"。最佳健康被界定为身体、情绪、社会适应性、精神和智力的全面健康状态。健康观念的改变要求个人、政府及社会各界共同努力、共同维护以促进人民群众的健康。

（二）健康教育

WHO对健康教育的定义：健康教育是诱导人们养成并保持有利于健康的生活方式，合理并明智地利用已有的保健设施，自觉自愿地从事改进个人和集体的卫生状况或环境的活动。健康教育是通过信息传播和行为干预，帮助个人和群体掌握卫生保健知识，树立健康观念，自愿采纳有助于健康行为和生活方式的教育活动与过程。健康教育的核心是教育人们树立健康意识，促使人们改变不健康的行为，养成良好的生活方式，以降低或消除影响健康的危险因素。通过健康教育，能帮助人们了解哪些行为是影响健康的，并能自觉地选择有益于健康的行为生活方式，达到预防疾病、促进健康和提高生活质量的目的。

结合我国国情，国内学者指出"健康教育是指通过有计划、有组织、系统性的信息传播和行为干预等手段，帮助个人和群体掌握卫生保健知识，树立起健康的观念，使人们自觉自愿地采纳有利于健康的行为和生活方式，并减轻、消除各种影响健康的危险因素，以达到预防疾病、促进健康、提高生活质量的目的。" 2009年国家新医改中把健康教育列为国家基本公共卫生服务项目之一，要求针对健康素养基本知识和技能、优生优育及辖区重点健康问题等内容，向辖区内居民提供健康教育资料，设置健康教育宣传栏，开展公众健康咨询服务，举办健康知识讲座和开展个体化健康指导等健康教育活动。

（三）健康促进

健康促进成为公共卫生策略起步于20世纪70年代，健康促进涵盖了健康教育和生态学因素。关于健康促进的确切定义，最受公认的是《渥太华宪章》中做出的相关定义："健康促进是促使人们维护和改善他们自身健康的过程，是指运用行政的或组织的手段，广泛协调社会各相关部门及社区、家庭和个人，使其履行各自对健康的责任，共同维护和促进健康的一种社会行为和社会战略"。而WHO前总干事布伦特兰在2000年第五届全球健康促进大会上做了更为

清晰的解释:"健康促进就是要使人们的精神和身体保持在最优状态,宗旨是使人们知道如何保持健康,在健康的生活方式下生活,并有能力做出健康的选择。"

健康促进要求调动社会、政治和经济的广泛力量,改变影响人们健康的社会和物质环境条件,从而促进人们维护和提高自身健康的过程。简言之,健康促进是指一切能促使行为和生活条件向有益于健康改变的教育与生态学支持的综合体。健康促进是新的公共卫生方法的精髓,是健康教育发展的结果,是"21世纪人人享有卫生保健"全球战略的关键要素。

二、老年人健康教育与健康促进

老年群体是健康教育与健康促进的重点对象。老年人的健康问题不仅是个人问题,而且是重大的社会问题。随着机体的衰老,老年人的健康受到如心脑血管病、老年痴呆、糖尿病等慢性疾病的严重威胁。除了生理疾病,老年人通常还面临孤独、抑郁、精神紊乱等心理社会问题,需要进行全面的健康教育和指导。做好老年人健康教育与健康促进工作,帮助老年人形成正确的理念和行为,引导老年人自觉养成健康的生活方式,减少慢性疾病的发生和发展,提高老年人的身心健康水平和生活质量,是每一个健康教育与健康促进工作者的责任和义务。

(一)老年人健康教育与健康促进定义

1995年,WHO提出西太平洋地区(西太区)21世纪的卫生设想——健康新地平线。这一设想的着眼点是最大限度地发挥个人健康潜能,并将人的生命进程分为三个阶段,即生命准备期、生命保护期和晚年生活质量期,要求根据各阶段的健康需求实施健康教育和健康促进。老年人处于生命进程的晚年生活质量期,针对老年人的健康教育与健康促进是老年教育系统的一个重要组成部分,是健康教育与健康促进的重要内容。通过有计划、有组织地使老年人接受和补充各种有益于身心健康的知识,预防和减少老年性疾病的发生,增进身心健康、延年益寿。老年人健康教育与健康促进的对象为老年群体,要求是动员全社会和多部门的力量,营造有益于老年人健康的环境,传播健康相关信息以提高老年人健康意识和自我保健能力,培养有益健康的行为和生活方式,促进老年健康素质提高。

(二)老年人健康教育与健康促进目标

老年健康教育与健康促进的目标是化消极因素为积极因素,延年益寿的同时提高生活质量。其目标如下。

(1)动员全社会关心和帮助老年人,创造条件让他们重新融入社会。
(2)提供完善的保健服务,预防疾病发生。
(3)让病残者走出病榻,提高生活质量。
(4)针对老年人特点培养日常生活兴趣,养成良好的生活习惯。
(5)帮助他们调整心理状态,走出阴霾。
(6)尊重老年人,提供全程服务,使其愉快、高质量地走完人生最后旅程。

(三)老年人健康教育与健康促进现状

1. 人口老龄化日益加剧,老年健康保健需求巨大 我国是世界上老龄人数量最多、增速最快的国家之一。第六次全国人口普查数据显示,60岁及以上人口占我国总人口的13.26%。据联合国最新的人口数据预测,到2050年,中国60岁及以上人口比例将超过30%,进入深度老龄化阶段。人口老龄化给养老机构健康教育与健康促进带来巨大挑战,健康教育任重道远,表现在三个方面。其一，老年人健康素养低。我国卫生部 2009 年对外公布的"中国居民健康素养调查结果"数据显示：我国老年人健康素养总体水平很低，65～69 岁人群健康素养水平是各年龄段中最低的，为 3.81%，55～64 岁年龄组次之，为 4.69%。其二，老年人健康水平低。据全国老龄工作委员会办公室 2013 年发布的《中国老龄事业发展报告》蓝皮书显示，2013 年中国老年人口数量已达到 2.02 亿，其中 80 岁以上的高龄老年人超过 2000 万人，有功能障碍老年人为 3750 万，患有慢性疾病老年人多达 1 亿。其三，老年人心理健康问题值得重视。季红莉等的调查显示，养老机构内老年人抑郁发生率较高，养老机构对于老年人精神方面需求的满足非常欠缺。人口老龄化带来日益沉重的养老保健压力，对我国老年人健康教育与健康促进工作提出更高要求。

2. 老年人健康教育与健康促进运作机制不完善 省、市、县三级健康教育工作还没有形成系统，人员、经费缺乏，难以有效落实相关基本公共卫生服务。主要表现在以下几个方面：健康教育工作平台不完善，各部门之间联系少，健康教育重复、交叉现象较多；健康教育活动记录和资料保存不完整；健康教育活动场所和设备缺乏或利用不充分；缺乏健康教育专业人员，目前从事老年人健康教育的工作人员多未经正规培训，缺乏系统的理论知识和技能。大多由社区医生和护理人员作为兼职，专职健康教育人员匮乏；教育形式单一，仍停留在口头教育或发放宣传材料阶段，缺乏系统的健康教育规划的设计、实施与评价；社区健康教育内容简单陈旧，缺乏统一的教材作为参考，对不同需求的老年人缺乏系统的、个性化的教育内容；尚未引起社会各界对维护、支持、促进老年人身心健康教育的关注，没有形成大面积、多手段、长时间、强力度的深层次工作；与发达国家相比，中国对老年人健康教育与健康促进投入力度有待提高。运作机制不完善，影响健康教育工作的顺利开展，关系到整个老年群体健康质量。

3. 老年人医养照护体系建设起步较晚 在西方国家，老年健康管理主要由社区医疗机构来完成，这样既有利于社区医务人员对老年人的系统跟踪治疗，又能合理地分配有限的医疗资源。由于我国社区卫生服务体系不健全，符合老年人特点的基本医疗护理服务体系尚未建立，专业性的老年医院和养老院较少；以社区养老机构和社区医疗机构为载体的社会化老年人健康教育（标准）体系尚未建立，老年医学、老年康复、老年健康教育服务提供明显不足。《老龄化对医疗卫生的挑战研究报告》指出，虽然我国已构建世界上规模最大的基本医疗保障网，但是符合老年人医疗需求特点的基本医疗和长期护理服务、商业保险服务项目等医养照护型服务亟待完善。

（四）老年人健康教育与健康促进意义

1. 提高老年人健康素养，养成健康生活方式 通过健康教育与健康促进，能够为老年人提供维护健康的相关信息，帮助老年人理解和掌握健康知识，使其运用这些信息维护和促进自身健康，提高其健康素养，自觉、主动地采取有利于健康的生活方式，做到心理上的自我调节、行为生活方式上的自我控制、人际关系上的自我调整。目前许多老年人在社区健康教育与健康促进中积极付诸行动并且受益，在接受健康教育的过程中不仅增加了相互交流的机会，减轻寂寞感，增强食欲，改善睡眠；对于有些慢性病患者，病情还得以有效控制。

2. 预防慢性病和减少残疾 随着生物医学技术的发展，人类疾病谱和死因谱发生显著变化，慢性病取代传染病成为导致人类死亡的主要原因。慢性病的发生和发展与人的行为生活习惯息息相关，而改善人的行为需要通过健康教育与健康促进。因此，健康教育与健康促进是疾病预防的第一阵线。研究表明，针对老年人开展健康教育，不但能预防与老化相关疾病的发生，同时也能预防与老化无关疾病和残疾的恶化，维持老年人更长时期拥有独立生活的能力。万秀宁等的研究显示通过健康教育和健康促进对老龄化地区居民的行为、生活方式的有效干预,是提高老年人的健康水平和生活质量及控制本地区的慢性病发病率的有效措施。国外研究表明健康促进虽然对慢性病不具备治愈作用,却能起到减轻症状、增加身体功能及限制疾病恶化及缓和心理问题等作用。

3. 减轻家庭、社会的疾病负担 人口老龄化及疾病谱的变化造成卫生费用不断增长,疾病对于家庭乃至于整个社会的影响日益加剧。因看不起病或因老人生病而使家庭致贫的现象屡见不鲜;因老年人心理状态不稳定而引发家庭矛盾和邻里矛盾也不在少数,所有这些不稳定的因素无形中增加了家庭、社会的医疗成本和经济负担。而健康教育引导人们自愿放弃不良的行为和生活方式,减少疾病发生风险,与昂贵的医疗服务相比,是一项低投入、高效益的健康策略。健康教育与健康促进通过倡导健康行为,提高老年人身心健康水平、预防疾病的发生和发展,从而减少因治疗疾病消耗的医疗支出,能有效降低家庭和社会的疾病负担。

三、老年人健康教育与健康促进策略

世界卫生组织在《渥太华宪章》中对健康促进提出了五大策略:①调整卫生服务方向;②制定健康的公共政策;③创造支持性环境;④强化社区行动;⑤发展个人技能。探索老年人健康教育与健康促进的有效策略,建立符合国情、满足老年人需求的社会、家庭、个人三者结合的健康教育模式,具有十分重要的意义。

(一)调整老年人卫生服务方向

老年人卫生服务重点从以治疗疾病为中心转移到以研究老年人健康为中心上来,是达到健康老龄化的必然要求。这要求从传统的重治疗轻预防的道路转变为重视行为干预、以健康教育为主的健康服务方向。长期以来,我国卫生服务侧重点为治疗疾病,而轻视了预防的重要性,从而疾病引起的巨额医疗支出给我国带来沉重的经济负担。2015年4月由复旦大学发布的《老龄化对医疗卫生的挑战研究报告》指出,我国老年人口疾病经济负担从1993年的775亿元,增加至2011年的14 283亿元,消费价格指数调整后年均增长12.9%,超过了以不变价格计算的同期GDP的年均增长速度,也超过了居民年人均收入的增长速度。这提示了预防的重要意义。

通过健康教育与健康促进活动培养老年人健康生活方式是预防疾病的重要手段。美国的研究发现,影响健康特别是影响慢性病患病率的因素,接近70%是因为行为生活方式。日本更是将糖尿病、癌症、高血压、脑卒中等慢性病改称为"生活习惯病"。日本是全球人口老龄化程度最高的国家之一,对老年人的健康教育和健康促进非常关注。早在2000年,日本厚生省的医疗保健局、老人保健福利局、保险局等三个部门联合发文,宣布以预防慢性病为目的,以健康教育和健康促进为主要内容的"健康日本21世纪"战略计划开始实施,计划详细列出了明确的健康教育和健康促进的量化目标。综观国外健康教育与健康促进工作,经历了从重视疾病治疗的医学阶段过渡到改善健康行为的行为阶段再到现在的社会、环境支持阶段,其经验和做法值得我国借鉴和参考。

(二)制定老年人健康的公共政策

良好的公共政策能创造有利于健康的政治环境,保证具体措施顺利实施。2005年,卫生部下发《全国健康教育与健康促进工作规划纲要(2005—2010年)》的通知(卫妇社发〔2005〕11号),通知明确提出要适应老龄化社会的健康需求,加强城乡老年人群的健康教育与健康促进。开展老年健身、老年保健、老年病防治与康复等多种形式的教育活动,提高老年人群的健康水平和生活质量。2009年，国务院把健康教育和老年人健康管理纳入了国家新医改规划，成为基本公共卫生服务内容的重要组成部分。公共政策的保障和财政资金的支持，极大地促进了老年人健康教育的发展。政府部门必须审视现有政策与规章制度，使之有利于支持健康教育与健康促进活动的开展。在制定公共政策时以提高老年人健康水平作为出发点，多部门共同协作、参与，制定出强有力的、有针对性的政策和相关规章制度。在实施的过程中严格执法，广泛宣传，做好说服教育工作，使受政策影响最大的人群均了解并自觉地执行政策。

（三）创造老年人健康的支持环境

建立和维持健康不仅是卫生部门的任务，而且是关乎全社会的系统工程，应建立多部门合作的机制，争取各方的支持，建立强大的健康促进联盟和支持系统。第一，动员政府、社会团体、群众等全社会都来关心老年人，对于老龄化问题应加强调查研究、统筹策划、组织协调。第二，三级卫生服务网络是健康教育与健康促进的基础，老年人健康教育与促进活动可在各个级别的卫生服务网络中展开。通过开展社区医疗卫生保健服务，建立社区健康教育服务网络。卫生系统应从提高医疗质量、方便就医环境着手，为老年人提供健康服务。第三，政府部门应大力扶持老年福利事业，加大对养老机构的政策及财政支持，完善敬老院、老年公寓、老年活动中心、福利机构等保健设施，保证老有所养。养老机构与医疗机构加强合作，提供医养结合服务。第四，街道社区应增加用于老年人锻炼身体的公共设施及娱乐设施，并创造条件，组织各种活动，鼓励老年人积极参与，丰富晚年精神生活。第五，加强老年人常见病、多发病的防治，开展医疗保健宣传，尽可能向老人提供多层次、多体系、多方位、高水平的医疗保健和生活帮助等方面的服务。

（四）强化老年人健康的社区行动

社区是老年人健康教育与健康促进的重要场所。世界各国及WHO总结的经验："以社区为载体，联合其他场所，形成多部门、多学科合作，充分动员社区资源积极参与是提高老年人健康素质水平的最有效途径。"为建设成为以社区为依托的养老服务体系，首先要建立和完善社区健康教育工作平台。其次，为保障社区健康教育的发展，应制定切实可行的规章制度和管理办法，进一步规范社区健康教育活动，如保证健康教育场地、检查所需设备的配备情况、建立和完善老年健康档案，定期对老年人身体健康状况进行调查和记录。最后，充分发挥志愿者力量。社区健康促进志愿者在老年健康教育及健康促进工作中发挥着不可替代的重要作用。应积极倡导、组织或接收一些热衷老年事业，从事医学、人文、社会学相关领域的个人与集体，加入到社区健康教育服务队伍中来。

（五）发展老年人健康的自护技能

老年人健康教育与促进最终要落实到每个个体身上，因此每位老年人的自护能力对自身的晚年生活质量起着重要的作用。美国学者研究发现，老年人健康促进自护模型包含五个方面：①老年人对自我的认识和与他人的关系；②自护意愿；③教育；④自护行为；⑤健康改善情况。并指出影响自护的个人经验是基础，教育是实现自护意愿向自护行为转化的桥梁。这提示根据老年人心理活动的变化和实际情况，大力开展老年健康教育，增强老年人的自我保健意识和能力非常重要。一是通过饮食、用药指导及家庭护理技术操作、安全行为指导，提高老年人的自理能力；二是通过生活方式指导，促进老年人形成科学健康的生活方式；三是加强心理指导，增强老年人的社会参与感及培养稳定的情绪。对于健康老年人群，要积极进行以预防老年病为内容的健康教育，包括合理营养、养成良好生活习惯等，达到有病早治、无病预防的目的。对于患病的老年人，要帮助他们树立信心，积极配合治疗，以保证治疗效果，减少并发症的发生。老年人的健康教育，要根据老年人的特点，采取科普读物、健康教育讲座、专家讲坛、视频宣教、医护人员面对面讲解等多种形式，做到形式多样、易于接受。

第二节　老年人健康服务营销策略

我国早在 1999 年就已经加入老龄化社会行列，人口老龄化不仅是一个人口问题，同时也是一个社会问题和经济问题。老年人口的激增，对健康服务需求日益加剧，孕育了一个庞大的消费市场，这一极具开发潜力的市场尚未引起足够重视，老年群体的健康服务消费需求还没有得到很好的满足。本章节针对老年人特点，对老年人健康服务营销进行阐述。学习和研究老年人健康服务营销，对提高老年人健康服务效率、改善服务质量、完善服务水平、促进服务效果有重要的意义。

一、基本理论与概念

（一）营销相关理论

1. 市场营销理论　市场营销发源于西方国家，由英文 marketing 一词翻译而来。市场营销是一种实践活动，伴随着商品而来。美国著名市场营销学家菲利普·科特勒（Philip Kotler）在 1983 年提出了市场营销定义：市场营销是致力于交换过程以满足人类需要的活动。在交换过程中，卖方主要寻找买主，识别买主的需要，设计适当的产品，进行产品促销、储存和运输产品、出售产品等活动。

2. 社会营销理论　"社会营销"由菲利普·科特勒（Philip Kotler）和杰拉尔德·泽尔曼（Gerald Zalman）于 1971 年在《社会营销：有计划地社会变革》一文中首次提出，社会营销是一种运用商业营销手段实现社会公益目的，或者运用社会公益价值推广商业服务的解决方案，其通过使用市场营销的原理与技术影响目标受众，让他们自愿接受、拒绝、改变或放弃某种行为，从而促进个体、集体或社会整体利益。

3. 服务营销理论　服务营销的兴起源于服务业的迅猛发展。1977 年，当时的花旗银行副总裁列尼·休斯坦克在其《从产品营销中解脱出来》一文中提出：服务产品和实物产品在生产和消费中存在较大差异，服务营销应从市场营销中独立出来。随着对服务营销的研究不断深入，服务营销成为营销理论的重要分支。

（二）老年人健康服务

1. 老年人健康服务内涵　国务院《关于促进健康服务业发展的若干意见》（国发〔2013〕40 号）将健康服务业界定为，以维护和促进人民群众身心健康为目标，包括医疗服务、健康管理与促进、健康保险及相关服务，涉及药品、医疗器械、保健用品、保健食品、健身产品等支撑产业。老年人健康服务是指健康服务组织为了一定的目的向老年人提供健康知识和健康服务，包括护理服务、疾病预防知识、养生知识、体育保健知识、心理知识、健康体检、饮食行为指导、健康咨询与指导、健康讲座等，以满足老年人的健康服务需求，培养健康的生活和行为习惯。根据健康服务提供机构进行分类，老年人健康服务主要包括政府与社会组织健康服务、健康科学研究和技术服务、健康教育服务、健康出版服务、社会健康服务（包括护理、康复、保健、养护、看护等）、体育健身服务、健康咨询服务等。

2. 老年人健康服务属性　根据供给及需求的不同特点，可将老年健康服务分四种属性。

（1）满足基本需求的纯公共产品：由非营利卫生服务机构提供，政府购买、向老年人分配，或政府直接承办这类机构，向老年人分配，如公共卫生服务、基本预防保健等。

（2）满足基本需求的准公共产品：由非营利性医疗机构提供，老年人自行购买，政府向供给者、弱势群体提供补贴，按市场原则交换，如部分预防保健、健康管理等。

（3）满足基本需求的私人产品：由非营利性医疗机构提供，居民自行购买，政府向弱势群体提供补贴，按市场原则交换，如部分医疗保健、康复服务、健康管理等。

（4）满足非基本需求的私人产品：由营利性医疗机构提供，居民独立购买，按市场原则交换，如高端健康咨询与指导服务、商业健康保险、康复保健服务等。

（三）老年人健康服务营销

1. 健康服务营销　健康服务营销是市场营销理论在健康服务行业中的运用与拓展。从社会市场营销理论角度分析健康服务营销的内容，可将其分为四个阶段。

（1）认知改变：健康服务营销主体通过各种方式传播健康相关知识，从而促进受众健康认知的改变。

（2）行动改变：在某些健康服务营销中，营销的目的是促成目标人群短期的或暂时的行动变化。

（3）行为改变：与行动改变不同，行为改变是一种长期的、习惯性的改变，最终达到生活习惯和生活方式的改变。

（4）价值观改变：价值观是对事物意义、价值较为稳定的评价和看法。因而价值观的改变需要一个缓慢而长期的过程，通过循循善诱，帮助公众形成健康价值观。这四个阶段是人们对于新事物从认识到接受的基本环节，实现的阶段越高，难度越大。

2. 老年人健康服务营销内涵　老年人健康服务营销是指针对老年人群的健康服务营销。老年人与其他年龄群相比，不管是从健康服务需求情况、生理和心理状态还是从消费习惯和特点等各方面都存在较大差异，这决定了营销策略的差异。另外，老年人健康服务属性决定了营销策略的选择。老年人健康教育与健康促进旨在提高全体老年人健康素质，养成健康的行为方式和生活习惯，具有外部经济性，是社会营销的范畴；同时，健康服务属于第三产业，属于服务营销范畴。

3. 老年人健康服务营销现况　存在以下四个问题。

（1）我国老年健康服务市场的开发才刚刚起步，相对于国外老年市场及国内其他年龄层次消费市场的开发深度显得严重滞后。

（2）健康服务提供机构市场营销意识较差，其中提供公益性健康服务内容的健康服务机构营销意识最是淡薄，以供方为导向，导致服务效率低下。

（3）老年健康服务供给与需求不相适应。为老年人提供养老、休闲、运动、健康教育等服务的机构少、质量不高，从事健康服务行业人员素质偏低，老年健康产品品种单一，不符合老年市场需求结构特征。

（4）老年人健康服务实物产品市场潜在商机引领企业争相竞逐，但企业在追求利润的同时营销伦理却被忽视，出现营销乱象。

4. 老年人健康服务营销意义　老年健康服务营销对老年人健康服务与健康促进意义重大。

（1）有利于促进老年人健康服务机构的改革与发展。树立以老年人需求为中心的思想，加强市场调查和分析，利用市场营销理论妥善规划经营目标。

（2）有利于规范健康服务市场行为。创新市场营销模式，采取适当的营销策略，向老年人营销健康与关怀。

（3）有利于发挥市场主导作用，引导健康服务提供机构加强市场开拓和研究。生产满足老年人各种需求的用品，引导老年人更新消费观念，促进老年人健康服务市场繁荣发展。

（4）充分利用老年市场契机，深度开发老年市场，采取适当的营销策略，对于推动健康服务业发展、提高老年人健康素质、增强经济繁荣具有重大的现实意义。

二、老年人健康服务市场分析

市场是商品经济的必然产物，存在需求就存在与之相适应的市场。深入研究探讨老年人健康服务市场的性质、特征及规律，用以指导健康服务的实践，才能有效地为老年人提供满足其需求的健康服务，提高老年人身体素质和健康水平。

（一）老年人健康服务市场的概念

老年人健康服务市场是指健康服务产品按照商品交换原则，由健康服务生产者提供给老年消费者的一种商品交换关系的总和，是健康服务市场的一个分支。老年人健康服务市场具备一般市场的五大要素，即健康服务产品生产和交换场所、健康服务提供者和消费者、可供交换的产品、卫生服务供给和需求及货币。

（二）老年人健康服务市场的特点

由于健康服务产品不同于一般的商品或服务，健康服务市场具有其特殊性质。

1. 服务效益的社会性　大多数健康服务具有公共产品属性，存在非排他性和非竞争性的特征，通常由老年群体共同占有、使用、消费和生产，以改善老年人健康相关行为，达到社会效益最大化为目的。

2. 服务技术的专业性　健康服务营销提供的产品为健康服务，是一项专业性、技术性较强的、关系到老年人群健康的特殊服务。在营销过程中会涉及大量健康服务专业知识，容易造成信息不对称，消费者难以判断自身所需服务，容易产生消费盲目性和诱导需求的情况。

3. 权威性　健康服务是科学技术密集和人才密集型服务，健康服务提供者只有获得资格准入才能向老年人提供相关服务。健康服务与人们生命健康息息相关，其供给数量与质量直接关系到人的健康和生命。因而，在选择营销策略时，要根据老年人健康服务市场特点，采用健康营销方式。注意消费需求与商业伦理之间的平衡、产品质量和营销手段之间的平衡。在深入了解老年人需求的同时，洞察目标传播群体的需求和接受度。

（三）老年人健康服务目标市场地位

老年人健康服务市场是多层次、多元化的消费需求集合体。老年人的健康服务需求不尽相同，健康服务提供方难以满足不同老年人的所有需求。一个有竞争力的健康服务机构应该能够明确其自身优势和吸引力，进行市场细分，确定目标人群。目标市场定位包括三个基本步骤。

1. 市场细分　市场细分的实质是把具有类似服务需求对象聚集的过程，通过市场调研，对老年人健康需求的差异进行分析，形成不同的消费群体。

2. 目标市场选择　通过对细分市场的评估，健康服务提供方根据自身资源和经营实力，在诸多细分市场中选择最为合适的细分市场作为目标市场。

3. 市场定位　为适应老年消费者的某种需求和偏好设计产品和产品营销组合，从而在消费者心中树立特殊地位和形象。目标市场定位是营销活动的关键环节,是制订营销策略的首要内容和基本出发点。做好老年人健康服务营销目标市场定位,有利于发掘新的市场机会、制订最优的营销策略、提高市场竞争力,从而达到健康服务营销的目的。

三、老年人健康服务消费行为分析

营销的核心是消费者,要求以消费者为导向。老年市场的消费主体是老年人,老年人健康服务营销必须基于对老年人的需求及消费行为的深入研究和准确把握。同其他年龄层面的消费群体相比,老年群体由于在生理、心理、经验等方面存在明显的差异,老年人的健康需求和消费行为也就具有自身鲜明的特征。健康服务提供方需要深刻了解老年人的健康需求及消费特性,投其所好,增加老年人参加活动和获取信息的便利性,以争取最大的消费者参与度。

(一)老年人健康服务需求分析

1. 老年人口健康服务需求大　老年人健康服务需求非常大,表现在三个方面。首先,我国老龄人口规模大,增速快,业已构成一个巨大的老年人健康服务消费市场。其次,老年人身体健康素质普遍偏低。卫生和计划生育委员会调查显示,我国每5个慢性病患者中就有1个是老年人,预计到2030年,每3人中将有1个。另据调查,我国城市65岁以上老人的患病率为60%。这决定了老年人对健康服务的巨大需求。最后,随着年龄的增长,老年人生理和心理条件退化,听觉、视觉下降,各种疾病发生风险增加,对医疗保健、老年食品、老年用品、老年住宅、精神文化、咨询服务等方面产生了大量需求。

2. 家庭结构变化,规模变小　由于中国城市经济发展和执行计划生育政策的独有特点,家庭"四、二、一"的代际结构十分明显,传统的家庭照料功能不断弱化,据新华社报道,我国有老人家庭中"空巢家庭"已占25%以上,上海、北京等地更高达30%以上。据有关部门预测,随着2015年起大批独生子女的父母将陆续进入老年阶段,老年人的家庭代际结构将由现在的"多子少孙"转变为"少子多孙",老年人口的"空巢家庭"比例将达到65%,老年健康服务市场将成为巨大的新兴市场。

3. 老年人购买能力不断提高　老年人购买力增强表现在四个方面。其一,部分老年人收入来源较多,如退休金、再就业收入、各种补贴收入、赡养费收入等。以城市老年人为例,目前我国的离退休人员为3000多万人,其退休金、养老保险金、再就业报酬、赡养费等方面的收入,估计每年可达2000亿元,这是相当大的购买力。其二,与在职的中青年人口相比,虽然老年人收入相对较低,但由于其子女多已成家立业,负担较轻,即使考虑到老年人对子孙的经济帮助,也会有较多的可支配收入用于个人消费。其三,随着我国经济的持续快速增长,居民总体生活水平的提高和社会保障制度的逐步完善,老年人的收入水平也会稳定地提高。中国老年协会的一项统计表明,目前我国老年人每年潜在消费能力约为3000亿元,其中服饰穿着占1/3,医疗保健占1/3,其他占1/3,而且这个老年市场的容量也在日益增大,前景非常广阔。其四,过去我国老年人大多生活节俭,重积累轻消费,习惯于攒钱,所以一部分老年人会有较充裕的储蓄,其储蓄存款将产生较大的近期或远期购买力。

(二)老年人群消费特征

1. 消费行为的习惯性　人们购买和消费具有一定的习惯性,这是消费行为的普遍规律,老年消费者在这一方面表现得尤为突出。老年消费者有几十年的购买消费实践,在长期的选择和使用过程中,积累了丰富的经验,而且老年消费者也往往非常相信自己的购买经验,对哪些商品能够满足自己的需要有较为深刻的理解。因而老年消费者对某些商品形成了比较稳定的购买消费习惯,对某些品牌更是产生了一定的偏好,具有较高的品牌忠诚度。

2. 消费决策的理智性　由于年龄和心理的因素,老年消费者在进行消费时往往不像青少年消费者那样冲动,他们往往会根据自己长期积累的经验和知识,在购买过程中善于观察、分析和比较,显得较为理性。老年人在购买前(特别是在购买新产品前),常常多方搜寻所需商品的信息,了解市场行情,力求对商品有一个全面的认识,并经过权衡利弊、深思熟虑之后才做出购买决定。在这一过程中,老年消费者的消费决策受情感冲动的影响较少,因而单纯采取大量的广告轰炸策略难以产生很大的效果。值得一提的是价格便宜也是老年人追求的一个重要目标,出于理性消费的原因,老年消费总体来说属于节俭型消费。但是随着生活水平的提高和高薪中年人加入老年行列,价格因素在老年消费中发挥的决定性作用逐渐趋弱。

3. 消费目标的实用性　老年消费者把商品的实用性作为购买商品的第一考虑要素,他们强调质量可靠、方便实用、经济合理、舒适安全。由于生理功能逐步退化,老年消费者的需求着重于容易理解、方便操作,以减少体力和脑力的负担,同时有益于健康。至于商品的品牌、款式、颜色、包装等因素是放在第二位考虑的,品质和实用性才是他们考虑的主要因素。

4. 消费地点的就近性　就近消费也是老年消费的一大特点。由于年龄的增长,老年人的行动日渐不便,特别是高龄老年人,他们在消费时会尽量避免过多的交通劳累,因此通常会选择在居住地附近的商铺购买商品。据针对武汉市老年人消费行为的一项抽样调查表明,有 39.5% 和 31.8% 的老年消费者选择在大商场和附近商店购买商品,可见,在其消费活动中,方便、就近购买仍是主要原则。

四、老年人健康服务与营销策略

营销组合由杰罗姆·麦卡锡(Jerome McCarthy)于 1960 年在其《基础营销》一书中提出,经典的 4P 组合由产品(product)、售价(price)、渠道(place)、促销(promotion)四个要素组成,是企业为了满足市场需要而加以组合的可控制变数。针对老年人群的健康服务需求及消费特征,需要有效利用自身的人力、物力、资源、扬长避短,制订最佳的综合营销方案,以达到预期目标。

(一)老年人健康服务产品策略

1. 老年人健康服务产品组合策略　任何一家健康服务机构都不可能仅仅提供单一的健康服务产品,而应该是由不同种类的服务产品构成的健康服务组合;组合策略强调整体服务的概念,有机组合健康服务产品。老年人健康服务组合包括产品广度、深度两个基本要素。广度指具有相同服务特征的一组服务项目,如按养老形式可以分为居家养老、社区养老、机构养老等;深度指在此基础上进一步细分,如按照目标人群的收入情况,分为养老服务品质高、中、低等,还可以继续按年龄等因素进一步细分。健康服务机构应根据老年市场需求及自身条件选择产品组合策略。

2. 老年人健康服务产品差异化策略　差异化战略是指健康服务机构为突出自己产品的某种特征,使其与同类产品有明显差异,从而增强健康服务产品对消费者的吸引力。例如,养老机构提供医养结合服务,区别于单纯养老护理,让老年人可以足不出户,在机构内直接接受医疗服务。随着社会经济发展,老年人的消费需求正在向高层次、高质量、个性化、多元化的方向发展,产品差异化策略是符合老年人需求变化趋势的产品策略。

3. 老年人健康服务产品生命周期策略　任何产品在市场中的销售情况都不是固定的,而是随着时间的推移不断发生变化。老年人健康服务也不例外。老年人健康服务产品生命周期是指从健康服务进入市场至被市场淘汰为止的全过程，受国民经济、卫生政策、科学技术进步、市场竞争、供求情况、老年人消费偏好等多方面影响。产品生命周期可以分为引入期、成长期、成熟期和衰退期，不同产品生命周期及其各阶段经历时间都大不相同。例如，随着移动医疗不断发展，可穿戴智能监测设备进入国内老年市场，目前处于引入期。由于老年人接受新鲜事物能力下降及意愿不强，在这一期需要大量的资本投入。健康服务机构通过研究产品生命周期，对选择合适的策略进行产品经营有重要意义。

（二）老年人健康服务价格策略

1. 老年人健康服务定价原则 价格一定程度上反映健康服务的水平和质量。定价原则有以下五个。

（1）分级定价：即根据不同级别、成本要素和技术难度等进行分级定价。

（2）差别定价：根据不同层次的服务需求及消费人群定位进行定价。

（3）比价合理原则：指市场中同类产品间的价格合理性进行比较。

（4）因地制宜：价格制定要随着地区经济水平、社会状况等不同而有所区别。

（5）体现劳动价值：老年人健康服务大部分属于服务类产品，通过专业技术人员提供服务，价格制定要与其劳动价值相匹配。

2. 影响老年人健康服务价格因素 由于老年人健康服务的特殊属性，健康服务产品价格受到诸多因素的制约，包括健康服务产品市场特征、国家政策、成本、老年人消费承受能力等。

（1）定价的自由程度首先取决于市场竞争的格局，包括完全竞争、纯粹垄断、不完全竞争、寡头竞争四种情况，老年人健康服务竞争市场中后三种竞争格局普遍存在，如部分老年人公共服务属于纯粹垄断。

（2）国家对价格的管制及补偿政策也直接影响老年人健康服务定价。近年来，国家颁发的一系列养老服务工作政策和措施规定老年人健康保健、健康教育等服务纳入财政补助范围，对老年人进行国家财政补偿体现了健康服务的公益性。

（3）成本是指提供健康服务所涉及的显性成本及隐形成本，显性成本如固定资产折旧等。由于老年人健康服务属于知识密集型的复杂劳动，隐形成本包括劳务价值、品牌、信誉等。

（4）老年人健康服务涉及广大老年人的健康问题，其定价必须考虑大多数老年人的承受能力。

（三）老年人健康服务渠道策略

1. 老年人健康服务渠道 营销渠道是连接生产与消费的桥梁和纽带，参与和帮助产品从生产者向消费者转移。老年人健康服务营销渠道是指健康服务产品由健康服务提供机构最终向老年人转移过程中所经过的各个环节。健康服务机构是营销渠道的起点，顾客即老年人购买、消费了健康服务是渠道的终点。

2. 老年人健康服务渠道结构 渠道结构分为长度结构、宽度结构及渠道多重性。长度结构是指健康服务从提供者流向消费者中间经过的环节，中间环节越多则营销渠道长度越长。按照环节的数量分为直接渠道、一层渠道和两层渠道；宽度结构是指每个层次或环节中并列使用相同类型中间机构的数量。同一层次或环节的中间商越多，渠道宽度越长；渠道多重性指的是长度结构与宽度结构多种渠道的联合渠道，是相对复杂的营销渠道。老年人健康服务营销渠道的长度、宽度和多重性受到服务性质、服务可及性等因素的影响。

3. 老年人健康服务营销渠道 老年健康服务市场具有的特殊性质决定了健康服务营销渠道具有与其他行业营销渠道不同的特点。健康服务营销渠道主要有以下两种类型。

（1）健康服务提供方→老年人。这种健康服务营销渠道即直接渠道，由健康服务提供机构直接与老年人进行面对面的、一对一或一对多的健康服务。例如，养老机构向老年人提供的医、护、养、住服务，老年心理健康机构向老年人提供心理咨询及健康教育服务等。

（2）健康服务提供方→中间机构（≥1）→老年人。这种渠道根据中间机构的数量和类别不同分为很多种情况。市场营销学中的中间商指的是各类批发商、代理商、零售商等，对于老年人健康服务营销渠道的中间商既包含市场营销学的含义，也具有其他含义。例如，针对老年人的健康保健品、健康监测设备等实物营销，中间商与其他行业基本相同；对于医疗机构知名专家教授到社区卫生服务中心为社区老年人提供健康指导，中间机构即社区卫生服务中心，这时候中间机构与营销学中的中间商含义有所区别；健康服务营销的多重性渠道也属于这种渠道类型。例如，2001年由美国国家疾病预防控制中心等6部门联合发起的《国家计划：促进中老年人身体活动》老年人健康教育与健康促进活动，针对中老年群体制定涉及公共政策、家庭与社区、医疗卫生、学术研究、宣传与营销等6个领域的18项综合性计划，每条计划都有相应的负责单位、合作组织及健康服务提供组织，这些单位和组织均是中间机构，形成了多渠道营销网络。

（四）老年健康服务促销策略

1. 老年人健康服务促销 老年人健康服务促销是指通过人员促销或者非人员促销的方式，传播健康服务实物产品或服务产品的性能、特征等信息，帮助老年人认识产品或服务带来的益处，从而达到唤起老年人注意和兴趣、采取购买行为的目的。

2. 老年人健康服务的促销方法 老年人健康服务促销主要采取的策略包括以下四种：广告、人员促销、营销推广和公共关系等。广告促销顾名思义，即利用大众传媒的方式传递信息；人员促销这种方式一般用于老年健康服务实物性产品，如老年保健产品等。营销推广是指通过直接显示、利用产品、价格、服务、购买方式与环境的优点、优惠或差别性，以及推销、经销奖励来促进销售的一系列方法的总和。公共关系是指一个社会组织以公众利益为出发点通过有效的管理和双向信息沟通，在公众中树立良好的形象和信誉，以赢得内外公众的理解、信任、支持与合作，为自身事业的发展创造最佳的社会环境，实现组织的既定目标，如社区卫生服务中心举办义诊、养老机构举办健康教育和健康咨询活动、社区印发健康宣传手册等方式，树立良好的形象，从而促进各类老年人健康服务营销活动的实现。

3. 老年人健康服务促销组合 仅仅通过单一的促销方式很难达到老年人健康服务营销的预期效果，往往需要对各种促销方式进行适当的选择和综合编配。四种常见的促销方式各有长短，要根据老年人健康服务的产品特点、促销目标、产品生命周期、市场性质等因素，有机结合上述促销方式，形成完整的促销策略。

（五）老年人健康服务营销组合策略

根据老年人健康服务产业类别，可以组合产品、价格、渠道和促销等手段制定相应的营销策略。

1. "养"老产业 "养"老产业主要指养老服务机构提供的医、护、住、养服务及相关产业。选择具体的目标市场，实行相应的营销策略，例如，向愿意住在高档养老机构的老年群体提供服务，营销策略就是价格高、养老环境优雅舒适，并重点向个人收入比较高的老年群体进行推销；向更希望居家养老的老年群体提供服务，则需要进一步了解这些群体具体有哪些需求，是需要钟点工做饭、打扫卫生的生活照顾，还是需要专业人员的陪伴看护，这些不同的需求将决定产品的价格、营销渠道及促销策略。

2."健"老产业 "健"老产业主要包括老年保健食品、老年保健用品、老年养生服务、老年医药、康复医疗器材等。老年人随着年龄的增长，身体功能不断下降，更容易受到疾病的困扰，因此，老年人更注重健康，青睐健老产品。然而目前健老产业面临诸多问题，如缺乏市场调研盲目生产、广告宣传夸大不实、价格普遍虚高与价值脱节等。对此，首先要针对健老市场的需求进行调研，生产针对性产品，并不断提高产品质量，确保其功效，这是立足市场长久发展的根本；在此基础上，企业可以按不同老年群体的收入、消费特点及产品的特色进一步确定价格。研究发现，文化水平较高的老年人更趋向于选择质量高而不是价格低廉的产品或服务，针对该群体的营销策略应该着重突出产品质量，其次才是价格；在营销渠道上，可以增加一些新的模式，如电视直销、网络销售等，特别针对行动不便老年人提供送货上门、在线或电话咨询等延伸服务。在促销上可以采用广告和人员推销等方式，其中广告必须要突出产品的特色。

3."乐"老产业 "乐"老产业主要是满足老年人精神层面的需求，主要包括老年心理健康教育、日常休闲、老年旅游、老年文艺活动、老年竞技活动、老年美容业等。根据相关研究，老年人的心理健康问题主要表现在三个方面：精神抑郁悲观，心情烦闷、精神焦虑，失眠、失落和自卑心理。这三个方面的问题主要与老年人生理条件变差、社会适应能力下降及精神需求增加相关。提示老年人心理健康服务提供机构针对以上三项老年人心理需求提供养老服务和产品。促销方式上选择老年群体较为喜欢的大众传媒方式，可推出一些养生、心理、旅游等方面的书籍，且纸张要轻，字体要大，价格适中，渠道上可以采用书店销售、网络销售或电视广播等渠道，促销方面除了传统的广告，还可以采用感性销售，即利用子女孝顺父母的心理，向子女宣传，这一方法在上述三种产业营销中都适用。

第三节　老年人社区健康教育与健康促进

社区健康教育与健康促进是实现"人人享受卫生保健"的有效途径，是社区卫生服务的重要功能之一；它以促进居民健康为中心，以社区为单位，以需求为导向，激励社区居民关心自己的健康问题，积极参与社区健康促进规划的制定，通过健康教育和环境支持改变人们的行为和生活方式，从而提高居民的健康水平、生活质量和文明素质。

老年人是社区居民的重要组成部分，迄今为止，世界 1/3 的国家和地区已步入老年型国家行列。老龄化是一种动态的过程，不是一种疾病。虽然老龄不可避免和难以逆转，但随着年龄增长所致的机体功能下降乃至疾病是可以预防和减缓的，既可通过医学方法，也可通过社会干预措施来达到此目的。因此，加强社区行动，开发社区资源，动员人人参与，面对老年人的健康问题，开展有目的、有计划、有组织的健康促进活动，以提高老年人的生活质量，是当今世界老年人健康教育与健康促进的重要策略之一。

一、基本理论与概念

（一）社区

"社区"一词早在 1887 年出版的《社区与社会》一书中由德国社会学家斐迪南·滕尼斯（Ferdinand Tonnies，1855—1936）首次使用。他认为，社区是指那些由具有共同价值趋向的同质人口组成的关系亲密、疾病相抗、富有人情味的社会团体。而我国社会学家费孝通给社区下的定义：社区是若干社会群体（家庭、氏族）或社会组织（机关、团体）聚集在某一地域里所形成的一个生活上相互关联的大集体。通俗地讲社区就是人们在地域中的社会性集合和组织，是一个相对独立的区域性组织和政权的实体。所以，社区是个社会学概念，有着相对独立的社会管理体系和服务设施，是个人及其家庭日常生活、社会活动和维护自身健康的重要场所和可用资源，也是影响个人及其家庭健康的重要背景。

（二）社区健康

社区健康是指社区居民这一特定人群的健康状况。在现代社会，社区人群特定的生物学特征，如年龄、民族、遗传危险性等，社区所处的自然环境、社会环境，社区卫生服务的提供与利用，以及社区居民的行为习惯和生活方式，这些都是影响社区健康的重要因素。上述因素的综合作用，影响着社区老年人的健康。在实际工作中，熟悉社区健康状况，评估社区健康需求，是制订社区健康教育与健康促进计划、开展健康教育与健康促进活动的首要环节。健康是人的一项基本要求和权利，也是平等社会的目标。因此维护健康、预防疾病、促进健康是社区的工作重点。

（三）老年人社区健康教育与健康促进

社区健康教育是指以社区为单位，以社区人群为教育对象，以促进居民健康为目标，有组织、有计划、有评价的健康教育活动。其目的是发动和引导社区居民树立健康意识，关心自身、家庭和社区的健康问题，积极参加健康教育与健康促进规划的制订和实施，养成良好卫生行为和生活方式，以提高自我保健能力和群体健康水平。

社区健康促进则是指通过健康教育和环境支持改变个体和群体行为、生活方式和社会影响，降低发病率和死亡率，提高人民的生活质量和健康素养。社区健康促进的两大构成要素：健康教育及其他能促使行为和社区环境有益于健康改变的一切支持系统。

随着老龄化社会的到来和城乡居民生活水平的提高，发展完善老年人社区卫生服务体系以满足老年人日益增长的健康需求。社区卫生服务是基本的、综合的、连续的卫生保健服务，以家庭和社区为服务对象，为社区老年人提供促进健康、预防保健、合理医疗和社区康复等全面服务。围绕"建设健康社区"这一目标，老年人社区健康教育与健康促进从整体上对社区内老年人的健康相关行为和生活方式进行干预，并贯穿于社区医疗保健服务的各个方面。

二、社区健康教育与健康促进的组织实施

社区健康教育与健康促进是一项社会系统工程，是一项综合体现多部门合作的工作，做好社区健康教育与健康促进工作的关键是取得社区决策者的重视和支持，争取社区卫生机构、社会团体及各单位的协作，动员社区每一家庭和群众的积极参与，这是社区健康教育与健康促进实施的基本保证和必要条件。社区老年群体健康教育与健康促进的顺利开展，需要政府、社会多部门、老年群体共同参与，在政策、环境、保健意识、行动和自我实现等方面达到促进健康的目的。

（一）加强政府的领导与协调功能

WHO在其《世界卫生组织组织法》中提出："政府对人民的健康负有责任，只有通过提供适当的卫生保健和社会措施才能履行其职责。"由于社区健康教育与健康促进项目在整个计划实施过程中涉及多部门参与、多学科交叉、多手段运作，所以特别强调在项目规划实施中应充分

发挥政策、法规和组织的作用。双轨管理是适合我国国情行之有效的社区健康教育管理体制，因此建立健全"双轨管理、条块结合"的组织网络，是加强基层政府、专业机构和各部门间合作的基础。其中，双轨管理一靠各级政府和卫生行政部门的组织领导，二靠各级专业机构的业务指导，两条渠道，对口管理，逐级负责，交互融会；条块结合是指以社区卫生服务机构医护人员为主体，以专/兼职健康教育人员为骨干，形成社区健康教育纵向网络；以社区为单位，形成社区分管领导牵头，社区内各单位协同参加，由街道、文化、教育、卫生、财政、环保、群众团体等共同组成的健康教育横向网络，把健康教育与各级专业机构的业务指导结合起来，发挥各自的优势，共同促进老年人健康教育工作。因此应加强政府领导与协调，完善机构建设和政策改革，帮助社区老年人改变其不良行为生活方式，减缓疾病的发生。

（二）建立社区联盟和社会支持系统

社区健康促进是一项系统工程，除了要有政府的强力支持外，还要有医疗卫生机构、学校、企业、社会团体等各种组织的参与和配合。社区联盟是指社区中的各种组织，即政府、非政府、卫生系统及卫生系统以外的各种组织，为共同目标联合工作。通过社会、经济和政策的干预及公共卫生的措施充分激发社区老年人参与社区健康促进规划的制订、执行与评价。因此，建立强大的社区联盟和社会支持系统，是保证社区老年人更加广泛、平等实现健康目标的关键，有利于促使健康的行为生活方式成为社会的规范，有利于充分调动社区群众的积极性，协调社区各界力量共同解决社区的问题，增强社区的凝聚力，从总体上提高与强化社区的内在力量。

（三）开发社区资源

社区资源是指社区赖以生存发展的物质和非物质资源。社区资源是开展老年人社区健康教育与健康促进的能源和基础，除积极筹集资金，争取外援性技术、人力、经费、设施外，应以社区发展为动力，立足于发掘社区内部资源的潜力。社区发展，是社区居民在政府机构的支持下，依靠自己的力量，改善社区经济、社会、文化状况，提高生活水平和生活质量的过程。这里"自己的力量"就是指掌握在社区居民或社区组织手中的各类社区资源，只有充分开发利用社区的人力资源、财力资源、物力资源及信息资源，培养社区成员的自治精神和自助、互助能力，实现在相互合作和互利互惠基础上的资源共享，才能使老年人社区健康教育与健康促进保持可持续发展。

（四）完善社区保健体系

改变"以疾病为中心"的医疗保健体系为"以健康为中心"的保健服务体系，改革现有的医疗体制，扩大社会保险和健康促进服务内容，培养全科医生和社区护士，为社区居民提供全程、全面、一体化的优质服务。因此，将老年卫生保健纳入三级预防保健网的工作任务之中，有机融入社区卫生服务机构的预防、保健、医疗、康复等各项职能之中，通过开展社区医疗卫生保健服务，建立社区医疗服务网络，建立社区家政服务中心，开展青年志愿者服务等服务，与老年人建立合作伙伴关系，尽可能向老年人提供多层次、多体系、多方位、高水平的医疗保健和生活求助等方面的服务。创造条件，鼓励老年人积极参加社区活动，丰富晚年精神文化生活，维护健康、独立的生活能力。

（五）开展形式多样的健康教育活动

老年人的健康和生活质量受各种复杂的行为因素和环境因素影响，又存在着性别、年龄、职业、文化程度、生活习惯、健康状况等多方面的差异。因此，开展社区健康教育活动，增进老年人的健康，就必须以多部门联合、多层次干预和多种手段并用的综合策略，采取多种健康教育形式和方法，以满足老年人的不同需求。即在社区健康教育活动中，要尽量调动各有关部门和单位积极参与；要针对目标人群的不同层次采取相应的策略和不同的教育内容；要根据目标人群、健康问题的特点采取行之有效的干预方法。

三、老年人社区健康教育与健康促进的内容与方法

提高和培养老年人对疾病和健康状况的自我诊断和自我保健能力是老年人健康教育的一个主要目的，也是社区健康教育所要求达到的一个终极目标，当老年人懂得了最基本的卫生知识后，就能从维护自身健康状况出发，积极改变不良行为，对自身健康状况做出经常性的判断，从而形成较好的卫生习惯和健康行为。

（一）老年人社区健康教育与健康促进的内容

1. 慢性病的社区防治 步入老年阶段，人体体表外形改变、器官组织功能下降，机体调节控制作用降低，机体免疫功能减退。饮食失节、劳逸过度等使肥胖的老年人占相当大的比例。部分因吸烟、酗酒及环境因素的影响使心脑血管疾病、糖尿病、高脂血症、脑卒中、骨质疏松等慢性病患者人数增加。总结世界各国控制慢性病的经验，最有效的方法是开展控制慢性病危险因素的社区健康教育与健康促进工作。

慢性病社区防治中，健康教育的主要内容：提倡健康的生活方式，控制行为危险因素；普及慢性病防治知识，包括引起疾病的主要病因、早期症状及表现，早期发现和早期治疗的意义，家庭用药及护理知识，心脑血管意外的家庭急救等；增强从医行为，提高对社区卫生服务的利用，如定期体检，积极参加健康咨询、疾病普查普治，遵医嘱坚持药物和非药物治疗等，做慢性病社区三级预防的积极参与者和接受者。

2. 新老传染病的防范 老年人的反应能力和机体免疫能力在这一时期是比较低的，由于社会人群中思想观念和生活方式多元化，以及滥用抗生素而出现抗药性等诸多因素，造成新出现或重新出现的传染病如 H7N9 禽流感、乙型肝炎、戊型肝炎、结核病等，这些病已构成对居民健康的极大威胁，应加强对其传染源、传播途径及防治方法的宣传教育。

3. 意外伤害的预防与急救意识 在进行意外伤害预防知识教育的同时，也要让老年人掌握一些基本的伤害现场急救知识，如触电、煤气中毒、烧/烫伤、跌伤等的简单处理等。现场急救的操作一般并不复杂，但是对于抢救伤者具有重要意义，甚至会直接决定伤者的存活与否，因此让老年人掌握一些基本的现场急救知识是非常有必要的。

4. 临终关怀与死亡教育 社区临终关怀，是以社区为基础、由各阶层组织为濒死老人或晚期患者提供的生理心理和社会全面支持和照顾。相对于延长生存时间而言，它更着眼于如何提高老人临终期间的生命质量。健康教育工作者从健康促进的高度，结合健康信息传播、教育和行为指导、心理抚慰等手段，在临终关怀活动中发挥重要作用。具体做法如下：

（1）为临终老人创造尽量温馨的环境，组织亲友轮流探望，多与患者亲切交谈，帮助他们缓解病痛折磨，让这些老人觉得每一天都很充实，甚至经常忘却自己已在临终阶段。

（2）不回避老人有关死的话题，借机与他交换有关人生价值、世界观、生老病死客观规律的看法，帮助他接受死亡现实，解除恐惧、孤独感，冷静、尊严而无憾地走向死亡。

（3）帮助老人完成一些未了的心愿，在合理和可能的情况下满足其要求。尊重老人应享有的作为人的一切权利。

（4）协助医生向患有绝症的老人讲解药物的药理知识，鼓励老人自己对其作用时间和效能

进行观察，减轻烦躁和痛苦。WHO 推广的治疗癌痛三阶梯法已改变过去怕成瘾而不敢使用麻醉性药物的传统做法，尽最大努力让患者无痛苦地离去。如有健康教育工作者的积极抚慰，可使药物更有效地发挥作用。

（二）老年人社区健康教育与健康促进的方法

1. 开展慢病防治培训班　举办各种促进健康行为的社区保健系列讲座，如老年人应怎样合理安排生活，高血压患者的健康保健措施，老年人应怎样进行心理调适等等。在讲解时应注意老年人的学习特点，特别注意扩大教育者与受教育者的双向交流，每次讲座中可安排老年人现身说法，以老年人生活中贴近的事例作为榜样示范。健康教育者应因势利导，指导老年人开展丰富多彩的文化体育活动，多创造集体活动的机会，不但促进了人际间的交流，愉悦身心，还使生活有了更明确的目标。

2. 大众传播媒介手段　许多大众传播媒介，如报纸、广播、电视等对老年人是适用的，而且健康信息的传播范围大。但在制作这些健康宣教材料时应注意结合老年人的生理特点。例如，报纸，最好选用较大字号，字迹要清晰，字距应适当加宽；文摘，应在传播信息的间隙插入老年人喜闻乐见的地方戏剧和民歌等，引起老年人兴趣；播音员吐字清晰，速度适中，语调和蔼可亲，重要的内容可适当重复，增强记忆；电视录像，色彩鲜艳明亮，尽量减少镜头切换，内容应有明显连续性，不要让人眼花缭乱。这些实际措施均可大大提高对老年人健康信息的传播效果。

3. 设立社区健康生活指导站和健康咨询服务点　社区健康咨询服务点对开展老年人健康教育起到了重要作用，能在一定程度上满足居民对健康教育的需求。健康咨询是针对社区居民医疗卫生等健康知识和问题进行解释及就医指导。社区卫生服务中心可以在门诊大厅摆放宣传资料取阅架，供就诊患者及家属阅读；门诊电子屏幕滚动播放不同疾病的防治知识；病房输液室设有电视播放常见慢性病防治视频，让前来输液的患者及家属了解更多慢性病的防治知识。

4. 善用访谈指导开具健康处方　现如今全国不少社区开展了"家庭医生"试点工作，在此过程中社区卫生服务人员利用为老年患者诊疗咨询的机会，与老年人进行面对面交流，针对老年人的一些常见问题，在行为指导过程中辅以心理疏导，及时为其开具针对性强的健康教育处方，指导养生与防病治病。这类指导还可以为几名同类型的患者开展集体咨询活动，指导者适时引导，由大家集体献计献策的行为指导方式，使得老年人在他人的建议中受到启发，又从对他人的帮助中感到自己的存在价值，对老年人心理和行为问题的矫治，是一种效果明显的好方法。

四、老年人家庭健康教育

WHO 曾经指出："健康首先是从家庭开始的。"家庭是社区和社会的细胞，家庭健康是社区健康和社会健康的基础。因此，老年人社区健康教育工作的重要任务之一就是要使健康教育家庭化，让每个家庭都积极参与和自觉接受健康教育。从健康教育规模上讲，家庭是开展社区健康教育最适宜的单位。

（一）家庭对健康的影响

1. 对疾病传播的影响　由于家庭成员具有共同的家庭环境、生活条件、生活习惯等，许多疾病容易在家庭成员之间传播，如流感、肺结核、性传播疾病等。

2. 对疾病恢复的影响　家庭的支持对老年人各种疾病的治疗和康复有很大的影响，其对健康的影响机制可能有以下两种途径。

（1）直接影响心理和生理的途径：家庭因素如家庭压力或生活事件等，直接影响个体的情绪状态，从而导致机体发生病理生理变化，进而出现病态。近年来的动物实验和人体试验显示，神经系统能直接影响机体的免疫功能，压力可引起免疫抑制和疾病增多。介导细胞免疫的、在防御癌症和感染方面起着重要作用的T淋巴细胞，最易受到压力的影响。

（2）影响行为的途径：家庭影响着个体的健康行为，如饮食、锻炼、吸烟、遵医嘱、看医生的次数等，这些行为又影响了个体的健康。例如，居丧期可能会增加饮酒、吸烟、服镇静药等行为，酗酒与肝硬化、交通事故等常常相关。

（二）家庭健康教育的内容

老年人家庭健康教育主要是指自我保健，包括适量运动、均衡饮食、稳定情绪、合理用脑及养成良好生活规律和卫生习惯。实际上，自我保健是将"医学、预防、康复和保健"合为一体的综合性保健措施，从而达到防病健身、延缓衰老、健康长寿的目的。

1. 适量运动　适量的运动是增进健康的有效手段，既可以增强体质，提高免疫力，延缓衰老，又能改善大脑功能，磨炼人格，调适心理，增强自信，促进人际交往与沟通等。老年人适宜低度或中度运动，不宜剧烈运动，力求简单易行，轻松舒缓，自我调节，运动适量，安全实效。老年人要把体育健身作为人生的基本需要，自觉塑造身心健康。体育健身贵在坚持，重在适度，因人而异，循序渐进。形成锻炼习惯是一个动机—适应—坚持的过程，在心理上反映为运动前有期待感、运动中有愉快感、运动后有满足感、对健康有责任感。

2. 均衡饮食　营养摄取均衡是身体健康的物质基础，膳食种类要包括蛋白质、脂肪、碳水化合物、维生素、矿物质、水和纤维素。只有均衡饮食，才能维持体内代谢平衡，提高免疫功能，维持生命活动。老年人膳食宜以素食为主，荤素搭配，适度节食，宜清淡，讲卫生，做到低脂肪、低热量、低糖、低盐（每天5g内）；做到营养素平衡、热量平衡、酸碱平衡；善用抗衰老食物进行调理。

3. 稳定情绪　老年人稳定的情绪是身心健康的精神支柱。良好的心境和乐观情绪，是身心健康的重要标志。有研究资料表明，老年病有70%~80%是与心理、社会因素有关的疾病，如癌症、脑血管病、心脏病的主要致病原因是心理失调。81.2%的癌症患者在患病前都经历过恶性生活事件，所以，应当及时调适培养从容、豁达、乐观的情绪。同时，以"五乐"的境界，即知足常乐、助人为乐、自得其乐、排忧取乐、与众同乐，伴随生活历程。和睦欢乐的家庭对老年人的身心健康是至关重要的，健全的家庭功能有益于老年人的健康。"合家欢、老人安"充分说明了这一点。随着老年人在家庭中生活的时间增多，与他的第二、第三代人接触的时间也就逐渐增多，处理好相互之间的关系，可增进老少情感，使得老年人延年益寿。

4. 合理用脑　合理用脑是促进健康的关键环节，能使脑血管处于舒展状态，改善大脑功能，延缓大脑衰退，有利于协调人体的生理活动。老年人保健的一个误区就是忽视大脑活动，导致出现了由认知功能障碍发展到老年痴呆的症状，且表现出人数增加、年龄提早的趋势，值得警惕。脑子越用越灵，这个道理对老年人一样适用，国内外一些有成就的著名人士在高龄时期仍然可以再创辉煌就是证明。现代医学证明，即使是老年人，只要不断地给大脑新的信息刺激，做有节奏有规律脑活动和保持营养适当，可使新的脑细胞生长比死亡的多。所以，勤奋用脑亦称为"保健性的理解力"。

5. 养成习惯　人体的生命活动像一座生物钟，其生理和心理活动都有节律性，人体的内环境和外界自然环境、社会环境同样存在运动的规律性。只有人体生物钟的节律性与自然社会变化的规律性相适应，才能达到"天人相应""形神相同"，顺则养生，逆则损体。疲劳在过去、现在和未来都是危害人体健康的一种诱因。所以，预防和消除疲劳，做到生活有节律，对健康格外重要。当然，健康不是一切，但没有健康就没有一切。良好生活规律应做到起居有常、进食有节、劳逸结合、睡眠充足、忙中有余、动静平衡、体脑结合、讲究卫生、改善环境、亲朋友善、邻里和谐、家庭和睦、融入社会、生活井然。

五、老年人社区健康教育与健康促进的展望

纵观各国社区健康教育与健康促进的发展历程，无论发达国家还是发展中国家，社区健康教育与健康促进的重要地位越来越凸显。随着我国城市化进程及卫生服务改革与发展的不断加快，作为社区卫生工作的重要组成部分，老年人社区健康教育与健康促进工作面临着新的机遇。

（一）有效的行为干预是前提

健康教育与健康促进贯穿于社区医疗、预防、保健、康复的全过程，贯穿于老年人生命保护的全过程，它的任务是普及科学知识，引导人民建立健康的生活方式，针对社区老年人主要健康危险因素实施行为综合干预。由此可见，如何制订有效的行为干预措施是基层工作中首要考虑的问题。目前社区健康教育以社区卫生服务为依托，社区医生对慢性病患者建立随访档案，有针对性地提供健康处方进行个体健康指导的方式能够发挥人际传播的效应，是一种持续有效的行为干预措施。新时期为了满足人们的健康保健需求，提高服务效率，有必要利用现代化的手段扩大社会影响力，如推广健康教育应用软件，逐步实现社区健康教育档案的信息化管理；建立健康教育网站，发挥网络媒介方便快捷、成本低廉、信息互动和隐匿可靠的优势。

（二）完善的工作体系是关键

1974年美国国会通过了《国家健康教育规划和资源发展法》，健康教育机构的设置必须经国会审议通过，具有法律保障。美国健康教育有关部门从1948年开始着手研究健康教育工作者的职责和能力，1999年颁布《健康教育工作者的职责和能力》，明确提出初级和高级健康教育工作者的职责和能力要求。芬兰由于开展了规范化的健康教育活动，经过20年的努力，国内的心、脑血管疾病较前分别下降了1/3和1/2。因此，政府加强支持，构建完整的社区健康教育与健康促进的有效机制及良性运行体制，在各级健康教育网络的基础上，建立各级健康教育中心，以主要的健康教育机构为主要平台，以社区的医务人员为主要的服务骨干，打通各层级的健康教育网络。通过建立健康教育的示范机构，逐渐完善健康教育的科学评价体系，促进社区健康教育工作的制度化及规范化。

（三）多级的筹资方式是保障

健康教育强调政府的责任，原则上以政府的财政预算拨款作为健康教育与健康促进经费来源的主要渠道，然而目前我国的健康教育事业经费有限，为了实现社区健康教育长期高效运作，还需要在市场经济条件下多方筹集经费，建立起经费补偿机制。国外健康教育与健康促进有很多投资者。例如，美国政府的健康教育经费占全国卫生经费的5%以上，健康教育年开支约25亿美元，人均8.7美元。许多国家设有全部或部分资金由政府资助的健康促进基金会，如泰国的"泰国健康"基金，澳大利亚和新西兰的"健康之路"和"维多利亚健康促进基金会"等，资金来源于对烟草和酒等非健康产品增收的税收。日本针对老年人健康的介护保险制度，通过健康保险开展健康教育。我国的具体做法可以是在取得卫生局和物价局的支持下，适当收取宣

传成本费，逐渐实行有偿服务；在保证广告宣传合法科学的前提下，利用商业赞助举办健康教育宣传；与医疗机构合作开设便民门诊，达到与医院双赢和共同发展；开发和拓展健康教育服务市场，促进居民健康投资，引导健康消费，使健康教育产生社会效益的同时，促使经济效益更大化。

（四）互联网+社区健康是趋势

中国的医疗资源远远不能满足人民大众快速增长的健康需求。如何充分利用现有的医疗资源，提高服务效率，值得关注。健康服务信息化是提高服务质量和服务效率的重要手段之一。移动健康集物联网、云计算、大数据和移动互联网等现代信息技术于一身，将使健康服务信息化从互联时代向移动时代发展。移动健康将对改善社区老年人的健康水平、提高生活品质和健康服务水平起到重要的作用，并将促进健康服务模式的改变。移动健康是通过无所不在的移动网络和智能健康终端来提供医疗和健康服务的新实践。移动健康使健康服务从社区卫生服务机构拓展至家庭和个人，从 PC 计算机延伸至智能手机、平板计算机和智能健康设备，并鼓励人人参与健康管理，共享健康带来的欢乐。移动健康具有个性化的天然优势，可针对老年人的特点和需求，打造个性化的贴身健康服务。移动智能健康设备改变了人类的沟通交流方式，搭建了一个健康社交网络，开启了直接获取信息的通道。自我健康跟踪、管理和信息共享将对健康事业产生积极影响。融合线上健康信息交流与线下健康服务的 O2O 移动健康服务模式将提供全新的用户体验。移动健康强调和促进人们自己参与健康管理，并从依赖于医院和医生的被动治疗转向"我的健康我做主"的积极主动预防、保健和养生，实现健康理念的创新和跨越。

第四节　养老机构健康教育与健康促进

随着老年化进程的不断发展，选择在养老机构养老的老年人越来越多，养老机构成为健康教育与健康促进的重要场所。积极为老年人开展系列健康教育活动，是做好一级预防、提高老年人健康意识和自我保健能力的重要策略，也是符合养老服务行业发展的必然趋势。

一、基本理论与概念

（一）养老机构健康教育与健康促进的概念

1. 养老机构　养老机构是为老年人提供入住、养护等综合性服务的场所，通过为入住老年人提供住养服务以提高老年人生活质量，是养老服务体系的重要组成部分。我国的养老机构主要包括以下几种类型：老年社会福利院、养老院或老人院、老年公寓、护老院、护养院、敬老院、托老所、老年人服务中心；依据其福利性质不同，又可分为国家出资举办管理机构和社会资本投资运作机构。近年来，出现了一种新型的"PPP"模式——"公建民营"养老院模式，由政府出资建设基础设施，由民间资本经营。《2014 年民政工作报告》显示，截至 2014 年年底，全国各类养老服务机构 3.4 万个，床位 551.4 万张，同比增长 16.2%；每千人口拥有养老床位 26 张，同比增长 6.2%。

2. 机构养老　机构养老是指以专业养老机构为养老地点的养老模式。长期以来，我国实行以家庭养老为主的养老模式，但随着计划生育基本国策的实施，以及经济社会的转型，家庭规模的缩小和结构变化使传统的家庭养老功能不断弱化，对专业化养老机构和社区服务的需求与日俱增。2013 年，国务院下发的《国务院关于加快发展养老服务业的若干意见》（国发〔2013〕35 号）规定，到 2020 年，全面建成以居家为基础、社区为依托、机构为支撑的功能完善、规模适度、覆盖城乡的养老服务体系。机构养老作为中国养老服务内容之一，是当代社会养老服务体系的支撑力量。

3. 养老机构健康教育与健康促进　美国健康教育学家劳伦斯·格林（Lawrence Green）指出："健康促进是指一切能促使行为和生活条件向有益于健康改变的教育与环境支持的综合体"。养老机构健康教育是指各类养老机构在服务的过程中，对老年人实施的有目的性、计划性、系统性的健康教育活动，旨在提高老年人健康保健意识和能力，采取健康的行为，促进身心健康。刘永兵等对新疆317例养老机构老年人调查显示，经常能够得到健康教育的老年人，健康素养得分高于没有或较少得到健康教育者。机构养老是我国三大养老模式之一，在养老机构开展健康教育非常重要。

（二）养老机构健康教育与健康促进的特点

1. 福利性　由于老龄及高龄化趋势的加速发展，养老问题成为一项具有较强公共性的社会问题，需要政府承担相应的社会责任。从这个角度来说，老年人选择养老机构服务由于具备了社会共同的消费性而成为准公共产品，成为社会福利体系不可或缺的一部分。这就使得养老机构提供健康教育与健康促进服务具备了福利性特点。

2. 全面性　养老机构健康教育与健康促进要求全面服务。全面性表现为三个方面。

（1）在满足老人的衣、食、住、行等基本生活照料需求的基础上，对老年人进行医疗保健、疾病预防、护理与康复、精神文化及心理与社会等方面的健康教育。

（2）要满足入住老人上述健康教育工作，需要养老机构全体工作人员共同努力。

（3）绝大多数入住老人把养老机构作为其人生最后的归宿，从老人入住那天开始，养老机构工作人员就要做好陪伴老人走完人生最后里程的准备。

3. 高风险性　据调查，入住养老机构的老人平均年龄多在75岁以上。增龄衰老自然使老人成为意外事件、伤害、疾病、突发死亡的高危人群。这要求养老机构进行健康教育过程中要根据老年人特点设置安全教育课程，有所侧重，还要注重教育的效果，减少老年人发生意外的风险。

4. 专业性　专业性体现在人员专业性和知识专业性。养老机构需要大量的老年护理人员及康复治疗师，这些人员需要经过专业的教育、持续的继续教育及专业培训后才能胜任老年健康教育工作；老年健康教育内容涉及面广、专业性强，包括常见病防治知识教育、合理用药指导、健康生活方式的指导、心理健康教育等，是一门牵涉多个学科的应用学科，这些学科在健康教育中相互渗透、相互补充。

5. 持续性　老年人由于各器官功能紊乱，心理适应及生理功能等方面也逐渐衰退，对护理人员进行的健康教育缺乏主动接受的愿望，对信息的接受能力、速度及质量均明显下降，所以健康教育应贯穿于老年人服务的整个期间，反复多次地向患者宣教疾病方面的知识，使患者能正确理解并掌握好内容。

二、养老机构健康教育与健康促进的内容与形式

人在逐渐进入老年期以后，会出现一系列形态、生理和心理的退行性变化，如视、触、听、本体感觉敏锐性下降、免疫力下降、康复能力变差、反应变慢、理解能力下降、心理状态不稳定、社会支持下降等。老年人健康问题比任何一个人群都要多且复杂。因此，对其进行的健康教育必须内容贴切易懂、形式丰富多样，做到老有所养、老有所医、老有所为、老有所学、老有所乐，使老年人健康长寿。

(一)养老机构健康教育与健康促进的内容

1. 常见病防治知识教育 加深对各类慢性病等常见疾病的认识有助于老年人进一步了解自身健康状况并自觉遵守医嘱、配合治疗。对老年人常见疾病,包括常见慢性病、肿瘤、眼部疾病、运动系统疾病、神经系统疾病、泌尿系统疾病等的定义、病因、症状、危害及相关知识进行讲解,教授其具体的预防、控制措施和自我护理、自我保健的方法,做到无病早防、有病早治。

2. 合理用药指导 多数老年人因患有各种慢性病,需要长期服用各种药物,经常会出现漏服、多服、弄错剂量、随意停药等情况。养老机构照护人员应负责监督老年人按时按量用药,指导其正确服用药物。合理用药指导包括以下几方面。

(1)药物用途、服用方法、剂量、服用时间、可能发生的不良反应及应急处理。教育老年人遵照医生的指导合理用药,不可随意停药。

(2)教育老年人不要盲目进补或听取偏方,应咨询专业人士后方可服用药物。

(3)指导不同药物的储存方式,注意识别过期、变质及失效药品。

3. 健康生活方式的指导 良好的生活方式及生活习惯对保持老年健康、减少和预防老年疾病发生很有帮助。主要内容如下。

(1)穿着指导:老年人的环境适应能力降低,应指导其注意随季节变化及时添减衣物,勤换洗,着宽松、合身、保暖、透气舒适的衣物。

(2)饮食指导:养老机构应按时为老年人提供健康营养的饮食,指导老年人定时定量进食、少食多餐,多食易消化、清淡食物,戒烟酒。对于患病老年人,指导其食用利于疾病康复的食物,如服用降糖药应控制主食等。

(3)睡眠指导:老年患者应保持每日 6 小时以上的睡眠时间,对入睡困难的老年人可服用适量镇静药,睡前忌饱食、情绪激动、过量运动等,养成规律作息时间。

(4)运动指导:告知老年人适量活动的好处,如增强体质、促进血液循环、防止肥胖、延缓衰老等。在养老机构内为老年人设置专门的活动场所,选择柔缓的体育锻炼项目,指导老年人适当运动,包括运动量、运动时间、活动范围等。

4. 心理健康教育 老年人普遍存在失落感、无用感、抑郁、焦虑、孤独及恐惧等各种各样的心理问题。针对老年人特点,积极对其进行心理健康教育具有重要意义,包括以下几方面。

(1)退休后的社会适应:正确看待退休,调整心态,建立新的生活秩序。

(2)树立正确的疾病观:理解老年生理变化是自然客观规律,乐观坚强、积极治疗。

(3)处理好家庭关系:正确看待家庭与子女间的分歧,努力建立和睦家庭关系。

(4)培养兴趣爱好:参加老年继续教育,充实愉快度过晚年。养老机构应实时关注老年人心理状态,及时发现其心理问题,并进行疏导教育,帮助老年人渡过心理难关。

(二)养老机构健康教育与健康促进的形式

1. 语言教育 语言教育是指通过对话或讲解的方式进行一对一或一对多的健康教育,传递医疗保健知识。要有计划地、循序渐进地把有关健康的知识教给老年人,使其了解疾病的发生、发展、预防及不同阶段的注意事项。同时,可向老年人宣读有关康复书籍、报刊等,使其尽快掌握一些医疗保健和自我护理技术。一对一形式主要是通过面对面交谈,针对性强。根据老年人的具体情况进行指导,发挥语言指导的直接性及简捷性。对老年人想了解的问题和疾病的相关知识给予回答。一对多的形式主要通过举办专题讲座,应用通俗易懂的语言对患者做健康指导,避免使用医学术语等晦涩难懂的语言。语言教育对健康教育者的自身素质要求较高,要掌握人际交流的技巧，与群众有共同语言。

2. 文字教育　文字教育包括制作健康小册子、折页、墙报、宣传板等方式传播健康保健知识。特点是简便易行、图文并茂。可将健康教育内容编成小处方、小册子发给老年人，特别是那些有听力、言语障碍，交流困难的老年人。文字教育应做到内容精练、文字通俗、字迹清晰、版面活泼、标题鲜明并定期更换。

3. 示范式教育　示范式教育是指根据对老年人的认知水平、健康知识的缺乏程度、技巧掌握的情况，向其示范基本方法和操作，如有效的咳痰动作等。由于多数老年人最喜爱"聊天"活动形式，因此可以经常在老年人群中开展相互交流活动、现身说法、榜样示范等健康教育活动。

4. 视频广播教育　视频广播教育是指利用电视、收音机等设备进行健康教育。发挥视听并用的优势，提高健康教育的效果。温勇等对中西部 5 省 12 县 5050 位中老年人的调查显示，电视及广播是中老年最喜欢的健康知识宣传方式。彭晓辉等对南京市 326 名中老年社区居民调查同样显示电视及广播是中老年人最主要的、最喜欢的健康知识获得途径。提示养老机构在开展健康过程中可以合理运用视频广播的方式，投其所好，提高效果。

三、养老机构健康教育与健康促进的实施及实施要点

养老机构是实施健康教育与健康促进的基层业务单位，在实施健康教育与健康促进工作的过程中，努力营造良好的支持性环境，结合养老机构各项任务及特点开展健康教育与健康促进，为老年大众提供健康信息。使老年人更好地掌握健康知识，采纳有利于健康的行为和生活方式。

（一）养老机构健康教育与健康促进的实施

1. 建立养老机构健康教育与健康促进网络　开展养老机构健康教育与健康促进，需要建立内部网络及外部网络。外部网络包括纵向网络及横向网络。纵向网络是指在政府和民政局的领导下，养老机构开展健康教育工作的规划、实施和评价，内部成立健康教育小组，建立在养老院负责人领导下，健康教育小组协调指导、各业务科室的工作人员为基础的三级健康促进网络。横向网络是指各单位协同参加，形成教育、卫生、财政、环保、群众团体共同组成的健康教育与健康促进网络。横向、纵向机构密切协作，共抓关键。

2. 创造养老机构健康教育与健康促进文化　创造健康教育与健康促进文化，首先领导层应予以重视，树立决心，创造支持性环境；其次，提高养老机构内部对健康教育目的及意义的认识，营造全员参与的氛围动员机构内部全体人员积极参与老年人健康教育与健康促进活动。

3. 制订养老机构健康教育与健康促进计划　计划是科学合理的体现，有利于提高资源利用率，明确方向，指导有关人员共同行动。养老机构应根据辖区政府健康教育与健康促进政策、方针及规划，制订适合本机构的健康教育与健康促进计划。将健康教育工作系统化和定期化，进行有目标的健康干预，帮助老年人建立健康的生活方式和行为方式，增强自我保健意识。计划应有明确的理论基础和政策依据，有明确的目标、策略和评价指标，动员全员参与。联合国儿童基金会编撰的《生命知识》培训材料将整个计划设计分成九个步骤：①问题与政策分析；②形式分析；③目标人群分析；④制订目标；⑤确定教育策略；⑥材料制作与预试验；⑦人员培训计划；⑧活动与日程管理；⑨监测与评价。

养老机构健康教育与健康促进计划也可参照进行。

4. 加强养老机构健康教育与健康促进能力　养老机构健康教育与健康促进能力主要体现在人员、资金、设备设施三个方面。

（1）人员方面：健康教育者是否具备良好的健康教育基本理论和技能很大程度上决定了健康教育与健康促进工作能否成功。因此，应通过各种方式，如脱产进修、参加研讨会或在职自修等途径，系统培养健康教育者基本理论和方法，使其掌握必要的健康教育能力。

（2）资金方面：政府及民政部门加大财政补助，养老机构扩大筹资渠道，争取更多的资金投入到健康教育与健康促进工作中。

（3）设备设施方面：努力改善硬件设备设施，为老年人营造舒适、安全的环境。购买更加先进的设备投入到健康教育与健康促进工作中。

（二）养老机构健康教育与健康促进的实施要点

1. 随机教育 在日常基础护理和各项技术操作过程中，不失时机地进行健康教育，将健康教育内容贯穿在治疗和护理中。例如，在做各项检查前，宣传其意义和方法；给患者静脉滴注时，讲解药物的作用与不良反应，同时，告知老年患者静脉滴注速度不能随意调整。

2. 因人施教 老年人年龄、心理状态、生活方式、文化背景不同，所患慢性疾病及病程长短、经济承受能力不同，以往安全问题发生的经历不同，对健康教育的需求及关注的问题也不相同。因此，要采取因人而异的灵活教育策略，结合老年人过去的生活习惯和学习经验，选择适应老年人的方法和语言。

3. 家属参与 选择入住养老机构的老年人，大多是因为家庭无法兼顾老人而做出的不得已选择。在老年人心中，还是非常希望家属陪伴。家属在老年人心中扮演着不可替代的角色。因此，在进行健康教育过程中，家属的参与可以提高老年人的配合度及教育效果。

4. 精品教育 老年人随着年龄的增长，感觉器官逐渐不能正常有效地接收信息，同时因记忆细胞的萎缩或某些疾病，对各种记忆信息的储存会产生影响。因此，老年人健康教育切忌内容多而杂，应采取由浅入深、循序渐进的策略，找到与认识功能相关的影响因素，从老年人最感兴趣的内容着手，从最认同的方式起步，逐渐接受与适应。同时，健康教育内容须具有代表性、针对性、易懂性、易接受性和可操作性。

5. 合作教育 前文提到养老机构健康教育与健康促进横向网络，联合教育、卫生、财政、环保、群众团体等部门、组织进行健康教育与健康促进工作，即为合作教育。养老机构提供包括养、护、医、教等全方位服务，需要养老机构与相关部门形成合作单位，一方面可以减少养老机构重复设置相关人员设备，减轻国家、社会、养老机构的经济负担。另一方面，可以充分利用这些部门完备的人力、物力、财力资源，为老年人提供规范、全面、先进、优质、连续的服务，为老年人的健康保健提供完善的保障。

四、养老机构老年人健康教育和健康促进的挑战与发展重点

随着人口老龄化的不断发展，老年人对卫生保健需求日益增加，从理论和实践上对健康教育与健康促进提出了更高要求，展望未来，养老机构健康教育与健康促进面临许多机遇和挑战。

（一）养老机构老年人健康教育和健康促进的挑战

1. 养老服务机构人员队伍与功能不匹配的挑战 老年人在养老机构中接触最多的是照护人员，主要以护工和养老护理员为主。而养老机构护理人员数量不足是普遍性现象。根据最新的人口统计数据，按照国际公认的3位失能老人配备1名护理人员的标准计算，我国需要的养老护理人员数量大约在1000万人。但根据现有公开数据，当前全国养老机构人员不到100万，持证上岗的人数不足2万，缺口已达千万级别。然而，在英美国家，优质养老机构的人员配比

甚至达到了 1 名失能老人配备 1.5 名护理人员。除了总量不足，养老护理人员素质较差。在美国，护理人员从学校到临床均系统接受健康教育理论和方法的学习，护士的健康教育服务理念已成为工作行为准则。而在我国大部分学校还没有设置健康教育课程，多数护士没有系统地接受健康教育知识的学习，也缺乏自觉为患者提供健康教育的理念。另外，养老机构护理人员的来源多样化且队伍不稳定，健康教育知识与技能的培训处于不断重复培训新人员的阶段。中国社会管理研究院发布的数字显示，新增护理员的流失率高达 40%～50%。从上述三点可以得出，我国养老机构专业从事老年护理的人力资源相对匮乏，且素质不高，严重影响健康教育与健康促进的水平和效果。

2. 养老机构自身发展与需求不相匹配的挑战 表现在以下两个方面。

（1）总量不足且利用率低：《2014 年民政工作报告》显示，截至 2014 年年底，每千人口拥有养老床位 26 张，与"平均每千名老人占有养老床位 50 张"的国际标准还相距甚远。尽管总量缺口大，养老机构实际入住率并不高。2009 年抽样调查显示，城市养老机构入住率为 57.4%，农村养老机构为 79.3%，公办养老机构为 71.7%，民办养老机构为 57.8%。

（2）功能不匹配：老年人是各种慢性病等常见病高发人群，对医疗护理服务需求非常高，而能够同时提供医疗与养老服务的养老机构却供不应求。民政部有关负责人表示，截至 2015 年年底，我国各类养老机构达 4 万多家，但真正具备医疗服务能力的只有略多于 20%。由于运行成本高及投入不足，养老机构总体呈现设施简陋、软硬件设备条件差、信息化程度低、功能不齐全等情况。硬件设施的不足严重影响养老机构养护服务的质量。

（二）养老机构老年人健康教育和健康促进的发展重点

1. 加大养老机构健康教育与健康促进力度 "健康老龄化"是世界卫生组织在世界卫生大会上提出的，其着眼点是老年群体的健康教育与健康促进。其意义在于实现老年群体的健康长寿，达到躯体健康、心理健康和有良好的社会交往能力。这也是老龄化背景下，社会各界所追求的共同目标。面对人口老龄化的挑战，应加大老年人健康教育与健康促进力度，建立起政府负责、部门配合、法律保障、群众参与的工作机制。重视老年人健康教育工作，加大政府财政投入、多渠道筹集资金，统筹协调、资源共享，创造有益于健康教育的外部环境；养老机构严抓落实，完善健康教育与健康促进机制，创造有利于健康教育的内部环境；老年人应积极配合政府及养老机构的健康教育与健康促进工作，养成良好的生活方式和行为习惯，保持乐观的态度，提高晚年生活质量。

2. 重点解决养老机构人才短板 据统计，2010 年我国 65 岁以上老年人中 0.5%需要住院治疗，2%需要机构护理，5%需要社区护理，共需要 176.76 万名护理人员，今后的 40 年间医疗护理产业的规模还将增加 2～3 倍。加大老年护理人才的培养力度，是提升现有社会养老机构健康教育与健康促进水平的关键环节。首先，大力加强高等教育院校健康教育教学工作，将初级卫生保健及健康教育列入基础培训课程，从校园开始接受健康教育的理论及技能培训；其次，要采取多种途径拓展护理人员渠道，不断提高养老服务工作者的社会认同感和福利待遇，要从编制、持证上岗等多方面着手吸引有经验有技能的护理师、保健师、心理咨询师等专业人员，充实到养老护理队伍，不断促进队伍的稳定和专业化。针对照护人员开展多种形式多途径的疾病护理和健康教育技能培训活动，可采用校企合作模式，加强在职人员的培训力度。此外，要引导和鼓励社会各方面力量积极投入老年服务产业，大力开展志愿者服务活动，充分发挥志愿者队伍在养老服务体系建设中的重要作用。健康教育队伍要进一步适应养老机构发展需求，造就一支高质量、多层次的健康教育队伍既是迫在眉睫的任务，也是今后发展的必然方向。

3. 医养结合+养老机构健康教育与健康促进 老龄化的加剧必定带来医疗需求的增加。选择机构养老的老年人一般患有多种疾病，单纯的健康教育难以达到预期效果。针对老年人的健康教育应与医疗服务相伴进行，只有与医疗、护理紧密结合，才能达到健康教育的目的和效果。因此，医养结合养老模式不仅符合我国养老服务产业发展方向，也符合老年人健康教育与健康促进的发展方向。在日本，依据养老机构的不同功能将其分为三类：技术护理型养老机构、中级护理照顾型养老机构及一般照顾型养老机构，其中技术护理型养老机构提供医养结合养老服务。近年来，国内逐渐开始重视医养结合养老服务的发展。为解决日益增长的养老和医疗需求，国务院下发了《关于推进医疗卫生与养老服务相结合的指导意见》（国办发〔2015〕84号）等系列文件，进一步推进我国医养结合养老模式的发展。面对越来越多的家庭和老人选择机构养老方式，政府部门应加大投入，统筹安排，合理布局养老机构，鼓励养老机构与医疗机构开展合作，借鉴国外先进经验，有效地利用医疗资源，推进"供养型""养护型""医护型"养老机构的建设。以满足不同层次的老年人的卫生保健需求，实现健康教育与健康促进贯穿于老年养老服务的全过程。

4. 养老地产+养老机构健康教育与健康促进 国外养老产业发展经验提示，养老地产的兴起是老龄化发展的必然趋势。养老地产涵盖包括老年居民服务、老年人健康保健、老年大学、老年人疾病护理与照顾、老年人精神娱乐、老年人饮食消费及老年金融理财保险等产品和服务。从养老地产定义可以看出，养老地产为老年人提供衣食住行等全方位服务，与养老机构功能相似，但大于养老机构范畴，故不妨将养老地产看作是广义的养老机构。2013年国务院发布《关于加快发展养老服务业的若干意见》，其中明确指出：要繁荣养老服务消费市场，开发老年住宅、老年公寓等老年生活设施，提高老年人生活质量。养老地产通过整合不同产业信息资源和服务队伍，能够全面、高质、高效地满足不同老年人多样化的需求，有利于促进老年人身心健康。老龄化的趋势使得养老地产引来各路资本的高度关注，成为资本追逐的热点。在国内比较有名的养老地产项目有北京的东方太阳城、广州的友好老年公寓、台湾的长庚养生文化村等。北京东方太阳城以"开退休社区之先河，立晚年幸福之标准"为目标建造的养老地产，以优美的环境及完善的配套设施闻名。在社区中央规划了50 000m^{2}配套建筑群，为老年人提供文化、娱乐、商业、医疗、康体、度假休闲等全方位服务，从生理、心理、社会全角度满足老年人健康生活的需求。我国养老产业还处于早期发展阶段，与发达国家相比，我国的养老产业才刚刚开始发展，尚无真正成熟的模式。养老地产作为养老产业中的朝阳产业，未来有巨大的发展潜力。

5. 互联网+养老机构健康教育与健康促进 近年来，随着智能终端、移动互联网应用、大数据等互联网技术的快速发展，互联网正在颠覆各行各业的发展。在"互联网+"时代，老年人健康教育与健康促进与互联网的融合创新发展，是提升老年人健康素质的必然选择。周杨等将互联网平台应用于髋关节置换患者的健康教育中，并进行对照试验，发现互联网技术的应用能更有效改变患者的知信行。传统的健康教育主要以口头和书面为主，方法单一，效率低下。而互联网技术应用，能充分发挥互联网的高效、便捷优势，创新服务模式，提高健康教育与健康促进效果。目前，互联网+养老主要从智能健康产品、在线健康服务和智慧化养老服务三个方向进行融合创新。利用可穿戴设备、智能腕带、智能药盒、智能血糖仪等设备，实时记录老年人相关指标和动态信息；建立老年人健康管理公共服务平台，集合生命体征检测、医疗化验、医疗病历和用药记录等个人健康信息，进行统一监测和管理；开展在线健康测评，提供慢性病医治、疾病预防等内容的科普教育视频；应用软件管理系统优化养老机构管理流程，提升服务效率和治疗效果。例如，通过手机客户端，家属能够随时了解老人的日常护理情况，查看各种测验报告，还可以进行远程支付；在安全防护方面，通过定位技术，可以对老人位置信息进行捕捉,当老人出现异常情况时,还可以实现自动报警。智慧养老的新理念成为当前机构养老的重点发展方向,不难推测,互联网将激发出养老产业的创新潜能和广阔空间。

(何志辉　王艺蓉　张容瑜　刘尚琪)

思 考 题

1. 简述开展老年人健康教育与健康促进的目标及意义。
2. 分析我国老年人群健康教育与健康促进开展现状与问题。
3. 论述适宜老年人群的健康教育与健康促进策略。
4. 试述老年人健康服务营销的内容与开展的意义。
5. 试述老年人健康服务的主要营销策略与含义。
6. 谈谈如何有效组织开展社区老年健康教育与健康促进工作。
7. 简述老年人家庭健康教育的主要内容。
8. 养老机构健康教育与健康促进的内容和主要开展形式。
9. 分析养老机构开展健康教育与健康促进的实施要点。
10. 分析当前在养老机构开展老年人健康教育和健康促进的挑战与发展重点。

第五章 老年卫生保健组织机构

中国人口老龄化伴随着高龄化、失能化、空巢化的趋势特征日益明显，老年人对基本的医疗、康复、护理、起居照料、保健等卫生服务需求越来越高，为此迫切需要加快老年卫生保健组织机构的建设和发展，同时需要提升养老服务机构的卫生保健服务能力，促进老年人群的生活质量和健康水平的提高，满足老年人的基本医疗保健服务需求，促进老年人身心健康发展。

第一节 概 述

一、老年卫生保健组织机构

（一）老年卫生保健组织机构相关概念

1. 卫生保健的内涵 卫生保健是指卫生组织机构利用卫生资源提供卫生保健服务，提高人民健康水平。卫生保健服务是指卫生服务组织以健康为目的，利用卫生资源向居民提供医疗卫生、预防保健、康复护理、健康教育和健康促进服务的过程。

2. 老年卫生保健组织的概念 老年卫生保健组织是在卫生行政部门的组织、管理下，以保障老年公众健康为目标，向一定范围的老年社区居民提供医疗卫生、康复护理、预防保健、健康教育和健康促进服务的卫生及相关组织，包括卫生行政组织和卫生服务组织，并由相应的组织机构实施对老年卫生保健事务的管理和服务。

3. 老年卫生保健组织机构的概念 组织机构是指依法设立的机关、事业、企业、社团及其他依法成立的单位。我国老年卫生保健服务的提供依靠各种形式的卫生机构，主要包括老年卫生保健相关的政府部门、医疗卫生业务机构、科研院所、社团组织、基层卫生服务组织、企业组织等机构。老年卫生保健机构的业务工作内容兼具医疗与卫生保健双重特性，在我国老年卫生组织中具有重要地位。

（二）我国老年卫生保健服务机构概述

1. 老年卫生保健组织机构的基本组成

（1）老年卫生保健行政网络：老年卫生保健行政网络由各级老龄工作委员会、卫生和计划生育委员会、疾病预防控制中心相关部所、民政局、教育局、财政局、街道办、居委会，还包括企业、事业单位中管理老龄卫生保健行政事务等机构构成。

（2）老年卫生保健业务机构：老年卫生保健业务机构包括综合医院、老年病专科医院、老年康复医院、疗养院、社区卫生服务中心、门诊部（医务室、护理院）、护理机构等机构，接受同级卫生行政部门领导和上级业务机构业务指导。

（3）公共卫生服务机构：一般来说，公共卫生服务机构是指一切能够促进健康、预防疾病、保护健康的机构，包括各级政府、各级卫生行政机构；医疗机构、疾病预防控制机构、慢性病防治机构、健康教育机构、精神卫生机构、传染病防治机构和公共卫生研究等专业公共卫生机构，以及县医院、乡镇卫生院、村卫生室、社区卫生服务中心（站）等基层公共卫生机构。

（4）老年卫生社团组织：老年卫生社团组织指与老年卫生相关的各种非政府组织，包括中国老年保健协会、中华医学会老年医学分会、中国老年学学会老年医学委员会等。

（5）其他老年卫生保健组织机构：主要有老年卫生科研机构、教育培训机构、养老服务企业等其他类型的老年保健机构。

2. 老年卫生保健服务的提供方式　我国老年卫生保健服务多由养老机构和医疗卫生机构提供，主要存在以下方式。

（1）许多老龄服务机构中内设医疗机构，如在具有一定规模的养老服务机构中设置医疗机构提供老年医护服务。

（2）综合大型医院利用自身的医疗服务优势，在医院内部建立老年养护机构提供医疗、养老、护理和康复一体的服务。

（3）社区卫生服务中心与养老机构、家庭签订协议，统筹区域内的卫生资源，提供家庭保健指导、家庭出诊、家庭护理、日间照护等医疗卫生服务。

（4）在城镇建立面向"三无"老人的社会福利院，以及特别为高龄病残人群而建的老年公寓、养老院和老年护理院提供机构养老服务。

（5）在农村加强敬老院建设，为"五保"老人提供集中供养场所和生活服务。除了上述形式外，市场上还有针对失能、高龄老年人需求的民办老年养护机构。

二、老年卫生服务概况

（一）老年公共卫生服务概念

1. 公共卫生服务的定义　博福特·罗杰斯特和乔纳森·瑞克奇等认为公共卫生服务是以社区或人群为基础开展，如对传染病的控制，卫生统计信息的收集和分析等。公共卫生服务的最终目的在于确保社会全体成员拥有健康的生活环境，良好的健康行为和生活方式，使之能平等地获得基本的健康的权利。

Bernard J. Turnock认为在公共卫生和医疗服框架中，公共卫生服务实行各种干预时的主要职责是负责健康促进、健康保护和病例的早期发现。公共卫生服务的措施由很多不同类型的从事卫生工作的专家和员工贯彻执行，而不仅局限于在公共卫生机构就职的人员。在疾病预防方面，公共卫生服务包含了模式中的一级预防措施，也包括一些早期诊断和早期治疗的措施。

美国卫生与人类服务部（Department of Health and Human Services，DHHS）明确了十项基本公共卫生服务的任务：监测健康状况确定社区健康问题；调查、诊断社区健康问题和健康危害；通过信息传播和教育使人们具有应对健康问题的能力；评价个体和个人卫生服务专业人员的胜任力等。

国内有研究认为，公共卫生服务是指那些为了改善、保护和促进全体人民健康而由政府出资、各级卫生部门和医疗卫生服务机构提供的卫生产品和卫生服务，是为全体人民提供基本卫生保健的重要手段。另有研究把"基于人群的公共卫生服务"定义为针对疾病预防和健康促进实行的干预，塑造社区的整体健康形象。

2. 老年公共卫生服务的内涵

（1）老年公共卫生服务对象：我国基本公共卫生服务均等化中的老年人健康管理服务规范，明确了辖区内65岁及以上常住居民为服务对象。具体的实施对象是老年人个体，但从公共卫生的功能角度来说服务的对象偏重于老年人群体，通过满足每个老年人个体的公共卫生服务需要实现群体健康。

（2）老年公共卫生服务内容：一些研究认为人口老龄化导致的医疗卫生保健服务需求增加迅速，当前公共卫生服务模式从单一的医院医疗服务模式转变成综合的、以社区为基础的社区医疗卫生服务模式。另有研究认为社区老年卫生服务的服务内容可以概括为预防、保健、健康教育、医疗、康复等。还有文献研究认为其内容主要包括对人群传染病、职业病、公害病、地方病和严重危害人民健康的慢性非传染性疾病，以及生存环境因素和不良生活方式引起的疾病进行综合性预防和治疗。

老年公共卫生服务的内容主要应包括老年人健康档案的建立、健康体检、慢性非传染疾病的防治管理、对老年人健康进行风险评估、健康教育与促进等健康管理工作，以及医疗卫生服务者提供规范化的卫生服务、老年传染性疾病防控、老年人健康教育与健康促进等，还有其他非医疗卫生机构提供的如公共安全、消防、急救医疗等，预防应对老年人伤害和其他紧急健康状况等公共卫生服务。

（3）老年公共卫生服务的功能和根本属性：1998年，世界卫生组织确定了"基本公共卫生功能的框架"包括以下八项相关服务：①健康状况监测；②传染性和非传染性疾病的预防、监测和控制；③健康促进；④公共卫生立法和管理；⑤对弱势人群和高危人群的个人卫生服务；⑥职业卫生；⑦环境保护；⑧特定公共卫生服务。

2004年，世界银行的调查研究报告指出公共卫生包括一般性公共卫生服务和公共卫生职责这两个类别。基本公共卫生职责（essential public health function）包括公共卫生研究、疾病监测、监测评估、劳动力发展、执法监督、健康教育、卫生政策发展等纯公共卫生产品，一般性的公共卫生服务是指计划免疫、计划生育信息服务等具有准公共产品特征的基本公共卫生服务。

（4）老年公共卫生服务目的：在于确保社会全体成员拥有健康的生活环境，良好的健康行为和生活方式，使之能平等地获得基本的健康权利。

通过为老年人提供公共卫生服务，以期达到预防老年人疾病传播与流行，减少伤害，降低失能、失智老年群体数量，减缓老龄人口疾病负担的增长速度，延长期望寿命，保障老年人群体的身心健康状态，提高老年人的生活质量的目标。

3. 老年公共卫生服务的意义 老年公共卫生服务的意义在于：促进社会服务体系的完善；预防疾病使我国老龄人口人均寿命增长，但慢性病患病率逐年增高且多病种并存，使得老年人带病存活期延长。有效保障老龄人口的生理健康，增强老人心理保健意识，提升自我价值感和幸福度；降低医疗费用；提高老年人的生活质量。

（二）我国老年卫生服务现状

1. 老年卫生服务现状 改革开放以来，我国不断加强公共卫生服务体系建设，基本建成了覆盖全国城乡的疾病预防控制体系和应急医疗救治体系。有效应对老人感染致病性禽流感、人感染猪链球菌等疫情，并开设了从社区城乡基本公共卫生服务制度项目包括社区健康教育、社区诊断、康复服务、老年保健、卫生信息管理等12个项目。

当前我国已初步建立以居家养老为基础，社区服务为依托，机构照料为补充的中国特色社会养老服务体系。现代的社区助老服务是老年社会保障体系中重要组成部分。国内社区卫生服务中心已经初步形成以全科医生为核心，集预防、医疗、保健、康复、健康教育、计划生育技术服务等为一体的综合性社区卫生服务格局。

2. 社区老年卫生服务的内容 社区卫生服务中心所开展的社区老年卫生服务的内容如下。

（1）对老年人慢性病的预防：预防是社区卫生服务的重要组成部分，一般按照三个层次进行，一级预防、二级预防和三级预防。

（2）提供全科医疗服务：医疗是社区卫生服务的重要工作之一。它既包括为有健康问题的社区居民提供直接的医疗服务，也包括对疑难复杂的病例进行转诊等间接服务。

（3）开展群众保健服务，提供初级的康复服务：使用医疗卫生的手段和方法，促进残疾人、老年病患者、慢性病患者及其他伤病患者的身心康复。

3. 我国老年卫生服务存在的问题 近年来我国重视老年卫生服务机构的建设，发展医养结合的养老模式，深入开展基本公共卫生服务，逐步建立健全疾病预防控制体系和社区卫生服务网络，对老年卫生服务起到一定的保障作用。但由于人口老龄化进程的加快，老年卫生服务仍然存在一些亟须解决的问题：老年人医疗保障制度体系不健全；医疗资源配置不能满足老龄人口医疗保健的需求；政府对老年人的医疗卫生投入相对不足，老年专科机构、人员配置远不能满足社会需求；社区卫生服务发展滞后，服务形式和服务内容不能满足实际需求；老年医学科学研究相对落后，缺少高水准的老年病研究机构等；病、残、弱老人主要由家庭提供基本护理，但照料水平低；地区经济发展的不均衡和医疗卫生资源的不合理分布难以保证农村和边远地区的老年人平等享用卫生保健资源等。

第二节 老年卫生保健组织机构

老年卫生保健组织机构主要由老年卫生保健行政组织机构、业务机构、社团组织、科研机构、教育培训机构、民间慈善组织和老年健康产业企业等老年卫生保健相关组织机构组成（图5-1）。

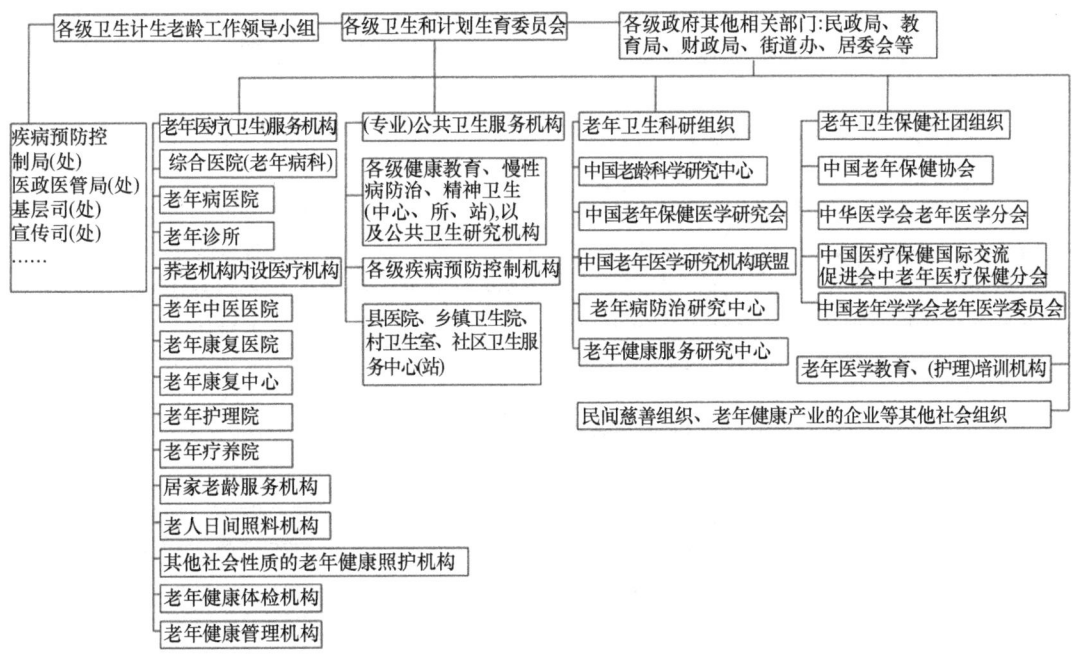

图 5-1 老年卫生保健组织体系框架示意图

一、老年卫生保健行政组织机构

（一）老年卫生保健行政机构

老年卫生保健行政机构主要以政府部门为代表。1982 年成立中国老龄问题全国委员会。1995 年经国务院批准更名为"中国老龄协会"，卫生部门作为成员单位，主要负责制定老龄工作发展规划和政策方针中的卫生内容。1999 年 10 月，先后成立了全国老龄工作委员会（国家卫生和计划生育委员会作为 27 个成员单位之一，被赋予了规划、发展和完善老年卫生保健事业的重要职责）、地方各级老龄工作委员会（所纳入成员单位之一的卫生部门的职责是领导当地老年卫生工作）。

目前，全国已基本建立起省（自治区、直辖市）、地（市、州、盟）、县（市、区、旗）、乡镇（街道）各级老龄工作委员会及其办事机构，村（居）民委员会有专人负责老龄工作，初步形成从中央到地方的工作网络。2014年3月，在国务院领导下的国家卫生和计划生育委员会成立卫生计生老龄工作领导小组，由医政医管局、家庭司、流动人口司、疾控局等15个厅、司（局）组成，并陆续在省、自治区、直辖市级卫生计生委内成立卫生计生老龄工作领导小组，内设医政医管处、家庭处、流动人口处、疾控处等处室，全面负责该行政区域的卫生计生老龄工作。各地市（区）卫生计生委与老龄工作委员会办公室协助配合开展老龄卫生工作，形成了从中央到地方的老龄卫生行政机构网络。在地方的组织机构设置，如上海市在市、县（区）和社区（街道、镇）三级政府主持下，由卫生、财政、民政和老龄工作委员会等部门联合组建了"健康促进领导小组"或"协调委员会"，领导社区卫生服务工作，分级制定健康促进规划。

（二）老年卫生保健行政机构职能

各级卫生计生老龄工作领导小组的设立是根据国务院机构改革和职能转变要求，深入贯彻落实党中央、国务院关于"积极应对人口老龄化"的战略部署，以做好卫生计生委相关老龄工作。

卫生计生老龄工作领导小组的主要工作职责：①协调相关部门，统筹组织开展卫生计生老龄工作；②召开领导小组会议，研究、审定卫生计生老龄工作重大事项；③部署、督促、检查、指导全国卫生计生老龄工作；④领导办公室工作，听取工作汇报，研究解决问题，抓好工作落实。

老龄工作领导小组成员单位的工作职责：①协调办理老龄工作重大事项；②老龄工作人才队伍建设；③老年医疗卫生服务体系建设；④研究建立有关老年卫生法规；⑤老年慢性病和精神障碍的疾病防控；⑥家庭养老政策支持；⑦在有条件的医院增设老年病科和床位；⑧研究建立老年人长期护理只读；⑨将符合条件的养老机构内设医疗机构纳入定点范围；⑩研究制定有利于老年医疗服务发展的价格政策等。

二、老年卫生保健业务机构

老年卫生保健服务业务机构主要是指为有需要的老年人包括高龄、失能、半失能老人，提供生活照料、就医就诊、住院康复护理、紧急救护、临终关怀、出院后护理、日常康复护理、健康教育、健康管理、慢病干预、健身指导及精神慰藉等医疗、康复护理、健康服务的卫生保健专业机构。

（一）医疗、康复护理机构

老年医疗服务主要包括医院服务，如综合医院服务、老年专科医院服务和老年中医医院服务；门诊医疗服务，如老年门诊服务和老年诊所服务等。我国多数老年病医院是建立在已有的医疗机构基础上，根据老年人患病特点和老年医疗服务需求改造转型而成。大部分老年病医院以非公立医院为主，且主要挂靠在其他医院。例如，北京老年医院是由北京胸科医院挂牌后改建成的集医疗、科研、护理为一体的老年病三级专科医院。福建省老年医院是省干部疗养院挂牌改建成的以老年医学为特色的三级综合医院。老年医疗机构还包括养老机构内设医疗卫生机构，尤其是在条件较好的大型养老机构内部设有卫生室、医务室、诊所和护理院十分普遍，并配备有必要的非处方药、医疗器械、康复器具等，同时聘请医师、护士提供基本的医疗护理服务。

另外，为老年人提供康复护理服务的机构主要是老年康复医院、老年护理院、老年护理站、老年康复中心、老年疗养院等医疗机构；也包括提供老年养护服务，如机构养老服务、居家养老服务、老年日间照料服务、老年公寓服务、老年社区服务等老年养护服务的长期照料养老机构。其中，康复医院主要为老年患者提供术后康复、治疗服务。护理院（站）主要为老年人提供长期医疗护理、康复促进、临终关怀等服务。疗养院主要为老年人提供康复疗养、慢性病预防、疾病疗养等服务，如海南省干部疗养院是集医疗、疗养、保健、康复、教学、科研为一体的具有较强专业特色的园林式老年病医院。据统计截至 2015 年底，中国共有康复医院 170 家左右，其中城市地区疗养院数量为 112 家，农村地区疗养院数量为 58 家。

目前，各地医疗机构普遍为 70 岁以上老年人提供了挂号、就诊、取药、住院等方面的优先优惠服务。满足老年医疗服务需求的机构仍以综合性医院为主，医院内设置老年病专科或老年病门诊为老年人提供专项服务。随着卫生机构改革的不断深入和老年人健康服务需求的提高，许多有条件的医疗机构内部直接设置老年人服务机构，逐步向为老年人提供预防、医疗、康复、护理等服务的方向发展，并形成了一批专业性的、规范化、综合性的老年病医院、老年护理院及专科老年病医院和护理院，如重庆医科大学附属第一医院内设立了老年养护中心，依托医院的医疗优势，融合医疗、护理、康复、养老服务，成为国内较具规模的老年养护机构。当前我国部分省份根据区域卫生规划，加快推进老年康复医院、老年病医院、老年护理院、临终关怀医院等老龄型医疗机构建设。同时，市场上涌现出一批根据老年人的护理需求，将医院康复、护理、保健、预防等服务延伸至家庭，提供专业护理服务的高端康复护理机构，这些机构由多学科专业人员团队分工协作，为高龄、失能/半失能、失智/半失智、病后术后康复期及老年慢性病等人群提供上门专业康复护理服务。例如，北京的寸草春晖养老院作为针对失能老人的专业养护机构，满足了老年人在社区享受服务的需求。

（二）基层（社区）卫生服务机构

世界卫生组织专家认为老年人的基本卫生保健是加强以社区为基础的初级卫生保健中心建设，并建议我国老年卫生保健体系建设以社区为中心，家庭为单位，为老年人提供连续、综合的卫生保健服务作为社区卫生服务的重点。各地把老年医疗保健纳入社区卫生工作的重点，为老年人提供安全、便捷、经济的卫生服务。并积极引导基层医疗卫生机构向社区卫生服务机构转型，开展老年保健、医疗护理和康复等服务。基层医疗机构根据老年人的需求，提供家庭出诊、家庭护理、日间照料、临终关怀等服务，使得老年人的部分基本健康需求能够在社区内的基层卫生机构解决，如社区中的居家服务机构：社区卫生服务站、居家老龄服务机构、老人日间照料机构、社区老年护理院等。截至 2016 年底，全国共有基层医疗卫生机构 93.1 万个，其中乡镇卫生院 3.7 万个，社区卫生服务中心（站）3.5 万个，门诊部（所）21.7 万个，村卫生室 64.2 万个。

目前，全国已初步建立了覆盖城乡的基层卫生服务网络，许多城市如北京、上海、广州、天津、沈阳等充分利用社会资源开展形式多样的社区老年卫生保健服务工作，包括开设家庭病床、建立托老中心、老年护理院和老年服务中心等。上海市在 1979 年率先进行老年社区卫生服务的探索，其中，老年护理医院作为社区老年护理的重要场所，其建设达到一定规模并取得较好的发展，此后各地相继成立了多种性质和形式的老年人长期护理机构。广州市天河区珠吉街养老院，是以社区卫生服务中心为依托，医疗、护理、养老三者相结合的社区养老新模式，能为患慢性病和失聪失智的老年人提供康复护理服务，在社区内解决了老年人的部分基本健康问题。

（三）其他老年健康保健服务机构

除了医院和社区老年卫生服务机构外，还有为老年人提供健康促进服务的机构。健康促进服务包括如下几方面。

1. 健康管理服务　老年健康咨询服务、老年健康教育服务、老年体检服务、慢性病预防与干预服务及其他老年健康管理服务。

2. 健康保健服务　老年保健按摩服务、老年保健减肥服务、老年理疗保健服务等健康保健类服务。

近年来为老年人提供体检服务、健康指引等服务的专业健康体检机构、健康管理服务机构在市面上如雨后春笋般涌现，如爱康国宾健康体检中心、美兆健康体检中心等为老年人提供专业化体检和个性化健康管理服务。同时，根据国家政策文件要求，我国乡镇卫生院、村卫生室和社区卫生服务中心每年为所辖地区的老年人提供1次中医药健康管理服务，对不同体质的老年人从情志调摄、饮食调养、起居调摄、运动保健、穴位保健等方面进行相应的中医药保健指导。

另外，为满足老年居民更高层次的健康服务需求，有医疗机构与养老机构合作打造高端老年健康服务机构，如北京老年医院和熹会老年公寓老年健康服务指导中心主要围绕老年人的康复保健、健身养生提供服务，该机构设置作业训练室、运动训练室、语言与认知训练室、国医室、理疗室等，为入住老人提供康复评定及训练指导、中医保健、营养状况的评估和干预、建立健康档案等服务。

还有市场上陆续增多的大型老龄健康服务项目的机构，能依据老年人健康状况划分不同健康服务功能的居住单元为其提供相应健康保健服务，如上海星堡中环养老社区建立的"持续照料退休社区"、无锡九如城养老产业集团的"九如城"养老综合体等均属于这类机构。

三、老年卫生保健社团组织

老年卫生保健社团组织主要有中国老年保健协会、中华医学会老年医学分会、中国老年学学会老年医学委员会、中国老年学和老年医学学会等机构。

其中，中国老年保健协会成立于1995年，由国家卫生和计划生育委员会主管，协助政府及有关部门推动老年保健事业的发展。其职能包括开展学术活动、教育培训；引导老年保健产业的规范发展；积极动员社会力量大力宣传中华养生文华，推动健康生活方式的普及。

中华医学会老年医学分会成立于1981年，是我国最早成立的老年医学学术团体组织，组织各种老年医学专题学术交流会议，开展老年科普宣传活动，在全国范围内积极组织大型流行病学调查，并组织拟定全国老年人健康标准，在老年基础、临床、预防医学方面进行深入研究，为我国老年疾病防治提供依据，在诸多老年医学学术团体中最具实力，在老年医学界中发挥了学术团体的重要作用。

中国老年学学会老年医学委员会成立于1994年，委员会由卫生行政管理官员、老年医学研究专家、医学院校教授、医疗机构高级医师组成，是综合性的老年医学全国学术组织。主要职责是协助政府相关部门组织开展对老年医学领域的课题研究，制定老年疾病诊疗标准和规范，致力于推进老年医疗保障制度和老年医疗保健服务体系的建设。

中国老年学和老年医学学会（原名中国老年学学会），成立于1968年，由从事老年学研究的专家、学者和从事老龄工作的单位及个人组成，是从事老年学研究、咨询服务的全国性群众学术团体，积极举办各类学术研讨会、学术论坛、承接立项科研项目，是具有医学科研实力，以学术为本，面向社会的学术社团组织。还建立了老龄协会及老年学研究会、老年大学、老年体育协会、老年书画协会、老年法律协会、老年科技协会、老年保健协会等非政府群众组织。农村建立了村老年人协会，形成了政府与非政府老龄工作组织网络。

四、老年卫生保健研究、教育等机构

老年卫生保健研究机构以政府举办的中国老龄科学研究中心、原卫生部、民政部批准的中国老年保健医学研究会，以及在政协、健康促进会和中华医学会倡导下成立的中国老年医学研究机构联盟为代表。为构建老年医学研究及转化平台，有医学院校设立老年医学研究机构如中国医科大学老年病防治研究中心、北京大学医学部设立的老年健康服务研究中心；综合性医院设立的老年医学研究机构，如解放军总医院老年医学研究所、广东省人民医院老年医学研究所、中国中医研究院西苑医院老年医学研究所。

开展老年医学教育培训的机构主要有公立或民营医学院校、护理学院、卫生学校、职业学校、医院和养老机构。我国老年医学教育的学科建设相对于其他医学专业的发展较为滞后，目前许多医学院校陆续开设老年医学课程和研究生专业，作为老年医学和养老服务的人才培养机构。2007年首都医科大学最早通过整合医院临床学科资源组建成我国首家老年医学系。2013年国内首家培养养老服务业本科人才的滨州医学院专门成立了老年医学院。除了老年医学专门人才的培养外，许多医疗、护理、养老机构等都对从业人员提供专门培训，在非学历教育中有针对性地提升专业服务技能和知识理论，以满足老年卫生保健的需求。

五、老年公共卫生服务机构

我国公共卫生服务机构包括各级卫生行政机构、医疗机构、疾病预防控制机构、慢性病防治机构、健康教育中心、精神卫生机构、公共卫生科研等专业公共卫生机构，以及为老年人提供基本公共卫生服务的县医院、乡镇卫生院、村卫生室、社区卫生服务中心（站）等基层卫生机构。

专业公共卫生机构如疾病预防控制中心是由政府举办的实施各级疾病预防控制与公共卫生技术管理、服务和科研的专业公共卫生机构，其职责是围绕包括对老年人卫生保健、环境卫生、食品安全、职业安全等各项公共卫生业务管理工作，疾病、伤残、伤害的预防控制。其他专业公共卫生机构如慢性病防治机构、健康教育中心、精神卫生机构、公共卫生科研机构的具体职责包括对老年人群体的公共卫生进行健康教育培训、宣传、管理、预防、服务社区、开展科学研究等。

基层公共卫生服务机构是提供基本公共卫生服务项目的责任主体，受上级专业公共卫生机构的业务指导。例如，有实施能力的乡镇卫生院、社区卫生服务机构的职责包括对老年人群进行健康管理、慢性病管理、健康教育、建立健康档案、接种疫苗、传染病防治等服务。县级医疗卫生机构和疾病预防控制机构作为公共卫生服务项目实施指导机构，为下级机构进行专业的业务指导，不承担具体的项目实施工作。

六、国外老年公共卫生服务概况

（一）英国老年公共卫生服务概况

英国的公共卫生服务包含老年生理、老年高血压、心脏病、糖尿病、心理失衡及阿尔茨海默病等疾病的预防、治疗，以及家庭护理和入住老年健康院检查与诊治等。英国社区形成了完善的老年人社区照顾服务体系，系统地开展老年保健及医疗、康复、心理咨询、家庭病床等工作，有利于对老年人、慢性病患者及伤残人士提供诊疗与保健服务。

英国专门为老年人提供以下社区卫生服务项目。

1. 老年人医院 社区老人医疗服务的一个重要部分，通过对长期患者采用"轮换住院"制，解决了人多床少的问题。提高病床周转率，而且可免除患者长期住院所带来的生理和心理压力，有利于患者康复。

2. 周日医院和日诊医院 社区为解决患者与家属的临时困难而设立。入住周日医院的老年人星期一入院，星期五出院，周末在家里由子女护理。每天清晨日诊医院用救护车把入住的患病老年人接到医院接受治疗，晚上送回家，可以按照患者的实际需要每天去医院就诊，也可以隔日或定期前往。

3. 配备健康访问员 医疗机构与社区结合，配备老年健康访问员为老年人服务。

4. 心理支持 保健医生上门为老年人看病，免处方费；还有家庭护士上门为老年人护理、换药、洗澡等。另外，政府还规定了为老年人提供视力、听力、牙齿、精神等方面的特殊服务。

5. 饮食服务 社区内设立老年人饮食服务部，按老年人的营养需要准备菜谱，老年人按自己的口味预订。

（二）澳大利亚老年公共卫生服务概况

澳大利亚是社区卫生服务发展比较完善的国家之一，其老年人社区卫生服务的宗旨是鼓励老年人留在家中，由社区提供服务。具体体现如下。

（1）澳大利亚有一系列政策与优惠措施，使老年人能享受到更好的卫生服务。例如，每年免费接种流感疫苗；免费检查听力，提供助听器；政府对全科医生接诊老年人给予更多补贴等。

（2）服务机构多样，分层次健康照顾，包括以下几方面。

1) 老年人主要社区卫生服务：以全科医生为主体，提供医疗服务的全科诊所；以各类型护士为主体，提供家庭护理、康复和支持性服务的社区卫生服务中心；为出院后尚需继续治疗或康复的慢性病患者、老年人提供服务，并提供老年康复、日间照料、家庭保健的社区老年保健中心；提供老年人和残疾人使用的设备及设施信息，进行评估、提出建议，并免费提供或租借康复设备的社区康复中心。

2) 老年保健评估小组：对老年人的健康状况进行评估，决定老年人是否需要进入相关卫生服务机构接受服务。

3) 其他：日间老人中心、老年精神科服务、移动医疗服务、临终医疗服务等。

（三）日本老年公共卫生服务概况

日本社区老年卫生服务的特点是关注老年预防保健，近年来日本陆续出台《老人健康法》《精神卫生法》等法规，以法律制度来保障老人基本公共卫生服务和健康保险制度的普及。社区卫生机构和医院都可以开展社区卫生服务，患者可自由择医。日本注重实施专项保健计划推动社区卫生服务的发展，以满足居民需求，如黄金计划（老年保健）、退休者保健计划等。

日本社区卫生服务的内容包括社区医疗、社区保健和社区护理三个方面。社区医疗是指日本居民凭健康保险卡可以到任何一家医院和诊所就医，但常见病患者主要在社区中小医院和诊所接受治疗，其费用主要由健康保险支付，保险机构对社区卫生服务项目确定标准分值，根据服务提供者积累的分数给予补偿。

社区保健与社区护理可分为公共卫生护理和居家卫生护理，主要服务对象都是老年人，并为老年人开设了多种老年保健机构,根据所服务的老年人对象及提供的服务类别不同而划分。

（1）老人家庭护理站：以65岁以上的老年居民为主要服务对象。根据主治医师的指示，老人家庭护理站的护士到家庭，为患者提供观察病情、擦澡、洗发、压疮处置、更换体位、管道的管理、康复训练、家属护理指导、终末护理等服务。

（2）老人保健机构：针对有明显衰老、功能障碍、痴呆的老人而设立，是集医疗机构与福利机构之所长的中间机构。主要分为家庭型和中间机构两种类型。前者提供家庭服务，如家庭护理站、日间服务和短期入所服务；后者即患者回到家庭和社会前的康复机构。

（3）老人院：分为特别养护老人院、养护老人院、低收费老人院和收费老人院。设有保护服务的中间设施，主要为入院老人提供日常生活护理、心理护理和身体机能康复。

（4）老年人保健服务所：主要从事健康促进活动，为老年人提供24小时咨询服务，主要解决老年人及其家属所关心的保健、福利、医疗等问题，普及健康、疾病知识，并为有关部门提供准确的信息。

（5）成人健康诊断中心：为40岁以上的人提供以预防为重点的卫生保健服务，主要业务范围包括开展健康诊断，提供健康咨询、健康教育、功能训练及家庭护理指导等。

（四）美国老年公共卫生服务概况

美国社区卫生服务中心主要有三种类型：综合性社区卫生服务中心，其人员配备比较全面，能够提供医疗、预防、保健、健康教育等综合性服务；以社区护理和照顾为主的社区卫生服务中心，主要是为社区居民提供家庭护理和生活照顾，由社区护士上门为患者提供专业护理，由助理护士上门为患者提供生活照顾；第三种类型为专科社区卫生服务中心，其中最常见的是社区精神卫生服务中心。

美国社区老年卫生服务包括以下项目：老年病诊所、健康促进活动、身体锻炼活动（在老年人活动中心添置有大量设施为老年人开办各种身体锻炼课程和活动）、口腔保健、用药指导、社区精神卫生中心。

（五）德国老年公共卫生服务概况

德国老年人医疗保障服务供给分三部分：一是开业医生提供的初级医疗和次级门诊医疗服务，如健康咨询、转诊等；二是医院提供的医疗服务，包括政府医院和私人医院，种类上分综合性医院、精神病院和护理、康复院等三大类；三是公共机构提供的公共卫生服务，包括预防和监视传染性疾病、免疫接种、提供社区精神和心理咨询服务、管理卫生教育等。

第三节　养老模式与老年公共卫生服务

一、基本概念

（一）养老与养老模式

养老在《现代汉语词典》中有两个基本含义，一是奉养老人，分别从经济供养、生活照料、精神慰藉等多方面进行奉养；二是年老闲居休养，这主要指老人晚年的生活状态。韩明友认为养老是一种独有的社会学现象，可在家庭内部进行，也可在家庭外部的社会进行。本章中养老的含义是指奉养老人。有研究认为养老是满足老年阶段的需求，包括生理、心理和社会等方面的需求。

模式指事物的标准样式，养老模式指在一定范围和时期内，养老实践中形成的代表一定养老文化和价值观，并具有系统、典型、稳定特点的养老行为方式，以应对人口老龄化所带来的社会养老问题。养老模式主要分为三种基本类型：居家养老、社区养老、机构养老。也有学者提出应对人口老龄化应注重养老模式的多元化，根据老人需求采取不同的养老方式。随着人口老龄化进程的加速，涌现出一批新型养老模式：旅游养老、以房养老、候鸟式养老、乡村养老、钟点养老、医疗养老等。

（二）主要养老模式的概念

居家养老是一种与机构养老相对的养老方式，老年人居住在自己的住所享受由社会提供的养老服务的养老方式。穆光宗和姚远认为这种方式家庭养老和社会养老均可以采用，它是以居家养老为形式，社区养老网络为基础，以国家制度政策法律管理为保证，家庭养老和社会养老相结合的养老体系。居家养老服务涵盖生活照料、家政服务、康复护理、医疗保健、精神慰藉等，以上门服务为主要形式。对身体状况较好、生活基本能自理的老年人，提供家庭服务、老年食堂、法律服务等服务；对生活不能自理的高龄、独居、失能等老年人提供家务劳动、家庭保健、辅具配置、送饭上门、无障碍改造、紧急呼叫和安全援助等服务。

社区养老服务是居家养老服务的重要支撑，具有社区日间照料和居家养老支持两类功能，主要为家庭日间暂时无人或者无力照护的社区老年人提供服务。学者对社区养老的定义内容各异，史柏年认为社区养老是介于老人家庭照顾和老人社会机构照顾之间的一种运用社区资源开展的老人照顾方式。还有学者认为，社区养老吸收了家庭养老和社会养老方式的优点和可操作性，把家庭养老和机构养老的最佳结合点集中在社区。这种模式的特点是让老人住在自己家里，在继续得到家人照顾的同时，由社区的有关服务机构和人士为老人提供上门服务或托老服务。

机构养老指通过社会机构提供专业化、社会化、市场化的养老服务，以社会途径和社会制度为保障，实现老年人安度晚年的养老方式。养老机构包括老年养护机构和其他类型如企事业单位、社会团体或组织、综合性社会福利机构等。养老机构可分为福利性、非营利性和营利性三大类。机构养老的供给主体趋于社会多元供给模式，基本实现了政府、社会和个人共同参与，公办、集体办和社会办等多种形式。老年医疗养护机构主要为失能、半失能的老年人提供专门服务，重点实现生活照料、精神慰藉、康复护理、紧急救援等功能。其他类型的养老机构则根据自身的特点为不同类型的老年人提供集中照料等服务。

医养结合是指医疗资源与养老资源相结合，实现社会资源利用的最大化。利用"医养一体化"的发展模式，集医疗、康复、养生、养老等为一体，把老年人健康医疗服务放在首要位置，将养老机构和医院的功能相结合，把生活照料和康复关怀融为一体的新型养老服务模式。医养结合是未来养老服务模式的发展趋势，也是我国养老服务体系和老年服务产业健康发展的市场需求。

二、养老模式分析

（一）居家养老

1. 居家养老的意义　随着社会前进步伐的加快，改变了青年人和老年人的生活方式，青年人无暇顾及家中老人的养老需要，老年人预期寿命的延长，对养老质量的需求也逐步提高，单纯依靠家庭养老或城市养老机构，难以满足老年人对物质及精神层面的赡养需求，为此，探索发展居家养老模式有其重要的现实意义。

家庭养老主要由家庭成员承担对老人的经济供养、生活照料和精神慰藉的责任和义务，它符合中国人的伦理道德观念和尊老的优良传统，但其养老功能逐步趋于弱化，表现为养老的人力、物质资源逐渐减少，养老的社会和经济负担不断加重。

社会机构养老能够为老人提供专业化的护理、照料及食宿服务，同时由于受传统观念的影响，机构养老不能满足老年人渴望由家庭亲人照料的心理，因此该模式不容易被老年人认可和推进发展，且存在机构的资源发展速度跟不上实际需求速度及服务质量参差不齐、收费偏高、政府经费支持力度减弱等缺点。

居家养老模式既能发扬家庭养老的优良传统，又能合理利用机构养老的优势，顺应社会多元化养老发展需求，在一定程度上减轻政府、社会的负担，是未来城市发展的主要养老方式。

2. 居家养老的现状 我国的居家养老服务发展处于探索阶段，我国政府相继出台相关政策法规并在实践中加以引导，取得了良好的社会效果。下面以北京、上海社区居家养老模式的试点工作为例。

北京依靠社区为基础实施"九养政策"（即《北京市居民居家养老服务办法》中的九项政策，包括建立"孝星"评选表彰制度；建立居家养老券服务制度和百岁老人补助医疗制度等内容），该政策大力发展居家养老服务，其中90%老人在社会化服务帮助下在家养老，余下6%的老人在家中由国家购买社区服务养老，还有4%的老人在养老院中养老。"九养政策"推动了社会福利服务由补缺型向适度普惠型转变，大幅提升了老年人社会福利水平和生活质量。

上海市2000年起开展建立城市社区居家养老服务机构，通过政府购买服务发展居家养老服务试点工作。在助老服务社、医疗机构等社区服务网点协助下，以日托和上门服务作为主要方式。上海市已建立108家社区老年人日间服务中心，234家助老服务社，工作人员数量约有25 000人，可满足135 000位老人的养老服务需要。上海市居家养老服务现已形成网络，覆盖全市老年人，有效解决了城市老年人的养老问题，受到社会的认可。

截至2010年，我国共有23.8万个老年服务设施，1600余家民办社会福利机构。全国共有15.8万个社区服务志愿者组织，900多万名社区服务志愿人员。

3. 居家养老存在的问题

（1）政策法规不健全，政府定位不准确：缺乏明确的政策法规支持和引导，致使居家养老服务工作的规范化开展受限。相关的职能部门之间缺乏有效配合和协调沟通，阻碍了养老卫生资源的有机整合。

政府相关职能部门定位缺失，基础设施建设和服务传递过程中带有浓厚的行政管理色彩，对居家养老事业发展的大包大揽，造成社区自主性严重缺失和过度依赖政府，严重制约了社区居家养老服务潜力、方向和空间的发展。同时政府在相应资金投入、政策支持和监督管理等方面责任缺失明显。

（2）参与主体单一，政府财政投入不足：由于机制创新不足、政策或措施不到位，不能充分调动其他性质的社会组织的积极性，且在居家养老服务体系建设中社会资源投入不足，社会组织的作用未能充分发挥，政府成为新型居家养老的唯一推动者和建设者。

居家养老服务资金来源以政府的财政投入为主要来源。近年来养老事业的资金投入总体上处于较低水平。经费的缺乏导致我国政府购买的服务项目不全，服务水平较低，严重影响居家养老模式的健康发展。

（3）服务水平不高，内容较为单一：居家养老服务内容涵盖生活照料、家政服务、康复护理、医疗保健、精神慰藉等，以上门服务为主要形式。大部分地区只提供家政服务项目，个别发达地区向服务多元化方向调整，但总体服务水平参差不齐，使用率较低。服务差异化不足，不能满足多层次、庞大的养老需求。当前老年人对养老服务的需求越来越迫切和多样化，尤其在医疗保健、精神慰藉服务方面，还未能广泛开展有针对性的、专业化的服务项目。

（4）养老服务"软""硬"件缺位：居家养老服务人员在我国发展起步较晚，职业的理论和实践积累较少，同时由于福利待遇偏低，养老机构难吸引人才，致使养老服务队伍专业化程度低，整体素质不高。从事养老服务的工作人员普遍不具备养老护理员职业资格和专业化的培训经历，难以满足老年人高层次、多元化的服务需求。

养老服务的"硬"件如养老院、卫生服务站、托老所等机构及其配套服务设施，在数量上不成规模和功能配置上并不完善，如医疗设备的配套不齐、老年娱乐设施的陈旧等，同时机构的地理位置多处偏远地区，给老年人的出行不便。

（二）社区养老

1. 社区养老的意义

（1）社区养老是从分散居家养老向集中社会养老的过渡方式，把老年人安置在就近的社区养老院，满足老年人不愿离家养老的心理，有效保证老人日常起居、生活照料、减低孤独感等身心需求。社区养老作为传统居家养老的延续，在减低家庭成员负担的同时，符合中国人的传统观念和习惯。社区养老具有低成本、高效率的特点，较机构养老具有投资少、成本低、服务广、见效快的特点。

（2）有利于社区养老服务发展的社会文化环境正在形成，由于老年人的主要照顾者配偶自身是也是老年人需要被照顾，作为子女的中、青年人生活节奏加剧、跨地域职业流动加速、生活方式变化等因素，致使家庭养老功能弱化，独居、失能老人对养老服务社会化的照料需要愈发强烈，养老服务社会化理念逐渐深入人心，我国社会现代化进程的加快，为社区养老服务的发展提供了社会文化土壤。

2. 社区养老的现状　社区养老服务成为应对我国人口老龄化的重要方式，在养老服务体系中占重要地位。社区养老服务的需求满足率不足20%，还未能在养老方式上实现节约资金和文化传承的效果。作为养老服务平台的社区建设还不完善，功能发挥不充分，缺乏必要的基础服务设施和专业服务队伍，也面临服务资金短缺的问题，因此社区养老服务发展较为缓慢，滞后于需求的增长。

近年来部分地区开始采取积极措施加强社区建设和服务工作，为加强社区在发展居家养老服务中的基础平台作用提供政策法规和资金保障，进一步改善老年人社区养老的服务环境。例如，国家于2000年和2005年先后颁布《关于在全国推进城市社区建设的意见》《关于加强和改进社区服务工作的意见》等政策文件助推社区养老服务工作。并于2001年在上海启动社区养老模式"星光计划"试点工作，用福利彩票份额支持社区养老服务体系建设，取得了较大的成效。部分农村乡镇拥有老年福利服务中心、村委会和自然村设置的老年人服务站点，但农村社区养老覆盖率仍处于低水平。全国老龄工作委员会办公室数据显示：城市社区建立养老设施的比例为72.5%，农村社区养老服务覆盖率仅仅只有6.5%，不及城市的1/10。

截至2014年全国共有社区卫生服务中心31.1万个，社区机构覆盖率为45.5%，社区养老服务机构和设施18 927个。

3. 社区养老存在的问题

（1）服务责任主体权能配置的体制缺陷明显：社区养老服务的主体是社区居委，负责指导社区养老服务工作和提供服务资源。居委常作为街道的下属机构，承担着基层政府的大部分职能工作，与其在行政权力秩序中的地位不相匹配，造成社区养老服务发展的体制障碍。

街道的财政收入通常是所辖社区养老服务的主要资金来源，收入状况不佳的街道在开展养老服务时会存在困难。因此，养老机构在体制不顺畅、资源紧张等多种因素影响下，存在福利化和经营化取向困难，不能依据自身实际科学规划，导致社区养老机构的发展举步艰难。

（2）资金投入不足，服务资源分散：资金是社区养老服务可持续发展的基本条件，资金来源主要由政府补助、社区筹资、个人捐赠、业务收费等组成。其中政府财政补贴作为社区养老服务的重要资金来源，对于社区养老的需求仍存在较大缺口。资金来源渠道单一、社区自筹资金力量薄弱，养老资金明显不足，致使所提供服务受限难以满足老年人需求。随着养老服务项目的不断扩展，服务资源分散于多个部门管理，不利于整合，导致有限的资源使用过程中不必要的消耗，降低了服务效率和质量。

（3）社区养老服务质量低、项目少，供给方式单一：社区养老服务普遍存在质量低、项目少，供给方式单一的问题。除却家政服务和老人自发组织的文体活动，社区提供的养老服务项目如健康教育、康复护理、精神慰藉、体育锻炼、娱乐活动等项目寥寥可数。服务的供给主体以政府为主，企业、社会组织、家庭的服务供给的功能定位不清晰，导致在市场经济环境下社区养老服务的多元供给格局难以形成，造成服务质量低下，不利于发展社区养老事业。

（4）养老服务评估工作机制不完善：建立社区养老服务评估制度，是科学确定老年人服务需求类型、完善照料护理、提升养老服务质量和运行效率的重要保障；是合理配置养老服务资源，保障老年人合法权益的重要措施。当前养老服务评估工作机制不完善，未能科学、系统地对社区养老服务工作中老年人生理、心理、精神、经济条件和生活状况等进行综合分析评价。相关评估指标体系、评估流程、评估监督和约束机制还不完善，未实现养老服务工作科学化、常态化和专业化的长效评估机制。

（三）机构养老

1. 机构养老的意义　随着老龄化进程的加速，高龄、空巢、失能、孤寡等老人急需专业化养老机构照料，而机构养老服务成为家庭养老功能弱化的主要替代选择之一。陶开宇认为老龄化人口的基数巨大，形成了养老服务现实需求群和潜在需求群组成的养老服务业市场基础；老年人口经济收入来源多元化，为发展机构养老奠定了坚实的国民基础；单一的家庭养老模式难以满足家庭小型化结构的养老需求；多元化的养老方式被社会普遍认可。于潇认为机构养老是历史发展的必然，是具有专业化、社会化和市场化特征的养老方式，家庭养老职能逐渐分离到社会专业化机构，社会化养老机构适应并符合这种转变。且机构养老的服务质量、养老资源优于家庭养老，有利于减轻家庭负担和养老资源的合理配置。

2. 机构养老的现状　我国机构养老事业发展迅速，但由于我国机构养老起步晚，底子薄，相关政策法规不健全，经营管理不规范，养老机构的规模和质量远不能满足目前的养老市场需求。截至 2014 年年底，全国各类养老服务机构和设施 94 110 个，其中：养老服务机构 33 043 个，社区养老服务机构和设施 18 927 个，互助型的养老设施 40 357 个，军队离退休干部休养所 1783 个；拥有养老床位 577.8 万张，比上年增长 17.0%（每千名老年人拥有养老床位 27.2 张，比上年增长 11.5%，其中北京 35 张，上海 28 张，广州 31 张，天津 25 张）；收留抚养老年人 318.4 万人，比上年增长 4.2%。

3. 机构养老存在的问题

（1）机构数量少，入住率低：目前我国 60 岁以上老年人口已达 2.12 亿，其中失能老人数量接近 4000 万，对养老产业的需求巨大，但是我国养老机构存在有效数量不足，养老床位缺口大的问题，社会养老机构可供养老人数不到中国老年人的 1%，低于发达国家 5%～7%的比例，也低于发展中国家 2%～3%的水平。我国部分地区养老机构面临养老床位空置率高与"一床难求"共存的尴尬局面，甚至出现入住养老院排队现象。分析其原因主要是民办养老机构的收费高，超过老人的承受力，一些新建养老机构选址较偏远，偏离了养老服务设施用地政策意图，未经过科学规划统筹，违背老人喜欢住市区的意愿，盲目建设养老服务设施，导致养老资源浪费；也有部分养老机构异化成了房地产等商业开发项目，并不重视老年床位的实际利用率；我国大多数养老机构筹资渠道窄，资金投入不足，基础设施不齐全，服务项目内容单一，不能满足老年人的多层次生活需求；加之在家养老的传统观念影响所致养老机构数量少，入住率的问题产生。

（2）养老机构缺少政策支持，市场竞争机制不完全：目前我国的养老机构的运营成本高，既提高了老年人入住门槛，又影响了投资。养老机构面临着体制上的二元对立。公办养老机构能够得到众多的扶持政策，对民办养老机构的扶持明显不足，平等竞争无法体现，对养老服务业发展造成重大阻碍。由政府包办、直管的体制所造成公办机构养老高耗低效的弊端仍未根除，而民办养老机构缺少政府扶持，同时也难以享受到国家针对民办机构提出的优惠政策，如土地划拨、民办公助、水电优惠等优惠办法在大部分地区的实际操作中基本没有兑现；公办养老机构的前期投入由政府出资，成本比民营养老机构低很多，在客户群体方面与民办养老机构高度重合，致使民办养老机构很难提高价格，利润空间被压缩。民办养老机构在现实中机构建设用地难找、资金不足、人员素质偏低等导致其在市场竞争中处于更加不利的位置。无疑加剧了公办和民办养老机构严重不对等的市场竞争地位。

（3）服务质量不高：中国老龄科学研究中心分析指出，我国养老机构档次成"哑铃"形分布，过于简陋或豪华的养老机构占多数，需求量大的中档机构数却较少，即中低端老年群体需求和高端收费的养老机构供给间形成供需错位，导致部分机构亏损，全国养老机构平均空置率较高（空置率达到48%）。我国养老社会化程度低，养老机构数量不足，在较大程度上仍依赖公办养老机构。同时，由于养老机构服务功能单一，以日常生活照顾为主，专业化的医疗保健、康复护理、精神慰藉等服务项目很少设置，这对老年人日益多元化、深层次的需求形成矛盾。加之专业护理人员和社会工作人员的缺乏，导致服务质量难以提高，造成养老服务有效需求不足的局面。

（4）机构养老地区间发展不平衡：目前城镇居民与农村居民的收入差距仍然较大，大部分农村居民人均土地面积少、固定收入少，低收入水平严重影响农村老年人的生活质量。同时我国农村老龄化水平超过城镇，农村的老龄问题压力更为突出。中国老年人口的60%分布在农村，"未富先老"问题在农村明显。由于农村经济基础薄弱，社会化养老机制和服务在农村基本不完善，在某些地方甚至缺失。大部分的农村居民的养老方式仍是以土地为保障基础的家庭养老，且随着城镇化进程的加快和计划生育政策的施行，农村空巢老人问题严重以致家庭养老功能弱化，农村机构养老的负担越发加重。因缺少财政补助，我国农村的养老机构专业化服务程度低，设施落后，机构发展资金短缺，且农村公办的机构主要面向当地"五保"老人，养老机构远远不能满足农村养老需求。相比经济发达的东部地区，我国中西部地区及贫困地区的经济发展明显落后，养老保险金缺口严重，机构养老的服务质量、人员素质低，养老机构建设资金投入成本高，与东部地区存在较大差距。

（四）医养结合

1. 医养结合的意义 随着经济社会的转型，家庭规模的缩小和结构的变化，家庭养老功能减弱。老年人对专业化的养老机构和社区养老照护服务的需求日渐增强，尤其是慢性病老人、易复发病老人、大病恢复期老人、残障老人等对养老机构的长期照护服务有专业性、连续性的需求。医养结合服务模式能够提供包括医疗、疾病诊治和康复、护理、健康管理等服务，以及生活照护、精神慰藉、文体活动服务，实现了养老机构的医疗养老一体化，满足了健康、亚健康、患病老人的生活养老和医疗护理需求，是未来养老服务模式的发展趋势。

2. 医养结合的开展现状 发展医养结合型养老机构是有别于传统养老服务的新型养老模

式，我国多地陆续开展试点工作。以下介绍三个典型案例：如山东省青岛市是国内最先试点"医养结合"、融合程度最深的城市，青岛市通过政府购买服务的形式对本市户籍60岁以上"三无"、低保老年人提供居家养老服务。同时，鼓励二、三级公立医院转型为老年医院、护理院或开设老年专护病房，提供医养结合型医护服务。太原市推进"互联网+"居家医养结合模式。以太原市第九人民医院为实体，建立"易护到家"移动医疗O2O平台，设立家庭病床科，明确服务项目、流程、区域，为社区行动不便居家养老老人提供签约上门医疗护理服务。甘肃省依托"互联网+社区服务平台"推进居家、社区健康养老服务，实现社区日间照料、健康管理、生活扶助等医养扶一体化居家健康养老服务；依托机构保障重点老年群体养老需求，医养结合机构优先服务"三无"老人和失能、半失能、高龄老人等重点人群；突出中医药特色，充分发挥中医药预防保健和治慢病的优势，在医养结合机构开展中医养生、药膳、中医适宜技术等中医药服务。

3. 医养结合存在的问题　归纳为以下八个问题。

（1）医养结合政策体系、标准规范和管理制度仍未建立，监督评估体系不健全，各项服务资源融合不够，服务之间缺乏有效衔接。

（2）符合需求的专业化医养结合人才培养制度尚未形成，专业人力资源不足，从业人员工资低、工作量大、流动性大，制约了长期医养结合模式的发展。

（3）医疗与养老服务结合不充分，医、养、康、护的制度和服务缺乏双向互通和有效衔接。

（4）兼具医疗卫生和养老服务资质和能力的医疗卫生机构或养老机构还未形成一定规模。

（5）符合国情的医养结合体制机制和政策法规体系尚未建立健全。

（6）医养结合服务网络尚未形成，以致医养结合服务资源浪费、覆盖面窄，服务功能不健全。

（7）缺少政策支持民营养老机构建设医疗机构，应出台配套政策支持社会力量举办非营利性医养结合机构。

（8）医养结合保障体系尚未形成，大部分医保基金较难直接与养老机构进行结算。

三、老年公共卫生服务介入养老模式

（一）老年公共卫生服务介入养老模式的背景

目前卫生和计划生育委员会高度重视老年卫生工作，陆续出台实施相关政策措施，老年卫生工作进展明显。一是老年卫生服务网络日益健全，为方便老年人就医，老年公共卫生服务逐步延伸至家庭和社区。二是老年医疗保障不断加强，基本医疗保障制度有效减轻了老年人的就医负担。三是老年卫生服务内容逐步拓展，老年人健康管理纳入医改基本公共卫生服务项目。四是国家大力推进医疗卫生与养老服务相结合，老年公共卫生服务介入养老模式，有助于促进医疗卫生与养老服务的充分融合发展，满足老年人对医疗护理日益剧增的需求。

（二）老年公共卫生服务介入养老模式的主要方式

老年公共卫生服务介入养老模式主要有三种方式。

1. 合作方式　即养老机构与医疗卫生机构合作，开通就医绿色通道等形式，由医疗卫生机构上门提供服务。例如，天津市利用社区卫生服务中心延伸服务，把入住养老机构的老年人全部纳入公共卫生服务范围，由医疗机构为养老机构内的老人建立完善健康档案，开展健康管理和临床服务，采取社区卫生服务中心与养老机构协同合作，在养老机构内设立社区卫生服务站的方式，实现养老机构基本医疗、基本公共卫生服务全覆盖。该模式多在医养结合的养老模式中体现。

2. 输出方式 即医疗机构和社区卫生服务中心向社区养老机构提供公共卫生服务,分别通过政府主导和社会主办实现,向机构养老、社区养老和居家养老的老人提供公共卫生服务。例如,康复医院或护理医院,为周围社区提供综合的、连续的养老医疗服务。形式有开展社区健康教育讲座、为老年人建档、健康随访、指导用药。山东青岛李沧区建立的老年人康复指导站为社区老年人提供社区康复服务。

3. 自办方式 即在有条件的养老机构或社区中内设医疗机构,或二级医院转型为医养结合的养老机构,如有条件的养老机构开设老年病医院、专科医院、护理医院、康复医院等专业医疗机构。可在机构内部为老年人提供健康检查、保健咨询等公共卫生服务。该种方式多在机构养老和社区养老模式中体现。

(三)老年公共卫生服务介入养老模式的不足与发展对策

1. 老年公共卫生服务介入养老模式的不足 老年公共卫生服务介入养老模式存在以下不足:地区间公共卫生服务项目质量存在差异,主要受到地区经济发展水平影响。工作队伍专业性不强,从业人员素质不高,存在人员配备失调,公卫医师严重缺乏的情况。公共卫生服务的制度、经济、文化保障机制不健全,机构管理规范制度不完善。基础设施配备不齐,公共卫生服务信息化建设落后。

2. 老年公共卫生服务介入养老模式的发展对策

(1)合理统筹规划,缩减地区间的服务质量差距:政府要建立稳定、长效的多渠道补偿机制,完善财政对基层医疗卫生机构和养老机构运行的补助政策,保障基层医疗卫生机构的补助经费和公共卫生服务经费。加大对农村地区的财政投入,缩小城乡公共卫生服务差距。引入社会资本,调动社会力量为老年公共卫生服务介入养老模式的服务质量提供资金、人力、物力的支持。

(2)加强公共卫生服务人才培养,优化卫生资源配置:针对工作队伍专业性不强的问题,建立规范的公共卫生人才培养模式,加强岗前和在岗人员公共卫生专业技能培训,尤其注重老年医学、康复、护理、营养等专业人才的培养,加强医务人员的继续医学教育、医德医风、职业素质教育。同时,制定各种优惠政策如薪酬激励机制吸引、留住人才,建立合理有序的卫生机构与养老机构间的人才轮训机制。

(3)推进保障机制建立,为公共卫生服务介入养老模式提供有力支撑:一是建立经费保障机制,包括公共卫生服务项目的实施经费、人员经费、培训经费,以及组织、管理公共卫生服务的工作经费。二是建立制度保障机制,包括绩效考核制度和工作规范管理制度,保证公共卫生服务项目实施的规范化和顺利开展。三是建立人力资源和物力资源的保障机制,优化卫生资源的合理配置。四是建设机构组织文化和群众文化保障机制,加强员工的责任感、归属感,以及提高群众的健康意识,皆有助于促进公共卫生服务介入养老模式。

(4)科学建设规划布局,加强公共卫生服务信息化建设:根据机构医疗卫生机构和养老机构的实际发展需要,各级政府要做好科学规划,合理布局机构用地和基础设施配备,采取划拨、租赁、出让方式保障养老机构用地。利用互联网技术,完善公共卫生服务的信息制度建设,构建智慧健康服务网络,通过健康服务信息网收集、评估老年人的公共卫生服务需求,促进公共卫生服务机构与医养结合服务平台的有效衔接。

有研究提出以下建议。

(1)从加强医养结合制度建设和服务管理的角度出发,结合各类养老服务机构的功能和任务,科学规划建设布局,优化人力和公共卫生资源配置,促进有序合理发展。

(2)通过制定老年人公共卫生服务需求评估制度,促进医养结合服务平台与提供公共卫生服务的机构有效衔接，实现公共卫生服务资源的高效利用。

（3）完善公共卫生服务在医养结合中的操作标准和规范。加强对公共卫生专业医学背景的人才向养老方向的应用型和高层次人才培养，完善健康服务相关学科体系构建和人才培养模式。

四、养老服务模式的发展对策

为了应对21世纪我国老龄化给社会带来的影响，政府出台了各项政策措施支持养老服务业的快速发展，并大力加强社会养老服务体系建设，目前基本实现由传统的家庭养老转为由居家养老为基础、社区养老为依托和机构养老为支撑的养老服务体系，进一步推动老年福利服务由补缺型向普惠型转变。我国养老模式在发展过程中存在以下问题：养老机构缺乏组织，养老政策不配套；服务质量不高、管理水平低；养老服务与医疗服务衔接不畅；机构结构性紧缺，区域间发展不平衡；社会养老资源利用不合理，市场机制不完善；社会养老尊老的传统观念减弱等问题。针对以上问题及未来趋势提出养老模式的发展对策。

（一）加强组织领导，完善政策及配套措施

在推进养老服务事业的进程中，养老服务具有跨领域、跨专业的特征，具有社会福利性服务和卫生服务相结合的特征，为此要对养老相关部门进行整合和协调沟通，切实加强组织领导，明确责任分工。建立由民政部门、发展改革、老龄部门牵头，国土资源部门、财政、卫生等部门共同参与的工作机制，各司其职，形成齐抓共管、整体推进工作格局。简化行政审批手续，提高办事效率，为养老服务提供便利。

健全的政策法规是养老服务业有序发展的保障，各级政府应将养老服务的发展建设纳入社会经济的发展规划，建立健全养老相关的财政补助、融资、土地供应、医疗、人才培养等扶持政策，贯彻落实有关优惠政策。鼓励公益慈善组织支持养老服务，建立科学合理行业标准，强化行业监管，健全养老服务的监管制度。

（二）提升养老机构服务和管理水平

针对当前养老服务项目少，服务水平较低，专业化程度不高的养老服务现状；政府应促进养老服务向专业化、多元化的方向发展，通过科学调研老年人的养老需求，重视对养老服务从业人员的培训教育，培养老年医学、护理、心理等方面的专业人才。

运用科技手段，构建社区养老服务信息网络平台，实现多元化和个性化的养老服务的科学高效管理。通过建立老年人信息电子档案，利用网络化办公手段对养老机构实现高效管理。建立养老服务监管制度，制定和完善养老服务管理的相关标准，建立评估制度。

（三）推动养老服务医养融合进程

目前我国养老产业处于不发达阶段，养老服务与医疗服务衔接不畅，这对中国养老模式提出了严峻的挑战。全面推进医疗卫生和养老服务融合发展，是实现广大老年人老有所养、病有所医的必要条件。科学统筹城乡、区域医疗和养老服务资源配置，创新运作模式，实现养老服务资源和医疗卫生资源的有效衔接、均衡发展。一方面鼓励大型综合医院依托现有医疗资源兴办养老服务机构，鼓励医疗机构进入符合条件的养老机构设点开展医疗服务；另一方面鼓励符合条件的中医医院、中西医结合院等开设老年病专科，针对老年病患提供医疗和康复护理工作，加强护理型养老机构建设，满足老年养护的刚性需求。另外，探索基层医疗卫生机构与养老机构合作新模式，以及建立长期护理保险制度。

(四)加强机构的结构调整,促进均衡发展

我国养老机构存在结构性紧缺的情况,主要表现在城乡结构、护理与非护理结构。在城乡结构两方面,城区养老机构紧缺,而郊区和农村养老机构闲置。老城区要通过购置、置换、租赁等方式,充分利用闲置的学校、社区医院等公共设施,开辟养老服务设施。同时鼓励社会、个人举办家庭化、小型化的养老机构,解决城市养老机构紧缺问题。

护理型和非护理型方面,现有床位中的80%是一般性养老床位,只有不足20%可提供长期护理。不能满足失能老年迫切的服务需求。政府要积极引导各地加大护理型养老服务机构的建设,支持有条件的医疗机构与场所参与护理型养老机构建设,接收失能和失智老人,为他们提供长期的照护、康复等服务。

(五)整合社会资源,推动社会化养老

我国养老机构普遍存在服务质量低、机构兴办资金不足等问题。应探索由国家主导、各部门相互配合、社会共同参与的运行机制,促进社会养老资源有机整合。转变政府职能,由服务的主要提供者转变为监督管理者角色;引入多方服务主体,通过市场竞争的方式降低供给成本,提高服务质量和效率;建立由政府、企业、个人多方分担的多层次长期资金保障制度,为失能老人提供稳定、充足的经费来源和社会保障。建立多元化和制度化的养老服务的筹资机制,加大养老相关经费的投入,筹集多方资金发展养老服务;制定扶持政策,鼓励兴办民办养老机构,引导民间资本进入老龄产业,投资、发展养老服务业;引导养老服务社会化,培养和使用一批高素质的社会工作者,实现专业化、职业化和志愿者相结合的服务队伍。

(六)培育新型养老文化,构建良好养老环境

养老文化在我国养老事业发展进程中起到极其重要的作用,当代社会的家庭结构、生活方式发生变化,家庭养老功能的弱化,引起养老态度改变,只注重物质赡养,忽略精神层面关注;同时由于社会养老保障体系不完善、养老服务业处于起步阶段等因素造成传统养老文化不符合当代社会养老的需求。要通过宣传引导,增强群众养老敬老意识,创造发展养老服务业的良好舆论环境;调动社会力量共同参与社区建设,实现社区养老资源充分共享;探索满足老年人不同层次精神文化需求;提倡积极老龄化的养老文化,鼓励老年人积极参与社会活动,保持身心健康;健全养老保障机制,构建良好的养老社会环境和社会养老新秩序。

(七)加强产业集群提升建设

不断培育发展养老服务产业集群,组织高校、科研院所与行业企业的产学研协同科技攻关,打造一批医养结合养老服务产业基地;在混合所有制养老机构、社区责任医生签约服务、智慧养老及养老服务业示范县(市、区)等重点领域,滚动实施一批医养结合养老服务业试点示范机构;在智慧养老、老年医疗康复服务支撑产品等优势产业领域壮大一批医养结合养老服务骨干企业(机构),加快健康养老产业跨越式发展,形成一批产业链长、覆盖领域广、经济社会效益显著的养老服务产业集群,以老年保健食品、药品、老年护理用品等老年用品的研究与开发为重点,建设形成"研发-转化-应用"一体化、链条式的医养结合养老服务产业创新发展格局。

(八)加强互联网医养结合养老服务体系建设

充分利用物联网、云计算与云服务等先进技术,加快推进面向养老机构的远程医疗服务,整合老年人口信息、电子健康档案和电子病历等三大数据库,建立区域统一的老年人口医养结

合数据交换平台，促进医疗机构、公共卫生机构、养老机构之间的协同服务，推进基本养老保险、基本医疗保险和商业养老保险的信息共享与融合发展，以协同完善的多元医保体系支持多样化老年健康服务和产品的供给，不断提高老年人支付能力，切实缓解城乡老年人因病致贫、因病返贫问题，不断提高老年人健康水平。

（九）加强区域医养护联合体建设

积极推进民政、残联与卫生计生等部门协同，建立健全区域医养护联合体，建立科学合理利益分配机制，出台基层首诊、分级诊疗、双向转诊的就医诊疗联动管理办法，制定医养结合养老服务双向转诊程序规范，推进优质资源下沉，开展老年人长期照护、舒缓治疗和临终关怀适宜技术培训，促进中医药适宜技术应用，探索建立老年病急慢分治、连续性服务模式，不断提高养老与医疗服务资源利用率，实现有序就医、有序养老。

第四节 老年卫生保健机构运行机制与管理

一、老年卫生保健机构运行机制

（一）老年卫生保健机构运行机制定义

运行机制是指在人类社会有规律的运动中，影响这种运动的各因素的结构、功能及其相互关系，以及这些因素产生影响、发挥功能的作用过程和原理及其运行方式。

老年卫生保健机构的运行机制是指影响老年卫生保健机构运作的各要素的有机构成，及各要素间的相互联系、制约关系和功能，具体表现为老年卫生保健机构的运行方式和筹资补偿、人力资源管理、财务管理、绩效评价、运营管理等系列制度。

随着我国老龄化社会的到来，虽然综合医院的老年病科、老年病医院、老年康复机构、老年护理院等老年医疗、康复护理机构为老年人提供了医疗卫生资源，但是老年医疗机构存在数量上的绝对不足，目前老年病医院主要是以挂靠其他医院的形式存在；康复医院总量不足，也主要是以单独科室的形式设置在综合医院内；老年护理院的起步与发展缓慢，数量少且主要集中在少数的几个大城市。我国当前各类养老机构达4万多家，但真正具备医疗服务能力的只有20%多一点。养老机构虽未能替代医疗机构对老年人疾病的治疗功能，但在为老年人提供养护照料服务方面发挥了重要的卫生保健作用，并在全国各地具有相当规模。因此本节将简略分析老年医疗机构的运行机制，重点分析养老服务机构的运行机制与管理。

1. 老年医疗机构运行机制概况 我国老年医疗机构主要以中小型医院及三级以下的医院为主，其所面临的困境如下。

（1）政府投入方面：主要偏向于大型综合性公立医院和急需扶持的基层医疗机构，中小型医院尤其是转型而成的老年医院，受关注程度很低，直接造成老年医疗资源的分配不平衡，政府投入的比例差距越拉越大。

（2）政策扶持方面：政府对老年医院的政策扶持力度明显不如大型公立医院，由于医院规模、病源量及管理手段、人才储备方面远不如大型公立医院，因此在经济效益和社会效益上与大型公立医院存在较大差距。

（3）补偿机制方面：大型公立医院的收入渠道主要是服务型收费和财政补助，老年医院由于其自身存在较多不足，服务性收费和政府的财政补助所占比例小，医院的运行发展十分艰难。有研究指出大部分基层医疗卫生机构包括老年基层医疗机构在内，其外部发展环境和内部运行机制与市场经济运行机制相矛盾，缺乏灵活高效的管理制度，难以与民营的卫生机构竞争。社区卫生服务系统应对市场变化发展的反应性弱，不能及时调整机构的运营策略，同时存在人事制度陈旧、薪酬分配制度缺乏激励机制和管理制度不健全、管理人才缺乏、运营成本高等一系列问题。而有些非公立的老年医疗机构面临着非营利性机构承担基本医疗服务职责，缺乏政府支持，经费短缺，收入不稳定；营利性机构则面临税收高、用地难、融资难等突出问题亟须解决。

2. 养老机构运行机制分析 养护服务业是目前中国老龄服务业中发展较早、较好的行业，我国老年卫生保健机构的运行机制以兼具提供养护服务的养老机构最具代表性，并把养老机构按照运营模式划分成下列四种主要类型。

（1）公办养老机构：政府出资建设、管理和运营，经费由政府财政全额拨款，工作人员的编制为行政事业编制，部分机构面向社会提供服务。

（2）公建民营型：政府出资兴建和提供机构的主要运营费用，由民间组织承包运营。主要表现所有权与运营权分离。

（3）民办公助型：由民间组织开办养老机构，提供非营利性的机构养老服务，运行成本主要来源于消费者，政府的运营补贴、建设及社会的捐赠，属民办非企业单位。

（4）民办养老机构：由民间资本投资兴办，是营利性质的养老机构，属民办企业单位。

体制性机制障碍是导致我国老年福利事业领域实际供求不足的根本原因，主要表现为当前虽然养老服务的投资主体由国家、集体单一投资转变为国家、集体、企业、社团、个人、外资等多元化投入，经营模式由单纯国营变为国办民营、民办公助、私营、股份制、合资经营等形式，但政府对养老机构的政策定位仍为福利性、非营利性范畴，使得许多非公有制养老机构难以按市场经济规律运作，以及民办养老机构受到不公正对待，以至于民办养老机构发展缓慢甚至搁浅。

（1）养老机构的市场机制：长期以来，老年卫生保健服务机构的市场化程度严重不足，中国老年康复、养护、医疗等服务需求，主要依靠公办养老机构和医疗卫生机构来满足。有数据显示，截至2013年底，民办养老机构仅占28%；公办的社区养老服务设施占大多数，民营资本参与建设较少。同时存在养老市场价格形成机制不合理，市场竞争机制不充分等问题。

在计划经济时代，我国的养老机构完全依靠政府投入和运营，机构的性质属于事业单位，政府的包办包管体制造成养老机构运行效率低下、服务需求盲目扩大，社会服务收效低，难以满足养老服务需求，政府财政负担增重等问题。

随着我国人口老龄化的进程加快，20世纪80~90年代，"社会福利社会化""养老事业社会办"成为该时期我国养老机构的发展方向和经办方式，为解决养老机构面临的发展难题提供出路。在这个阶段，民间养老组织和民间资本开始为老年人提供养老服务，由于老年服务行业利益微薄，民间资本的参与积极性不高，加之政府提出优惠政策在地方未能落实到位。该阶段，国家兴建的社会福利院由福利型向福利经营型转变，我国老年服务中出现"市场失灵"和"家庭失灵"问题。

2000年国务院颁发《关于加强老龄工作的决定》，提出"建立以家庭养老为基础，社区养老服务为依托，社会养老为补充的养老机制"。2006年十部委颁发了《关于加快发展养老服务业意见的通知》，该文件提出"政策引导、政府扶持、社会兴办、市场运作"作为养老服务业的指导性意见。随后多个政策文件都旨在采取"民办公助""公办民营""政府补贴""政府购买""税费减免"等优惠政策和办法以建立健全老年福利服务体系，即政府、市场、非营利性养老组织和社区（家庭）多元主体共同参与合作解决社会福利问题，充分调动各种社会资源形成多元化的养老服务体系，以及鼓励有条件或新建的公办养老机构实行公建民营，通过公开招投标选定各类专业化的机构负责运营。鼓励社会办养老机构收养政府供养对象，共享资源，共担责任。

养老服务作为满足老年人生活照料、康复、托管等方面需求的活动，既可以社会福利的形式出现，也可以市场化、产业化的形式出现。而我国养老服务长期依靠政府主导，过分强调福利性，致使市场化程度不高。要充分发挥市场在资源配置中的基础性作用，应该在政府指导下适度放宽养老服务业的非营利性要求，变"非营利性"为"有管制的市场化"，释放市场活力，发挥市场资源配置的优势，为各类服务主体营造平等参与、公平竞争的环境，实现社会养老服务的可持续发展。

（2）筹资和补偿机制：从中国老年服务政策的角度进行研究，不难发现为了提高老年服务资源的利用率，各级基层政府正积极探索政府购买居家养老服务的制度。在政策实施的过程中，对老年服务组织和老年群体采取了分类指导、区别扶持、差异化财政补贴政策，其具体表现为政策重点关注孤寡、独居、困难、残疾和高龄等较弱势的老人，并根据老年人健康状况、经济支付能力等指标，分别采取了无偿、抵偿、有偿等不同层次的服务形式。

当前我国多数养老机构资金筹集渠道狭窄，资金投入不足。有文献从社区养老服务资金投入进行研究，指出政府虽然每年给予一定的财政支持，但资金的来源渠道过于单一，由于社区自筹资金的力量薄弱，用于养老方面的资金明显不足。由此社区养老事业一直面临资金短缺和老年人服务需求间的矛盾，仅依靠政府投入的单一模式，已不能满足社区养老服务日益扩大的需求。

全国老龄工作委员会办公室"全国民办养老机构基本状况调查"数据显示，51%的民办养老机构靠所筹集的资金只能持平，40%的民办养老机构（非营利性养老机构）均出现经费短缺的问题，并长期处于亏损或保本运营的状态。盈余机构只占9%，且大部分是盈利率在5%以下的微利运营状态。超过50%的民办养老机构认为是政策倾斜所造成不公平竞争导致的。还有些地方政府对居家养老机构的投入规模小，经费的缺乏导致政府购买的服务项目不全，服务水平较低，使居家养老的社会福利性严重不足。

目前政府正积极探索建立由政府主导的长期护理保险制度，以减轻长期高额护理费压力。我国19个省份建立了80周岁以上高龄老人津贴制度，23个省份建立了生活困难老人养老服务补贴制度，北京、天津、上海、黑龙江4个省份建立了失能老人护理补贴制度。

有研究提出应建立多元化和制度化的养老服务资金筹措机制，加大相关经费的投入力度。建立长期护理社会保险、商业保险、服务救助和服务津贴相结合的制度，形成由政府、企业、个人多方分担的多层次长期资金保障制度，为失能和部分失能老年人的服务费用提供稳定、充足的经费来源，保障弱势老年群体能获得相对应的服务。

（3）管理机制：我国社区养老服务产业处于起步阶段，缺乏统一的产业规范、行业标准和行业监管机构，养老服务市场处于不规范状态。近年来国家加强对养老机构的规范化管理，先后颁布了《国家级福利院评定标准》《社会福利机构基本规范》等规范性文件，努力提高机构养老服务质量和水平。民政部作为我国养老服务事业的主管部门出台了《老年人社会福利机构基本规范》《养老机构管理办法》以规范养老机构的管理。

1）人事管理制度方面：我国公立养老机构以"行政主导"的传统管理模式为主，机构领导一般由院长和副院长组成。公办养老机构在管理体制上也体现出强烈的行政色彩，在领导权和人事权上表现得尤为突出。公办养老机构在人员编制、聘用、工资、辞退等方面受到政府主管部门的制约。

各地陆续出台对养老机构人事管理制度中的人才队伍建设、岗位聘用、激励政策方面的规定。例如，浙江省《关于推进医疗卫生与养老服务融合发展的实施意见》提出：①开展医养结合服务的医疗机构，要组建专业的养老护理员队伍，鼓励其参加技能培训并取得人力资源和社会保障部门颁发的养老护理员《职业资格证书》或《专项职业能力证书》，建立多领域的医疗服务和养老服务人才联动机制。②鼓励各专业医师到养老机构内的医疗机构开展多点执业。养老机构内设置专业技术岗位和工勤技能岗位，重点培养和引进医生、护士、康复医师、康复治疗师、社会工作者等具有执业或职业资格的专业技术人员和工勤技能人员。③规定开展医养结合服务的医疗机构，其养老护理人员可享受与养老机构护理人员同等的技能等级津贴、执业技能培训与鉴定补贴。④在养老机构内设医疗机构服务的具有职业资格的医护人员在职称评聘、专业技术培训和继续教育方面享有与医疗机构医护人员同等待遇。

2）财务管理制度方面：民办养老机构主要实行自主经营方式的财务管理制度。公办养老机构多数实行收支两条线的管理，收入来源有政府财政拨款、社会捐款、提供服务收取的价款等主要形式；支出主要包括机构运行所需的费用，如配套设施的购置、专项服务的成本、员工工资支出等常规工作经费。公办养老机构主要根据预算管理来组织收入与支出，收入全额上缴，支出由财政核定，依据预算下拨经费作为财政支出。其他公办养老机构实行自收自支的财务管理，收益归该单位所有，盈余无须上缴。

国家发展和改革委员会和民政部联合发文规范养老机构服务收费管理，文件要求建立以市场形成价格为主的收费管理体制，明确了民办养老服务收费标准由市场形成；政府投资兴办的养老机构根据服务对象实行不同收费政策；积极探索公建民营等方式运营的养老机构收费管理模式，并要求建立年度财务报表公开制度。政府投资兴办的养老机构和民办非营利养老机构要于每年3月底前，向实施许可的民政部门以及同级价格部门报送本单位上一年度财务收支情况；当地民政、价格部门要求的相关报表，由民政部门通过适当形式向社会公布，接受社会监督。各地省级人民政府民政部门要加强督导本地区的财务报表公开工作。

3）绩效评价制度：卫生机构的绩效评价制度建立有助于提高卫生机构的社会效益和经济效益，是政府对机构监督管理和机构内部管理的有效手段，是政府拨付补助的重要参考依据，科学的绩效评价机制有利于机构资源的协调分配和管理，是卫生机构运行机制改革的重要环节。有研究以我国对民办养老机构的绩效考核为例，主要由机构管理者采用自评方式对机构进行评价，而后政府进行汇总，以此为依据确定是否对其进行政府补助或政策扶持。

当前我国民办养老机构的绩效评估缺乏专门的评估主体，政府仅起到综合评估材料的作用，而第三方评估部门未能有效介入评估。政府对其他非营利组织的绩效评价常以政府主管部门，如民政部、卫生部为主导，聘请外部专家进行评估、机构自我评估等形式，该过程由政府相关部门进行监管和引导。政府监管部门主要对机构的资格条件、行为规范、运营状况等方面进行监督。养老机构自身的管理部门依照规章制度，对机构自身的内部管理状况、服务和运营、人员设置、管理规范等情况进行评价。第三方评估机构对养老机构的运行状况、财务状况、运营情况和服务质量等从专业角度进行评价。

目前国家尚未对养老机构制定统一的评价指标体系和评价方法，仅是对基层医疗卫生机构和公共卫生机构及公立医院制定了相关的政策，提出了明确要求和管理办法，应尽快建立绩效评价制度以提高我国老年卫生保健机构的服务质量和效率。

（二）老年公共卫生服务机构运行和管理机制

1. 国内概况 各国不同的政治、经济、文化背景导致不同的老年公共卫生服务机构模式，包括以政府主导的模式、以市场主导的模式以及处于二者之间的模式。不同模式有其各自的优势及不足。我国老年公共卫生服务机构运行涉及多层级卫生机构及部门，包括卫生局疾控科、各级疾控中心慢病所（科）、乡镇卫生院/社区服务中心、村卫生室/社区卫生服务站等各级卫生机构。各级机构职责划分如下。

卫生局疾控科负责组织管理工作，并纳入基本公共卫生服务项目考核，同步组织，同步实施。其中包括老年人保健工作、制定老年人保健工作年度计划、制定老年人保健工作文件、召开老年人保健工作会议、开展调查研究，发现问题，解决问题，督导检查工作，落实情况，总结、报告老年人保健工作情况。

各级疾控中心慢病所（科）提供技术指导和考核评估，其中包括制定年度工作计划，指导基层卫生服务机构（乡镇卫生院、社区卫生服务中心）开展工作，培训调查人员，考核评估工作的全过程，督导考核老年保健管理工作，负责资料收集与档案管理工作。

乡镇卫生院/社区卫生服务中心，对辖区内65岁以上常驻居民进行服务，负责老年人保健项目的具体实施。项目实施过程中，要接受上级/同级疾控中心慢病所（科）专业机构的技术指导和考核评估。

村卫生室/社区卫生服务站，加强与村（居）委会、派出所等相关部门的联系，掌握辖区内老年人口信息变化，协助乡镇卫生院/社区卫生服务中心患者线索调查；预约65岁及以上居民到乡镇卫生院、村卫生室、社区卫生服务中心（站）接受健康管理。对行动不便、卧床居民可提供预约上门健康检查。做好患者基础管理、随访、督促服药和复诊。

2. 国外概况 国外包括美国、澳大利亚、德国、加拿大等大部分西方发达国家，在公共卫生管理体制方面都采取垂直管理体系。

美国公共卫生体系由联邦政府、州及地方的三级公共卫生机构组成，全美的公共卫生服务体系均是由政府举办的公共机构，政府在公共卫生发展的各环节都采取相应的管理措施加以引导，定期实施绩效考评，考评结果作为机构经费预算的重要依据，以此确保卫生服务的可及性和公平性。美国政府采用合同外包机制，购买公共卫生服务。

澳大利亚分三级管理，第一级联邦政府负责收取税金并向各州和特区政府拨付公共卫生补助经费，宏观调控管理公共卫生服务，制定和发布服务政策和信息。第二级各州和特区负责卫生立法和计划的制定，以及进行公共卫生服务管理，包括老年人的健康管理、慢性病防治、精神健康等相关公共卫生服务。第三级地方政府，负责具体监督管理地方的公共卫生。

德国的公共卫生服务由其三级政府的卫生行政主管部门直接组织完成，特殊人群的公共卫生服务费用及医疗费用由政府承担，公共卫生服务机构的行为及服务质量由政府严格监管。政府扶持养老护理企业，实施免征营业税和消费税的政策，并直接资助老年人入住养老机构。德国公共卫生政策的形成和调整，都是在广泛群众参与、充分平衡各群体利益和公众健康需求的基础上实现的。

加拿大分别由联邦政府、省政府和地方政府承担制定全国范围的卫生保健体系标准，通过财政向各省、市、地区拨款；省、地方政府对相应地区的卫生服务进行规划、提供资金、监督评估，多数省份实行卫生服务区域化管理。人口和公共卫生部负责国家初级公共卫生政策、项目、制度的制定，并监督基本公共卫生服务项目的实施。

英国的公共卫生服务，由中央政府机构、地方公共卫生机构及部分私营卫生机构来承担。大部分卫生服务，如疾病预防、精神卫生、老年卫生服务、家庭卫生保健等，多由各地区及具体地段的公共卫生机构组织实施。

3. 老年公共卫生服务管理机制

（1）老年公共卫生服务管理机制概念：管理机制是指管理系统的结构及其运行机制。管理机制以管理结构为基础和载体，它本质上是管理系统的内在联系、功能及运行原理。管理机制主要包括运行机制、动力机制和约束机制。

公共卫生服务管理机制的重要影响因素包括公共卫生服务体系结构、公共卫生服务人才队伍、组织内部的激励机制、政府对公共卫生服务机构的监管是否完善。

（2）老年公共卫生服务管理机制分析

1）老年公共卫生的体系结构：老年人群的公共卫生体系包含了政府的公共卫生部门和其他政府部门、非政府部门，如专业公共卫生机构、医疗卫生服务提供机构、医院、老年医学科学研究机构等。在这个体系结构中医院、社区卫生服务中心负责提供对老年人群的预防保健、治疗服务；疾病预防控制部门负责指导老年人群的公共卫生服务提供机构，和处理相关老年等人群的应急事件。其他政府部门如环境保护、劳动保护、卫生监督部门负责保障老年人群的卫生监督、健康生活环境的工作；以及其他非政府部门与上述部门协作配合，构成了我国老年人群的公共卫生体系。

2）老年公共卫生服务的人才队伍建设和组织激励机制：老年人群对公共卫生服务的需求有其自身的特殊性，这为老人提供卫生服务的人才队伍建设指出了新的培养要求，加强老年公共卫生、老年医学、护理、营养和心理、健康教育等方面的专业培养。在国家加强基本公共卫生服务均等化、培养全科医生队伍建设的基础上，要探索建立高层次的老年人群服务、建设老年公共卫生专业人才队伍，围绕老年公共卫生的突出问题和特点，探索建立以社区为中心的公共卫生服务人才培养模式。尤其公立卫生服务机构要充分发挥专业公共卫生机构指导基层卫生机构落实各项任务的职责、市场配置资源的作用和社会组织的力量，通过对公共卫生服务产品绩效考核，促使公共卫生服务机构根据市场需求提高服务质量，形成机构间的良性竞争和人才激励机制。

3）老年公共卫生服务机构的财务和监管机制：老年康复医院、老年病医院、老年护理院等老龄型医疗机构和基层医疗卫生机构、社区卫生服务中心、乡镇卫生院、村卫生室等卫生保健服务机构，依据该机构自身属性或所挂靠的医疗机构性质不同，实行以收支两条线管理和自主经营为主的财务管理制度。各地财政、卫生部门将地方基层公共卫生服务机构考核评估的结果，作为机构补助资金、人员绩效的核拨依据。

政府对公共卫生服务机构的监管现状：有研究表明当前存在政府多头管理的现象，以医养结合养老模式举例，民政部门负责对养老机构进行审批和管理，医疗卫生机构由卫生部门认定和管理，医保报销由社会保障部门管理。三个部门工作职责上存在交叉，会出现人力、物力资源浪费，各部门的责任划分不清晰，管理中容易出现推诿情况。中国的监管体系也不够完善，包括对卫生服务项目资金、卫生服务项目实施的质量和过程监管，相关部门应出台相应的老年人公共卫生服务补助资金管理办法，以此为依据进行严格监管；同时建立长效、多渠道补偿机制，并提出要注重加强公共卫生信息的管理制度建设，完善卫生服务项目管理制度，包括工作管理制度和绩效考核制度，以加强服务的质量管理，定期进行检查和质量评价，注重对老年人具体公共卫生问题的服务效果进行考核、评价并形成制度。

二、老年公共卫生服务运行模式

老年公共卫生服务的运行模式主要受政府、市场和公立医疗机构影响。以下结合有关基本公共卫生服务的研究成果，在提供、筹资与支付、组织、资源配置模式方面分析当前中国老年公共卫生服务的运行模式。

（一）老年公共卫生服务的提供模式

老年公共卫生服务的提供主体，主要由专业的公共卫生机构、社区卫生服务机构和医疗机构组成，当前这些机构基本由政府投资举办。老年公共卫生服务的性质属于公共产品，有研究预计该属性服务将成为较长一段时期内的服务属性。因此，老年公共卫生服务与基本公共卫生服务的运行模式具有共性。

公共管理学理论研究表明，政府治理下的公共卫生服务的提供模式主要有两种基本模式，一种是行政管理模式，另一种是合同规制模式。前者是较为传统的公共卫生提供模式，由政府直接提供公共卫生服务，公办的卫生服务机构在现阶段仍作为公共服务的主要提供者。后者是政府借助社会、市场中各种机构、组织的力量联合提供公共服务的模式，现在也为多数政府所选应用于卫生服务中。

1. 政府提供模式 政府提供模式是由政府投资举办的公立卫生服务机构提供公共卫生服务，是目前老年公共卫生服务的主要提供模式。尤其在老年健康服务市场环境不成熟、老年卫生服务管理水平区域差异较大、购买卫生服务存在较多技术问题的情况下，为保障服务质量、服务产品的非竞争性和基础性，以及机构的规范运行，该模式是目前较为稳妥的选择。但随着市场的完善，该模式的弊端逐渐凸显，表现在卫生服务提供效率低下、专业性不高、缺乏激励机制等方面。

2. 政府购买服务模式 卫生服务的购买主要是指政府通过筹集资金战略性的购买，并向卫生服务的提供者进行支付，以换取所需的卫生服务的过程。许多国家如芬兰、瑞典、意大利等国的政府都实行政府购买卫生服务的模式。政府所购买的服务项目涵盖了公共卫生服务、社区卫生服务、初级卫生保健及针对重点人群的卫生服务。该种模式有利于卫生资源的优化配置、提高了财政投入的针对性和服务效率。有助于调动社会组织提供优质卫生服务的积极性，符合未来老年公共卫生服务的发展走向。

合同购买和公共卫生项目服务券是当前我国购买的两种具体形式。前者指政府通过基于具体任务要求的合同约定，对基层卫生服务机构所提供的公共卫生服务进行购买的方式。后者主要应用于基本公共卫生服务领域，该券服务对象包括了老年人群在内的重点人群。

（二）老年公共卫生服务的筹资和支付模式

1. 筹资模式 老年公共卫生服务中属于基本公共卫生服务的，因其具有基础性特性，其经费筹资全部由国家财政税收负责。《医药卫生体制改革近期重点实施方案（2009—2011年）》提出基本公共卫生服务经费的保障机制：由政府预算全额安排的经费，包括专业公共卫生机构人员经费、发展建设经费、公用经费和业务经费；服务性收入上缴财政专户或纳入预算管理；对困难地区中央财政通过转移支付给予补助。基本公共卫生服务项目及重大公共卫生服务项目由国家安排专项经费，按照分级负担原则，由中央专项经费和地方各级财政拨款提供。各地基本建立了"财政预算、分级承担、年初预拨、年底结算"的项目经费保障机制，从中央到地方的经费保障机制基本建立。

2. 支付模式 公共卫生服务的支付模式主要有以下三种。

（1）按项目支付：根据所提供的公共卫生服务项目测算公共卫生服务人力成本、固定资产成本、公共卫生服务所消耗物质的成本等来制定预算。例如，某地区居民健康档案的建立补助，以按照计划完成该地区居民人口基数的百分比的具体份数来计算。又如健康教育，健康资料向居民发放到位，财政补助该年承担发放任务的卫生机构；还有基层卫生机构健康主题宣传活动、健康专栏更新、健康教育讲座的举办次数，以及对老年人群、妇幼保健、慢性病管理等作为服务项目支付的依据。

（2）按人头支付：按照服务覆盖人群的人均金额标准支付给服务提供机构，不论覆盖人群中的个体是否享用了卫生服务，提供者都可得到支付。由于地区间经济发展速度各异，经费补助标准也有所差别，目前我国大部分地区的人均公共卫生经费标准基本达到40元左右。

（3）按绩效支付：是指根据卫生服务提供者的工作绩效对其进行支付，地方制定与绩效考核挂钩的经费管理办法，分配划拨经费，主要与绩效考核结果挂钩，以充分调动公共卫生服务机构的工作积极性。《关于加强基本公共卫生服务项目绩效考核的指导意见》和《基本公共卫生服务项目补助资金管理办法》在国家层面明确了考核的相关要求，各地相应制定《基本公共卫生服务项目绩效考核办法》与相关指导意见。

（三）老年公共卫生服务的组织模式

有研究认为我国基本形成了较为完善的基本公共卫生组织模式，同样适用于认识和分析现阶段我国老年公共卫生服务模式：各级卫生行政部门负责基本公共卫生服务的行政管理任务；城市地区基本功卫生服务项目主要通过社区卫生服务中心、社区卫生服务站向城市居民提供；农村地区基本公共卫生服务项目主要通过县医院、乡镇卫生院、村卫生室构成三级公共卫生体系向农民提供服务。县级公共卫生机构主要负责预防保健、医疗、急救等服务，对基层卫生机构和人员进行业务指导、培训。乡镇卫生院具体负责基本公共卫生服务项目的提供，村卫生室提供预防保健和一般疾病的治疗服务。

专业公共卫生服务网络主要包括疾病预防与控制中心、卫生监督机构（对基层实施基本公共服务项目提供业务指导）、协调的专业机构、其他参与实施公共卫生服务的协作部门，如街道、居委会、财政部门等支持相关基本公共卫生服务项目（如老年人保健、健康体检、慢性病筛查等）的开展实施。

（四）老年公共卫生服务的资源配置模式

卫生资源配置是指政府或市场如何使卫生资源公平且有效率地在不同的领域、地区、部门、项目、人群中分配，从而实现卫生资源的社会和经济效益最大化。

1. 卫生机构配置　公共卫生服务的实施主体主要是基层医疗卫生机构，即社区卫生服务机构、乡镇卫生院、村卫生室为主。专业公共卫生机构制定公共卫生实施策略，指导基层医疗卫生机构（社区卫生服务中心和乡镇卫生院、村卫生室等）协作配合，有效开展公共卫生服务。

当前基层卫生服务网络已基本建立完善。国家明确规定各级疾病预防控制机构及相关专业防治机构，特别是县级疾病预防控制机构及相关专业防治机构要以服务基层为宗旨，坚持预防为主、防治结合，指导基层医疗卫生机构充分发挥基本医疗和公共卫生服务的双重网底作用。

2. 配套设施配置　社区卫生服务机构是为老年人提供公共卫生服务的基层医疗卫生机构，国家出台了相关文件对社区卫生服务中心和社区卫生服务站的规模、设备配置及机构达标率的要求进行了规定，国家颁布的《社区卫生服务机构建设规划》和《"十二五"期间深化医药卫生体制改革规划暨实施方案》对社区卫生服务站建筑面积（不得小于150m^2）、配备的化验分析器材、康复、检查设备等有明确要求。

3. 卫生人力资源配置　全科医生相对于专科医生是综合程度较高的医学人才，主要在基层医疗卫生机构承担预防保健，常见多发病的诊疗、转诊、患者康复和慢性病管理等服务，是居民健康的守门人。基层医疗卫生服务机构的人力资源建设主要以培养全科医生为重点，自新一轮医改以来，政府开始强调基层医疗的重要性，国家卫生和计划生育委员会等部门先后印发了《关于建立全科医生制度的指导意见》《以全科医生为重点的基层医疗卫生队伍建设的规划》《关于开展农村订单定向医学生免费培养意见的实施意见》《"十二五"期间深化医药卫生体制改革规划暨实施方案》等一系列重要文件，对建立全科医生的制度做了全方位的顶层设计。

另外，通过加强农村卫生人才培养，返聘退休卫生人员，鼓励医学生到基层医疗机构就业，充实基层公共卫生服务人才队伍，国家落实基层卫生人员编制、加强公共卫生服务人员规范培训等措施有利于公共卫生服务人力资源的合理配置。

三、老年卫生保健机构的管理

管理是指管理主体通过科学的管理手段，有效协调组织，合理分配及充分利用有限资源，完成该组织目标的过程。管理可分为不同层次，各层次各司其职，但应遵循管理的基本原则与方法。管理的手段和工具由管理者、组织系统、信息及政策法规等组成。管理的过程包括管理规则的确定、管理资源的配置、计划、组织实施、评价。

我国老年卫生保健机构的管理主要分为两个组织系统层面，一个是政府通过行政手段管理和协调所辖机构的老年卫生保健工作。另一个是业务机构依据国家的章程规则对内部具体事务进行管理。

当前老年卫生保健机构内部管理方式还是比较粗放，并未形成多层次、专业化的管理模式，应按照以人为本、依法管理、质量第一的原则，从系统化、制度化、标准化、信息化的角度加强对老年卫生保健机构的管理，更好满足老年人对养老和卫生保健的需要。

（一）政府对老年卫生保健机构的管理

老年卫生保健机构包括老年病医院、老年护理院、老年康复医院、养老机构内设医疗机构等。政府对老年卫生保健机构的管理主要通过服务和行政监督职能实现对机构的规范和指导。涉及的行政管理部门有民政、卫生、社保、国土、工商、税务、劳动等政府部门，其中卫生部门是对老年卫生保健相关机构进行管理和业务指导的主管部门；民政部是养老机构和行业的主管部门，主要负责本行政区域内养老机构的指导、监督和管理。

以苏州市老年护理院为例，苏州市政府制定了《关于市区民办养老护理院政策扶持的操作办法的通知》《关于加快推进我市社会养老服务事业发展的若干补充意见的操作办法的通知》等相关规章制度对护理院进行引导和监督。护理院的主管部门分别是民政局、卫生局和社保局，民政局是行政主管部门，卫生局和社保局是业务主管部门。民政局主要负责护理院的建设补贴及运行补贴的审核及发放、护理院年终考核评定；卫生局负责对医护人员资质审核，对医疗护理质量监管，制定护理院的医疗、考核制度等规范文件。社保局对作为医保定点单位的护理院医保资金进行审核、发放及药物使用检查，规范药物及费用的合理使用。

1. 国家颁布管理办法　政府的职能部门依据国家、地方、行业颁布的政策法规对老年养护机构进行监督、指导和管理。

（1）民政部门依据《中华人民共和国老年人权益保障法》《养老机构设立许可办法》《养老机构管理办法》《社会福利管理机构暂行办法》《老年人社会福利机构基本规范》《城市社会福利事业单位管理工作试行办法》《养老护理员国家职业标准》《民办非企业单位登记管理暂行条例》《国家级福利院评定标准》等法规对养老机构进行管理。

（2）卫生部门依据《医疗机构管理条例》《中华人民共和国执业医师法》《中华人民共和国药品管理法》《中华人民共和国护士管理办法》《中华人民共和国食品卫生法》《养老机构院内感染控制规范》《医疗事故处理条例》等政策法规对养老机构内设医疗机构的卫生服务工作进行监督、管理。

（3）建设部门主要依据《老年人建筑设计规范》《老年人居住建筑设计标准》等建筑方面的

规范对养老机构的建筑工程进行管理。

（4）其他政府职能部门依据相应政策法规对养老机构的卫生服务工作进行管理，以保证其在国家的政策允许范围内有效运作。

2. 管理内容　国务院民政部门负责全国养老机构的指导、监督和管理，县级以上地方人民政府民政部门负责本行政区域内养老机构的指导、监督和管理。其他相关部门依照职责分工对养老机构实施监督。

（二）机构内部管理

1. 养老机构的内部管理　养老机构的内部管理依据民政部颁布的《养老机构管理办法》执行。

2. 其他老年卫生保健机构的内部管理　内部管理主要是对机构的行政组织、业务管理、后勤保障三方面进行管理。

（1）行政组织管理：包括组织结构管理、办院方针管理和规章制度管理。各机构的内部组织结构，即职能科室的设置、业务人员的配备、岗位职能的设置主要根据机构的业务工作实际需要出发。合理的组织结构是与机构职能相匹配，能够保证机构的正常、有效运作。办院方针主要是从机构发展的大方向、宗旨上对机构进行合理定位、明确机构的发展规划和方向，指引机构朝前发展。机构制定的规章制度是机构运行的根本依据，如某老年病科设置了具体科室管理制度：老年精神病房管理要求、老年病房安全管理制度、高位跌倒患者的预防制度、服药制度等。这些制度规范了卫生服务正常开展的规程、服务标准和具体岗位职责。

（2）业务管理：即对老年养护机构内各科室开展的具体业务进行管理，护理服务、医疗保健是老年保健机构的重点业务，其管理的效果直接影响机构的运营与发展。

护理管理是把提高护理质量作为主要目标的过程，是医疗机构管理的重要组成部分。护理管理包括健康评估、护理等级评估、心理护理、生活护理、疾病护理、康复护理、老人文娱组织活动和老人健康档案管理等。在医疗机构中的老年护理管理的重点是加强临床护理，保证满足老年患者生理护理需求及疾病的观察，包括晨晚间护理、卧位护理、排泄护理等。为老年患者提供护理支持，健康指导和心理支持，并向患者和家属提供护理、康复指导。

医疗服务管理也是机构业务管理的重要组成部分。例如，在养老机构内设的医疗服务科室，以及老年病医院、老年康复医院等机构均为老年人提供医疗服务，为保证老年患者在住院期间的医疗安全，对患者进行动态评估，合理规避医疗风险，机构建立不良事件报告制度提高医疗服务质量，许多机构都制定相应的医疗服务规范措施、严格按照医疗质量管理要求开展医疗服务工作。

以北京老年医院为例，为不断提高医院管理水平和医疗质量，该院根据 GB/T 19001-2008/ISO 9001：2008 质量管理体系标准和北京市医管局的绩效管理实施细则，参照卫生和计划生育委员会颁布的《三级综合医院评审标准》，将三者有机结合，推进医院各项工作走向规范化、标准化。同时全面开展以下工作以加强医疗管理。

1）成立专门的统筹管理机构——质控部。

2）用 ISO9001 质量管理体系标准去规范医疗行为，建立和完善可追溯制度，监督评价和持续改进机制。

3）将医院绩效管理测评结果纳入 ISO9001 管理体系，以实现医疗服务的持续改进。

（3）后勤保障管理：后勤制度的设置是机构管理顺利施行的保证，内容包括以下几方面。

1）门卫制度，严格登记管理，入住审批等工作完善。
2）仓库管理制度，保证仓库物品的分类、安全管理。
3）消防安全管理制度，保证消防设施状态良好，规定用电、用火及人员安全管理。
4）食品安全规章制度：对场所环境卫生、设施设备卫生、清洗消毒管理。
5）食堂管理制度，以制订符合老人需要的健康膳食。后勤工作人员的管理工作、培训、生活安排等制度由老年养护机构的行政职能部门负责制定和监督实施。

第五节 老年卫生保健相关政策法规及标准规范

老年卫生政策法律法规概况

我国法律是保护老年人合法权益的强制有效的手段。《中华人民共和国宪法》规定："中华人民共和国公民在年老、疾病或者丧失劳动能力的情况下，有从国家和社会获得物质帮助的权利"；"成年子女有赡养扶助父母的义务"；"禁止虐待老人、妇女和儿童"。《中华人民共和国老年人权益保障法》《中华人民共和国民法通则》《中华人民共和国继承法》《中华人民共和国婚姻法》《中华人民共和国刑法》《中华人民共和国治安管理处罚法》等基本法律，都明确了老年人的权利及侵害老年人权利应承担的法律责任。据《中国老龄事业的发展白皮书》报道，"目前，全国已有30个省（自治区、直辖市）制定实施了保护老年人合法权益的专项地方性法规。国家在社会生活中充分尊重和照顾老年人。各省（自治区、直辖市）都制定了对老年人实行优待的政策，使老年人充分享受到社会的尊重和关爱"。

有研究把老年卫生政策法规体系建设与人口老龄化结合，划分为如下三个阶段。

1. 老年卫生政策法规初步建立阶段 通过国家的根本大法保证老年人的健康享有权。1954年我国颁布的第一部宪法规定"劳动者在年老、疾病或者丧失劳动能力的时候，有获得物质帮助的权利。国家举办社会保险、社会救济和群众卫生事业，并且逐步扩大这些设施，以保证劳动者享受这种权利"。

2. 老年卫生政策法规快速发展阶段 1982年中国老龄问题全国委员会颁布了《关于老龄工作情况与今后活动计划要点》，把老年卫生保健工作列入计划中。1985年卫生部颁布了《关于加强我国老年医疗卫生工作的意见》，指出加强老年医疗卫生工作已是当务之急。1987年老龄问题被写入中国共产党第十三次全国代表大会报告中，列入党和政府的工作日程。期间各省市陆续出台《老年人保护条例》等地方法规，规定要重视发展老年卫生保健事业，提出开设老年门诊、老年专科、老人优先就医等措施。1994年国家计划委员会、卫生部、全国老龄工作委员会等十部委联合出台《中国老龄工作七年发展纲要（1994—2000年）》，提出老年卫生保健事业的发展目标。1995年卫生部成立老年卫生工作领导小组和老年卫生工作专家咨询委员会。1996年《中华人民共和国老年人权益保障法》颁布实施，对老年人医疗保险、医疗救助、医疗优先及加强老年医学研究和人才培养等做出明确的规定。该阶段推动了老年卫生事业走上法制化发展轨道。

3. 应对人口老龄化上升为国家战略后的发展阶段 2000年政府下发《中共中央、国务院关于加强老龄工作的决定》的文件指出"完善社会保障制度，确保老年人医疗等方面的基本需求"，"积极探索多种形式的农村医疗保障制度，加快农村医疗卫生组织建设，完善农村基层卫生服务网络，切实解决贫困地区老年人缺医少药问题"，"各级医疗卫生机构要大力开展多种形式的老年医疗保健服务，逐步建立起完善的社区卫生服务机构，健全老年医疗保健服务网络，提高服务质量"等内容。2001年国务院印发《中国老龄事业发展"十五"计划纲要（2001—2005年）》，提出老年人卫生保健的发展目标、任务和措施。卫生部印发《关于加强老年卫生工作的意见》，以加快老年卫生事业发展具体部署。2005年全国老龄工作委员会汇通中宣部、全国总工会等有关机构印发《关于加强老年人优待工作的意见》，提出"三无"老人、农村"五保"老人和城乡贫困老年人要按规定纳入医疗救助范围；医疗机构应为老年人就医提供方便和优先优惠服务；提倡各地医疗机构减免老年人普通门诊挂号费和贫困老年人家庭病床出诊费。2006年印发《中国老龄事业发展"十一五"规划》提出"建立健全以社区卫生服务为基础的老年医疗保健服务体系"。另外，《全国健康教育与健康促进工作规划纲要（2005—2010年）》《中国精神卫生工作规划（2002—2010年）》等卫生工作发展规划中都把老年卫生保健工作作为重要内容列出。2006年十部委制定的《关于加快发展养老服务业的意见》中提出"支持发展老年护理、临终关怀服务业务，支持兴办老年护理、临终关怀性质的医疗机构，鼓励医疗机构开展老年护理、临终关怀服务。根据实际情况，对开展老年护理、临终关怀服务的机构按规定给予政策扶持；加快培养老年医学、护理学、营养学等方面的专业人才，提高社区及农村基层卫生技术人员的专业素质。"同年，全国老龄工作委员会出台《关于加强基层老龄工作的意见》提出城市要落实基本养老保险、基本医疗保险政策，努力解决老年人的养老医疗问题；在农村要积极推动新型农村合作医疗制度，加大对城乡贫困老年人的社会救助和医疗救助力度，切实保障贫困老年人的基本生活。并于同年3月1日起实施《农村五保供养工作条例》明确界定了农村五保供养对象、内容、形式及监督管理的范围。2009年国务院印发的《医药卫生体制改革近期重点实施方案（2009—2011年）》制定基本公共卫生服务项目并明确指出"定期为65岁以上老年人做健康检查"。

（陈 霄）

思 考 题

1. 简述我国老年卫生保健服务机构的组成。
2. 简述老年人公共卫生服务的主要内容、服务目的及意义。
3. 分析我国老年公共卫生服务开展现状。
4. 概述国外老年公共卫生服务开展情况，并分析对我国老年公共卫生服务开展的借鉴意义。
5. 谈谈你对我国医养结合模式建设的认识。
6. 谈谈你对公共卫生服务介入养老服务的看法和设想。
7. 简述老年卫生保健机构运行机制定义。
8. 简述老年公共卫生服务机构运行和管理机制。
9. 分析我国老年公共卫生服务运行模式。

第六章 老年心理卫生保健

心理卫生（mental hygiene）又称精神卫生，随着其研究领域从单纯治疗心理疾病发展到预防和促进卫生保健，心理卫生逐渐被心理健康（mental health）一词取代，但仍习称心理卫生。心理卫生通常有四层含义：首先"卫生"是"健康"的同义词，是一种状态，说某人的心理是卫生的，也就是说某人心理处在健康状态；其次，"卫生"也指一种习惯行为方式，说某人讲究心理卫生，意指某人注重保护和增进心理健康（状态）的行为方式；再次，心理卫生指一项工作，从狭义上讲，指预防精神疾病发生，保证精神病患者享有治疗和人道待遇，促使精神疾病尽快康复和减少复发的工作；最后，心理卫生常常是心理卫生学的同义语，心理卫生学是研究如何开展心理卫生工作，如何培养人们形成良好的行为方式以达到心理健康状态的应用性学科，现在也称为健康心理学。本章所讨论的老年心理卫生保健即预防老年心理问题，维护老年心理健康。

人在不同年龄阶段，各有一定的生理特点与心理特点，并且出现与之相联系的心理问题。根据不同年龄阶段的身心特点，有效地预防一些心理冲突的发生，及时地解决一些心理问题是个体心理卫生的主要目标。随着我国人口老龄化进程的加快，如何提高老年群体的心理健康水平，进而提高老年人生命质量，已逐步引起全社会的重视。

第一节 概 述

一、老年心理卫生保健的意义

老年心理卫生保健对于老年人拥有健康的身体和良好的心态具有非常重要的意义。传统的健康观认为，身体无病就是健康，随着现代医学模式的确立，使人们对健康的认识发生了较大的变化，新的健康观念是身心与环境处于安宁和谐的状态，是身体与心态的协调发展，即不仅要有好的躯体，而且要有最佳的心理状态。现代医学科学证明，心理健康和生理健康有着密切关系，若心理不健康，就会严重影响生活质量，最终必然影响甚至损害躯体健康。所以要把学习心理保健知识、树立心理健康的新观念、掌握心理保健手段、学会身心愉快地生活，作为每个老年人安度晚年健康长寿的重要条件。

我国魏晋时代著名养生学家嵇康在《答向子期难养生论》中指出："养生有五难，名利不灭此一难也；喜怒不除此二难也；声色不去此三难也；滋味不绝此四难也；神虑转发此五难也。五者必存，虽心希难老，口诵至言，咀嚼英华，呼吸太阳，不能不回其操，不夭其年也。五者无于胸中，则信顺日济，玄德日全，不祈喜而有福，不求寿而自延，此养生大理之所效也。"这里提到的五难，有四难是属于心理方面的，或者说几乎全部与心理有关。可见，古代养生学家谈保健养生十分重视心理保健。在现代社会，心理健康是生理、心理、社会医学模式下健康概念的重要组成部分，也是老年人生命质量评价和健康测量中不可缺少的内容之一。

（一）老年心理保健的生理基础

心理学研究与生活实践表明，积极的情绪有利于身体健康，而消极的情绪则给健康带来不利影响，这是因为情绪有它的生理机制，当人处在情绪状态时，会引起身体的一系列生理反应。

生理心理学研究表明，人在发怒时，心率加快，常达 80~200 次/分；血压上升，收缩压从正常的 130 mmHg 升至 230mmHg 以上；呼吸每分钟可达 40~50 次。人在恐惧时或突然震惊时，呼吸加强而短促，甚至会出现中断；心率加速，每分钟增加 20 次；血压也会随之增加。人在焦虑、忧郁时，会抑制胃肠蠕动和消化液的分泌。对老年人来说，抑郁、烦恼、发怒等消极情绪往往是引起或激发某些疾病的心理因素。例如，由于过分抑郁或恐惧，会导致心肌梗死、脑出血等疾病。临床实践证明，许多癌症患者在发病前大多曾有过持续的消极情绪，或遭受过重大的情绪挫折。生物学实验表明，消极情绪因素可以使人的大脑活动功能降低，引起免疫力的降低，使有机体抗癌力量下降。在具备其他内因与外因时，癌症得以形成。而相反，积极的情绪可以增进身体健康，达到延年益寿的目的。俗语说"笑一笑，十年少"。据研究，笑可以促进身体内部的激活水平。大笑一次，身体内横膈膜大约可以蠕动 18 次，而小笑的蠕动程度略小些，笑可以促使肌肉放松。临床观察发现，很多疼痛是由于肌肉紧张所造成的，大笑可以降低或缓和肌肉的紧张程度，从而减轻或消除疼痛。

（二）老年心理卫生保健的社会基础

进入老年，退出社会的工作岗位，退出家庭的主角地位，这是社会为老年人创造的安享晚年的大好机会，是社会进步的重要标志。然而，离退休往往会引起一些心理变化。有相当一部分人由于难以适应退休后的生活，出现一些心理问题，如空虚、寂寞、焦虑、忧伤、抑郁等，称为退休综合征。老年社会学研究表明，退休综合征主要是由于失落感、空虚感、怀旧感造成的。失落感使人感到老年期是人生的丧失时期——工作丧失了，规律丧失了，地位丧失了，优势丧失了，人际关系丧失了，进而认为老年乃是人生的尽头；空虚感会使人感到无所事事，生活无聊，人生乏味，一切都是虚无的；怀旧则容易使人追忆过去的美好时光，今昔对比顿生悲凉，另外在怀念过去的同事和朋友时，发现有的作古、有的丧偶，有的长病卧床、有的远隔千里无缘相见，难免生出凄凉之感。调查数据显示，老年人一般经过半年至一年时间才能适应退休后的生活，个别人需要的时间可能更长。退休综合征会影响老年人的身心健康，加速衰老，因此必须加以防治。

二、老年人的心理变化与心理特征

人的心理是人脑对客观事物的反映，是人的心理过程和个性心理的统称。人的心理是一个非常复杂的现象和过程，要研究老年人的心理变化与心理特征，需要从老年人的心理过程和老年人的个性心理等角度着手，即研究老年人的感觉、知觉、记忆、智力、情绪、情感、性格、需要、兴趣、自我意识等方面的变化。

（一）老年人感知觉的变化

人的心理活动是外界刺激通过感觉器官作用于大脑的结果，没有感知觉接受外界的各种刺激，心理活动就成了无源之水。因此，感知觉是论述所有心理活动的出发点，老年期的心理变化也是从感知觉的渐变开始的。老年期感知觉变化的一般特征是各感觉系统出现普遍退行性变化，对外界刺激的反应敏锐度下降，感知时间延长。

老年人的视力水平在 60 岁以后急剧衰退，据统计，70 岁健康老人的视力超过 0.6 的只有 51.4%，其中近距离视力比远距离视力减退得更为明显，出现所谓的"老花眼"，读书看报时常常要将书报拿得很远，或者需佩戴老花镜来矫正。老年人对声音的辨别能力减弱，特别是在不良听觉条件下或有噪声背景的情况下，并且高音听力比低音听力衰退得更显著，因此老人更喜欢听中音和低音音乐。老年人对酸甜苦辣咸的敏感程度减退，因此，往往错误地认为过去那些美味的食品现在都变得乏味了。同时，嗅觉功能的衰退也使得老年人对事物散发出来的香气的感受性变差。老年人的皮肤感觉也逐渐老化，如触觉，老年人的眼角膜与鼻部的触觉降低较为明显，所以他们对流眼泪或流鼻涕常常毫无知觉，需要别人加以提醒。在温度觉方面，老年人对低温的感觉变得迟钝，因此有些老年人在室温降低时也往往不觉得冷。

（二）老年人记忆的变化

记忆是指人们将感知过、思考过、体验过、操作过的事物的印象保持在头脑中，以后又在一定的条件下以再认、再现的方式表现出来或者回忆起来的心理过程。老年人的记忆主要有以下几个特点。

从记忆过程来看，瞬时记忆（即保持1～2秒的记忆）随年老而减退，短时记忆（即保持1分钟以内的记忆）变化较小，长时记忆（即所记内容在头脑中保持超过1分钟直至终生的记忆）衰退较为明显。老年人对年轻时发生的事往往记忆犹新，对中年之事的回忆能力也较好，而仅对进入老年后发生的事情遗忘较快，经常记忆事实混乱，情节支离破碎，甚至张冠李戴。从记忆内容来看，老年人的意义识记（即在理解基础上的记忆）保持较好，而机械记忆（即靠死记硬背的记忆）减退较快。从再认活动来看，老年人的再认活动（即当所记对象再次出现时能够认出来的记忆）保持较好，而再现活动（即让所记忆对象在头脑中呈现出来的记忆）则明显减退。

（三）老年人智力的变化

智力是大脑的功能，是由人们认识和改造客观事物的各种能力有机组合而成，主要包括注意、观察、想象、思维、实际操作和适应等能力，其中以思维能力为核心，它保证了人们有效地进行认识和实践活动。智力是一种稳定的心理特点，它是在人们的具体的行为活动中显示出来的。

老年人的智力是否衰退是老年人十分关心的问题。研究发现，人出生时的大脑细胞有140亿个左右，随年龄增长，人的脑细胞不断死亡，进入老年期后，脑功能逐渐衰退，但由于生存着的其他脑细胞的代偿作用，大脑的活动功能仍能维持，保持正常的智力。

1. 老年人的智力只是部分性衰退　有学者认为，智力是一种综合能力，可以分为"晶态智力"和"液态智力"两种。晶态智力主要是后天获得的，它与知识、文化、经验积累和领悟能力有关。由于老年人阅历广，经验多，这种智力易保持（甚至会增长），只在80岁后才有明显减退；液态智力主要与大脑、神经系统、感觉和运动器官的生理结构和功能有关，如记忆、注意、思维敏捷性和反应速度等，这种智力减退的较早，也较快，一般在50岁以后就开始下降，60岁以后减退明显。以上两种智力的变化并不是平行的，也就不能笼统地说智力随年龄增长而减退。同时，虽然老年人的动作性智力下降较为显著，60岁就开始衰退，但语言性智力则保持得较好，80岁以后才明显下降。

2. 老年人仍然适合学习　俗语说："家有一老，如有一宝"。老年人一生阅历广博，经验累积，具有丰富的智慧。老年人的分析能力、判断能力和思维能力的精细程度，对复杂事物的高度洞察力，与中青年的智力水平相比并不逊色。许多事例证实，很多人在晚年依然保持着旺盛的创造力。老年人的智能有很大的可塑性和提升空间，活到老，学到老是可以增进老年人的智力水平的。通过坚持不懈的学习、锻炼和积累，往往可以使老年人的智力水平发挥得更好、更充分。

（四）老年人情绪、情感的变化

情绪、情感是人对客观事物是否符合自己的需要而产生的态度和体验。进入老年期后，随着老年人生理功能的衰退和健康状况的恶化，离退休后脱离原来的工作岗位，家中子女逐渐独立并成家立业，老年人的生活环境和角色地位发生了较大的改变，因此，老年人的情绪和情感也呈现新的特点。

1. 老年人关切自身健康状况的情绪活动增强　随着年龄增长，健康状况每况愈下，老年人变得更加关注自己的身体，对于疾病较为重视，尤其是老年女性，怀疑自己患病和失眠者显著多于男性。

2. 老年人对自己的情绪表现和情感流露更倾向于控制　老年人在日常生活中经常掩饰自己的真实情感，如遇喜事他们不再欢呼雀跃，遇悲事也不再痛哭流涕。

3. 消极悲观的负面情绪逐渐开始占上风　在生活中，如果提及社会中的腐败和不道德现象，老年人就常常抱怨世风日下，今不如昔；谈到舒适享受，老年人往往只感叹"只是近黄昏"。一项调查显示，在描述自己情感的用词中，老年人用以表达喜悦情绪的用词明显少于中青年。

（五）老年人心理活动的性格特征

老年人心理活动的性格特征一方面受遗传因素的制约，同时也是在长期的生活实践中形成的，主要包括以下两个方面。

1. 智能　人的智能概括了学习记忆的能力，认识新事物、适应新环境的能力和分析综合外界环境、对事物进行判断推理和思维的能力。所以，人的智能就是指一个人有成效地进行脑力劳动的潜在能力，包括定向力、记忆力、计算力、理解力、判断力、推断和概括能力，以及解决问题的能力等。

2. 个性类型　至今我们仍然按传统心理学的方法把人的个性分为内向型和外向型。一般来说，内向型的人比较倾向于内心世界，沉静、反应迟缓，在生活中不愿与人交往，自甘寂寞冷漠，在自我方面能自我批评和自我控制，对外界的态度，即看待一切事物都以自己的观点为准。外向型的人则相反，开朗活泼，适应能力强，善于也乐于与人交往，对人热情、坦率，看待一切事物依据客观情况做出判断。

（六）老年人心理活动过程

老年人心理活动过程主要包括认识过程、情感过程和意志过程，三者既有区别又有联系。

1. 认识过程　人的认识过程包括感觉、知觉、记忆、思维、想象等。人用自己的感觉器官（耳、目、口、鼻、皮肤）直接接触客观事物而获得自己的感受，由此认识世界。然后，又赋予感受到的东西以意义，由此获得知觉。感觉和知觉在其意识中保存，必要时复现出来，就是记忆。人在认识过程中集中精神，对现实事物的专注使意识从外界获得的印象更加清晰、完整，并促进记忆的发展，这就是意识中的注意。而如果运用意识的能量，创造设想一些现实尚不存在的、前所未有的东西就进入了想象。除了注意和想象，人还会运用分析综合、抽象和概括的方法对感知觉形成抽象的概念，并利用其抽象的概念进行比较、判断和推理，这个过程就是思维。

2. 情感过程　人无论是在认识客观事物时，或是在进行主管思考时，都会抱有自己的态度，也即是自己的情感。无论满意或不满意，喜欢或不喜欢，那些剧烈的情感都被称为情绪。

3. 意志过程　人在客观环境当中，更多的时候是主观态度主宰着行为方式。例如，为自己树立了理想，预设了目标，通过制订行动计划并坚决地执行它，努力地去实现这些目标。这个意志支配行为的过程就是意志过程。

三、老年心理健康标准的界定

"心理健康"的标准种类繁多,至今尚无统一定义。老年心理健康因其独特性,有其特定含义。国外学者曾制订老年心理健康的十条标准:①有充分的安全感;②充分了解自己,并能对自己的能力做出恰当的估计;③有切合实际的目标和理想;④与现实环境保持接触;⑤能保持个性的完整与和谐;⑥具有从经验中学习的能力;⑦能保持良好的人际关系;⑧适度的情绪和控制;⑨在不违背集体意识的前提下有限度地发挥个性;⑩在不违反社会道德规范的情况下,能适当满足个人的基本需要。我国中国科学院心理研究所老年心理学家吴振云教授依据以往研究结果,从心理学角度出发,归纳出老年心理健康的理论框架应涉及五个主要方面:①性格健全,开朗乐观;②情绪稳定,善于调适;③社会适应良好,能应对应激事件;④有一定交往能力,人际关系和谐;⑤认知功能基本正常。

综合国内外心理学专家对老年人心理健康标准的研究,结合我国老年人的实际情况,老年人心理健康的标准基本可以从以下五方面进行界定。

(一)有正常的感觉和知觉,有正常的思维,有良好的记忆

在判断事物时,基本准确,不发生错觉;在回忆往事时,记忆清晰,不发生大的遗忘;在分析问题时,条理清楚,不出现逻辑混乱;在回答问题时,能对答自如,不答非所问;在平时生活中,有比较丰富的想象力,并善于用想象力为自己设计一个愉快的奋斗目标。

(二)有健全的人格

情绪稳定,意志坚强。积极的情绪多于消极的情绪,能够正确评价自己和外界的事物,能够控制自己的行为,办事较少盲目性和冲动性。意志力表现得非常坚强,能经得起外界事物的强烈刺激。在悲痛时能找到发泄的方法,而不至于被悲痛所压倒。在欢乐时能有节制地欢欣鼓舞,而不是得意忘形和过分激动。遇到困难时,能沉着地运用自己的意志和经验去加以克服,而不是一味地唉声叹气或怨天尤人。

(三)有良好的人际关系

乐于帮助他人,也乐于接受他人的帮助。在家中与老伴、子女、儿媳、女婿、孙子、孙女、外甥等都能保持情感上的融洽,能得到家人发自内心的理解和尊重。在外面,与过去的朋友和现在结识的朋友都能保持良好的关系。对人不求全责备,不过分要求于人,对别人不是敌视态度,而从来都是以与人为善的态度出现。无论在正式群体内,还是在非正式群体内,都有集体荣誉感和社会责任感。

(四)能正确地认知社会,与大多数人的心理活动相一致

例如,对社会的看法,对改革的态度,对国内外形势的分析,对社会道德伦理的认识等,都能与社会上大多数人的态度基本上保持一致。若非如此就很难接纳社会,与时代前进的步伐不能同向同步。

(五)能保持正常的行为

能坚持正常的生活、工作、学习、娱乐等活动。其一切行为符合自己在各种场合的身份和角色。

老年心理健康的标准虽然很多，但都不约而同地认为最重要的是"基本正常"，即说话办事、认识问题、逻辑思维、人际交往等都在正常状态之中。只要不偏离"正常"的轨道，那么其心理就是健康的。

四、影响老年心理健康的因素

老年人的心理健康受许多因素的影响，大致可分为四方面。

（1）生理因素：进入老年期后大脑和其他生理功能开始退化，如果此时能有效延缓大脑衰老，这无疑可以为心理健康打下良好的基础。如果大脑衰老过快或者个人不能很好地调适自己，有可能导致心理失常。

（2）环境因素：老年人的心理健康与否，与环境有直接的关系。如果生活在和谐美满的环境中，老年人心情舒畅，可以促进心理健康。如果生活在一个经常受到恶性刺激的环境里，有可能产生不良心理，甚至心理变态。

（3）生活因素：有意义的活动，良好的生活习惯有益于老年人的心理健康，若参与一些不良活动，如赌博、酗酒等就会损害心理健康。

（4）文化因素：若老年人有较高的文化素养，会对人生有一个正确态度，能正确处理人生道路上遇到的一切挫折和不幸，而不会因意外情况的出现而导致心理失常。

第二节　老年常见心理问题的防治

一、老年常见心理问题

滕丽新等在中国期刊网的中国期刊全文数据库和中国优秀博硕士论文数据库中以"心理健康"或"心理卫生"或"精神卫生"或"精神健康"和"老年人"或"老年"或"老人"为检索词，检索 1996～2010 年的研究成果，得到有关文献，最后剔除不符合要求的及重复的文献，整理得到关于老年人心理健康水平研究文献 40 篇，调查对象共计 22 497 人，其中最大样本量为 2189 人，最小样本量为 57 人；有关老年人心理健康及其相关影响因素的研究文献 61 篇，调查对象共计 27 653 人，其中最大样本量为 3500 人，最小样本量为 107 人。所选取研究涉及我国 17 个省自治区和直辖市的 23 个城镇乡村，经整理发现，老年人心理问题发生的比例为 2.26%～69.68%，最常见的心理问题前五位依次为躯体化障碍、抑郁障碍、焦虑障碍、强迫障碍和恐怖障碍。

（一）躯体化障碍

躯体化障碍是躯体形式障碍的一个类型，其主要特征为存在多种多样、反复出现、变化多端、查无实据的躯体症状至少两年，且未发现任何恰当的躯体疾病来解释上述症状；不断拒绝医生关于其症状没有躯体解释的忠告与保证。因 Briquet 为首位研究者，其又名 Briquet 综合征。在临床上，患者有头痛、心悸、胸闷、气短等多种躯体症状，可涉及慢性疼痛系统、呼吸系统、循环系统、消化系统、泌尿系统、生殖系统等多个器官系统，但是不能做出特异性的诊断或者给出有效的治疗措施。常用"医学上不能解释的症状"或者"躯体化"来解释。Lipowski 给出定义"一种体验和表达病理学检查不能解释的躯体不适和症状的倾向，患者通常把它们归于躯体疾病，并反复就医"。

躯体化不是一个病名或者诊断名称，而是一种医学现象。躯体化可以是短暂的，也可以是持续的，可以伴或者不伴诊断明确的生理或心理疾病。患者存在神经质、外倾的个性特征，以及述情障碍、认知功能障碍和自主神经功能障碍。患者将注意集中于症状本身及影响，过度使用消除症状的药物及进行不必要的医学检查；症状及其所致行为造成一定程度的社会和家庭功能损害并严重影响了患者的生活质量。

躯体化障碍的病因和发病机制目前尚不明确。多数学者认为，躯体化障碍的发生和发展过程与社会心理因素（如家庭教养方式、较多的负性生活事件尤其是与家庭有关的生活事件、较差的社会支持及消极应对方式等）密切相关，躯体症状可能是患者内心压抑与矛盾冲突的表达方式。躯体症状在不同的社会环境里，可以有多重象征意义并具备某些社会功能。

（二）抑郁障碍

抑郁障碍以显著而持久的心境低落为主要临床特征，是心境障碍的主要类型。临床可见心境低落与其处境不相称，情绪的消沉可以从闷闷不乐到悲痛欲绝、自卑抑郁，甚至悲观厌世，可有自杀企图或行为；甚至发生木僵；部分病例有明显的焦虑和运动性激越；严重者可出现幻觉、妄想等精神病性症状。每次发作持续至少2周以上，长者甚或数年，多数病例有反复发作的倾向，每次发作大多数可以缓解，部分可有残留症状或转为慢性。

据文献报道，12.5%~14.8%的中国老年人有抑郁症状，3.9%的老年人达到抑郁障碍的诊断标准。抑郁对老年人健康的危害不容忽视，可增加躯体疾病（如心脑血管病）的患病风险和死亡风险，导致生活质量下降，以及病程迁延等。

老年抑郁障碍还有其自身特点，即自我主诉心境低落者较少见，关注身体健康主诉（健康焦虑和疑病）多见，同时罹患躯体疾病和认知功能损害多见。

（1）疑病症状：大约1/3的抑郁患者以疑病为首发症状，疑病的内容涉及各个系统，以消化系统最常见，便秘、胃肠不适是主要的症状。

（2）焦虑和激越：老年抑郁患者常有明显的焦虑症状，焦虑激越往往是严重抑郁的继发症状，有时躯体性焦虑会完全掩盖抑郁症状。

（3）躯体化症状：常伴随躯体化症状，可表现为疼痛综合征，如头痛、背痛、腹痛和全身的慢性疼痛；消化系统症状，如腹部不适、腹胀、厌食和便秘等；胸部症状，如胸闷和心悸等；自主神经系统功能紊乱，如面红、潮热出汗、手抖和全身乏力等。

（4）精神运动性迟滞：通常是以随意运动缺乏和缓慢为特点，影响躯体及肢体活动，伴有面部表情减少、语言阻滞等。

（5）自杀观念和行为：老年抑郁患者的自杀风险高于其他年龄组患者。导致自杀的危险因素包括疑病症状、罪恶感、孤独感、激越和顽固性失眠等。抑郁共病躯体疾病的情况下，自杀的成功率较高。老年抑郁障碍常见的自杀企图方式为过量服用药物（特别是苯二氮䓬类），因此严格控制每次门诊镇静催眠药与抗抑郁药等的处方药量是至关重要的。

（6）精神病性症状：一般而言，抑郁障碍出现精神病性症状（即幻觉妄想）提示病情较重，但在老年抑郁障碍患者易出现精神病性症状，其抑郁程度并不一定严重。常见表现包括自责、无价值感和疑病观念等。感觉异常在老年患者中也不少见，包括幻觉和身体感知觉的异常，一般与情感症状相协调。虚无妄想最为典型，其次为被害妄想、关系妄想、贫穷妄想及罪恶妄想等。

（7）认知功能障碍（抑郁性假性痴呆）：老年抑郁患者大多同时存在一定程度的认知功能损害症状，有资料显示，约80%的患者存在记忆减退的主诉，其中有比较明显认知功能障碍类似痴呆表现者占10%~15%，症状包括记忆力、计算力、理解和判断能力等全面的认知功能下降，有学者称此为抑郁性假性痴呆，需与老年期痴呆相鉴别。

影响老年抑郁障碍的因素较为复杂，目前较为公认的高危因素有以下三方面。

（1）急性负性生活事件：如哀伤、与子女或亲友的分离、自己或家人的患病或病危、无家可归或入住养老福利院、严重的人际关系冲突（尤其与家人或朋友）、入不敷出，以及亲人或宠物的丧失等。近期经历上述突发性负性生活事件，对于老年人而言更容易出现情感或心境的低落。

（2）慢性应激：包括身体健康和功能的下降、感觉的衰退和认知功能的减退、住房或家庭、婚姻矛盾、社会经济收入下降、职业能力下降与退休，以及长期照顾慢性病患者或家人等。长期的慢性应激对于老年人而言，其个体的应对与承受能力减退，长期的心情压抑与对未来的悲观使得抑郁症状更容易持续存在，难以彻底缓解。

（3）血管性疾病：老年患者患心脑血管疾病的比例显著高于普通人群，且预后更差。现有证据显示，老年患心脑血管疾病者易共病抑郁，且互为影响，即抑郁也会增加心脑血管疾病的发生和死亡风险。

（三）焦虑障碍

焦虑即常说的心情烦躁，表现为坐立不安、忧心忡忡似有可怕的事情要发生，常伴有头痛、头昏、心慌气短、易出汗、口干、尿频等躯体不适。对于不确定的、麻烦的或者感到措手不及的情境，焦虑是一种常见的令人不快的情绪反应。但焦虑也是生活的一部分，适度的焦虑有助于解决问题，如提高学习效率，更有效地应对问题，重视困境，提防疏漏。在某些情形下甚至还需要高度焦虑，以此提醒快速行动、逃离或避开危险。

焦虑障碍，又称焦虑症或焦虑性疾病，是一组以焦虑症状为主要临床表现的精神障碍。当焦虑的严重程度与客观的事件或处境不相称或持续时间过长时则为病理性焦虑，临床上称为焦虑症状。老年焦虑障碍往往表现为心烦意乱、注意力不集中、焦虑紧张、脾气暴躁等。苏亮等进行中国老年焦虑障碍患病率的 Meta 分析，结果显示中国老年焦虑症的患病率为 6.79%（5.61%~7.96%），焦虑症状的患病率为 22.11%（16.8%~27.2%）。老年焦虑障碍本身而言是比较容易治疗的心理疾病，但因识别率低，所以不易察觉，往往发展转型为其他严重精神类疾病，导致治疗困难。发生焦虑障碍的原因既与先天的素质因素有关，也与外界的环境刺激有关。通常认为患者人格特质往往焦虑特质偏高。这种焦虑特质通常表现为容易焦虑、不安，对焦虑不安的耐受差，交感神经容易兴奋等症状。

（四）强迫障碍

强迫障碍是一种病因复杂、表现形式多样的心理障碍，是以反复出现强迫观念和强迫动作为主的神经症。流行病学研究发现强迫症的患病率为 2%~3%。强迫障碍症状的特点是有意识的自我强迫和自我反强迫同时存在。国外普遍将强迫症状分为两类，即强迫观念与强迫行为；国内一般分为三类：强迫观念、强迫意向和强迫行为。有研究者指出，这种将强迫现象的区分仅是一种简单的表面分类。实际上，强迫思维和强迫行为是相互关联的，强迫行为是对强迫思维的典型反应。Foa 等曾将强迫症划分为 8 个临床类型，并将患者的临床表现分别列入 8 个类型中。但是，大多数学者还是赞同两分法。强迫观念是指重复出现的、强制性的、令人苦恼的、持久的思想、冲动和意向。强迫行为是指个体感觉被迫从事与强迫观念相关的或需遵从某种严格规则（如必须以特定的顺序完成任务）的重复行为（如洗手、打扫等）或心智动作（如重复思考特定的字词、数数、检查等）。由于强迫障碍好发于青少年，目前研究多集中于青少年人群，对老年强迫障碍的研究相对较少，未给予足够的重视。

许多学者认为，强迫障碍的发生有其精神因素、人格缺陷和一定的生物学基础。强迫障碍与强迫人格有一定关系，并提示强迫障碍患者有抑郁情绪，缺乏自信，焦虑、紧张，追求完美，不安全，敏感多疑，不适应，自卑，自责，强迫观念，刻板等。目前在临床上用于治疗强迫障碍的主要心理方法有认知疗法、行为疗法、分析疗法（含弗洛伊德精神分析疗法、荣格心理分析疗法和拉康精神分析疗法）、钟氏认知领悟疗法、认知行为疗法、森田疗法等。

(五) 恐怖障碍

恐怖障碍简称恐怖症。以对特殊物体、活动或情境产生持续的恐怖为特征的一种焦虑障碍。恐怖症状的共同特征：①某种客体或情境常引起强烈的恐惧；②恐惧时常伴有明显的自主神经症状，如头晕、晕倒、心悸、心慌、战栗、出汗等；③对恐惧的客体和情境极力回避；④患者知道这种恐惧是过分的或不必要的，但不能控制；⑤在预计可能会遇到恐惧的客体或情境时便感到紧张不安，称为预期焦虑。常见的临床类型有以下三种：广场恐怖症、社交恐怖症和单纯恐怖症。

在正常人中都有恐怖心态，正常的恐怖与以往的经历有关。正常情况下人们可清楚地认识到当时处境是否危险或危及生命，如对动物园里关在笼子里的虎、豹是不怕的，但一旦老虎上街，必然惊恐万分，这就是害怕心理。故恐怖对正常人来说是种有益的防御反应。恐怖心态还和陌生的事物有关，由于陌生产生对前景的不确定性，使人缺乏安全感，或者过于注重得失，就会害怕。但是人都有自我控制能力，这些害怕一般不影响正常生活。只有当害怕和现实危险不成比例，而且对生活工作造成严重影响时，才诊断为"恐怖症"。恐怖性障碍者对某些情景、场合产生不必要的十分恐惧的心情，不能自控地尽量回避，不但别人认为难以理解，有时本人也知道不切实际、不合情理，却又无法摆脱而感到苦恼，这就是病态的恐怖。

老年人害怕衰老的核心是恐惧死亡，惧怕谈论死亡，不敢探视患者，怕经过墓地和听到哀乐，甚至看到一只死亡的动物也备受刺激，不敢正视。

恐怖障碍的病因目前尚不清晰。一般认为与精神应激因素、个性因素、遗传因素、神经解剖及神经回路特征、神经生化因素等相关。不同心理学流派如精神分析、行为主义和认知心理学等对疾病的形成有着不同的理论假说，但并无成熟统一的假说。

二、老年心理健康的影响因素

综合老年人心理健康影响因素相关研究，整理出影响因素如下（表6-1）。对于"个人一般情况"是否影响老年人心理健康结果尚不一致，有些研究认为性别、婚姻状况、居住情况、客观支持对老年人心理健康的影响无统计学意义，有些研究认为职业、受教育程度不是老年心理健康的影响因素，也有研究认为睡眠不是影响老年人心理健康状况的主要因素。

目前公认的主要影响因素：身体健康状况（是否患病、心血管疾病、患病数等），经济状况，社会支持（家庭关系、人际关系、医疗保障、心理健康服务），应对方式（消极应对），人格特点（情绪稳定性、精神质），自我概念。对其中一些可以改变的因素进行积极干预，则有望减少心理疾病的发生。

表 6-1　老年人心理健康的影响因素

个人一般情况	生理因素	社会因素	心理因素
性别	身体健康状况	社会支持	应对方式
年龄	心血管疾病	社会文化氛围	人格情绪稳定性
职业	糖尿病	工作状态	自我概念
文化程度	癌症	家庭关系	人格特点
婚姻状况	听力下降	对子女的满意度	自尊评价
子女数	其他疾病	人际关系	认知功能
经济状况	患病数	照料提供者	精神质
居住环境	睡眠障碍	医疗保障	总体幸福感
不良事件的发生	医源性应激	退休保障	生活满意度
娱乐爱好的数量	健康行为	心理健康和老年保健知识讲座	心理压力
	体育锻炼	心理干预	对离退休的态度

续表

个人一般情况	生理因素	社会因素	心理因素
		心理剧治疗	
		支持性心理咨询	应对能力
		疫情	

三、老年心理健康问题的防治

上文叙述了老年常见心理问题及其影响因素，维护老年心理健康既是提高老年人生命质量的需要，也是家庭幸福社会和谐的重要保障，因此需要针对这些问题进行防治，建立老年个人、家庭、组织和社会的心理健康维护体系。

（1）老年人应充分认识衰老过程，接受老年是人生的必经阶段，但不是人生的终结，同样可以活得很精彩。

1）树立"活到老，学到老"的观念：前文已述及老年人的智力只是部分衰退，仍适合学习。日常生活中经常读书看报，学习上网、使用智能手机等，能够延缓智力的进一步衰退，可以了解时事和外面的世界，接触到新鲜事物，不至于与世隔绝，跟上时代的步伐，消除被世界抛弃的凄凉感。也可以参加老年教育，老年教育分为闲暇教育、继续教育与补偿教育。随着老年教育事业的发展，老年教育内容不断丰富，国家和政府开办了许多老年大学，各老年大学根据老年人的不同兴趣和爱好开设了多种多样的课程。每位老年人都可以找到自己喜欢的内容。老年人上老年大学目的不是为了获取文凭，而是为了一种理想的追求，弥补年轻时因各种原因没能接受高等教育的缺憾，为了更好地提升自己，为了让自己老有所用。这种学习可以占据老年人的大部分时间，同时也填补了老年人以往的孤独、寂寞的时光，使其从狭小的家庭空间走出来。在学习和交往中结识其他的老年朋友，极大地丰富了老年人的生活，增加生活乐趣。这些老年大学的学员还会进行各类的演出，向社会汇报成果，增加老年人自我价值的实现。

2）发挥余热，继续奉献：参与是积极老龄化的重要方面，老年人仍然是家庭和社会的重要资源。有些老年人可以返聘回原单位做力所能及的工作，可以帮助家庭成员做一些事情，也可以做义工参加公益活动，在这些过程中可以享受风险的乐趣，带给老年人成就感和满足感，使他们认识到自己仍然是有用的，得到家庭和社会的肯定。

3）培养自己的兴趣爱好，重新树立生活目标：目标永远是人生前进的动力。没有目标的人生，就像大海中的小舟，随意飘摇，很容易被风浪打翻。人到老年，有些人的人生目标可能基本实现了，而有些人可能由于现实原因放弃了一些目标，剩下的日子似乎显得多余，单是为了用来消磨。如果是这样，人就活得毫无生气。老年阶段可以重拾或重新树立一些人生目标，培养新的兴趣爱好，使老有所乐。

4）改善不良的生活方式：选择适合自己的体育运动，积极参加各种文体活动。身体健康是影响心理健康的重要因素，改变不良的生活方式，多运动，不仅能够使身体更健康，运动本身也可以使心情愉悦，克服忧郁、焦虑等不良情绪。研究现实，参加体育锻炼对老年人心理健康水平有正向影响，且女性作用明显；参加有氧运动的老年人，其心理健康水平明显好于不参加者；以集体形式锻炼的老年人，其心理健康水平显著好于以个人形式锻炼的老年人；以增强体质、减肥或健美为锻炼目的老年人，其心理健康水平优于以治疗疾病和消遣娱乐为锻炼目的的老年人。

5）与家人、亲戚、朋友保持良好的关系：对人不求全责备，处理好与两代人或几代人的人际关系十分重要，老年人应正确面对子女成家立业离开家的现实，不过高期望和依赖于子女对自身的照顾，善于利用现代通信与子女沟通，并及早由纵向的父母与子女的关系转向横向的夫妻关系。对子女的事不要什么都管，要因势利导，顺其自然，该放手时且放手。遇烦恼要向家人及亲朋好友倾诉，以沟通信息，敞开心扉，获得帮助。

（2）对于家庭来说，应发扬尊老爱老的传统美德，保持良好和谐的家庭关系。良好的家庭关系能减少老年人的心理问题发生。为了预防老人抑郁与焦虑，不仅应尊重、理解和关心老人，在其遭受压力时家庭成员要安慰他们，给予他们温暖，使老人享受天伦之乐、亲人的温馨，永葆精神愉快；而且要引导他们在遇到烦恼时，能主动寻求家庭和社会的支持，以帮助他们承受压力或缓解压力对其机体与心理的破坏作用，从而降低抑郁和焦虑水平。同时支持丧偶老人再婚，老年人丧偶以后，只要有合适的对象，一方面是老年人自身要冲破习俗观念，大胆追求；另一方面子女要同情、支持老年人再婚，使老年人晚年不再孤寂。

（3）在组织层面，卫生服务机构、慈善机构和志愿服组织要积极参与促进老年心理健康。老年人心理健康受生物遗传、心理环境和社会环境的影响。提高老年人心理健康是一个系统过程，需要与之相关的卫生机构相互合作。例如，健康教育部门通过宣传教育提供老年人健康知识水平，促进健康行为；社区卫生服务组织、医院为其提供医疗服务，提高老年人的身体健康水平；精神卫生服务机构提供心理咨询辅导，促进老年人心理健康水平，相互协作共同促进老年人身心健康。

随着社会的发展，越来越多的老年人选择养老院等形式的养老机构作为自己安度晚年的场所。但养老机构是个高投入、低回报的经营模式。其有效运作需要大量的资金来支持，这就需要慈善机构对养老机构的发展给予资金支持，甚至是管理上的支持，使其能够得到较好的发展，为老年人生活提供一个良好的环境。

志愿服务组织对老年人的心理健康有着双重作用。一方面，通过志愿服务组织，志愿者为孤寡老人生活上进行帮助，探望孤寡老人，使其不感到孤单，这样可以有效降低老年人心理疾病；另一方面，老年人本身可以通过参加志愿服务组织为他人服务来实现自我价值及满足精神需求，这样也可以提高老年人心理健康水平。

（4）在国家和社会层面，要顺应时代发展的新变化和老年人的新需求，从构建和谐社会、发展老龄事业的角度，切实提高对老年人心理需求和对策研究重要性的认识。各级政府和全社会要高度关注和充分认识老年心理需求的必要性和紧迫性，高度重视老年心理问题的严重性，深入到老年群众中，带着深厚的感情认真研究解决存在的各种心理问题和他们的心理需求。要充分发挥各地各部门的积极性和主动性，将此项工作列入重要议事日程，拿出切实可行的对策，更加自觉地推动老年心理关爱工作，提高老年心理健康水平。大力营造关爱老人、重视老年工作的良好氛围。要结合老年人的身心特点，创造性地组织老年人开展喜闻乐见的心理关爱活动。

社会用关爱和呵护守望老年心理健康，进一步树立和发扬尊老、敬老、助老的社会风气。作为在老年人养老过程中担任重要职责的社区，应该加强对老年人的关爱，各个社区大力健全老年人活动的场所、场地，开展适合老年人的各种活动，经常性地组织老年人参加文化娱乐、体育健身、医疗保健、科技培训、读书看报等活动。同时，鼓励有能力的单位或个人创办健康中心、康复护理站、家庭病房等。另外，市区内各大娱乐场所也要减免费用向老年人开放，各大公园多为老年人设置一些健身、娱乐、休闲的活动场所及器械，让老年人拥有丰足的精神世界、享受多彩的人生。

加强和完善老年人的经济保障，完善养老保险制度。在老年人的心理健康工作中，应重视改善老年人的经济条件，保障老年人的经济自主权，使其具有足够的经济来源，以维持独立的生活，保持老年人的合法权益，增加老年人的安全感，解除后顾之忧。政府应当着重完善老年人的养老保障制度，让老年人老有所养，打消老年人怕老、怕无人养老的心态。大力发展老年人服务业，为老年人提供系统的、多元化的服务，如提供老龄服装、老龄食品，解决老年人因年老体弱所造成的生活不便；丰富老年人的精神生活，为老年人开辟娱乐场所，满足老年人的文化需求，为老年人提供良好的社会环境和心理环境。

第三节 老年退休后的心理适应

近年来伴随着就业形势的严峻性，我国很多企事业单位实行了工作人员未到退休年龄要提前内退的政策，致使退休人员的数量在国内人口中所占的比例越来越大。而退休是人一生中从工作状态转向非工作状态的一个重要转折，期间会伴随着社会角色、经济地位、人际环境和生活模式的急剧变化，加之处于退休年龄阶段的人，在生理和心理上处于由成熟逐渐走向衰老的时期，生理和心理上的变化本来就容易引发他们的负面情绪的产生，在退休这一系列状态的转变中更容易给他们的心理健康带来冲击，致使他们出现焦虑、抑郁等消极情绪，甚至出现偏常态的行为。这就是人们常说的离退休综合征，具体表现为性情变化明显，要么闷闷不乐、郁郁寡欢、不言不语，要么急躁易怒、坐立不安、唠唠叨叨；行为反复或无所适从；注意力不能集中，做事经常出错；对现实不满，容易怀旧，并产生偏见。总之，其行为举止明显不同于以往，给人的印象是离退休前后判若两人。据统计，有 1/4 的离退休人员会出现不同程度的离退休综合征。这些不同程度的不良情绪或心理障碍，会严重影响着退休老年人的心理健康水平及生活质量。因此，随着我国退休老年人的逐年增多，他们的心理健康问题有必要引起我们的关注。

一、退休老年人心理状态理论

退休是个体生命过程中的一个重大转折，给个体带来一系列的变化，对退休个体的生活有较大的影响。国内外许多学者对退休老年人的心理状态进行了大量的研究并提出了一些理论，这些理论对于研究退休老年人的社会和心理状态具有一定的指导意义。

1. 撤退理论 Cuming 和 Henry 在 1961 年提出该理论。撤退理论认为，随着个体健康、体力的衰退与社会角色的丧失，会越来越少参与社会活动，逐渐退出社交活动。撤退的形成并不是个体单方面的活动，而是个体自身和社会大众双方面的撤退。以个体自身来说，由于无法适应现存社会中的角色、人际关系、价值体系等，唯有采取撤退策略来保护自己，才能得到以自我为中心的成熟与满足。另以社会互动观点来看，认为个体老化后因无力对社会有所贡献，便需退出社会，让年轻人取而代之，以维持社会体系的延续。根据撤退理论，离退休后个体需要找寻更加适合自己现阶段生活的角色和位置来替代之前的生活，并将此作为其生活目标和最重要的社会心理需求，以便能够适应社会，适应自己的生活，否则将会出现心理失调。

2. 角色理论 角色理论是 Phills 在 1957 年提出的。角色理论强调退休实际上是一种角色脱离，是个体社会身份的丧失和功能角色的剥夺。角色理论认为这种角色的丧失可致使个体产生焦虑或者抑郁，从而会影响退休后的个体心理状态和生活。从这个理论看，退休对个体是一个负面事件，对心理有负面影响。角色理论认为，要适应退休需要完成角色转换，即抛弃成年人扮演的典型角色，取而代之以老年人的新角色，如职位上的角色，转变到退休后的情感性角色，善于认同和完善这种角色转换的个体，退休后的心理状态和生活状态将会更加积极。

3. 连续理论 连续理论将个体从出生到死亡看成一个连续体，认为退休只是个体生命中的一个阶段而已，因此个体的生活风格并不会因为新的生活方式而被破坏。根据这一理论，个体退休后能否有较高的满意度在于是否有能力维持原有的生活风格，或者退休前是否对新生活有心理准备和规划。对于那些对退休后生活毫无准备的个体来说，退休就是一个意外的具有破坏性的事件，因此难以有满意的退休后生活。连续理论认为很多退休人员都能在生命全程中保持一些基本的个人生活方向，不需要多大的努力就能适应退休后转变的生活方式。

4. 生命全程发展——过渡理论 该理论认为在个人的生命全程发展过程中会经历一系列过渡事件，其中某些事件是会改变个体的社会角色、个人目标和期望，同时会使个体产生新的需要和面对新的发展任务。该理论将退休看作是个体生命发展连续体中的一个过渡事件，个体能否顺利过渡到下一阶段，受到多种因素如自我认同、社会角色、信念、过去经验、健康状况的影响。该理论把离退休作为一种新的生活习惯和方式来看待，认为个体需要时间来过渡和调节并适应新的生活方式，这种过程必然给个体带来压力。

总而言之，各种理论对退休的诠释不同。但几乎所有理论都认为退休是个体生命历程中的重大事件，它会给个体带来丧失和转变，会很大程度地改变个体原有的方式和习惯，因而当面对退休时个体会呈现一些消极情感情绪状态，如焦虑、紧张等。

二、退休老年人心理健康状况的影响因素

有关资料表明，由于大脑功能的退化和退休前后生活的急剧变化，85%的老年人或多或少存在着不同程度的心理问题，27%的人有明显的焦虑、忧郁等心理障碍，0.34%的人则有一定的精神分裂症状存在，0.75%的人患有老年痴呆症。同时，我国每年至少有10万老年人自杀死亡，是我国当前自杀率最高的人群。退休老年人是老年人口的重要组成部分，他们的心理健康水平对整个社会稳定和提高全社会人群的心理健康素质具有重要意义。为此，国内多位学者对退休老年人的心理健康水平进行了调查，并分析其影响因素，所涉及因素大致可分为个人特征、社会支持、社会经济等三个层面。但由于所用量表不同，结论有所差异。

（一）个人特征

1. 性别 采用吴振云等编写的《老年人心理健康问卷》的研究发现，退休老年人心理健康总体水平在性别间无统计学差异，但在性格和适应维度上男女性间差异有统计学意义，且女性优于男性，女性可能比男性更容易适应退休后的生活。应用SCL-90量表的测试结果显示，女性退休老人的躯体化、焦虑、恐怖等因子分均高于男性，而男性退休老人的抑郁程度高于女性。

2. 年龄 退休老年人的年龄越大，心理健康总体水平越差。从单个维度来看：退休初期退休老年人在性格、情绪和适应性方面的情况不容乐观，而随着年龄的增长，各个维度有向好的方向发展继而恶化的过程；认知和人际关系两个维度则随着年龄的增长越来越差。退休初期老年人体验到更多的内心冲突，没有能够完全适应新的生活，产生失落感、孤独感等不良情绪，甚至性格变得比较古怪。随着时间的流逝，内心冲突逐渐平复，适应新的生活，情绪也比较稳定。但到了更高龄阶段，由于疾病、自理能力等的影响，性格、情绪和适应性方面再度变差。而随着年龄的增长，大脑逐渐退化导致认知能力一直下降，活动范围变小接触社会机会变少使得人际关系越来越单一。

3. 身体健康状况 退休老年人的身体健康状况是影响心理健康的主要因素之一。身体状况越好的退休老年人其心理健康的总体状况及在性格、情绪、认知、适应维度上的表现越好。退休老年人的生命从成熟走向衰老，生理方面的衰退，如视力听力的下降，大脑生理性退化导致了认知能力的退化，适应性下降，自我评价也下降，导致更多的负面情绪；疾病的增加导致了消极情绪和体验的增多，也使得退休老年人的社交生活减少，封闭在家庭的很小的空间内，性格方面的变化也是必然产生的。

4. 婚姻状况 将人生重心转向家庭的退休老年人，人际关系日益单纯，子女也都离家工作，婚姻关系对退休老年人心理健康状况的影响至关重要。配偶健在的老年人心理健康状况好于单身、离婚或丧偶老年人的心理健康状况。一起步入老年阶段的夫妻在漫长的人生岁月中相互扶持帮助，在生活、工作和精神方面都有着其他人无法替代的位置。一旦一方离世，会对另一方的身心造成重大创伤，导致心理健康状况的整体下降。分居、离婚等事件对个体的心理健康状

况也会产生很强烈的消极影响。因此，退休老年人的子女和社会都需要更加关心单身、离婚或丧偶的老年人。

（二）家庭关系和社会支持

家庭关系和社会支持对退休老年人的心理健康状况亦有影响，老年人的家庭关系越和谐，其心理健康状况就越好，这充分肯定了家庭在精神慰藉方面的积极作用。社会支持对老年人心理健康有着非常重要的影响和作用。退休老年人获得的社会支持同心理健康状况中的性格、情绪、适应因子得分和总得分呈正相关，说明社会支持对老年人心理健康有促进作用。对应用SCL-90量表进行调查的数据分析显示，退休老年人的抑郁、焦虑、恐怖、敌对等情绪受支持利用度影响最大，其次是主观支持，而受客观支持的影响较小。

（三）社会经济状况

1. 文化程度（或受教育年限） 文化程度越高，心理健康总体水平也越高，在性格、情绪、适应和认知维度上，文化程度高的退休老年人都不同程度地好于文化程度较低的退休老年人。应用SCL-90量表的研究中，不同文化程度的退休老人仅在焦虑因子得分上存在统计学差异，且因子得分随着文化程度的升高而降低。这说明文化程度高的退休老人采取的娱乐消遣活动如写作、读书、看报、下棋等更能缓解焦虑，而文化程度低退休老人多找不到合适的活动来打发时光。

2. 职业 退休前从事不同职业的老人在人际关系、抑郁、焦虑因子得分上存在着显著差异，且退休老干部的心理健康状况较科技人员、工人及其他人群的心理健康状况差。这可能与退休老干部在退休前后的生活落差太大有关，退休前作为单位或部门的领导，有较强的自我认同和成就感，退休后其重要性下降，产生失落感，继而出现抑郁、焦虑、人际关系紧张等各种精神症状。

3. 家庭人均收入 经济收入的多少明显影响老年人的心理健康状况，这可能因为经济收入影响了退休老年人的医疗、生活等，从而进一步影响了他们的心理健康状况。

4. 居住环境 拥有优越的居住环境对于退休老年人也是至关重要的，好于一般居住条件的退休老年人比起差与较差居住条件的老年人，心理健康水平在总分和各个维度上都表现得较好。可能是因为退休老年人在家里的时间更多一些，对于居住环境的要求也就更高一些。

三、退休老人的心理适应

（一）退休老年人的自我发展

1. 离开工作岗位前应做好充分的心理准备 在离开工作岗位之前不仅要有充分的思想准备，而且还要在行动上、感情上接受即将到来的现实，以积极乐观的心态对待退休。具体地说，就是要在离开工作岗位之前一段时期内开始逐渐淡化职业意识，减少职业和工作所涉及的活动，转移个人的生活重心到生活中，增添新的生活内容，初步确定与自己的文化经济背景、生活阅历、性格特点和身体条件等相适应的离退休生活模式，为离退休后的生活早做准备、合理安排。

2. 正确的自我评价，乐天知命，知足常乐 要端正和修改退休后的自我评价。退休老年人要逐步适应自己退休后自己的实际生活与之前生活的差别，客观评价自己的能力和生活中的事件。主动而合理地安排自己的生活，包括继续工作、参加老年大学的学习、参与社区工作等。既不能高估自己的身体状况，拼命而忽视健康，也不要低估自己的能力，消极抑郁。要做到知足常乐。

3. 多接触新鲜事物 进入老年期的一大特点就是认知能力随年龄增长而减退，其表现之一就是对新事物的接受能力降低。因此，退休老年人的认知能力随着生理状况的衰退而衰退，不愿意接受新鲜事物是很正常的。所以在平时要主动接受新鲜的信息，时刻了解关心社会发展和进步，也可以去老年人大学进修，发展自己的爱好。

4. 正确对待衰老和疾病，减轻心理负担　客观上来讲，退休后是个体进入老年的初级阶段，对于生理上的变化只是处在理论阶段，没有能够深刻领会和关注到生理变化。一方面，过度关注生理衰退会产生焦虑等不良消极的情绪体验而进一步加快衰老；另一方面，忽视生理衰退，不能应对疾病也会产生消极情绪。自我调节和适应衰老带来的变化才是退休老年人面对生理衰退变化和疾病的正确态度。首先，要学习和掌握衰老和疾病的正确知识，对于自己身体上出现的变化能够正确理解和应对。合理安排生活，积极地享受生活。其次，应对疾病要从容坦然，生理衰老带来的疾病是每个个体都不能够避免的，积极治疗保持乐观，幸福地度过晚年。

5. 加强体育锻炼，增强身体素质　身体越健康的退休老年人的心理也更健康，加强身体锻炼不但可以增强体质延缓衰老过程，抵御疾病侵袭，还可以增加与他人的交往。

现在许多公园与社区都会有固定的群体，有一些人在聚集着跳舞或是锻炼，大部分时间是清晨和傍晚，大部分人也是中老年人。他们无形中形成了一个固定的群体，每日准时聚集一起参加某项活动，太极、武术、国标舞、扭秧歌，这样的集体活动可以提高离退休老年人的社会支持水平，这种集体的快乐氛围也能对离退休老年人的心理健康水平起到积极的影响作用。

而在一定程度上，身体的健康的确可能会阻止因疾病困扰而造成的生命质量和心理健康水平的降低。

6. 再就业　一些的退休老年人，总是很担忧离退休后闲暇的生活，害怕精力无的放矢。尝试退休后的返聘对这些老年人是一个很好的选择，现在许多单位都有这样的岗位，他们愿意返聘退休人员。同时这些工作也能让精力充沛的老年人发挥余热，促进社会发展。

（二）国家与社区政策制定

退休老年人都是在工作岗位上经历了数十载，有丰富实践经验的老者，他们曾经做出的贡献为国家和人民都创造了很多的财富。因此，国家政府、各级社区和社会组织都应该为退休老年人的身心健康贡献一份力量，这也是构建社会主义和谐社会的重要组成部分。

1. 制定实施相关政策法规，保障老年人权益　政策与法规的制定和贯彻都需要依靠中央政府、地方政府来进行。"养老政策的制定及养老体系的建设应该既是促进社会经济发展的工具，又是老年人的安全保障网"。随着中国老龄化迅速加快，对于老年人政策、制度和法规的要求也越来越高。因此政府在制定政策法规的过程中，既要考虑到整体的需要，也要兼顾到社会的利益。

虽然，我国的《老年人权益保障法》提供了维护老年人权益的法律基础，退休金也是国家及政府层面为退休老年人提供的支持的一种表现。但是，与现阶段老人的需求相比，我国的老年社会福利政策还有很大的提升空间。

尤其是在国有企业私有化等市场转型过程中，很多企业退休老年人的退休金出现问题，使老年人的经济收入不稳定，从而影响退休老年人的生活质量，这在相当大的程度上困扰了一些退休老年人，影响了他们的社会支持和心理健康水平，同时也影响了和谐社会的构建与发展。

2. 适时开展老年心理健康咨询　随着退休老年人生活社会角色的变化，逐渐缩小了其生活范围和人际交往范围，适应性也变差，从而产生抑郁焦虑的消极情绪。疾病或丧偶等重大事件的发生也会进一步增加了消极情绪。如果社区工作能够提供老年人心理健康咨询服务平台，为退休老年人提供心理帮助，在如何排解不良情绪、保持心境平静、正确对待生活中的不良事件等方面加以指导，便可以协助退休老年人顺利完成社会角色的转变，享受退休生活。

（三）增加退休老人社会支持的方法

1. 增加业余活动和人际交往　在社会的主观支持中，人际关系是一个重要的方面，而情感联系是人际关系的主要特征。老年人退休以后,生活范围缩小了,家庭成为主要的社交范围;随着子女独立和配偶丧失,自身生理衰老,退休老年人更容易产生孤独、失落、抑郁等不良情绪情感。

老年人应正确认识退休后生活范围的缩小和人际交往变化的客观存在,并努力逐渐建立起新的人际关系。退休老年人应自己主动地多参与一些积极有益的社区活动,多交同年龄段的朋友,既扩大了交往圈,也能够发掘自己更多的爱好,还可缓解自我的失落感,更快地适应退休后的生活。

2. 经营和谐的家庭生活 家庭和睦、子女关心的老年人身心健康状况较好,离婚、丧偶的老年人综合健康水平较差。退休后,老年人的生活范围和中心从单位转移到了家庭,有许多方面需要调整和适应,因此需要一种和睦的家庭气氛。所以努力自我创造一个和谐的家庭环境是退休老年人退休后自我调整的重要催化剂,同时子女和亲戚也要创造一个和谐的环境,协助老年人安享老年生活。

3. 在社区中发展退休老年人社会支持网络 退休老年人随着退出职业生活,所得到的社会支持减少,逐渐与社会产生距离。所以,要帮助老年人重建信心,多给他们提供与人交流的机会,遇到困难时要多提供必要的尊重与支持。

退休老年人积极参与社会也需要调动社会各方面的力量,在老年人的外部环境中形成一个社会支持网络。退休老年人社会支持的重建和提高不仅需要个人和家庭的关心、政策的制定与完善,还需要其他社会组织的积极协助。

社区是老年人退休后接触最多,生活时间最长的空间,因此,社区对退休老年人社会支持的构建起着至关重要的作用。可以通过社区的老人服务一定程度弥补家庭支持功能的不足。第一,加强退休老年人对社区的认识和参与,鼓励退休老年人尤其是刚退休的老年人参与社区活动。第二,在社区成立和维护退休老年人的组织。社工人员可将社区退休老年人集中起来,让老年人时常进行彼此交流,减轻他们的孤独感。第三,增加社区医疗定点机构,社区医疗可以减少退休老年人医疗费用,解决老年人看病的问题。

(修良昌)

思 考 题

1. 简述老年人的心理的主要变化与特征。
2. 简述老年心理健康的界定标准。
3. 老年抑郁障碍的主要特征表现及影响因素有哪些?
4. 如何积极防治老年心理健康问题?
5. 简要介绍撤退理论和角色理论。
6. 如何促进老年人从心理上主动适应退休带来的变化?

第七章 老年人膳食营养

老年人的营养状况和营养需求不仅受到身体机能变化影响,同时还会受到社会经济变化的作用。老年人群中营养不良比年轻人更常见,然而,衰老本身既不会导致吸收不良,也不会导致营养不良。老年人的营养不良的发生原因应从躯体、精神及社会因素等方面的综合效应来分析。科学、合理的饮食是老年人身体健康的物质基础,加强老年人群膳食营养研究,在老龄化社会到来之际显得十分迫切与重要。

第一节 老年人群膳食营养现状

一、营养不良的定义与评价

营养不良(malnutrition)又称营养失调,主要指因摄入不足、吸收不良或过度损耗营养素所造成的一种或一种以上营养素的缺乏或不足,从而未达到机体营养需要,可影响身体和(或)精神健康。营养素不平衡也是营养不良的一种表现形式。所以,营养不良包括营养不足、营养素供应不足、营养过剩、营养素供给过多(肥胖)或者特定的营养素缺乏。营养不良的个体可能肥胖、体重正常或消瘦。

由于生理、心理和社会经济情况的改变,老年人摄取的食物量可能会减少而导致营养不良。评估老年人机体营养状况需要综合实验室检查、营养素摄入量评价和人体测量。

通过实验室检查,可分析机体微量营养素,如维生素 A、维生素 D、维生素 E、维生素 B_6、维生素 B_{12} 等各种维生素的水平,钙、铁、硒、锌、铜等矿物质的水平;通过分析血红蛋白,判断老年人是否患有贫血,研究表明,贫血对于老人认知功能会有显著影响,也可能会增加死亡风险;通过检测三酰甘油、总胆固醇、高密度脂蛋白胆固醇和低密度脂蛋白胆固醇等血脂指标的水平,可以分析脂肪及胆固醇摄入是否过量,从而为调整膳食种类及摄入量提供依据。通过分析血清白蛋白水平,可初步了解蛋白摄入是否充足,临床上常将血清白蛋白水平在 35g/L 以下视为营养不良。血清白蛋白在 28~35g/L 是轻度营养不良,21~27g/L 为中度营养不良,低于 21g/L 为严重营养不良。低白蛋白水平与患病率和死亡率增加有关,近年的研究表明,低白蛋白水平还与老年人认知功能受损有关,白蛋白水平越低,认知功能评分越低。

通过营养素摄入量评估,如 3 天或 24 小时膳食摄入量评估法,可分析能量、蛋白质、脂肪和微量营养素及矿物质的每天摄入情况,评估摄入是否均衡,是否充足,是否能够满足机体的需要,从而可以为个体食物摄入调节提供科学依据。

人体测量指标对于评估机体营养状况非常重要,而且实施方便,简单易行,这些指标包括体重指数(BMI)、小腿围、腰围等。其中最常用的是 BMI,通常认为,中国人中 BMI 在 18.5 以下,被认为是体重过低,BMI 在 18.5~24 之间为正常,BMI 在 24~28 为超重,BMI 在 28 及以上为肥胖。体重过低的老年人很容易发生感染,抵抗力降低,骨折率上升,损伤及外科伤口愈合缓慢,应激能力低下,容易疲劳及精神抑郁等神经症状。而肥胖则与多种慢性病,如高血压、糖尿病及心脑血管疾病的发生有关。

二、老年人群营养不良的流行现状

近年来，随着我国经济和社会发展水平的提高，我国居民营养状况显著改善。据2010～2012年营养与健康状况调查资料表明，全国老年人低体重率为6.2%，其中男性为6.6%，女性为5.9%；城市为4.4%，农村为8.1%。与2002年相比，男性和女性低体重率均出现下降，特别是在农村地区，下降的幅度更加明显。农村男性低体重率从2002年的14.9%降至2012年的8.5%，农村女性从2002年的14.9%降至2012年的7.8%。在老年群体中，75岁以上老人低体重问题更为突出。调查数据表明，75岁及以上老人低体重率为10.1%，为60～74岁老人的2倍。农村75岁及以上男性老年人低体重率达到16.2%。低体重老年人机体抵抗力下降，易患疾病和发生骨折，甚至死亡风险升高。很多研究发现，低体重的死亡风险要显著高于正常体重。

此外，老年人贫血患病率也较一般成人明显增加，据2010～2012年营养与健康调查数据显示，全国老年人贫血率为12.5%，其中男性为12.8%，女性为12.3%，城市为12.5%，农村为12.6%。但总体上无论城市，还是农村老年人贫血率明显下降，特别是农村老年人2002～2012年贫血率下降更为明显。分析发现，高龄老人贫血问题尤为突出，75岁及以上老年人贫血率为17.7%，其中男性城市为19.5%，男性农村为21%，均高于女性。

近年调查显示，我国老年人超重率为31.8%，其中男性为30.8%，女性为32.8%，城市为36.3%，农村为27%。与2002年相比，城市老年人超重率无明显改变，城市女性老人2002年超重率为36.2%，2012年为36.5%；而农村老年人超重率明显上升，如农村男性超重率从2002年的18.1%升至2012年的28.8%，农村女性超重率从2002年的21.1%升至2012年的28.8%。

全国肥胖率为11.4%，其中男性为8.5%，女性为14.3%，城市为13.5%，农村为9.3%。与2002年相比，城市老年人肥胖率有降低趋势，如城市女性从2002年的19.1%降至2012年的10.6%；而农村老年人肥胖率则明显上升，如农村男性肥胖率从2002年的4.3%升至2012年的6.5%，农村女性肥胖率从2002年的8.3%升至2012年的12.2%。

三、老年人群健康膳食营养行为、知识知晓情况

2012年营养与健康调查显示，城市老人谷类摄入显著低于农村。75岁以上城市老人中，男性和女性每人每天分别摄入谷类251g和211g，而农村老人中，男性和女性每人每天摄入谷类分别为368g和297g。老年人水产及禽肉类食物摄入低于膳食推荐量（50～100g），调查显示，城市地区75岁以上老人男性和女性水产与禽肉类摄入量均不足40g，农村地区仅约20g。而食用油的摄入则大大超过膳食指南20～25g的推荐量，食盐的摄入量在城市75岁以上男性和女性分别为7.9g和7.2g，在农村75岁以上男性和女性分别为9.6g和8.4g。

第二节 老年人营养需求

老年人需要独特的营养供给来维持自身生理需求和健康状况，根据中国营养学会发布的《老年人膳食指南》，老年人要选择以植物性食物为主的平衡膳食，每天进行适量的身体活动，维持健康体重，充足喝水、限量饮酒，适当使用膳食补充剂，预防老年人常见疾病，提高晚年生活质量。

一、能量需求

能量平衡取决于机体摄入的能量与消耗的能量。已有膳食摄入研究结果显示，能量摄入随

年龄增长而降低。如果个体体重较为恒定，在评估能量需要时，能量的消耗量具有一定的指导意义。能量需要随着年龄增长而降低的原因在于基础代谢率、食物热效应和体力活动的减少。

（一）碳水化合物

膳食碳水化合物是人类最经济和最主要的能量来源。每克葡萄糖在体内氧化可以产生16.7kJ（4kcal）的能量。维持人体健康所需要的能量中，55%～65%由碳水化合物提供。碳水化合物还是构成机体组织的重要物质，并参与细胞的组成和各种活动。碳水化合物主要来自谷类、薯类，还来源于水果蔬菜类食物和纯碳水化合物（包括淀粉和糖）等。从健康促进和预防疾病的角度来讲，老年人应做到食物多样化、谷物为主、粗细搭配，以保证营养均衡，促进健康，预防疾病。

膳食纤维是指植物中不能被人体胃肠道系统消化的碳水化合物，对老年人的健康起着非常有益的作用。美国糖尿病协会（ADA）建议摄入高纤维的食物来控制糖尿病，美国心脏病协会也建议高纤维食物来降低心血管疾病的风险。膳食纤维可分为黏性膳食纤维和非黏性膳食纤维。非黏性膳食纤维通过减缓葡萄糖的吸收，降低了餐后血糖水平，对糖尿病的控制非常有益；不溶性膳食纤维含量高的食物包括小麦麸，全谷面包、谷类及蔬菜使粪便体积增加，缩短粪便在大肠中的通过时间，这一作用可减少便秘的发生。膳食纤维还能延迟胃排空时间，从而可以产生饱腹感，有利于控制体重。

谷类食物的种类很多，主要有大米、小麦、玉米、高粱、小米、大麦、燕麦、荞麦等。谷类中营养成分非常丰富，碳水化合物一般占重量的75%～80%，蛋白质占8%～10%，脂肪占1%左右，是人体所需维生素B_1、膳食纤维的重要来源。越来越多的科学研究表明，以植物性食物为主的膳食可以避免欧美等发达国家高能量、高脂肪和低膳食纤维膳食模式的缺陷，对预防心脑血管疾病、糖尿病和癌症有益。老年人每天最好能吃谷类200～300g，其中粗粮、杂粮50～100g。老年人应少选择加工食物，选择更加天然的全谷类食物，因为全谷类食物含有更多的营养物质和纤维。在选择富含纤维的膳食时，应确保水的适当摄入。建议膳食纤维适宜摄入量为25～30g/d。

（二）水

水是一种必需营养素，对老年人尤其需要加以关注。随着年龄增长，水的摄入与排出功能也受到了很大的影响，通常机体会尽力快速调节两者间的不平衡，但在老年人，由于对口渴的感觉灵敏度降低及肾功能的下降，这种调节功能也受到了影响。水占老年人体重的45%～50%，比年轻人低10%～20%，这是因为年龄增长后，瘦体重减少，体内水分比例相对较少。瘦组织中水的重量占3/4，而在脂肪组织中，水的重量占不足1/4，所以机体成分影响着体内水的含量。在老年人膳食指南中特别强调，老年人每日至少喝1200ml水。

（三）脂类

脂类包括脂肪和类脂，是一类化学结构相似或完全不同的有机化合物。人体脂类总量占体重的10%～20%。脂肪又称三酰甘油，是体内重要的储能和功能物质，约占体内脂类总量的95%。类脂主要包括磷脂和固醇类，约占全身脂类总量的5%。脂类是膳食中重要的营养素，烹调时赋予食物特殊的色、香、味，增进食欲，适量摄入对满足机体生理需要，促进维生素A、维生素E等脂溶性维生素的吸收和利用，维持人体健康发挥着重要作用。

过多摄入脂肪是高脂血症的危险因素，长期血脂异常可引起脂肪肝、肥胖、动脉粥样硬化、冠心病、脑卒中、肾动脉硬化、肾性高血压、胰腺炎、胆囊炎等疾病。为控制这些慢性病，减少脂肪摄入量是有效的膳食措施之一。老年人因味觉降低，喜食高油、味重的食品，对健康不利。中国老年人膳食指南建议老年人每天烹调油摄入量20～25g。

（四）蛋白质

蛋白质是机体细胞、组织和器官的重要组成结构，是功能因子和调控因子的重要组成成分，是一切生命的物质基础。蛋白质和氨基酸（膳食蛋白质的组成成分）具有许多代谢功能，包括充当酶、膜转运载体和激素。8种必需氨基酸（或不可缺少的）必须由食物获取，因为它们在人体不能合成或合成数量不足以满足机体的生理需求，包括色氨酸、亮氨酸、异亮氨酸、苏氨酸、赖氨酸、苯丙氨酸、甲硫氨酸、缬氨酸。非必需氨基酸是那些在正常生理情况下能在体内合成的氨基酸。蛋白质广泛存在于动植物性食物中。动物性蛋白质质量好，利用率高，但同时富含饱和脂肪酸和胆固醇，而植物性蛋白质利用率较低。大豆可提供丰富的优质蛋白，其保健功能也越来越被世界所认识；牛奶也是优质蛋白质的重要食物来源。

目前我国居民食用动物性食物较多，尤其是猪肉摄入过多。宜将鱼肉、禽肉作为老年人的首选肉品，减少猪肉摄入。推荐老年人每日摄入鱼虾、禽肉50～100g，畜肉50g，蛋类25～50g。为提高老年人的蛋白质摄入量及防止城市居民因过多消费肉类带来的不利影响，应多吃大豆及其制品，建议每人每天摄入30～50g大豆或相当量的豆制品。

二、对维生素的需求

维生素是维持机体生命活动过程所必需的一类微量的低分子有机化合物。维生素的种类很多，化学结构各不相同，在生理上既不是构成各种组织的主要原料，也不是体内的能量来源，但它们却在机体物质和能量代谢过程中起着重要作用。维生素一般是以其本体形式或能被机体利用的前体形式存在于天然食物中。由于大多数的维生素在机体内不能合成，也不能大量储存于机体组织中，虽然需要量很少，但必须由食物提供。

（一）维生素A

维生素A包括已形成的维生素A和维生素原两种形式。已形成的维生素A是指视黄醇类物质，包括视黄醇、视黄醛和视黄酸。维生素A原属于类胡萝卜素，目前已发现的类胡萝卜素有700多种。膳食中主要的类胡萝卜素包括α-胡萝卜素、β-胡萝卜素、番茄红素、叶黄素和玉米黄素等。

维生素A最为人熟知的生理功能是维持视觉，特别是维持暗视觉。此外，维生素A还可以激素的形式调节上皮细胞生长，并参与基因的表达调控。成骨细胞和破骨细胞的作用发挥都需要维生素A的参与。维生素A还在机体免疫过程中发挥作用，包括调节T细胞活性，提高机体对病毒、寄生虫、细菌感染的抗体反应。类胡萝卜素家族中的维生素A原是抗氧化剂，已被证实可预防多种肿瘤、衰老相关的黄斑变性、痴呆、心血管疾病及关节炎的发生。作为抗氧化剂，类胡萝卜素可缓解脂质过氧化造成的氧化损伤、细胞膜破损及细胞DNA损伤。

维生素A存在于动物性食品中，如蛋黄、黄油、营养强化牛奶、动物肝脏、鱼肝油等。类胡萝卜素广泛存在于红、黄、橙色植物中，如南瓜、胡萝卜、番茄、甘蓝等。

维生素A的含量常用视黄醇当量（RAE）来表示。1RAE相当于1μg视黄醇，或者12μg膳食β-胡萝卜素，或21μg其他类胡萝卜素。老年人维生素A的参考摄入量男性为800μg/d，女性为700μg/d。

（二）维生素 D

维生素 D 对于老年人具有非常重要的作用，除了传统的对于维护骨骼健康、预防骨质疏松之外，近年的研究还发现维生素 D 还与老年人经常出现的肌肉减少症、糖尿病及认知功能受损有关。维生素 D 可以从膳食中获取，也可通过日光中紫外光照射后经皮肤转化获得。食物中维生素 D 的前体包括胆钙化醇和麦角钙化醇，皮肤中维生素 D 的前体则是 7-脱氢胆固醇，在阳光的照射下转化成为胆钙化醇，但随着年龄的增长，老年人的膳食摄入量及皮肤合成能力会下降，同时肾脏活化能力降低，而且户外活动也减少、接受阳光照射时间减少，导致维生素 D 不足及缺乏的情况非常普遍。膳食中维生素 D 主要存在于海水鱼、肝、蛋黄等动物性食品及鱼肝油制剂中。老年人维生素 D 的参考摄入量为 $10\mu g/d$。

（三）维生素 E

维生素 E 有 8 种天然的形式，包括 4 种生育酚和 4 种生育三烯酚。维生素 E 最重要的生理功能是作为一种断链抗氧化剂，防止脂质过氧化的链式反应。维生素 E 是天然最高效的自由基清道夫之一。最近，维生素 E 参与细胞信号转导与影响酶活性、调节细胞凋亡、调控基因等作用也引起研究者关注。

有关维生素 E 在一些老年相关疾病（如肿瘤、心脏病、慢性炎症反应、痴呆、呼吸道感染及衰老相关眼部病变）的作用模式，目前有两种假说：氧化理论和损伤反应理论。在氧化理论中，脂质过氧化是疾病的启动事件，维生素 E 抑制脂质过氧化的机制主要是通过还原型的维生素 E 捕获不稳定的自由基，而随后产生的氧化型维生素 E-自由基复合物则可被维生素 C 还原为非氧化形式。损伤反应理论认为：维生素 E 通过对细胞信号转导的调节抑制或干扰酶活性，从而缓解炎症反应。

天然的维生素 E 只能由植物合成。维生素 E 良好的膳食来源包括植物油、坚果、植物种子、全麦及深绿色蔬菜。维生素 E 明显缺乏的情况并不多见。中国老年人膳食指南建议老年人的维生素 E 的参考摄入量是 14mg/d 总生育酚。

（四）B 族维生素：维生素 B_{12}、维生素 B_6 和叶酸

维生素 B_{12}、维生素 B_6 和叶酸 3 种物质在代谢上密切相关，而且对老年人有重要作用。这 3 种物质在代谢上的相互作用，再加上衰老，可使老年人出现一系列的健康问题和身体功能紊乱。因此，通常将三者作为一种复合维生素来讨论。

维生素 B_{12} 是一组表现出氰钴胺素生物活性的类咕啉物质的总称。这些物质都有一个以钴原子为中心的咕啉环结构，是水溶性的。同样，维生素 B_6 也是水溶性的，它有 3 种形式：吡哆醇、吡哆醛和吡哆胺。叶酸也有多种存在形式：食物中的都是多谷氨酸衍生物的形式，而用在强化食品和补充剂中的叶酸则是蝶呤单谷氨酸形式。

维生素 B_{12}、维生素 B_6 和叶酸可作为辅酶，参与一碳单位的代谢。其中，维生素 B_{12} 是甲硫氨酸合成酶和丙二酰辅酶 A 的辅酶，这两种酶对保证正常的造血功能和神经功能都是必需的。磷酸化的维生素 B_6 作为氨基酸代谢中上百种酶的辅酶发挥了重要作用，同时，维生素 B_6 作为辅酶参与亚铁血红素合成和同型半胱氨酸-半胱氨酸的转硫过程。叶酸作为辅酶的酶类广泛参与了 DNA、嘌呤的合成及氨基酸的相互转化，尤其是同型半胱氨酸和甲硫氨酸的转化。

维生素 B_{12} 的主要食物来源为动物性食物，如肉类、动物内脏、鱼、禽及蛋类等。维生素 B_6 广泛存在于各种食物中，含量最高的食物为白色肉类（如鸡肉和鱼肉），其次为肝脏、豆类、坚果类和蛋黄等。水果蔬菜中维生素 B_6 含量也较多，其中香蕉、卷心菜、菠菜的含量丰富。对

于叶酸而言,其最好的食物来源就是动物肝脏、绿色蔬菜、强化谷类食物和柑橘类水果。叶酸在食物储存和烹调过程中损失较多,但食物中维生素C含量较高时,叶酸的损失相对减少。

老年人维生素B_{12}的参考摄入量为2.4μg/d;维生素B_6的参考摄入量为1.5mg/d。叶酸的摄入量以膳食叶酸当量(DFE)表示,食物叶酸的生物利用率为50%,叶酸补充剂与膳食混合时的生物利用率为85%,比单纯来源于食物中叶酸的生物利用率高1.7倍,所以膳食叶酸当量的计算公式:

$$DFE(μg)=膳食叶酸(μg)+1.7×叶酸补充剂(μg)$$

老年人叶酸的参考摄入量为400μgDFE。

(五)维生素C

维生素C是一种由多种生理功能的水溶性维生素,是一种抗氧化剂,在结缔组织、激素及神经递质的合成方面发挥着作用。作为一种抗氧化剂,维生素C具有潜在的预防认知损伤的作用。同时,它还与其他抗氧化剂有协同作用,尤其是维生素E,且需要在其他抗氧化剂存在的情况下,才能发挥最大功效。

大量摄入水果和蔬菜与心血管疾病、老年性黄斑变性和癌症的低发病率相关。已证实,主要存在于水果和蔬菜中的维生素C,是可以降低上述疾病发病风险的抗氧化物质之一。

通常,人体的能量摄入会随着年龄增长而减少,这样的变化也可从侧面反映出相应的维生素C摄入量的减少。组织和血液中的维生素C水平也会随着年龄增长而降低,且在男性中表现得更为明显。人体对维生素C的吸收是通过一种主动转运形式进行的,老年人的吸收率会有所降低。因此,老年人对维生素C的需要量可能会增高。

维生素C主要的食物来源为新鲜蔬菜和水果,含量丰富的蔬菜有辣椒、西红柿、油菜、卷心菜、菜花和芥菜等,含量较多的水果有樱桃、石榴、柑橘、柠檬、柚子、草莓等,某些野果中维生素C含量尤为丰富,如刺梨、沙棘和酸枣等。建议老年人尽可能每天吃蔬菜400~500g,最好深色蔬菜占50%;水果200~400g。肥胖老人一天可吃蔬菜水果1kg左右。保证每餐有1~2种蔬菜,每天吃2~3种水果。老年人维生素C的参考摄入量为100mg/d。

三、老年人矿物质的需求

矿物质只占人体体重的4%,尽管是无机物,但对体液平衡、代谢功能及各组织、器官、系统都有重要意义。它们作为一个群体,参与机体调节功能,并维持机体结构的完整性。人体对不同矿物质需求各异,通常能够通过调节胃肠道对矿物质的吸收及肾脏的排泄,来保持体内矿物质平衡(内稳态)。适宜的矿物质摄入对机体健康至关重要,过少会产生缺乏症状,过多则可能产生毒性,这两种情况都可能对健康产生不良影响。

(一)钙

钙的主要功能是维持骨骼结构。其无机成分(如磷酸钙结晶、磷酸钙盐)约占骨骼干重的65%。血液和细胞外液中的钙对于调节血管收缩和舒张、肌肉收缩、凝血功能及神经传导有重要作用。

钙的吸收有两种机制:一是依赖于维生素D的有饱和性、调节性途径;二是依赖于维生素D无饱和性、非精确调节途径。维生素D依赖性的吸收途径主要发生在十二指肠和近端空肠,维生素D可促进钙结合蛋白的合成,以增强小肠内壁上皮细胞刷状缘对钙的吸收。非维生素D依赖性的被动吸收途径发生在小肠的每个部位。机体对钙需求量越大,吸收率越高。钙在近端十二指肠的酸性环境吸收最好，膳食中的钙比单独摄入钙有更高的吸收率，可能与食物刺激胃肠道产生更多的酸有关。钙的吸收率受年龄的影响，随年龄增长吸收率降低，如婴儿钙吸收率大于50%，成年人为20%，老年人仅为15%左右。谷类、蔬菜等植物性食物中含有较多的草酸、植酸、磷酸均可与钙形成难溶的盐类，阻碍钙的吸收。膳食纤维中的糖醛酸残基可与钙结合、未被消化的脂肪酸与钙形成钙皂均影响钙的吸收。

老年人对钙的利用和储存能力低、容易发生钙摄入不足或缺乏而导致骨质疏松症。中国营养学会推荐老年人每天膳食钙的参考摄入量为1000mg/d。为了保护老年人骨质和牙齿健康，预防控制钙缺乏相关疾病，因此老年人要特别注意奶及奶制品摄入，建议每人每天饮300g鲜牛奶或相当量的奶制品。

（二）铁

机体的血红蛋白由红细胞负责转运，血红蛋白则是以铁为中心、由4个亚铁血红素蛋白亚单位形成的蛋白质。铁以血红蛋白的形式参与氧的运输，将其从肺部运输到全身其他组织器官，且本身并不被氧化。肌红蛋白也含有铁，但只存在于肌肉中。其作用与血红蛋白相似，主要功能也是转运氧气。亚铁血红素也是细胞色素的组成成分，存在于细胞的线粒体内，是细胞呼吸和能量代谢所必需的成分。

食物中的铁吸收主要在十二指肠和空肠上端黏膜，胃和小肠的其余部分也吸收少量的铁。食物中的铁分为血红素铁和非血红素铁两种。血红素铁的生物利用高，有效吸收率接近40%，而非血红素铁则需先被还原成二价铁才能被吸收，其有效吸收率仅为5%~10%。蛋白质类食物能够刺激胃酸分泌，促进铁的吸收。氨基酸，如组氨酸、赖氨酸等可与铁螯合成小分子的可溶性单体，可提高铁的吸收。维生素C是铁吸收的有效促进因子。维生素A、叶酸、维生素B_{12}等营养素对铁的吸收起到重要协同作用。铅、铬、锰等矿物质过多摄入阻碍机体对铁的吸收；非营养成分，如植酸、单宁、多酚物质与铁结合能力较强，是阻碍铁吸收的重要因素。

动物性食物含有丰富且易吸收的血红素铁，如动物血、肝脏、鸡胗、牛肾、瘦肉、蛋黄；大豆、黑木耳、芝麻酱、红糖、干果等食物中也含有丰富的铁；蔬菜和牛奶及奶制品中铁含量不高且生物利用率低，如谷物、菠菜、扁豆等。老年人每天膳食铁的参考摄入量为15mg/d。

（三）钠

钠是细胞外最重要的阳离子，作用是保持细胞外液和血容量平衡，保持膜电位，参与营养物质的主动转运。

钠的吸收主要在小肠，机体通过激素调节肾脏作用，是血清钠保持在一个较窄的范围内。当摄入中高剂量的钠时，大部分的钠随尿液排出，只有非常少量的钠保留在体内。

绝大多数钠以氯化钠（即食盐）的形式摄入，其中钠占40%，氯占60%。钠还可以食物增味剂或防腐剂的形式加入食品中，常见的食物添加剂有味精、苯甲酸钠、碳酸氢钠等。高钠食物包括加工食物如火腿、咸肉、午餐肉等。

高钠摄入常伴随高血压出现，随着年龄的增长和体内代谢状态的改变，高血压在老年人群中高发。老年人应该限制钠盐的摄入，其钠盐摄入以<6g/d为宜，高血压、冠心病患者以<5g/d为宜。

第三节　老年人营养状况的评价

良好的营养状况是老年人维持适当功能和健康所必需的。由于各种原因如进食不佳，慢性疾病和各种生理、经济及社会因素，老年人发生营养不良风险较高。通过评估膳食如何影响个体或群体的健康，可确定营养状况。老年人营养状况筛查、评估是进行老年人营养不良干预的基础。营养状况的评估包括测定食物摄入、消化、吸收、转运、存储和代谢。因此，老年人的营养状况评估需要同时考虑许多与营养状况相关的因素。营养筛查和评估成为老年人开始治疗计划的基础，发现营养不良风险和早期营养干预可减少营养不良相关的不良结局。

一、营养筛查

国内多家单位积极引入、借鉴国外使用的多种营养风险筛查工具，对老年营养状况开展快速筛查，并进行营养不良风险评估，取得了很多有价值的基础数据。研究报道，2013年上海、北京、广州、成都、重庆的三种机构（综合医院、社区医院和养老机构）老年人营养不良和营养不良风险率分别为16%、37%；低血红蛋白率为52.5%；低白蛋白率为25.1%。并且在养老机构、综合医院和社区医院3种机构中，养老机构的老年人营养状况最差，具有营养不良和营养不良风险的比例分别为22%和36%，其次是综合医院，两种情况的比例分别为17%、40%，社区医院的营养状况相对较好，营养不良和营养不良风险比例分别为8%、30%。

营养筛查是在食物摄入和饮食相关的行为与环境基础上，明确营养不良危险因素的过程。营养初筛量表和微型营养评价是两个应用最广泛的老年人营养筛查工具。筛查的一个主要目标是帮助老人预防和早期发现由疾病并发症和生活独立性下降引起的营养相关并发症。一个筛查工具的有效性在于识别高风险的个体，使他们从筛查中受益。已开发了许多用于老年人营养筛查的工具，包括营养初筛量表（NSI）、微型营养评价（MNA）、简易微型营养评价（MNA-SF）、营养风险指数（NRI）等。下面将重点介绍前两类筛查工具。

（一）营养初筛量表

营养初筛量表是由美国家庭医师协会、美国饮食营养协会、国家老龄化委员会及超过25个不同国家健康、老龄化和医学组织机构广泛的、多学科的共同努力而完成。营养初筛是改善美国老年人健康的非常具有成本-效益的策略，通过营养筛查可确定能量和营养素摄入不足和过量，以及体重和体力活动情况。营养初筛量表可发现有营养风险的老年人，进而有可能通过早期干预改善他们的营养状况，特别是对于那些患有某些慢性病的老人来说，营养的筛查对于他们疾病的管理具有非常重要的意义。如果没有适当的营养筛查和干预，许多慢性病如糖尿病、高血压、慢性阻塞性肺疾病、骨质疏松的管理效果将会显著受到影响。对于老年痴呆，早期的营养干预对于认知功能的维护也具有非常好的作用。

营养健康检查表有10个有关老年人健康相关的是或否问题组成，包括是否患有需要改变膳食总类和（或）数量的疾病，每天进食顿次，是否存在摄入蔬菜、水果和奶制品偏少，是否酗酒，是否患有牙齿或口腔等导致食困难的问题等。每个人能自己或在护理者的帮助下回答这些问题。虽然该量表不评估营养状况，但分数低表明发生营养状况不良风险低。超过6分的老年人被确认有营养不良高风险，并且很可能存在营养素摄入量低下。高分数也提示健康状况不良的风险增加及相当差的营养状况。

（二）微型营养评价

微型营养评价（MNA）是另外一种评估营养风险有用的工具。MNA被认为是门诊和长期居住在护理机构老年人营养筛查的"金标准"。可以快速、经济和无创伤性方法评估年老体弱者的营养风险。MNA在临床是可以衡量营养状况和进行营养不良筛查，早期发现营养不良风险评价,并促进老年人营养干预的随访。社区患者进入护理机构前也常常使用 MNA 进行营养评估,并监测随时间变化的营养状况。MNA 问卷调查有 4 个方面的内容:体格测量(体重下降情况、上臂围、小腿围、体重指数)、综合评定(药物、活动、生活自理能力、药物、神经精神、心理、疼痛)、膳食情况(食物摄入量的改变、餐次、蛋白质食物、果蔬、饮料和自主进食)和主观评价(自己对健康和营养的评价)。总分为 30 分,MNA 分数越高,个体营养状况越好,≥24 分为营养良好,而中等分数(17~23 分)提示潜在营养不良风险,需要多学科老年医学干预以缓解危险及预防营养不良。17 分以下表示存在蛋白质-能量营养不良,需要进一步评估来量化营养不良的严重程度并进行适当的营养干预。

MNA-SF 法:MNA-SF 法由 Rubenstein 等提出,将 MNA 法的 18 个项目精简至 6 个相关性最强的项目,有很好的相关性,包括体重指数、最近体重下降情况、最近急性疾病或应激、活动能力、神经精神疾病、近期食欲下降消化不良或进食困难等 6 个方面,相加得 MNA-SF 总分。判定标准:0~7 分为营养不良;8~11 分为潜在营养不良;12~14 分为营养良好。

二、营养评估

营养评估是指通过医学和营养学评估、病史、体格检查、人体测量及实验室数据确定营养状况。在评估之后,要实施和评价营养护理计划。一旦老年人被确认存在营养风险,那就要用全面营养评估进一步了解老年人的人体测量,包括生物学、临床、膳食、社会心理、经济、机体功能、精神健康和口腔健康状况。选择营养指标评估营养状况取决于以下几个因素,包括评估者的类型、身边支持评估的财力资源等。在营养评估过程需要考虑许多危险因素和类别,包括食物和营养素摄入模式,心理和社会因素,身体状况和疾病,异常的实验室指标和药物服用情况。通过这些因素的确定,来反映是否有危险因素,以确定患者的危险水平。营养状况调查评估方法包括以下几种。

(一)膳食营养摄入情况调查

1. 饮食史 通常采用连续 3 天记录 24 小时内食物摄入种类和摄入量,即 3 天 24 小时膳食回顾。

2. 食物摄入频率问卷调查 询问调查对象过去 1 年内各种食物的平均摄入频率及每次平均摄入量。

(二)人体测量

人体测量指标可包括体重、体重丧失、体重指数、腰围和臀围、皮褶厚度、上臂围、小腿围和握力。

(三)实验室检测

利用多种生化和实验室检查可测定蛋白质、脂肪和维生素及微量元素的营养状况,包括如下检测:①营养成分的血液浓度;②营养代谢产物的血液及尿液的测定;③与营养素吸收和代谢有关的各种酶的活性测定;④头发、指甲中营养素含量的测定。其中,蛋白质营养状况指标包括血清白蛋白、血清前白蛋白、血清转铁蛋白、血红蛋白等。

(四)机体组成测定

测定人体组成及其变化比单纯体重指数更能客观反映患者实际的营养状况。临床上常用的有生物电阻抗法、双能 X 线吸收法、放射性核素稀释法和迟发性中子激活分析法。

第四节　老年人营养状况的影响因素

根据 2010 年中国慢性病及其危险因素监测表明，2010 年我国 60 岁及以上老年人群低体重营养不良发生率为 5.4%，与 2002 年和 1992 年相比分别下降了 7.0%和 12.0%。随着年龄的逐渐增长，老年人群低体重营养不良发生率呈升高趋势，农村高于城市。2010 年 60～、65～、70～、75～岁年龄组低体重营养不良发生率分别为 3.7%、4.7%、6.3%和 8.0%。2010 年男性老年人群低体重营养不良发生率为 5.5%，女性为 5.3%；城市老年人群低体重营养不良发生率为 3.3%，农村为 6.4%。

一、影响营养状况的老年生理特点

老年人与年轻人相比，在基础代谢率、人体组成成分及各个脏器系统的功能都具有特殊的生理特点。

1. 随着年龄的增长，基础代谢率下降　基础代谢率是指在静卧状态下，在适宜环境中，为维持基本生命活动（心跳、呼吸、血压、体温等生命体征）所需消耗的能量。基础代谢率与器官的功能和体内肌肉的比例密切相关。老年人由于器官功能减退，肌肉减少，基础代谢会明显下降。

2. 人体组成成分也随年龄增长发生缓慢变化　如体脂增加，内脏器官实质细胞减少，细胞间质增加；机体水分减少，皮肤弹性减低；骨骼中矿物质和骨基质减少，骨密度下降。

3. 消化系统改变　牙齿松动、脱落，咀嚼功能降低。老年人的口腔健康问题往往容易被忽视，特别是那些身体比较衰弱、生活自理能力受损的老年人。无论味觉还是嗅觉能力都会随年龄增长而减弱，进而会影响老年人对食物的选择和食物消费模式，从而可能导致体重减轻或营养不良。味蕾数目减少，对味道的敏感性减低，特别是在伴随口腔疾病的情况下更是如此。味蕾系统的生理功能有如下几个方面：味蕾通过改变唾液、胃液、胰液和小肠液的分泌启动摄食和消化反射；能够增加摄食的愉悦感和饱腹感；能通过味道的好坏辨别事物的新鲜程度。

胃的各种消化酶及胃酸分泌减少，胃动力降低会导致胃排空减慢、肠道蠕动降低，导致对各种食物消化吸收能力下降，并且容易患便秘。老年人的小肠绒毛萎缩，使从未发生乳糖不耐受的老年人群中产生乳糖不耐受。乳糖不耐受症多在老年时首次发生。肠道吸收率、动力、血流量随年龄增长而减少，对蛋白质、脂肪、矿物质、维生素、碳水化合物，特别是乳糖的吸收速度减慢。

4. 心血管系统的变化　老年人由于心肌细胞内积聚棕色的脂褐质，使心肌细胞功能减退。心脏中胶原和弹性纤维增多，心排血量减少，心脏瓣膜硬化、纤维化，使瓣膜增厚、弹性降低，导致心脏瓣膜病变。同时，血管硬化，往往以升高血压来补偿。

5. 感觉功能的降低　随着年龄增长，晶状体透明度逐渐下降，使得进入视网膜的光线减少。60 岁老年人接受的光线只相当于 20 岁青年人的一小部分，随时间推移，晶状体逐渐变混浊，呈黄色或者导致白内障发生。影响食物对老年人的感官刺激。

6. 神经系统的变化　神经系统变化可表现为老年人记忆力、听力、视力、体温调节能力等反应能力降低。神经系统反应能力降低，手足动作不到位导致老年人易发生意外伤害。触觉、温度觉、痛觉降低使老年人易发生烫伤。大脑功能衰退导致认知功能降低，可能影响食物的选择及烹饪模式，也会影响食物的摄入量。

二、老年人营养状况的影响因素

1. 饮食文化 文化差异影响着食物模式和饮食行为，最终影响营养状况。基于社会人口和心理因素及与食物可获得性相关的环境状况，老年人已经形成了相对固定的饮食模式。与年轻人相比，老年人更倾向于保持传统的食物选择，因为老年人的食物偏好早已形成，但由于生理、医学或社会因素，仍会发生食物选择的变化。例如，可以影响食物选择的医学状况，如患有某种疾病，医生要求调整控制一些食物摄入；另外，由于一些其他的生理、心理健康状况的变化，可能迫使他们不得不调整其食物偏好来适应这些变化，如有些老人味觉变弱，他可能会通过摄入更可口的食物或向食物里添加口味增强剂（如加入食盐或甜味剂）作为补偿。身体机能下降的老年人往往进食更少、更慢，膳食多样性也会显著降低，因为老年人可能变得更为依赖于有限的那几种相对容易制备、烹饪和进食的食物。

2. 老年人口腔健康 老年人生理特征会显著影响其消化、吸收及代谢过程，因而对其营养状况影响较大。口腔健康状况是一个非常重要的因素，口腔不但能影响机体摄入、咀嚼、吞咽食物的能力，还能潜在影响机体整体的营养状况，最终影响整体健康。老年人牙齿松动、脱离，咀嚼功能减弱。牙齿缺损、牙周炎或不适合的义齿，使老年人咀嚼困难而避免吃肉食、硬食与黏牙食品，以上不利的生理因素皆使得老年人的营养素摄入减少。唾液分泌减少，容易导致牙周病和龋齿的发生。老年人对多种味觉刺激的辨认阈值增高，特别是对混合滋味的感觉较困难。此外，老年人的胃肠黏膜、消化腺萎缩，肠壁血液供应减少，使老年人消化、吸收能力减低；肝脏代谢和解毒功能明显下降；胆囊、胰腺功能下降，影响淀粉、蛋白质和脂肪等消化和吸收。

3. 疾病与药物 20 世纪 90 年代北京医院统计 80~90 岁住院患者平均患 9.7 种疾病，90 岁以上者平均患 11.1 种疾病。随年龄增长，老年人特别高龄老人往往同时罹患多种疾病，需要服用多种药物，而且很多老年人往往在进餐的同时服药，增加了药物与营养素相互作用，导致药物性营养不良，影响身体健康状况。另外一种情况是，唾液分泌障碍，也称口干症，据调查，65 岁以上的老人中，有 30% 的人出现口干症，其中有患者是由于长期服用可引起口干的药物。唾液具有重要的生理作用，包括润滑口腔黏膜、维持说话功能、帮助咀嚼和吞咽、协助味觉感知。因而，患有口干症的老人对于食物的选择和摄入影响显著。

认知功能和生活自理能力也是影响其营养状况的重要因素。因疾病导致老年人认知功能、生活自理能力受损，常常会影响食物的选择、烹调及摄入方式、摄入量等，进而会影响营养状况。

4. 营养知识的认知与心理 营养知识影响饮食习惯，很多老年人营养保健知识匮乏，有调查显示老年人营养知识总知晓率仅为 23.18%，了解中国居民膳食指南者仅为 7.5%，88.8% 的老年人愿意接受营养健康教育，但是 43.8% 的老年人表示不愿意改变其饮食习惯。精神因素方面，老年人的人际交往减少，易产生不良的情绪状态如焦虑、忧郁、恐惧、悲哀等，这均可引起交感神经兴奋，抑制胃肠蠕动和消化液的分泌，从而影响机体消化功能；老年人情绪不佳或突然受到某些精神打击时常会不思饮食，长期心情抑郁苦恼，对生活失去信心，会严重影响食欲而产生心理性厌食；同时也有研究发现健康饮食指数与良好的认知能力是呈正相关的，如老年痴呆患者由于认知能力差，常吃喝不洁食物或不知饥饱，导致胃肠功能紊乱而降低其营养水平，而营养状况越差，认知功能也将会逐渐下降。

在医院调查显示，有 90.0% 的医生意识到营养与慢性疾病之间的关系，但是在给老年患者的常规治疗中却未运用营养治疗。在社区、养老机构也缺乏必要的膳食营养宣传和指导。

5. 经济因素 经济水平较高的老人营养补充更丰富，经济条件差的老人倾向购买较少或营养价值不高的食物。许多独居老人，进食的食物种类单一、无法提供丰富全面的营养素。

食物可及性也是影响当地老年人营养状况的重要因素。由于经济水平、交通状况及当地相关政策等因素的影响，食物可及性及食物多样性水平都会受到影响。食物多样性常常是评估膳食质量的重要指标，食物多样性越高，膳食质量评分越高，老年人发生营养不良的风险就越低。

第五节 老年人膳食建议

一、食物多样，谷类为主，粗细搭配

由于多种原因，老年人容易发生营养不良，慢性非传染性疾病的危险性也增加，因此应努力做到食物多样化，谷类为主，粗细搭配，以保证营养均衡，促进健康，预防疾病。目前已证实，人类每日必须通过食物摄入多达40余种的营养素来满足人体需要，包括蛋白质、脂肪和碳水化合物等宏量营养素，以及矿物质和维生素等微量元素。而世界上的食物多种多样，每一种食物的组成成分和营养价值都不一样，除母乳对婴儿外，任何一种天然食物都不能提供人体所需的全部营养素。只有食物多样，才能满足人体所需的营养需要。食物多样性已被列入多个国家的膳食指南。

食物可分为五大类：第一类为谷类及薯类，谷类包括米面、杂粮，薯类包括马铃薯、甘薯及木薯等；第二类为动物性食物，包括肉、禽、鱼、奶、蛋等；第三类为豆类和坚果，包括大豆、其他干豆及花生、核桃等坚果类；第四类为蔬菜、水果和菌藻类；第五类为纯能量物质，包括动植物油、淀粉、食用糖和酒类。

食物多样化是指食物类别的多样化和品种的多样化，也就是说，既要注意五大类食物的多样，也要注意每类食物中不同品种的选择，推荐老年人从以上五大类的每一类食物中尽量选用多种食物。食物多样性是保证老年人营养均衡的关键，通过各种食物的互相搭配，取长补短，就可以更加接近人体需要，增加营养价值。多样化膳食有助于预防营养不良，增强机体免疫力。国内外一些研究显示，膳食多样化可降低糖尿病患者心血管并发症的风险，膳食多样化水平低与较差的认知功能相关。

强调谷物为主，即强调应该把谷物作为能量的主要来源，达到50%以上。这样既能保证提供充足的能量，还可以避免摄入过多的脂肪及含脂肪较高的动物性食物，有利于预防相关慢性病的发生。而强调粗细搭配，一方面是指要适当多吃一些传统上的粗粮，即除了大米、白面这些细粮以外的谷类和杂豆，包括小米、高粱、玉米、荞麦、燕麦、红小豆、绿豆等；另一方面是指在选择米面的时候，也要选择加工精度低的米面。粗细搭配是因为粗粮中膳食纤维、B族维生素和矿物质的含量要高得多，适当多吃粗粮，有利于促进肠道蠕动和排便，减少肠道分解产生的酚、氨及细菌毒素等在肠道的停留时间，预防肿瘤发生。粗细搭配还可以增加膳食的饱腹感，防止能量过剩和肥胖。

二、多吃蔬菜水果和薯类

蔬菜水果是人类平衡膳食的重要组成部分，是维生素、矿物质、膳食纤维和植物化学物质的重要来源，薯类含丰富的淀粉、膳食纤维及多种维生素和矿物质。富含蔬菜水果和薯类的膳食对保持老年人身体健康，降低高血压、冠心病、脑卒中、肿瘤和糖尿病风险具有重要作用。蔬菜能量低，富含植物化学物，是微量营养素、膳食纤维和天然抗氧化成分的重要来源。选择蔬菜时，要注意以下原则。

1. 食用多种蔬菜水果 保证每餐要有1~2种蔬菜，每天要食用2~3种水果，一周内食用

尽可能多的蔬菜。

2. 食用深色蔬菜 选择深绿色、深红色、橘红色、紫红色蔬菜，这些蔬菜微量营养素密度高，富含胡萝卜素，还含有其他类胡萝卜素和多种植物化学物质等，可以帮助促进食欲，清除氧自由基，抗氧化损伤，抗肿瘤等作用。

3. 食用十字花科和葱蒜类蔬菜 十字花科蔬菜含有植物活性物质异硫氰酸酯，主要包括白菜类、甘蓝类、芥菜类及萝卜类。葱蒜类有含硫化合物及重要的抗癌成分。

4. 食用菌藻类食物 如木耳、蘑菇、香菇、银耳、紫菜等。

5. 食用全蔬菜 蔬菜不同部位的营养价值相差很大，同一蔬菜中叶部的胡萝卜素、维生素 B_2 和维生素 C 含量比根茎部高出数倍至数十部以上；蔬菜外部膳食纤维含量高于菜心。

6. 尽量食用新鲜蔬菜。

7. 少食用腌制蔬菜。

8. 采用适宜的烹调方式 蔬菜应先洗后切，急火快炒，开汤下锅，炒好即食。

需要注意的是，蔬菜水果不能相互替代。尽管二者在营养成分和健康效应方面有很多相似之处，但他们毕竟是两类不同的食物，其营养价值各有特点。多数蔬菜的维生素、矿物质、膳食纤维和植物化学物质的含量高于水果，所以水果不能代替蔬菜；水果中的碳水化合物、有机酸和芳香物质比新鲜蔬菜多，且水果食用前不用加热，营养成分不受烹调破坏，故蔬菜也不能代替水果。

老人食用薯类要注意数量，建议老年人每周吃薯类 5～7 次，每次 50～100g。胃肠功能不佳的老人要注意少吃，避免反酸、胀气；由于薯类蛋白质含量低，营养不良的老人不宜多吃。薯类要注意贮藏在避光的地方。

三、每天吃奶类、大豆或其制品

奶类是一种营养成分齐全、组成比例适宜容易消化吸收，营养价值高的天然食品。富含优质蛋白质，维生素 A，维生素 B_2，含钙量高，且利用率也高。喝奶有利于骨骼健康，预防直肠癌，控制呼吸道疾病，降低血浆胆固醇等。

需要注意的是，我国可能有 2/3 的老年人乳糖不耐受。乳糖不耐受是指老年人由于肠道乳糖酶缺乏或减少，不能将牛奶中的乳糖完全分解，食用牛奶后会引起腹痛、腹胀和腹泻、排气增多等不适症状。乳糖不耐受者选用牛奶的原则应尽量避免空腹饮奶，每天少食多餐时饮用可减轻症状，也可以换用酸奶，加乳糖酶的奶制品。

大豆含丰富的优质蛋白、不饱和脂肪酸、钙及 B 族维生素，是我国居民膳食中优质蛋白质的重要来源。具有防癌抗癌、抗衰老、防治骨质疏松和心脑血管疾病等作用。

但牛奶和大豆不能相互代替。两者相比，蛋白质含量相近，但豆浆维生素 B_2 只有牛奶的 1/3，烟酸、维生素 A、维生素 C 的含量则为零，铁的含量虽然较高，但不易被人体吸收，钙的含量也只有牛奶的 1/2。豆浆还含有大豆蛋白、异黄酮和卵磷脂等物质，对某些癌症如乳腺癌、子宫癌还有一定的预防作用。只喝牛奶不喝豆浆，脂肪摄入量可能过高而植物化学物摄入量不够；只喝豆浆不喝牛奶，优质钙摄入可能不够，二者应该兼顾。

四、常吃适量的鱼、禽、蛋和瘦肉

鱼、禽、蛋和瘦肉是优质蛋白、脂类、脂溶性维生素、B 族维生素和矿物质的良好来源，是平衡膳食的重要组成。这类食物含丰富的蛋白质，属优质蛋白，其氨基酸组成与人体需要接近，维生素含量高，特别是脂溶性维生素和 B 族维生素；铁锌等微量元素含量丰富，消化吸收率也高，有利于老年人健康。但这类食物脂肪含量多，胆固醇含量高，所以老年人摄入量不宜过多。

五、减少烹调用油，进清淡少盐膳食

脂肪是人体能量的重要来源，可提供必需氨基酸，有利于脂溶性维生素的消化吸收，但是脂肪摄入过多是引起肥胖、高血压、动脉粥样硬化等多种慢性疾病的危险因素。膳食盐的摄入过高与高血压患病率紧密相关。

六、三餐分配要合理，零食要适当

合理分配三餐是生理功能的要求，这是因为食物在胃内排空需要 4～5 个小时，如果胃内完全排空，就会产生饥饿感；如果所吸收的营养物质被机体消耗后，不能得到及时补充，也会影响机体的功能，所以间隔 5～6 小时就应进食。对于老年人，分配三餐要考虑以下方面：通常以能量作为分配一日三餐进食量的标准。一般情况下，早餐提供的能量占全天能量的 25%～30%、午餐占 30%～40%、晚餐占 30%～40% 为宜。

零食是指非正餐时间所食用的各种食物或饮料（不包括水）。有些老年人因消化吸收功能减退，食物摄取量减少，易出现营养不良、体重不足、贫血等。对于这些正餐不能摄取充足食物的老人，要保证他们足够的能量和营养素的摄入，除了少量多餐之外，适当吃点零食也可以补充正餐的不足。

七、每天足量饮水，合理选择饮料

合理科学饮水也是膳食平衡的重要组成，体内水的来源包括饮水、食物中的水和体内代谢产生的水。一般来说，健康成人每天需要水 2500ml，约有 1000ml 来自食物，体内产生水约为 300ml，此外的 1200ml 水必须以液态食物、白开水和饮料来补充。老年人饮水不足，会导致机体脱水，使消化、循环、泌尿和神经等多个系统功能受损。而老年人体内代谢废物较多，需要常喝水，但老人机体各种机能减退，自身对水平衡的调节能力差，对口渴不敏感，往往导致老人喝水少、不主动喝水。所以老年人要科学饮水，要少量多次，饮用白开水或淡茶水，晨起 1 杯水，睡前 1～2 小时喝水。

第六节 老年人群常见慢性疾病患者膳食营养治疗与指导

慢性病患者经常会伴有营养不良，是目前临床治疗慢性病过程面临的重要问题，也是慢性病治疗效果的重要影响因素。对慢性病患者进行营养指导与治疗，首先要对热量和营养素的需求进行确定，然后再采取措施进行针对性的指导。

一、热能和营养素的确定

营养支持治疗的能量和营养素需要量基础是正常人群的每日推荐摄入量（DRIs）。疾病状况是影响患者营养素需要量的最主要因素之一。摄入不足、体重下降可导致能量消耗值代偿性下降，卧床同样使消耗降低。另外一个重要因素是，针对一般人群的每日膳食需要量，其营养素来自各种天然食物，在制订需要量时，均考虑了食物储存、烹调、消化吸收率等各方面的影响因素，其推荐量往往高于人体实际摄入量，尤其是维生素和微量元素。而作为特殊营养支持制剂，不存在烹调加工过程，营养素可完全被人体吸收，尤其是肠外营养，因此，使用不当的话，很可能造成营养素过量。所以，营养状况、疾病状况、脏器功能情况、服药状况，治疗措施及患病持续时间，都是影响营养素需要量的重要因素。需要进行个体化营养评估。

（一）能量的确定

进行营养指导，首先需要了解人体每日总能量消耗（total daily energy expenditure，TDEE）。人体能量的消耗简单地说由 4 部分组成：基础能量消耗（basal energy expenditure，BEE）、活动代谢消耗、食物的特殊动力作用（specific dynamic action，SDA）、生长发育的消耗（指儿童）。通常 BEE 占 TDEE 的 60%~65%，故 TDEE 的数值一般主要通过用 BEE 乘以经验系数来获得。但 BEE 实测的条件苛刻，实际操作中很难获得，故临床上多用测定静息能量消耗（resting energy expenditure，REE）来替代 BEE。

1. 能量消耗测定方法 静息能量消耗是反应机体能量代谢状况的重要指标，测定方法很多，有直接测热法、间接测热法和双标水法，但各有局限性。直接测热法原理简单，测量准确，但因测热范围小，不宜做日常各种活动，而且设备昂贵，因此不能广泛应用。双标水法无创伤性，不受日常生活限制，可测 1~3 周平均值，适用于不易合作或活动不能受限制的婴儿，确定是需要在专门实验室进行，而且费用昂贵，不能测 24 小时内的能量消耗。因此，根据间接测热法设计的间接能量测定仪是测定机体能量消耗的最常用的标准方法。

2. 能量消耗的计算方法 能量测定可提供能量消耗最准确的数据，但有时数据不易获得，临床上常采用一些公式来估计能量消耗。最常用的是 Harris-Benedict 公式。

男性：REE（kcal/d）=66.5+（13.8×体重）+（5.0×身高）-（6.0×年龄）

女性：REE（kcal/d）=65.51+（9.6×体重）+（1.8×身高）-（4.7×年龄）

式中单位：体重（kg），身高（cm）。

Harris-Benedict 公式是根据性别、年龄、身高和体脂进行计算的，没有考虑身体的组成成分，有可能高估了体重偏低患者的代谢。

（二）营养素的供给

碳水化合物是食物的主要成分，其每日摄入量占每日摄入热量的 50%~70%。正常成人每日葡萄糖的最低需要量为 100~150g。脂肪供能应占非蛋白热量的 30%~50%，除了供能，脂肪乳剂的另一重要作用是提供必需脂肪酸，在每日膳食推荐量中，必需脂肪酸亚麻酸和亚油酸的推荐量分别为总能量的 0.5%~1.0%、3%~5%。蛋白质不是主要的功能物质，而是人体合成蛋白质及其他生物活性物质的重要底物。因此，每天必须补充一定量的蛋白质。成人氨基酸最低摄入量为 0.75g/(kg·d)，我国蛋白质膳食推荐量为 1.2~1.5g/(kg·d)。维生素及微量元素是人体必需营养素，参与多项代谢与功能，而大多为人体无法自身合成，需要每天补充。现阶段推荐剂量主要来源与普通人群的研究，大多维生素与微量元素均有 RNI（推荐摄入量）值。

二、主要慢性病的营养指导

（一）高血压

高血压治疗主要是生活方式的调整，包括采用合理的饮食，控制体重，增加运动，限制饮酒和减少钠的摄入。

1. 控制总能量 控制在标准范围内，肥胖者应节食减肥。体重每增加 12.5kg，收缩压可上升 1.3kPa（10mmHg），舒张压升高 0.9kPa（7mmHg）。

2. 适量蛋白质 蛋白质代谢产生的含氮物质，可致血压波动，应限制动物蛋白。动物蛋白宜选用鱼类，鱼类蛋白中的含硫氨基酸能增加尿钠的排泄，减轻钠对血压的不利影响，起到降压作用。大豆蛋白具有保护心脑血管的作用，可降低高血压患者脑卒中的发生，还可以选择鸡、牛肉、鸡蛋白、牛奶等，提高优质蛋白的摄入。

3. 限制脂肪的总摄入量，减少饱和脂肪酸，限制胆固醇 脂肪供给不超过每天总能量的 25%，除椰子油外，多种植物油均含维生素 E 和较多亚油酸，对预防血管破裂有一定作用。例如，长期食用高胆固醇食品，如动物内脏、脑髓、蛋黄、肥肉、贝类、乌贼鱼等，可致高脂蛋白血症，加重高血压，膳食胆固醇摄入应＜300mg/d。

4. 多选用复合糖类 进食复合糖类，含食物纤维高食品，如淀粉、糙米、标准粉、玉米、小米等均可促进肠蠕动，加上胆固醇排出，对防治高血压病有益。

5. 矿物质和微量元素

（1）限制钠摄入：研究证明，吃盐越多，高血压病患病率越高，限制食盐后血压降低。

（2）补钾：限钠时应注意补钾，钾钠比例至少为 1.5：1。有些利尿类降压药会使钾大量从尿中排出，故应供给含钾丰富食品或含钾制剂。含钾高的食品有龙须菜、豌豆苗、芹菜、丝瓜和茄子等。

（3）补钙：钙对高血压治疗有一定作用，应供给 1000mg/d 为宜。部分人不服用降压药，也可使血压恢复正常。含钙丰富的食物有豆类、牛奶、鱼、虾和红枣等。

6. 补充维生素 C 大剂量维生素 C 可使胆固醇氧化为胆酸排出体外，改善心功能和血液循环。多吃新鲜新鲜蔬菜和水果，有助于高血压病防治。

（二）糖尿病

糖尿病患者营养代谢变化，碳水化合物、脂肪和蛋白质代谢均可能发生紊乱，若控制不佳，还可能发生酸碱平衡失调。营养治疗的目标是，通过饮食控制、体力活动与药物治疗等联合措施，是血糖接近或达到正常水平；保护胰岛 B 细胞，增加胰岛素敏感性；维持或达到理想体重；接近或达到血脂正常水平，预防和帮助治疗并发症；提供营养水平，增强机体抵抗力。

1. 合理控制能量 合理控制能量是糖尿病营养治疗的首要原则，能量供给根据病情、血糖、尿糖、年龄、性别、体重、劳动强度、活动量大小及有无并发症来确定。总能量确定以维持或略低于理想体重为宜。

2. 在合理控制能量的基础上给予适当的碳水化合物 近年的实验研究显示，在合理控制总能量的基础上适当的碳水化合物摄入量，不会影响患者的血糖值。目前不采用低碳水化合物饮食（＜130g/d）来控制糖尿病患者的超重或肥胖。成人轻体力劳动轻度糖类摄入量为 200～300g/d，相当于主食 300～400g；肥胖者可控制在 150～250g。如果低于 100g 可能发生酮症酸中毒。最好选用吸收较慢的多糖类谷物，如玉米、荞麦、燕麦、红薯等；也可选用米、面等谷类。并注意在食用含淀粉较多根茎类、鲜豆类蔬菜，如土豆、藕等时要替代部分主食。虽然碳水化合物的摄入总量是餐后血糖的主要决定因素，但食物种类、淀粉类型、食物制备方式、生熟度和加工程度等对餐后血糖也有影响，因此，碳水化合物的类型对糖尿病患者也非常重要。为此，Jenkins 首次提出了血糖指数（GI）的概念。血糖指数越低的食物对血糖的升高反应就越小，此外，近年也有研究指出，餐后血糖水平除了与 GI 指数有关外，还与食物中所含碳水化合物的含量有密切关系。如果将摄入碳水化合物的质和量结合起来，就产生了一个新的概念，即血糖负荷（GL）。GL 值的大小为食物 GI 值与其碳水化合物（CHO）含量两者的乘积：

GL=GI×CHO%×100。鼓励糖尿病患者摄入膳食纤维丰富的各种食物,如豆类、谷类、水果和蔬菜等。

3. 选用优质蛋白质 动物蛋白不低于蛋白质总量的 33%,同时补充一定量豆类蛋白。多选用大豆、鱼、禽、瘦肉等食品,优质蛋白质至少占 33%。蛋白质提供能量占总能量的 10%～20%。总能量偏低膳食蛋白质比例应适当提高,伴随肝、肾疾病时蛋白质摄入量应降低,此时特别要注意保证优质蛋白质供给。

4. 脂类摄入的调整 糖尿病膳食应适当降低脂肪供给量。如果饮食中脂肪含量过高,会使血中胆固醇及游离脂肪酸大量增加,降低胰岛素的敏感性,降低葡萄糖的氧化利用率,使血糖升高更为明显。脂肪占总能量 20%～25%。糖尿病患者对膳食胆固醇比普通人更敏感,应减少胆固醇摄入,应低于 300mg/d。

5. 提供丰富的维生素和无机盐 维生素与糖尿病关系密切,应该摄入足够多的维生素和矿物质。补充 B 族维生素包括维生素 B_1、维生素 PP、维生素 B_{12} 等可改善神经症状,而充足维生素 C 可改善微循环。富含维生素 C 的食品有猕猴桃、橙、柚子、草莓、鲜枣等。钙磷的缺乏或钙磷代谢紊乱使糖尿病患者更易发生骨质疏松,因此应注意补充。

(殷召雪)

思 考 题

1. 结合文献阅读,阐述当前我国老年人群营养不良的流行现状与特征。
2. 简述主要维生素的生理作用。
3. 简介老年人群开展营养筛查的意义及常用的筛查方法。
4. 解释什么是营养评估,并介绍营养状况调查评估方法。
5. 简述影响营养状况的老年生理特点。
6. 阐述老年人营养状况的影响因素。
7. 阐述老年慢性疾病患者膳食营养指导的基本方法。
8. 阐述老年高血压患者膳食营养要点。

第八章　环境与老年健康

近二十年以来，由于期望寿命的延长及生育率的下降，老年人占总人口的比例不断增加，我国已成为人口老龄化速度最快，老龄人口最多的国家之一。当代大规模的城市化、持续的工业化及自然环境的破坏和社会关系的急剧变化，这些因素共同作用导致老年人面临着一系列的健康问题，如身体功能的恶化，社会融入的不断降低，持续上升的抑郁和孤独等，同时由于社会经济的快速发展，从老年人自身角度而言，可以获得方便、舒适、安全的居住环境及生活设施等来弥补由于其自身生理变化带来的不便。

从生物学角度而言，每个人的健康与自身的遗传和所处的环境因素密切相关。研究发现自然环境和社会因素与个人的健康及存活息息相关，老年人对周边的社会与自然环境较为敏感，环境恶化对老年人健康与存活的冲击相对于中青年人更为明显，而且，一些发展中国家在社会保障及环境保护方面因经济发展水平较低而滞后于发达国家，面临着未富先老的严峻挑战。由于老年人在承受外环境影响方面的敏感性和脆弱性，包括老龄化在内的环境因素对老年人健康的影响至关重要。老年人的健康状况与其所处的自然环境、住宅、城市社区及社会环境等存在复杂的相互作用。

第一节　自然环境与老年健康

自然环境是指人类周围的客观物质世界，由物理、化学等各种因素构成，环境因素质量的好坏直接影响着老年人的身体健康和寿命的长短，良好的自然环境也是老年人健康的保障。

一、物理因素与老年健康

（一）温度与湿度

气温的高低直接影响老年人机体的散热方式，并使机体代谢发生改变，引起体温调节的变化。正常情况下，人体生命的维持需要保持一定的体温，机体不断地进行物质代谢而产热，并通过皮肤、呼吸道等途径而散热，在体温调节系统控制下，产热和散热始终保持动态的平衡，以便保持体温的恒定。一般来说，天气的冷暖变化对人的健康影响不大，但由于人类生产活动而引起的全球气候异常带来的极端天气的频繁出现，如极端高气温或低气温会对老年人的健康和寿命产生极大危害。临床上通过十余年的观察发现，气温对老年人血压的变化有一定的影响，寒冷季节血压升高，温暖季节血压下降；气温对高血压患者的影响比对非高血压者的影响相对较大，对收缩压的影响明显高于舒张压。气温对血压的影响，主要体现在两个方面，一是气温下降，导致血管痉挛收缩；二是寒冷可致交感神经兴奋性增高，进而导致血压升高。同时，临床居民死亡资料和同期气象资料分析发现，寒冷低温会造成老年人循环系统和呼吸系统疾病死亡率增加，在德国的一项研究发现低温对老年人心血管疾病死亡率存在影响，我国的一项研究也认为气温的降低对65岁以上老年人慢性阻塞性肺疾病死亡率影响尤为明显。气温降低同时提高了人体交感神经系统和肾素-血管紧张素系统的反应性，使高血压的严重程度加重，高血压和冠心病患者更易发生心肌梗死。而低温刺激体表时，引起副交感神经反应，从而导致支气管收缩，加重通气障碍，冷暴露也能降低人体肺血流量。这些可能是低气温时，老年人循环系统和呼吸系统疾病死亡率增加的原因。

空气湿度是指空气所含的水分及其影响下物体的潮湿程度。夏季湿度过高时皮肤的蒸发散热受阻，导致机体闷热难忍，人们极易患头痛、溃疡、血疹、皮肤湿疹等症。美国一医院对1700多名老年患者进行了一项追踪调查研究发现，老年人在湿度大的季节里，眩晕、腹痛、胸部疼痛、抽搐、视力障碍等症状激增。冬季湿度过高时，由于传导、对流和辐射散热增加，又会使体热的散失加速，使机体感到寒冷。因此，老年人的居室空气湿度不宜过高或过低，中等程度的湿度对老年人的健康最有利。居室温度在15~20℃时，湿度以45%~55%最为适宜。居室湿度可以利用自然通风、干燥剂、加湿器和空调等进行调节。

（二）通风与光照

通风是保持居室空气清新、预防呼吸道传染病的重要保健措施。通风的方法有很多，最常用的是开窗通风。在严寒季节，为了不致引起寒冷或是在采暖时预防一氧化碳中毒，可设置小窗或风斗通风，以保证室内换气的需要。在炎热的季节，使用空调制冷时，应在一定时间间隔开窗通风换气。通风的时间可依据室内外温度差的大小适当掌握。除清晨开窗通风外，最好在晚上睡觉前也要适当地通风换气，尤其是室内有人吸烟时更应注意通风。室内通风不足，一氧化碳、二氧化碳等有害气体及微生物灰尘排不出去，会造成老人抵抗力减弱，易患疾病。

居室的光线或照明不足，会引起视力及其他视觉器官的疾病，由于老年人的视力均存在不同程度的下降情况，因此，足够的光线对老年人的健康具有重要影响。自然光最符合卫生学要求，因此在白天应充分利用自然光。居室内的自然采光，一部分为直射光，一部分为大气的散射光，另一部分为反射光。为保证居室有足够的自然采光量和均匀性，居室窗户面积应占地板面积的1/10~1/8。另外，为了保持居室内的明亮，应采用无色玻璃窗、淡色的天花板和内墙面。居室内的照明应满足照度要足够、恒定，光线要均匀，防止炫目和限制阴影。照明的光谱应尽可能接近日光光谱，最好使用节能日光灯。

（三）噪声与辐射

噪声是当今重要的公害之一，是一种无规则的震动，人们适应声音的强度极其有限，一般不超过35分贝（dB），不低于15dB，最大忍耐力为60dB。现代社会中，生活和生产环境周围遍布各种噪声源，长期中等强度的噪声暴露可引起听力损害，而高强度的噪声暴露可使周围居住人群精神病发病率升高。老年人一般比较喜欢安静，强烈噪声刺激，首先使听觉迟钝，耳朵变聋，其次呼吸心跳加速，心肺负担加重，头痛，失眠发生，如果在5m内听到喷气发动机声，就可使老人立即发生脑出血或心跳停止。据统计，在美国大城市里，平均每天有1000多老年人死于噪声。

辐射是指具有一定能量的粒子或电磁波穿过空间介质或穿透某些物质的过程。根据辐射对物质产生的效应，可以分为电离辐射和非电离辐射，通常情况下辐射指的就是电离辐射。21世纪经济的高速发展，人们正日益受到来源于不同途径的电离辐射。超过一定阈剂量的辐射可以杀死细胞，使相关组织的功能丧失，临床上可以观察到高剂量辐射后产生的皮肤损伤乃至白内障。对于老年人而言，其细胞和组织的再生和修复功能下降，辐射对老年人所造成的损伤危害相比其他人群更严重。目前，辐射的生物效应研究以动物实验为多，有研究利用低剂量X线全身照射小鼠的胸腺细胞和脾细胞外液发现，脾细胞外液使全身照射后体外培养的小鼠胸腺细胞凋亡降低，而中等剂量X线照射使细胞凋亡明显增加。而对人体健康危害的研究报道主要为流行病学调查研究，然而开展流行病学研究时，时常会受到各种混杂因素，如年龄、吸烟等及各种偏倚的影响。因此，对于老年人应减小 X 线或 CT 检查的次数，特别是在做必要检查时，应适当降低射线的照射剂量以尽量减少辐射对老年人造成的健康风险。

二、环境化学物与老年健康

由于经济的快速发展和人民生活水平的不断提高，环境化学物的污染对老年人健康带来的多种危害日益凸显，包括呼吸系统疾病、神经系统疾病、肿瘤甚至死亡等。环境化学物对机体健康的影响通常以低剂量、长期暴露的累积效应为特点。当环境化学物在人体内超负荷时，机体的损伤和防御能力之间失去动态平衡，首先表现为亚临床状态，其特征是分子和细胞水平的可逆性损伤。如不及时干预，这种早期损伤将进展为非可逆性损伤并导致疾病甚至死亡，环境化学物对老年人健康的影响尤其是对肿瘤发病的影响已经受到了普遍关注。环境化学物种类繁多，可以污染水体、土壤及农作物等，通过不同途径进入人体，对老年人健康造成威胁。环境化学物引起肿瘤是长期复杂的多阶段过程，正常细胞经过遗传学改变的积累才能转变为肿瘤细胞。

环境化学物的致肿瘤机制尚未完全阐明，目前公认的致癌机制主要有遗传毒性机制和非遗传毒性机制。环境化学物的遗传毒性致癌机制是指化学致癌物进入细胞后作用于遗传物质，通过引起细胞基因的改变而发挥致癌作用；环境化学物的非遗传毒性致癌机制是指一部分环境化学物用目前的致突变试验不能检出其致突变性，这些非遗传毒性致癌物促进细胞分裂增殖的机制多种多样，非遗传毒性致癌物不与 DNA 反应，可能间接地影响 DNA 并改变基因组导致细胞癌变，或者通过促生长作用、增强作用导致癌的发展。目前，环境化学物通过诱发机体氧化应激导致 DNA 氧化损伤可能是环境化学物致癌的重要的非遗传毒性致癌机制之一。环境化学物对老年人机体的有害作用表现为各个不同级别的损伤效应，如分子水平的基因和蛋白质结构与功能的损伤、细胞结构的损伤和功能紊乱乃至器官功能的紊乱。而机体对抗环境因素的作用表现为机体防御功能，如环境化学物的代谢解毒、DNA 和细胞损伤的修复、细胞周期的控制及机体免疫功能的增强。

三、环境污染与老年健康

在当今社会随着社会工业化和城市化的快速发展，环境污染物的种类及数量迅速增加，由于环境污染所导致的健康危害正变得日益严重，某些环境污染对人体长期作用会引起慢性中毒与慢性疾病。

（一）空气污染

目前，大气环境污染主要是由燃煤造成的，属于煤烟型污染，主要污染物有烟尘、二氧化硫、氮氧化物、一氧化碳、各种烃类及金属化合物等。近年来，由于城市机动车辆迅速增加，机动车尾气污染也日趋严重，汽车废气中主要成分有一氧化碳、氮氧化物、烃类和铅化合物。这些大气污染物对老年人健康最直接、最明显的损害是导致呼吸系统急、慢性疾病及心脑血管疾病和癌症发病率的增加。

流行病学调查显示，老年哮喘的发病与大气污染密切相关，特别是可吸入颗粒物浓度、二氧化氮浓度及汽车尾气与哮喘的发作呈显著相关，在我国北京地区，肺癌死亡率城区比郊区高 2～4 倍，死亡年龄多为 45 岁以上中老年人。慢性阻塞性肺疾病病情的进展可引起呼吸衰竭和肺源性心脏病等严重并发症，降低生活质量，增加死亡率。长期以来一直慢性阻塞性肺疾病被视为一种老年性呼吸道疾病，但近年流行病学调查显示，由于吸入有害颗粒物和有害的化学烟雾而所致，其发病年龄存在年轻化趋势。特别是在我国北方，除遗传、吸烟、超重、精神紧张因素外，空气中某些有害物质，如二氧化硫、二氧化氮等的增加与脑梗死、脑出血等急性脑卒中的发病密切相关。

一项在吸烟的成年人群研究认为，积极的吸烟暴露会加速 DNA 甲基化促使人群加速老化或衰老，并通过人群血液样本计算他们的 DNA 甲基化年龄，将 DNA 甲基化水平作为生物标志来反映实足年龄的变化。实验研究表明，DNA 甲基化是一种表观遗传现象，也认为是一种机制，某些外环境或饮食因素的接触会通过 DNA 甲基化的异常变化导致包括癌症在内的与年龄相关的疾病的发展，衰老过程本身伴随着 DNA 甲基化的改变，在整个衰老过程中都观察到某些基因的启动子区域存在超甲基化现象，而这种表观遗传机制又可能与老年人癌症的发展有关。

（二）水污染

水污染主要是指污染物质直接或间接的进入水体，造成水体物理、化学或生物特性的改变。水污染来源包括天然的污染源及人为的污染源。水污染所造成的健康危害普遍存在，特别是水中有害化学物质长期作用于人体所引起的慢性中毒和某些慢性疾病发病率的上升已成为人们日益关注的焦点。据世界卫生组织调查显示，全世界 80% 的疾病是由饮用被污染的水所造成的。

水体中可存在多种无机或有机污染物，老年人长期接触或饮用受致突变、致癌物质污染的水，可增加癌症发病率和死亡率。一般来说水污染对老年人健康的影响主要有以下三个方面：一是引起急性和慢性中毒，水体受化学有毒物质污染后，通过饮水或食物链便可能造成中毒，如砷中毒、铬中毒、农药中毒、多氯联苯中毒等；第二是致癌作用，某些有致癌作用的化学物质，如苯、胺、苯并芘、卤代烃等污染水体后，可以在水生生物体内蓄积，长期饮用含有这类物质的水或食用体内有这类物质蓄积的生物可能诱发癌症；第三是可以发生以水为传播途径的传染性疾病，如肠道病毒、轮状病毒、伤寒沙门菌、致病性大肠杆菌等。

（三）土壤污染

土壤中的污染物主要包括有毒化学物（如镉、铅等重金属）、农药等有机化合物和病原体（如病毒、细菌、寄生虫等）。土壤中的病原体可以通过直接接触传播疾病；而土壤中的化学污染物对老年人健康的影响主要是间接的，即农作物从土壤中吸收、蓄积污染物通过食物链，影响人体健康；或者土壤中的污染物通过雨水的冲刷、携带和渗透污染地下水和地面水，再危害人体健康。目前，在我国一些受到重金属污染的地区，如土壤镉污染的地区居民会出现腰背、四肢、骨关节疼痛等症状，土壤砷超标的地区居民不同程度地出现了皮肤色素沉着、角化过度、手足发绀、慢性腹泻等慢性砷中毒症状，土壤汞超标的地区居民出现感觉障碍、运动失调、视野狭窄等中毒体征。

此外，一些研究者对土壤污染的金属离子从促进老年人衰老、致死和减寿等方面进行了探讨，认为环境中存在的金属离子污染，可以使进入细胞的金属量增加，这些金属离子中有不少具有较强的交联能力，能够与机体内的大分子物质如 DNA、RNA 及蛋白质形成交联键，加速生命的老化或衰老过程，这些金属进入血液可能促进动脉粥样硬化过程。

第二节 社区环境与老年健康

随着人口老龄化和家庭居住结构的变化，社区环境是老年人经常活动的区域，老年人的身体和心理健康与社区环境密切相关，因此，一个社区的设施和服务应该更多地考虑老年人的需求和参与能力，以友好社区为基础考虑影响老年生活的参与和安全，以充分发掘老年人的潜能，这对促进老年人健康和社会的和谐是非常必要的。而同时我国的人口老龄化是在经济不发达，老年保障和福利刚刚起步、尚未完善的条件下到来的，是典型的"未富先老"型社会。由于多种原因的制约，无法沿用发达国家的养老措施来解决迅速的人口老龄化问题，居家养老成为老年人照顾领域中备受关注的养老方式，因此，居家养老及社区养老和社会养老中住所环境必须考虑老年人特殊生理功能衰老的转变，以积极老龄化的环境来保证老年人舒适、健康地生活。

一、友好社区与老年健康

（一）无障碍社区环境

由于生理功能衰退、体质较差，大部分老年人会在社区附近以散步的形式作为主要的锻炼方式，社区中的路面、出入口、坡道等的无障碍性是保证他们人身安全和健康的重要保障。步行道路是无障碍中的重点，多数老年人由于行动能力的限制，不能经常去较远的户外空间或公园，在居住社区内的路面应平坦，其表面应有一定的粗糙度并防滑，以使轮椅的轮子、拐杖等能贴牢地面而不易于滑动。为使老年人的步行变得有趣、减少风力和外力的影响，步行通道应为蜿蜒或富有变化形状，并尽量避免漫长笔直或路面高差，用较缓的坡道解决路面的高低差问题，在步行通道旁边设置一些休息座椅便于老年人随时休息，并避免在老年人身体高度内有横向突出物，以免老人碰撞。

（二）休闲活动环境

老年人一方面喜欢平静和安宁的气氛，另一方面又喜欢在热闹、安全的地方进行适当的健身和娱乐活动，如进行球类运动、唱戏等，这些活动需要有平整、开阔的场地，该社区场地的设置应符合老年人的生理特点，有助于促进老年人与外界的交流，拓宽其交往范围，从而延缓身体衰老的进程。社区提供的老年人休闲活动设施应注重室外空间的功能性，针对不同年龄段的老年人做出相应的变化。健康的低龄老人以自我为中心的休闲、娱乐、社交为主，而随着年龄增长，以动为主逐渐转向以静为主的休闲活动。因此老年友好社区应提供多种室外活动空间，且在尺度上要有所变化，既有大的开放空间，也有小的角落，并应提供可进行单独和团体活动及业余爱好的各种设施。

（三）园林绿化环境

拥有大面积的园林绿化作为老年友好城市社区重要的条件之一，是老年人居住社区外部环境生态系统重要组成部分，能够增加老年人社区环境中的自然因素和改善居住环境质量，同时园林绿化还有制造氧气、净化空气、调节小气候等功能，使老年人生活在优美、安静、清洁的社区环境中。在社区绿化环境中，植物既可以是造景的素材，又可以是观赏的要素，其大小、形态、色彩千变万化，因此植物的配置和树种的选择是创造老年人居住友好社区软环境的重点。各种植物的体形有很大的不同，在构建友好社区绿化空间环境时，应充分考虑老年人的自身特性，合理进行绿化环境的形体、尺度的安排，并应参考老年人的心理特征，将植物合理地搭配在一起，形成适合老年人心理需求的色彩丰富的绿化景观。此外，种植花草能使老年人更多地接触自然，并获得体能锻炼的机会和享受劳动创造的乐趣。很多老年人喜欢养花弄草，有些甚至把它作为生活的一种寄托，在室外环境中可划出专门的种植区，种植适合庭院生长的作物，供老人们管理和浇灌，有利于创造出具有一定生活气息的友好社区环境。

（四）其他

对于老年人而言，社区中的路标、指示牌、地图等标识很重要，这些标识物的色彩应明亮、和谐，适当的部位使用鲜艳的色彩，引起老年人的注意；另外，社区场所的夜间照明应非常充足，方便老年人的夜间行走及各种活动。同时，社区环境设施中老年人能否容易找到标识清楚的、干净的、有残疾人通道的卫生间对老年人的生活影响也是非常重要的。此外，社区环境的噪声、日照、安全情况等因素同样影响着老年人的外出活动、身心健康等。

二、交通环境与老年健康

（一）友好的乘落站点

交通环境是老年人居住空间不可分割的一部分，老年人可借助安全舒适的交通系统方便地出行、散步、休憩、同他人交往等。建立"人车分流"交通系统，保证老年人居住社区的安宁和安全，使社区内各项生活活动能够正常舒适地进行，避免机动车交通对老年人社区的干扰。进入老年人居住社区的步行道路与汽车道路或轨道交通在空间上分开。设置步行道与车行道两个独立的网络系统。

停车点和车站的设计、布局和条件也是老年友好社区的重要标志。首先，乘落站点的布置设点上要距离老年人居住的社区较近，不需要老年人穿过主干道才能到达站台，乘落点站台之间相距不能太远，站台指示牌非常醒目；乘落点的环境布置上应有遮阳避雨顶棚或小亭子，有足够数量的供老年人等待时爱心座椅及乘坐轮椅残疾老年人乘车的相关辅助设备。多数专家和居民都认可在火车站、城轨、地铁、公交中转站等应该有方便老年人出入的坡道、自动扶梯、垂直电梯等，在现代新建落成的交通枢纽站点中，这些已经成为标准配置的友好设施了。

（二）友好的交通工具

现代城市中各种各样的交通工具为老年人提供了交通方便，包括有公共汽车、私人汽车、火车、有轨或无轨电车、地铁、出租车、社区志愿交通服务或专门为老年人和残疾人提供的交通服务。在一些经济发达城市或拥有友好社区的城市建立有完善或者是令人满意的友好交通系统，但在多数经济一般或欠发达区域，尚未建立针对老年人专用的友好公共交通体系。乘坐公共交通工具时的安全感，对老年人是否乐意接受公共交通服务会产生巨大的影响，如公共交通工具内设施的设计要符合老年人的工程学特征，可以布置一些老年人等特殊人群专用的爱心专座，或者在轨道交通中专门设置老年人专用的车厢等。特别需要注意的是在公共交通工具的设计上一定应考虑使用轮椅老年人或残疾人乘车的相关辅助设备，令人欣慰的是在我国大多数地铁站点中已经具有了搬运轮椅的辅助设施。在很多城市，的士或出租车也被视为友好交通之一。出租车司机不应拒载老年人，并应在行李箱中有一定空间放置轮椅或者担架之类的物品，最根本的是能有相关的法律法规将友好交通工具的设施以法律的形式进行确定。

（三）可承受的费用

乘坐费用问题是影响老人们应用公共交通的一个重要因素。国内外一些城市为老人提供了免费或者优惠的公共交通服务。在日内瓦为陪同老年人的年轻人也提供免费的交通服务。在我国大部分城市，为75岁以上老年人办理可以免费乘坐的交通卡。在全球范围内，并不是所有的老年人都能享受到优惠或是免费的公共交通服务，如有些地区办理优惠卡的程序是非常麻烦，有些地区不能开通交通系统的优惠服务，而有些地区对老年人的优惠是有一定条件限制的。因此，为了能使老年人充分利用公共交通工具，各级政府应该为老年人提供乘坐公共交通的专项津贴补助。

（四）其他

对于那些有特殊困难需要特殊交通工具的老年人友好社区提供的服务市政中应有特殊交通工具服务部门的电话；公共交通司机应对老年人热情、有耐心、彬彬有礼，启动和停车时应考虑车内老年人身体的承受能力；同时在公共交通内可通过播音创造一种尊老爱幼的乘坐环境。

三、养老环境与老年健康

（一）居家养老环境

居家养老是与在养老机构养老相对的，主要指老年人居住在自己家中生活安度晚年，是一种以自理和亲友照顾为主的养老方式。世界各国90%以上的老年人采用居家养老的模式，这是符合老年人的心理需求的，居家养老环境即老年人自己一直居住的居所，一般应符合宁静、安全、方便、舒适等基本要求。居所的基本环境设施包括客厅、卧室、厨房、洗手间和浴室等。

客厅环境应简单，地板应采用防滑设计，确保室内光源充足，但也要避免太刺眼反光；屋内亮度要一致，避免差距太大；家具必须要稳固，不带有锐角；室内无阻碍行走的小桌子、小椅子；椅子应带有稳固的扶手；桌子上避免放置玻璃等易碎物品。卧室需要足够的照明，带有小夜灯。卧室床铺应避免太高，床沿应加装护栏，避免跌落；床边应带有灯具、电话或呼叫按铃等。

厨房的操作台高度在80cm左右，操作台面底下应是空的，深度在66cm以上，便于轮椅进出；地板应有防滑设施，防止滑倒；菜刀、剪刀等尖锐的利器应收纳于安全的橱柜中；应有放置滚烫食物的安全位置。

洗手间和浴室地面应平整、防滑，拥有轮椅移动回转所需的空间及足够的照明；出入口不设门栏与阶梯，避免出现高低差；浴室地面防滑及排水良好；淋浴或浴缸水龙头应做好冷热水的标志；在触手可及的地方设置紧急按铃或警示闪灯；在洗手台、浴缸和坐式马桶的位置加装扶手；不可有尖锐突出物。

（二）社区养老环境

社区养老即指居家养老的基础上完善社区内的养老服务环境，形成一个完整的养老环境，为老人提供优质的服务。社区养老为居家养老的居家方式提供了可能性，是其不可分割的重要组成部分。社区服务养老环境主要包括日间活动中心、托老所、医疗保健机构等。其中日间活动中心可以为低龄老人和健康老人提供文体、兴趣的空间，并且可以解决午间的餐饮和休憩的需要；托老所可为平时需要照料和护理的老人提供餐饮、起居和护理等服务；医疗保健机构可以为老人提供常见病的预防、保健、急救等服务。

（三）社会养老环境

社会养老是由社会提供的养老机构接纳单身老人或老年夫妇居住，并提供生活起居、文化娱乐、医疗保健等综合服务的养老形式。其环境设施一般包括老年公寓、养老院、护理院和关怀医院等。

老年公寓根据其投资和服务对象不同可以分为福利性老年人公寓和普通老年人公寓,属家庭供养型老年人居住建筑。老年公寓是辅助养老服务体系的老年人养老环境设施。在老年公寓内,老年人多为独立分套自居,或多个老人以家居形式半独立自居。根据老人需要照料的程度,适当配置公用设施和服务管理人员,开展必要的照料和生活服务。

养老院主要接纳单身老人或老年夫妇,提供集体居住的生活单元,以及生活、文化、娱乐、健康服务的老年人设施。护理院是接纳生活自理能力、活动能力差的老年人,并重点提供医疗和护理服务的老年设施。关怀医院是专为无望康复的老年人提供临终关怀的特殊老年人养老环境设施。

目前,在现有的养老居所环境中,普遍存在家庭住房面积不足,老年人居住条件无法改善;缺乏室内外公共活动空间和场所;配套环境设施少,尺度偏小等不利于老年人的养老照料;以及居所环境设施的局部细节中缺乏对老年人特殊的生理、心理的考虑等。

第三节　社会支持与老年健康

社会支持是指个体能获得来自家庭、朋友、同事和社会各方面的心理上和物质上的支持和援助,是建立在社会支持系统上的各种社会关系对个体的主观和客观的影响力。社会支持是指一个人通过社会互动关系所获得的能减轻心理应激反应、缓解精神紧张状态、提高社会适应能力的支持与帮助。有研究表明,良好的社会支持对老年人身心健康有着积极的影响。伴随着老龄人口的快速增加,老年人群体不断壮大,作为弱势群体,其社会支持水平的高低与身心健康的关系值得全社会的关注。

老年人退休后,没有了工作上的压力,他们不想成为孤立的、特殊群体,希望参与社会活动,甚至服务社会,做点有意义的事情,这是老年人需要获得社会支持的主观愿望,在这种情况下,许多老年人希望晚年能够健康,并希望在他们的生活取得一些成就。为了这个目的,不应将老化的人口作为一种消极的社会现象,应该使老人通过经常参与社会活动,享受健康、繁荣的生活。而同时社会也应该创造一个支持环境,为老年人提供一定的客观条件和机会,创造更多老年人乐于参与的社会活动。相关研究结果认为社会支持与抑郁、焦虑呈负相关,社会支持特别是情感支持是老年人心理健康重要的保护因素。

(一)社会支持类型

一般而言,社会支持通过社会、心理、生物的机制影响老年人的健康,它不仅能提供实质性的帮助,还能影响人的思想、情感和行为,从而影响健康。同时,不同类型的社会支持对老年人的健康有不同程度的影响。例如,在一个居家养老的家庭里,老人们和家人共同生活,家庭成员之间可以彼此互相帮助和互相支持的,不仅能够在情感上照顾老人,而且还能维持老年人的社会地位。国外研究认为不同来源的情感支持对老年人的心理健康有不同影响,其中,配偶的影响最大,其次是朋友,最后是子女,其他亲属的情感支持对老年人健康尚无影响。国内这方面的研究相对较晚,有学者把老年人的健康指标放在生活质量的研究框架下,揭示了不同形式的社会支持对生活质量各个维度的不同影响,包括生活满意度、健康自评和心理健康等。另外一些研究结果表明,社会支持对老年人心理健康的影响与老年人自身的压力水平有关,并且存在性别差异。

(二)社会支持参与机会

各种各样社会活动机会的存在,吸引了广大老年人的参与积极性,但由于安全、距离、交通等因素的影响，有些社会支持活动限制了老年人的参与。特别是些在晚上举行的集体活动，由于考虑个人安全问题，老年人可能参加的人数较少；有些活动地点较远、不在城市中心、交通不方便或者设置了严格的参与条件，这些条件均会限制或减少老年人参与活动的机会。

目前，在有些城市中，活动组织者都意识到应该努力为老年人参与活动提供便利。例如，为有听力障碍的老年人提供助听设备，或提供方便的活动时间及便利的交通，有助于老年人融入活动之中。在某些国家，如日本由于低出生率和高预期寿命，整体劳动力数量预计在不久的将来存在较大下降。对于那些较年轻的老年人，如果其身体素质允许的前提下，鼓励其可以继续来履行职务，为社会做出贡献；在我国长期以来由于人口出生率的下降，针对未来劳动人口短缺，国家正在认真制定和逐步实施延迟退休计划。许多城市中老年大学进行的继续教育及当地的社团中心或老年中心的课程为老年人提供了交流和学习的机会。在牙买加，老年人可以参与各种水平体育活动。宗教活动和信仰团体的社会化也为老年人参与活动提供了一个主要方式。据报道在某些清真寺通过集体餐及到教堂拜访被孤立人群等方式来丰富老人的生活。这些具有教育或传统意义的活动对老年人同样很重要。

（三）社会支持范围

在社会学研究中认为社会支持是一个更广义的概念，只要有社会关系存在，社会中的任何人都可以是这种支持的对象。社会支持可以包括情感性支持和实质性支持，情感性支持包括感情上的同情、关爱和理解等；实质性支持则表现为财务、家务、医疗等具体性的支持。社会支持范围和提供的方式在不同的城市差别很大。在一些发达国家的城市，社会支持服务是由政府实施并资助的，而在其他城市，社会支持服务主要是由家庭、宗教机构、慈善组织或社区提供的。例如，在日本，2000年启动了长期护理保险制度，不管身体状况、不论收入和家庭状况，65岁及以上的老年人普遍享有该权利。该项制度包括加强与医疗服务的合作；改善长期健康服务；通过提供简单的运动指导和营养咨询，促进预防性长期护理；确保提供生活支持服务，如提供膳食、辅助购物和保护权利；确保为老年人提供足够的住房。在美国，国会正在考虑"社区生活援助服务和支持法"，这是一个自愿保险计划，将帮助支付长期服务和支持残疾美国人。目前大部分城市认为应减少或简化社会支持服务管理的程序，提供更多的资金，为老年人提供更为广泛的社会支持服务。

第四节　环境因素与积极老龄化

进入21世纪人口老龄化带来了许多具有挑战性的问题，如何帮助人们保持与其年龄阶段相适应的独立和活跃状态？怎样才能加强老年人的健康促进？随着人们寿命延长，如何能够改善老年人晚年的生活质量，如何看待和支持人们在人口老龄化中扮演的照顾别人的角色等？如果老龄化是一个积极的历程，长寿必须持续伴随着健康、参与和安全，世界所有国家尤其是发展中国家有必要参与并采取措施来帮助老年人保持健康和活跃的状态。世界卫生组织在20世纪90年代采用"积极老龄化（active ageing）"一词来表达实现这一愿景的过程。积极老龄化适用于个人和群体，它允许人们在整个生命过程中实现自身机体、社会、精神健康的潜能，并根据自身的需要、欲望和能力参与社会活动。"积极"一词指的是继续参与社会、经济、文化、精神和公共事务。积极老龄化的目的是为所有老年人（包括虚弱的、残疾的和需要照顾的老年人）延长健康寿命和提高生活质量。

一、积极老龄化的政策框架

由联合国倡导的积极老龄化的政策框架原则包括独立、参与、保健、自我实现和尊严等。积极老龄化决策是基于了解影响人口老龄化的因素后制定的,在积极老龄化框架中,政策和规划在促进老年人心理健康和社会联系上与提高机体健康同等重要。积极老龄化比健康老龄化更具包容性,积极老龄化的方法是基于2002年在马德里召开第二届世界老龄大会上正式提出的积极老龄化政策框架。"健康、参与、保障"成为积极老龄化的三大支柱,积极老龄化成为全球解决老龄问题的策略方针。

老年人的权利和联合国的人权原则包括独立、参与、尊严、保健和自我满足,它将"以需求为基础"的策略方法转变为"以权利为基础",并意识到随着人们的衰老,老年人应拥有生活各个方面的均等机会及治疗的权利,并能够支持老年人参与政治进程和其他社区生活。

二、积极老龄化的影响因素

积极老龄化取决于个人、家庭和国家周围的各种影响因素或决定因素,对这些影响因素的理解有助于制定积极老龄化的政策和规划工作。这些因素不仅针对老年人的健康和生活质量,也同样适用于所有年龄组人群的健康。任何影响因素或决定因素对老年人健康的影响都不会是直接的因果关系,大量的健康决定因素研究证据表明,这些因素虽然能够预测个体和群体的老龄化过程,但还需要更多的研究来阐释和说明每个因素在积极老龄化过程中的作用,以及影响因素之间的相互作用,也需要更好的途径来了解这些因素如何影响老年人健康。此外,应该在生命全过程考虑各种因素对老年人健康的影响,通常在暴露于污染物的人群中,老年人同未成年人一样是最易感的人群;而获得高质量的、有尊严的长期护理,对老年人在生命晚期的生存质量十分有益。

三、长期护理与积极老龄化

为促进积极老龄化,卫生系统需要营造一个从生命历程的视角来关注健康促进、疾病预防和公平获得有质量的初级卫生保健和长期护理的环境。健康促进是促使人们采取控制和改善自身健康的一个过程,疾病预防包括针对个体老化中传染病、慢性非传染性疾病的防控和管理。疾病预防包括一级预防(如避免烟草使用)、二级预防(如早期筛查慢性疾病)和三级预防(如适当的疾病临床管理),尽管有健康促进和疾病预防,但多数发展中国家随着人口的老化人群疾病的患病风险也在增加,因此必须提供对老年人治疗服务的初级卫生保健服务,包括提供紧急护理的二级和三级预防服务。由于人口的快速老龄化,用于延迟和治疗慢性疾病的药物的需求将继续上升,卫生系统需要重新定位和提供新的健康服务模式。

世界卫生组织将长期护理定义为由非正规照顾者或专业人员提供地系统活动,以确保不能完全自理的个体尽可能保持较高的生活质量,最大程度地根据自己的个人偏好,保持独立性、自主性、参与及实现个人价值和尊严。长期护理包括正式和非正式支持系统,正式支持系统如在疗养院等的机构护理,而非正式支持系统包括广泛的社区服务,如公共卫生、初级护理、家庭护理、康复服务和姑息治疗,长期护理还包括终止或逆转病程和残疾的治疗服务。

四、友好环境与积极老龄化

友好的自然环境能够对步入老年的人群产生不同的影响。自然环境的危害会导致老年人的衰弱和伤害的痛苦，最常见的如跌落伤害、火灾和交通碰撞等。老年人外出参与社会活动的机会很少，容易使老年人孤立、抑郁、舒适感降低及增加移动问题。生活在农村地区的老人由于环境条件和缺乏足够的支持服务，疾病模式可能会有所不同，而城市化和年轻人因外出求职的迁移可能造成农村老年人的孤独，缺少或不能获得卫生服务和社会服务。无论城市还是农村的老年人都需要既方便又经济的公共交通服务，这样所有老年人都可以参与家庭和社区生活，对解决老年人群的移动性特别重要。

安全、足够的住房和社区环境是老年人幸福健康必不可少的条件。对老年人来说，居住位置，包括家庭成员的接近程度、服务和交通情况，意味着老年人是否能获得积极的社会互动还是处于孤独隔离的状态。在世界范围内甚至是在发达国家，独自居住生活的老年人所占比例不断升高，尤其是未婚的和贫穷的老年人可能会被迫生活在拥挤的亲戚家庭，这不是他们自己的选择。在许多发展中国家，生活在贫民区和棚户区的老年人的比例迅速上升，这些人在搬迁到城市很久以前，已经成为长期的贫民区居民；即使搬迁到城市定居的年轻家庭的老年人，在这些新的环境中他们也会成为社交孤立和健康状况不佳的高危人群。

五、社会支持与积极老龄化

社会支持不足不仅与老年人死亡率、发病率和心理压力的增加有关，并且与总体健康水平的降低有关。个人社会关系的破裂、孤独和相互冲突是压力的主要来源，良好的社会联系和亲密关系是老年人至关重要的情感力量的来源，随着人们年龄的增长，老年人更容易失去家人和朋友，更容易孤独和社会孤立，而社会孤立和孤独的晚年与身心健康的下降、残疾和早亡具有直接的联系。老年人可以通过组成社区团体来减少孤独和社会孤立的风险，如成立社会自助和互助小组或通过邻居来访、电话支持项目和家庭照顾等。目前，家庭为需要帮助的老年人提供了大多数的支持，然而，随着社会的发展及传统的几代人一起居住生活状态的下降，政府越来越多地呼吁为那些没有收入及易受孤独损害的老年人提供社会保障的机制。在发展中国家，老年人更多倾向于依靠家庭支持、非正式服务和个人储蓄来提供帮助，在这种情况下，社会保险计划发挥的作用很小。在发达国家，为残疾、疾病、长期护理和失业人群的社会安全措施可以包括养老金、职业养老金计划、自愿储蓄激励措施、强制储蓄基金和保险计划等。

六、心理健康与积极老龄化

老年人的心理平衡对维护身体健康是最重要的，一个人只有心理平衡，生理才能平衡。老年人机体生理功能的老化是不可避免的，但如果老年人心理健康状况良好，能与外部环境协调及适应，人际关系和谐并善于调适自己的负面情绪，则老化现象会大大降低，并表现出老当益壮、老有所为的积极精神面貌。老年人都从工作岗位上离退休，社会角色、社会地位发生了根本性的变化，一时很难适应角色的转换，这种社会角色的转换就变成了一种衰退性的变化，老年人承担的社会责任和社会义务越来越少或丧失，生活方式和生活习惯突然改变，老年人会因此而感到心理的失落。当前年轻劳动力向城市集中，忽视了对老年人的照顾，另外加上老年人自身消极的心理暗示更加引起老年人心理的不稳定。

积极老龄化倡导"建立不分年龄人人共享的社会"，说明老年人既是社会发展的受益者，又是社会发展的参与者和贡献者。关注老年人心理健康既是推进"积极老龄化"战略的需要，也是关注每个老年人未来的需要。要坚持居家养老的精神，用亲情和关爱来温暖老年人，不仅要照顾老年人的日常生活，更要从精神上与心灵上加强与老年人的沟通交流，从精神及法律等方面满足老年人的养老需求，这对于老年人的心理健康无疑是最好的良药。积极老龄化倡导提高全社会对老年人心理健康的认识，加大宣传力度，提高全社会对积极老龄化工作重要性、紧迫性的认识；充分利用各方面的力量，发挥各种信息媒体的作用，采取适合不同对象的方法宣传，引导社会关心老年人心理健康工作的良性运行。要充分理解老年人，尊重他们的生活习惯、生活方式，以及理解老年人特别是丧偶老年人的精神需求和行为，为他们创造一个宽松的环境，让老年人活得有尊严、有价值。

第五节　学科研究进展

健康被界定为不仅仅是没有疾病和虚弱，而是身体上、心理上和社会适应能力的完好状态。近十余年来，随着人口老龄化的加速进展，老龄化、高龄化问题日益增多，人们逐渐认识到环境对老年人健康的影响。环境影响老年人健康的理论发展趋势是整合了心理学、地理学和相关学科的整体概念，特别是微环境改变及宏观居住环境的变化对老年人个体衰老和抗衰老的影响；在追求老年人生命质量的时候，还应追求生命的活力以促使老年人能为家庭、社区、社会做出力所能及的贡献。

一、环境老年学与老年健康

环境老年学（environmental gerontology，EG）专注于描述、解释、改善或优化老年人与其所处社会生活空间的关系，主要内容在于关注老年人的各种居住环境及家居环境改善的性质和效果、机构护理设施、社区和邻居的作用等。环境老年学研究侧重于老年人和环境之间的相互关系。公共卫生专业人员和老年学家正在进一步观察环境对老年人健康的影响，以及老龄化社会对环境所带来的影响。老年人是生命历程中第二个特别容易受到环境危害的阶段，许多老年人患有慢性疾病，并且老年人由于经历了漫长的生命过程，接触各种化学物质，可能会降低身体的抵抗能力。研究认为，生活条件影响老年人生存质量的方式与他们住所和环境的客观特征、设施、建筑类型、维护水平和结构、位置等因素有关；也取决于环境能否满足老年人的认知、愿望和情感需求的程度有关。环境老年学学科不是简单地遵循自然科学的脚步，而是结合社会科学的理论方法去重新评价研究的核心目标，为老年人创造更好的环境，寻求切实可行的方法来解决人口日益老龄化的需要。

环境老年学是一种多元论，老年人住宅环境满意度主要考虑居住老年人的心理感受，是对社会-生活环境的反应，受到多个因素的影响，如个人的社会人口学特征、健康状况、服务和设施的可及性、心理及社会因素等。正是环境老年学的努力推动，研究用于创建和改善老年人居住的设施，使得政策的制定者、建筑设计师、管理者及普通公众等更多地了解和认识环境因素对人口老龄化带来的影响，人们对环境和老龄化的关注也影响了政府对老年人住房的建设、住宅的设计标准及养老院等机构的设计。

Lawton通过分析1995～2000年的经验研究文献后，将环境的功能归为三类，即维护功能、刺激功能和支持功能。环境的维护功能主要强调了持之以恒的重要作用及环境的可预测性；环境的刺激功能通常指的是离开环境中的正常情况，出现一组新奇的刺激，以及它们对行为的影响；环境的支持功能通常可以在环境的潜在能力中补偿，家庭环境或计划环境的支持功能通常反映在诸如无障碍和可访问性等问题上。环境的这三个功能是相互关联的，只能在分析层次上分离。尽管如此，Lawton的概念化为老年人的个人环境关系提供了一个全新的视角，并有助于组织和评估各种经验的发现。在 Wahl 提供的研究分析中，20 世纪 90 年代对实证研究进行了系统化的研究，突出了关键研究问题、关键研究路径和关键研究成果，以及私人家庭环境、计划环境和住宅决策的重要研究成果。

尽管环境老年学一方面由于理论的有限没有提出新问题和新观点，限制了研究结果的应用，阻碍了环境老年学知识的积累；另外，一些环境老年学的倡导者、实践参与者及资助机构官员往往忽视理论，而是试图追求对老龄化问题的解决，侧重于帮助老年人及其家人克服相关的环境问题。环境老年学当前的研究已经产生了一些合乎情理和有用的知识，形成了更多的理论模型。Lawton 和他的同事们提出了各种理论公式，1980 年 Lawton 改编了 Lewin 的生态方程，利用一种互动的观点，阐述了生存空间的概念，提出了行为（B）是人（P）和环境（E）的函数，即 B（P，E），在某种程度上，人和环境代表着一个不可分割的整体，尽管 Lawton 觉得选择互动论有必要，但许多理论家认为人与环境之间的相互变化是错综复杂，具有持续的变化和相互作用的因果关系，很难把它们看作是独立的个体。

二、社会资本与老年健康

社会资本的概念最早由法国社会学家 Bourdieu 提出，是存在于社会结构中与物质资本、人力资本有所区别的一种无形资源，可以从两个层面界定：一个是个体层面的社会资本定义为镶嵌在个人的社会关系网络中的资源总和，可以使个体行动者获得更多的外在资源；另一个是集体层面的社会资本定义为社会组织的特征，包括一些非正式的规范、价值观，可以使人群行为的效率更高。社会资本作为社会因素的重要范畴已经成为探索社会因素作用于心理健康的新线索。社会资本可以通过信息流来降低交易成本，可以通过社会联系对成员施加影响。伴随着人口老龄化的发展，老年心理健康应给予重视，社会资本与健康的关系已经成为关注的重点领域，心理健康的社会危险因素主要包括生活事件的消极作用、持续的经济困难、社会支持的缺乏等，社会资本可从不同方面对影响老年心理健康的负性事件起缓冲效应，它既可以减弱负性事件的负性效应，也可以提高人们的社会支持，从而有效抵消负性事件对心理的影响。因此开发老年心理健康中的社会资本常是必要的，可在有限的卫生条件下最大限度地提高老年心理健康。也有部分研究认为社会资本与老年健康间相关较少，甚至对健康存在潜在的消极影响。

社会资本与老年健康间的关系主要取决于研究的视角和分析层次，一种研究在于阐述社会资本对健康产生怎样的影响，发现社会资本可减缓或排除心理障碍，降低心理或精神疾病的发生概率，也可以通过改善健康行为和健康相关信息，降低危险行为发生的可能性，从而提高健康水平；另一种研究重点关注社会资本影响健康的主要作用机制，有研究认为通过社会网络的学习效应可改善生活方式，而生活方式对健康水平具有显著的影响；也有一些研究将社会资本看作一种社会文化资源和精神资源，通过强化社区认同，缓解个人的压力，减少孤独感，从而改善老年人的心理健康水平。

社会资本与健康关系的研究中，无论是认知型社会资本还是结构型社会资本的定义及维度、测量工具尚未统一，导致研究结果并不一致，如我国一项系统评价研究对于认知型社会资本对健康影响的观点不一，大部分研究认为认知型社会资本是我国老年心理健康的保护因素，而国外的系统评价分析结果基本一致认为认知型社会资本与老年心理疾病水平之间存在明显的负向关系。西方国家社会资本测量的研究已经取得许多进展，而社会资本这一概念在我国相关研究领域尚未引起足够重视，针对性研究社会资本与老年心理健康关系的文献较少，处于起步阶段，由于社会资本与社会结构、文化背景具有较大关联，我国尚无统一的社会资本测量工具。因此，开发适合我国社会结构及文化背景的社会资本测量工具对分析评估及促进老年健康将产生重要的推动作用。

(王效军)

思 考 题

1. 简述自然环境中物理因素对老年健康的影响。
2. 简述环境污染对老年人群健康的影响。
3. 社区环境应如何适应人口老龄化变化？
4. 老年人的居家环境应如何保障老人的健康安全？
5. 什么是积极老龄化？如何实现积极老龄化生活？

第九章 老年常见慢性非传染性疾病及预防

我国是世界上老龄人口规模最大和老龄化速度最快的国家之一。人口老龄化的进程对社会和经济发展、居民生活方式、健康与疾病流行模式均等带来显著的影响。2011年，我国老年人疾病治疗负担超过9000亿元，占卫生总费用的比例达40%以上。高血压、糖尿病、慢性阻塞性肺疾病、老年痴呆和帕金森病等主要慢性非传染性疾病随着年龄的增长，患病率、死亡率均明显上升，由此带来的疾病负担和社会服务的需求也将迅速膨胀。慢性病是导致老年人群躯体功能障碍、生活自理能力下降、健康期望寿命损失和生活质量下降的最重要原因。人口老龄化、生活方式、环境和遗传等是目前已知的慢性病危险因素。2010年我国老年居民74.2%患有至少一种慢性病：高血压、糖尿病、慢性阻塞性肺疾病、哮喘和肿瘤。在这些老年慢性患者中有27.5%患有至少两种及以上慢性疾病。随着老龄化的发展，人群中慢性疾病的患者人数在不断增加，社会负担不断加重，尤其是在我国卫生资源缺乏且分配不均的情况下，在局部地区这种矛盾冲突表现得更加明显。对于老年慢性病患者来说，慢性病不仅带来了躯体病痛，同时也影响到心理健康。慢性病已经严重威胁老年人群的身心健康，本章将对老年人常见慢性非传染性疾病及防治进行阐述。

第一节 概 述

一、慢性非传染性疾病定义

美国疾病预防控制中心（Center for Disease Control and Prevention，CDC）对慢性非传染性疾病（chronic non-communicable disease）的定义为进行性的、不能自然痊愈及很少能够完全治愈的疾病，慢性非传染性疾病一般简称为慢性病，这是一个广义的定义。美国CDC全国慢性病预防和健康促进中心（National Center for Chronic Disease Prevention and Health Promotion）关注的慢性非传染性疾病指的是在广义定义的基础上，可以预防的并造成显著发病、死亡和费用负担的疾病，包括的病种有心血管疾病、肿瘤、糖尿病、慢性阻塞性肺疾病、关节炎、癫痫、口腔疾病、骨质疏松症、遗传性血色素沉着症和老年痴呆症等。慢性病病因复杂，大多数病因不明，这些疾病的自然病程较长，即从接触致病因子引起疾病的发生、发展和出现结局的过程长，造成的疾病负担大，但若采取有效的预防干预措施，可以预防和控制，减少发生、延迟发病和延缓病情发展。当前最为突出的四种慢性病（心血管疾病、肿瘤、慢性阻塞性肺疾病和糖尿病）具有共同的危险因素如吸烟、不健康饮食和缺少体育活动。这四种慢性病也是威胁我国老年人群健康的主要原因。

二、我国老年人群慢性病流行特征

（一）我国老年人群慢性病患病率高，发病率增速快

2010年，我国老年居民高血压患病率66.9%，其中男性（65.0%）略低于女性（68.6%），患病率随年龄增长而升高。城乡老年居民高血压患病率无明显差别。我国老年居民糖尿病患病率为19.6%，其中男性（18.3%）低于女性（20.8%），城市（25.0%）显著高于农村（17.0%）。2010年我国老年居民自报慢性阻塞性肺疾病（COPD）患病率为71.3‰。其中男性（85.9‰）

显著高于女性（57.4‰）。自报哮喘患病率为33.9‰，其中男性（39.9‰）显著高于女性（28.3‰）。2010年我国老年居民74.2%患有以下至少一种慢性病：高血压、糖尿病、慢性阻塞性肺疾病、哮喘和肿瘤。老年慢性病防治任务艰巨，已成为慢性疾病防治工作的重要组成部分。

（二）我国老年人群慢性病对期望寿命的影响明显

2013年，中国男性的平均预期寿命从1990年的66岁延长至73.5岁，女性的平均预期寿命则从70.2岁延长至80岁。在70岁及以上人群中，2013年，脑卒中造成111万名男性、81万名女性死亡，成为最主要的死亡原因。23年间，随着人口老龄化进程加快等因素影响，我国人群的疾病死亡谱发生了明显变化。与1990年相比，2013年，我国慢性肾病和老年痴呆症导致的死亡率分别上升了147%和121%；肺癌导致的死亡率增加了103%。心血管疾病、脑血管疾病、恶性肿瘤和慢性阻塞性肺疾病是当前威胁生命健康的四大主要疾病。我国老年人中脑血管疾病、恶性肿瘤、心脏病、糖尿病、高血压、呼吸系统疾病等六种常见的老年慢性疾病导致的65岁以上老年人期望寿命损失，城市为8.18岁，农村为7.78岁，全国合计为7.86岁，分别占65岁时期望寿命的51.35%、50.82%和50.78%。

（三）我国老年人群慢性病防治知识知晓率低、治疗率和控制率低

2010年我国老年高血压知晓者的高血压治疗率为87.9%，其中男性（84.6%）低于女性（90.6%），治疗率随年龄增长而升高；城市老年高血压知晓者的高血压治疗率（89.2%）略高于农村（87.0%）。老年居民服药高血压患者的高血压控制率为14.6%，城市老年高血压患者的高血压控制率（20.2%）明显高于农村（11.0%）。

老年居民糖尿病患者的糖尿病患病知晓率为42.3%，其中男性（40.5%）略低于女性（43.8%），城市（52.3%）明显高于农村（35.2%）；知晓糖尿病患病的老年居民中糖尿病治疗率为93.5%，性别之间和城乡之间均无明显差异。老年糖尿病患者治疗控制率为36.5%，其中男性（35.0%）略低于女性（37.6%），农村（37.7%）高于城市（35.3%）。

三、老年人群慢性非传染性疾病防治现状

（一）世界卫生组织（WHO）控制慢性病行动计划

世界卫生组织（WHO）于2015年1月19日在《2014年全球非传染性疾病现状报告》中号召各国每年每人投入1~3美元，使慢性病的发病和死亡明显地减少，并希望各国都制定符合投入效益规律的慢性病控制目标。WHO曾在《2013~2020年预防控制非传染性疾病全球行动计划》中提出了针对烟草使用、食盐摄取、运动不足、高血压和酗酒等的9项全球控制目标和25条指标。希望到2025年将慢性病（心血管病、癌症、糖尿病和慢性呼吸道病）的死亡率降低25%。为达到该标准，建议将高血压减少25%，吸烟减少30%，食盐摄入量减少30%，缺乏体育活动减少10%。

（二）我国慢性病防治对策

目前中国政府正采取有力措施，遏制慢性病高发态势。一是始终坚持政府主导、部门协作，将营养改善和慢性病防治融入各项公共政策。在环境整治、烟草控制、体育健身、营养改善等方面相继出台了一系列公共政策。2011年启动了慢性病综合防控示范区建设，目前已建成265个国家级示范区。二是着力构建上下联动、防治结合、中西医并重的慢性病防治体系和工作机制。国家层面相继在中国疾病预防控制中心成立了慢性非传染性疾病预防控制中心、营养与健

康所和国家心血管病中心、国家癌症中心,协同指导全国营养改善与慢性病防治工作。地方层面强化了疾病预防控制机构、医院和基层医疗卫生机构的分工合作,建立防治结合、中西医结合、双向转诊等协作机制,探索慢性病全程防治管理服务模式,推进分级诊疗制度,整体提升慢性病的诊疗能力,夯实慢性病的公共卫生服务均等化和有效的诊疗服务。三是积极推进慢性病综合防治策略。广泛开展健康教育,全民健康生活方式行动覆盖全国近80%的县区,积极实施贫困地区儿童和农村学生营养改善,癌症早诊早治,脑卒中、心血管病、口腔疾病筛查干预等重大项目,以及中医"治未病"健康工程。四是不断提高慢性病防治决策的科学性。不断完善营养与慢性病监测网络,扩展监测内容和覆盖范围,相继开展居民死因监测、肿瘤随访登记、营养与慢性病监测等工作,为掌握我国居民营养与慢性病状况及其变化趋势、评价防治效果、制定防治政策提供科学依据。

(三)老年慢性病防治原则

1. 建成三级预防策略 一级预防(病因预防)是在疾病尚未发生时针对致病因素(或危险因素)采取措施,目的是切断各种健康危害因素和病因对人体作用的途径,并采取各种措施提高老年人群的健康水平。包括健康促进、健康保护两个方面。第二级预防又称"三早"预防。早期发现、早期诊断、早期治疗,是在疾病发生后为了阻止或减缓疾病的发展而采取的措施,防治老年慢性病关键是早期发现。第三级预防又称临床预防。对已患某些慢性病的老年患者采取及时的、有效的治疗措施,防止病情恶化,预防并发症和伤残;对已丧失劳动力或残废者,促使功能恢复、心理康复,进行家庭护理指导,使老年人尽量恢复生活和劳动能力,并能参加社会活动及延长寿命,对终末期患者执行临终关怀。防危险因素、防发病、防严重疾病事件、防疾病事件严重后果、防疾病事件后复发,三级预防是慢性病预防控制的一道道防线。

2. 贯彻以健康教育为主导、降低慢性病危险因素暴露的干预策略 慢性病防治无论其经济属性、相关措施落实手段的强制性和防治效果表现形式等都与传染病防治有着显著差异,慢性病防治难以通过卫生部门、医疗卫生机构为主导的策略、措施的实施发挥效果,必须有个体和社区层面的积极参与,通过改变并建立健康的生活、行为方式,控制、降低慢性病危险因素的暴露机会,从而发挥预防控制慢性病发病风险。因此健康教育是慢性病防治的根本性、主导性策略与措施。

3. 防治阵线前移,建立终身健康管理理念 老年慢性病不仅是一种状态,更是一种结果,老年人的身体健康、虚弱和疾病状态,往往可以追溯到生命早期或生命过程中的"病因",所以老年慢性病的防治绝不局限于老年人群,而应尽早开展健康管理和疾病预防。但从另一角度来看,大量研究也证明,即使到了老年阶段或已经患有慢性病,积极、科学的防治措施仍能发挥有效的作用,如延缓发病、改善预后及提高生命质量等。

4. 社区综合防治和高危人群预防策略 社区综合防治以健康教育为主导措施,以降低危险因素为目标的干预策略。这是一条低投入、高效益的战略决策。根据慢性病特点,采取以社区为中心,针对高危人群和患者,实施慢性病的三级预防:一级预防是在社区进行健康生活方式等的健康教育,防病于未然,推迟或减少慢性病的发生。二级预防是通过社区普查、筛检、定期健康体检等方法,使慢性病能够及早发现、及早诊断、及早治疗,改善预后。三级预防是对慢性病患者进行规范治疗和康复指导,控制病情,缓解症状,预防或延缓并发症的发生,提高患者的生活质量,延长寿命。

由于大多慢性病病因尚不明确,往往是多种危险因素效应的累积和叠加作用结果,鉴于目前明确的相关危险因素,如吸烟、酗酒、不合理膳食、运动少及不良心理状态对多种常见慢性病发生、发展的作用,慢性病防治,特别慢性病的一级预防,主要通过健康教育和健康促进措施,提高人们对慢性病防治知识的知晓率,改变并建立健康的生活方式和行为习惯,所以慢性病总体的防治原则、策略与措施具有相同的共性部分,本章节在后面疾病防治部分将不再重复赘述,只针对性介绍相应特异性措施部分。

第二节 老年心血管疾病流行特征与防治

心血管疾病主要体现在发病急、病情危重等特点,加之老年患者的生理特点,心血管疾病的发病率大大提高,特别是恶性心律失常、心力衰竭等疾病。心血管疾病成为一种老年常见的多发病,主要表现为心脏和血管病变,由于其较高的病死率成为威胁老年人身体健康的杀手。现代人生活方式的改变和生活压力的增大,心血管疾病的诱发因素也增多,因此,掌握老年患者心血管疾病的特点,预防其发生发展是目前关注的重点。

老年心血管疾病中以冠心病和高血压最为常见。目前的疾病治疗已由原来的治疗为主逐渐趋向于预防为主。老年心血管疾病患者常伴有多种并发症,在治疗过程中要综合考虑,如患者降压的同时,要密切观察其血糖、血脂的变化,降压药物的应用要结合并发症适当选择。坚持合理膳食,适当的体力锻炼可使患者保持良好的状态面对疾病。心理因素对老年患者的疾病康复有较大影响,调整患者的负面情绪,可有效改善心血管疾病的预后,提高预防效果。

一、老年冠心病

1979 年世界卫生组织对冠心病的定义是由于冠状动脉功能性改变或器质性病变引起的冠脉血流和心肌需求之间不平衡而导致的心肌损害。本病的基本病变是供应心肌营养物质的血管即冠状动脉发生了粥样硬化,故其全称为冠状动脉粥样硬化性心脏病,简称为冠心病。冠心病是危害老年人健康的常见病。随着人民生活水平的提高,目前冠心病在我国的患病率呈逐年上升的趋势,并且患病年龄趋于年轻化。冠心病的临床分型有心绞痛、心肌梗死和猝死三型。

(一)老年冠心病流行特征

冠心病多发生在 40 岁以后,随年龄增长而增多,脑力劳动者多于体力劳动者,地区分布北方高于南方,城市多于农村,男性多于女性,老年期后男女患病率接近,平均患病率约为 6.49%,是老年人最常见的一种心血管疾病。据北京地区统计,冠心病事件中猝死年发病率和急性心肌梗死的病死率 60 岁以上年龄组明显高于 60 岁以下年龄组。在美国因心血管病致死者 72%,多发生在 65 岁以上,其中主要是冠心病。随生活条件改善,冠心病成为老年心血管病的主要死亡原因,据不完全统计资料估计,我国每年新发冠心病事件(包括急性心肌梗死、冠心病猝死和慢性冠心病死亡)约 130 万例次,我国冠心病致死占老年人死亡原因的 50%以上。

(二)老年冠心病的危险因素

冠心病的危险因素错综复杂,已提出的冠心病危险因素多达 200 多种,冠心病的主要危险因素分为可改变(干预)及不可改变(干预)两大类。不可改变的危险因素是指那些不能控制或目前暂无有效方法控制的因素,包括性别、年龄、种族、家族史及基因的类型等。可改变的因素,如血脂异常(包括高胆固醇血症、低高密度载脂蛋白血症、高三酰甘油血症和载脂蛋白 A 浓度减低等)、高血压、吸烟、超重或肥胖、缺乏体力活动、糖尿病、环境因素、性格类型等。

(三)老年冠心病的防治

老年冠心病的防治应遵循三级预防的策略。冠心病的预防是指对没有冠心病的人群进行对危险因素的干预，目的是防止动脉粥样硬化的发生和发展，其主要措施：①控制高血压，对高血压患者应饮食清淡，防止食盐过多，多吃蔬菜、豆类等含钾高食物及含钙高的食物；②降低血脂，较长时间的维持胆固醇于理想的水平，可达到预防冠心病的发病或不加重冠心病的目的；③戒烟；④增加体力活动；⑤调节A型性格。

冠心病患者的治疗主要包括心绞痛发作时的镇痛治疗和平时的预防治疗。冠心病的治疗必须镇痛治疗与预防治疗相结合，发作时的镇痛治疗以舌下含用硝酸甘油或硝酸异山梨酯为主。而预防治疗包括药物治疗、手术治疗和运动治疗。一般来说，得了冠心病就要终身用药治疗，即使已经做了相应的手术，还要在医生的指导下坚持长期用药。冠心病患者若经常有胸闷、胸痛症状，应常备硝酸甘油、硝酸异山梨酯、硝苯地平、速效救心丸等药物，夜间睡觉时也要放在容易随手拿到的地方。

急性冠心病患者的主要防治误区：①在发生心绞痛等急性冠心病症状时，把它当作一般的小毛病，认为稍作休息就能缓解，结果贻误了最佳治疗时机；②在发生急性心肌梗死时，以为吃"速效救心丸"等普通药物就能挺过去，而不是及时赶往医院抢救，以致延误治疗危及生命；③认为心脏手术危险，很多人在紧急救命时仍不愿选择创伤小、疗效好的心脏介入手术，结果错失救治良机。

二、老年高血压

根据2005年WHO/ISH高血压防治指南老年高血压定义：年龄在60岁以上、血压持续或3次以上非同日、坐位血压，收缩压≥140mmHg和（或）舒张压≥90mmHg。老年单纯收缩期高血压（老年ISH）的定义：收缩压≥140mmHg，舒张压<90 mmHg。高血压的病因和发病机制尚未完全明了，目前认为主要与中枢神经系统及内分泌体液调节功能紊乱有关；其次与年龄、职业和环境等影响也有密切关系；此外，家族病史、肥胖和超重体型、高脂质和高钠盐饮食、吸烟等也可提高其发病率。众多的调查研究显示，大动脉硬化和（或）粥样硬化是老年高血压发病机制中最主要的因素。

（一）老年高血压的特点

1. 患病率高，增速快 在80岁左右的人群中，75%患有高血压，其中60%为2级高血压。2010年，我国老年居民高血压患病率66.9%，平均每2位老年人就有1人患高血压。其中男性（65.0%）略低于女性（68.6%），患病率随年龄增长而升高。高血压患病知晓率为45.4%，其中男性（43.5%）略低于女性（47.2%），随年龄增长无明显变化。

2. 地区分布 我国老年居民高血压患病率无明显城乡差别，东、中、西部地区的老年居民高血压患病率分别为67.9%、69.4%、62.5%。

3. 老年高血压以收缩压增高为主，血压波动大，难以控制，并发症多 对于老年人，随着年龄的增长，动脉壁弹性减退明显，特别是大动脉的顺应性降低，动脉僵硬度逐年升高，伴随而来的是收缩压升高，舒张压降低，并且舒张压在60岁之后就开始随年龄增长缓慢下降。收缩压的水平与脑出血和脑梗死均呈正相关，严重威胁了老年人的健康和生命。收缩期高血压使总病死率、心血管和脑血管发生率增加2～4倍。随着年龄的增长，60岁以上人群的高血压的发病率为40～59岁人群发病率的2倍。但是老年患者的压力感受器敏感性明显降低，动脉僵硬度增加，顺应性降低，情绪、环境和体位的变化对血压的影响更大。

老年高血压患者常伴发动脉粥样硬化、高脂血症、心力衰竭、肥胖症、糖尿病、老年痴呆等疾病，心脑血管疾病的发生率和死亡率明显增加。尤其对于中国老年人，高血压患者发生脑卒中的概率相对西方人更高。

（二）老年高血压的危险因素

老年高血压的危险因素与一般成人高血压的危险因素相同，遗传因素、体重超重、高盐饮食、饮酒、职业、吸烟、长期的噪声影响、精神刺激及持续的紧张状态等均与老年高血压的发生有一定的关系。但对老年人而言，精神心理因素、体重超重、饮酒、高盐饮食对老年人高血压的影响更为突出。

老年人退出各种社会角色以后，参加的各种社会活动、社交相对减少，会产生孤独、自卑、内疚等各种不良心理反应，长期的不良心理刺激会导致血压调节的失衡，也导致高血压的发生。研究表明，老年人对钠和饮酒量很敏感，钠摄入量每增加100mmol，血压相应升高 4/2mmHg，饮酒量越大血压越高，饮酒和高钠饮食对老年人的危害性比非老年人高血压本身更大。另外研究还显示，单纯限钠、运动、减肥方案能使老年高血压降低 6/5mmHg。

三、老年高血压防治

（一）提供老年患者高血压知晓率，治疗率和控制率

高血压作为一种慢性病，绝大多数高血压患者须终身服用抗高血压药，使血压控制在理想的目标值以内。2010 年我国老年高血压患病知晓率为 45.4%，老年服药高血压患者的高血压控制率为 14.6%。其原因是多方面的，可能与下列因素有关：其一，随着年龄的增长，老年人的记忆力、认知功能减退，没有别人的督促和提醒经常会忘记服药或不按医嘱服药；其二，有 95% 的老年高血压是由中年的原发性高血压延续而来，起病往往隐匿、病程较长，一般没有明显的自觉症状或仅有轻微症状，使得许多高血压患者对因疾病导致不适的体验明显低于其他疾病患者，与此相应患者不易从治疗中感受到益处。相反，有时候由于药物的不良反应，会使患者的不适感增加，以致患者不能按医嘱准时、按规定剂量服药；另外，也与高血压必须坚持连续长期的治疗有关，老年人往往会在感觉好转时停止服药，出现症状时再继续服药，而不能遵医嘱长期坚持服药。因此，在对老年人进行药物治疗时，加强对老年患者及其照护者的健康教育，让其了解规范用药的重要性；同时在药物的选择、用药的剂量和时间等方面都应根据老年人的特点用药外，还必须勤于督促、检查老人服药的情况，并密切观察用药可能导致的不良反应，及时发现、正确解决，防止差错事故的发生，提高老人服药的依从性，遵医嘱按时、按量长期坚持服药。另外，根据老年患者的特点实施个体化护理，预防因血压升高而导致各种不良后果。尤其当老年人在使用降压药物治疗时更应密切观察，防止因直立性低血压而导致跌倒、受伤等的发生。同时，告知老年人可引起高血压的危险因素，对预防和治疗老年高血压的发生都有一定的作用。

（二）老年高血压的非药物治疗

随着人们对用药安全意识的提高，预防和控制高血压的方法中，非药物疗法所占比例越来越大，尤其在高血压的早期监测、早期预防及各型高血压的治疗中起到非常重要的作用。

1. 老年高血压的运动疗法　运动可以有效降低血压，近年来许多人对运动的类型、周期、时间等与高血压的关系进行了相关的研究发现：有氧运动（如健走、踏车、太极拳、游泳等）既可降低高血压患者的血压，也可以降低正常血压者的血压。近年有研究指出：较短周期（1~20 周）或较长周期（11~20 周或 20 周以上）的运动训练都可显著降低高血压患者的血压，尤其以收缩压下降更为显著。另外，对运动与频率关系的研究中显示：运动频率越高血压下降越显著，每周

3次的运动频率往往被认为是能够降低血压的最低频率,更高频率的运动可使血压下降更多。此外,对于一次运动持续时间与血压下降的关系,不同的研究基本上都在10~60分钟,而且血压随运动时间的延长下降越多。因此,建议老年高血压患者应多参加适当的有氧运动。

2. 老年高血压的膳食疗法 高血压的膳食疗法包括已经公认的限制钠盐的摄入,减少膳食脂肪,限制饮酒,多吃富含钾、钙、镁的蔬菜和水果,补充优质蛋白质外,近年来的研究热点为CDE3膳食(终止高血压膳食疗法),又称为饮食控制终止高血压。CDE3膳食提倡进食蔬菜、水果、低脂乳制品、粗粮、家禽、鱼及坚果、果仁等,从所含的营养成分上讲,为含低脂肪、低胆固醇、高钙、高钾、高镁及高膳食纤维饮食。其中蔬菜被认为是钾、镁、膳食纤维的重要来源,建议每天摄入蔬菜4~5份,每份包括1杯生蔬菜、半杯熟蔬菜、170g蔬菜汁。有研究显示,无论有无高血压,CDE3膳食都有明显的降压作用,尤其对患有高血压的患者降压幅度更大。

第三节 老年糖尿病流行特征与防治

随着人口老龄化进程的加速,人民生活水平的提高,生活方式的改变及60岁以前起病而延续至60岁以上糖尿病患者增加,使得老年糖尿病的患病率不断增加。近年来流行病学研究显示目前我国糖尿病的患病率在4%左右,糖尿病已经成为仅次于心脑血管疾病和肿瘤之后的第三位威胁人类健康的慢性疾病,老年糖尿病由于可引起全身多器官的并发症。因此积极防治老年糖尿病具有重要的公共卫生意义。据报道糖尿病患者87%在40岁以后发病,而且呈现随年龄增长患病率上升的特点。

一、老年糖尿病的诊断

老年糖尿病是指年龄在60岁或以上的全部糖尿病患者,包括60岁以上起病的糖尿病。对于老年糖尿病没有单独的诊断标准,仍采用1999年WHO制订,ADA2005年修订的糖尿病诊断标准,如下所示。

(1)糖尿病的症状(包括多饮、多尿、无原因的体重减轻)加上餐后任一时相静脉血糖浓度≥11.1mmol/L。

(2)空腹静脉血糖浓度≥7.0mmol/L(空腹是指禁热量摄入至少8小时)。

(3)口服75g葡萄糖水溶液行OGTT试验,2小时静脉血糖浓度≥11.1mmol/L;符合上述标准之一者,在另一天复诊仍符合这3条标准之一即可诊断为糖尿病。若空腹血糖<7.0mmol/L,OGTT2小时血糖≥7.8mmol/L而<11.1mmol/L,则称为糖耐量减低;若空腹血糖≥6.0mmol/L而<7.0 mmol/L,OGTT2小时血糖<7.8mmol/L,则称为空腹血糖受损。

二、老年糖尿病流行特征

老年糖尿病的临床症状不典型,常常缺乏"三多一少"的表现,多数患者是由于体检或因并发症就诊时才被检出糖尿病,这与老年人肾糖阈增高,口渴反射敏感性减低,认知和反应能力差等因素有关,而且新诊断的老年糖尿病患者,约有50%以上空腹血糖正常,因此仅测定空腹血糖糖尿病的漏诊率高。

老年糖尿病并发症多,急性并发症有非酮症性高渗性昏迷、酮症酸中毒等,前者在长期卧床、身患多种疾病的老人中较多见,可以是糖尿病的首发症状。慢性并发症包括冠心病、高血压、高脂血症、脑血管病、肾病、肝病、视网膜病变、神经病变、糖尿病足、继发感染等,成为糖尿病患者致死或致残的重要原因。

老年糖尿病患者还有一些特殊的表现，10%的患者可出现肩周关节疼痛伴中重度关节活动受限；糖尿病肌无力多出现在老年男性中，包括单侧肢体疼痛，活动无力，多在远端肌肉，可与肌萎缩并存；单神经病变，可突然发生，多为局限性，非对称性，动眼神经麻痹最常见；糖尿病脑病主要表现为轻中度的认知功能障碍；此外在老年糖尿病中精神障碍并不少见，表现为抑郁、焦虑、健忘；骨质疏松症也较常见，易骨折；老年糖尿病患者对感染反应差，对发热不敏感，因此可能合并严重感染，如恶化性外耳炎、肾盂肾炎、肾乳头坏死等；老年糖尿病患者还容易出现低血糖反应，一部分患者就是由于餐后3~4小时出现低血糖就诊而发现糖尿病。

2010年中国慢性病及其危险因素检测老年健康专题报告显示，我国老年居民糖尿病患病率为19.6%，其中男性（18.3%）低于女性（20.8%），城市（25.0%）显著高于农村（17.0%）。老年居民糖尿病患者的糖尿病患病知晓率为42.3%，其中男性（40.5%）略低于女性（43.8%），城市（52.3%）明显高于农村（35.2%）；知晓糖尿病患病的老年居民中糖尿病治疗率为93.5%，性别之间和城乡之间均无明显差异。老年糖尿病患者治疗控制率为36.5%，其中男性（35.0%）略低于女性（37.6%），农村（37.7%）略高于城市（35.3%）。另外不同职业人群的糖尿病患病率也不同，总体来说是体力劳动者患病率低于脑力劳动者。

三、老年糖尿病的危险因素

1. 遗传因素 不少老年糖尿病患者有糖尿病家族史，国外报道的数字为25%~50%。2型糖尿病患者的兄弟姐妹若能活到80岁，则大约有40%可以发展为糖尿病，一级亲属发展为糖尿病的比例为5%~10%，发展为糖耐量减低的比例为15%~25%，提示糖尿病与遗传密切相关。

2. 年龄 年龄是糖尿病发病的独立危险因素。近年来国外众多研究报告均指出糖尿病患病率有随年龄增长而上升的趋势。老年糖尿病绝大多数是2型糖尿病，老年人血糖的升高与年龄有直接的关系，每增加10岁空腹血糖可增加10~20mg/L，餐后血糖可增加150mg/L，除因胰岛素缺乏及胰岛素抵抗外，可能还与空腹时肝糖输出增加，与年龄相关的非胰岛素介导的糖利用障碍，对糖的敏感性下降和胰岛素释放调节异常等因素有关，也有研究认为，运动习惯的变化、自身体质、瘦素、胰淀素、肿瘤坏死因子α、一氧化氮则可能在年龄相关的胰岛素抵抗的发病机制中起重要的作用。

3. 肥胖 超重和肥胖是2型糖尿病的重要危险因素。在对广东省11 742人的调查中发现肥胖者（25≤BMI≤30）糖尿病患病率是正常体重者的3倍，如果BMI≥30，则糖尿病患病率明显升高，是正常体重者的5.3倍。腹部肥胖与糖尿病患病率更具相关性，更适于表达肥胖对2型糖尿病的危险性，对北京2354人的调查得到结论，腹部肥胖人群（腰围男性≥90cm，女性≥80cm）与正常对照相比，2型糖尿病的患病率高2倍。研究证实，肥胖者多存在胰岛素抵抗，特别是腹型肥胖与胰岛素抵抗的关系更为密切，肥胖可导致肌肉和肝脏对胰岛素敏感性下降，使外周组织摄取葡萄糖的能力降低，肝糖产出增加，导致血糖升高，最终发生糖尿病。腹型肥胖者靶组织上的胰岛素受体数目减少及结合亲和力下降，使其处理葡萄糖的能力下降，这可能是高腰围者易患糖尿病的病理基础。因此，超重和肥胖的老年人要主要控制体重。

四、老年糖尿病的综合防治

（一）提高老年糖尿病患者及高危人群的早期发现能力

由于年龄增长是糖尿病的危险因素，因此应逐步建立完善老年人群常规体检制度，并随年龄增长增加体检频次。逐步在社区层面推广、开展老年人群糖尿病等常见慢性病发病风险评估工作，提高早期识别发现能力。

（二）健康膳食和运动指导

提倡合理膳食，优化饮食结构，老年人应调整饮食习惯，避免能量的过多摄取，保证合理的营养。严格控制糖、盐、酒及胆固醇摄入；多食蔬菜、纤维素和矿物质；三餐食物要均匀搭配，主食以米、面、适量的杂粮为主；蛋白质以大豆及豆制品为宜，不含胆固醇，可起到降脂作用；提倡高碳水化合物低脂肪的膳食结构，碳水化合物可占总热量的50%～60%，脂肪占总热量的30%以下，其中饱和脂肪酸、多不饱和脂肪酸和不饱和脂肪酸各占1/3左右。按1/5、2/5、2/5的比例分配三餐，根据血糖情况调整饮食，而且要定时定量，尽可能做到个体化治疗。

对于可以活动的老年人，要进行适当的运动，可以降低血糖，减少脂肪堆积，保持正常体重，如采取散步、慢跑、打太极拳等方式，但运动量不宜过大，以不引起胸闷、气短、肌肉酸痛为宜。老年肥胖者减轻体重、减少腹部肥胖能减少糖尿病的发生。肥胖者少吃含糖多和脂肪多的食物，多吃含纤维素和维生素多的蔬菜和水果，防止能量过分摄取，保持正常体重。老年人经常参加适量活动，如散步、打太极拳、跳舞、慢跑、骑自行车、做广播操等（以饭后1～2小时为宜，运动时间为20～30分钟）或做家务劳动可降低血糖，减少脂肪堆积，增强心血管的功能，从而预防老年糖尿病及其并发症的发生。

（三）老年糖尿病患者的规范用药和膳食调节

在糖尿病药物治疗中，应尽量避免低血糖的发生，因为严重低血糖可能会引发急性心脑血管事件，甚至危及生命，而老年糖尿病患者特别是高龄老年糖尿病患者又是发生低血糖的高危人群，因此对于老年糖尿病血糖的控制目标的总原则是年龄越大，脏器功能越差，则对低血糖的感知和耐受性越差，后果越严重，越应尽量避免低血糖反应。应根据每个老年患者的具体情况具体分析，制订个体化的最佳血糖控制水平。

老年糖尿病患者的膳食调节是每日摄取的热量要保证生活必需的最低热量。在规定的热量中合理分配三大营养素的比例，食品多样化，摄取膳食纤维较多；以清淡的食品为主，注意微量营养素的补充要合理应用食品交换、食谱设计等方法。

首先，确定患者每日允许摄入食物总热量。其次，平衡膳食。再次，限制脂肪、盐的摄入量。另外，加强膳食纤维摄入，科学地安排好主食与副食，坚持少量多餐，定时定量多餐，不宜饮酒。

老年糖尿病低血糖的膳食指导，由于胰岛素过量或注射时间错误；饮食量不足；未按时进食；运动量过大未及时调整饮食或胰岛素用量；空腹饮酒过多；口服降糖药剂量过大等都可能导致低血糖的发生，如患者出现头晕、心慌、手抖、过度饥饿出汗、全身无力、面色苍白、打冷战等症状中的一个或两个则提示患者发生低血糖，严重可有神志不清、全身抽搐、昏睡甚至昏迷，神志清者立即给予吃糖果、喝糖水，如果10分钟内无改善，立即送医院进行治疗，由于低血糖是老年糖尿病的急性并发症之一，因此建议老年人外出时随时随身携带记有姓名、地址、详细联系方式、病情介绍的急救卡，以便得到及时的救助。

第四节 老年骨质疏松流行特征与防治

骨质疏松是一组全身性的骨骼疾病，是一种与遗传和环境因素密切相关的疾病，也是中老年朋友的常见病、多发病。骨质疏松是一个世界范围的、越来越引起人们重视的健康问题。骨质疏松患者骨量低下，骨组织微结构退化，导致骨脆性增加，极易造成骨折，严重危害患者的身心健康。

一、老年骨质疏松的定义

骨质疏松症特征是骨量减少、骨组织显微结构退化，致骨脆性增加，极易发生骨折。美国国立卫生研究院把骨质疏松症定义为以骨强度下降而易于骨折为特征的骨骼系统疾病。骨质疏松症的特征是骨量下降和骨的体积内骨量减少、骨的微结构退化，致使骨的脆性增加，因而骨折的危险性大为增加及易于发生骨折的一种全身性骨骼疾病。随着年龄的增长、生活活动及内分泌等的变化，骨吸收过多或形成不足引起平衡失调，最终会导致骨量的减少和骨微细结构的变化，从而引起老年骨质疏松，严重影响了老年人的生活质量。目前认为骨质疏松的发生与激素调控（主要有PTH破骨，雌激素、CT成骨，维生素D双向调节）、营养状态、物理因素（日照、体重）、免疫功能等有关；同时受地域特征、气候环境、风俗习惯等因素的影响。目前骨质疏松已经成为一个发展迅速的公共健康问题。

二、老年骨质疏松症的流行特征

根据英国骨质疏松基金会的统计，2008年英国有3200多万人患骨质疏松，骨质疏松已成为英国人口死亡的第四大因素。在我国，据部分省市统计，骨质疏松患者多为老年人，发病率为62.74%。骨质疏松会引起患者长期胸背、腰背疼痛，活动受限，少部分患者可出现神经损伤甚至骨折，往往让患者不堪忍受，并极大地降低了生活质量和治疗信心，而且会大大地增加医疗费用，给个人、家庭带来巨大的经济负担和沉重的社会压力。国际骨质疏松基金会关于14个亚洲国家和地区的骨质疏松发病率和因其带来的社会负担的最新报告显示，预计到2020年，我国骨质疏松或骨密度低患者将达到2.86亿。

我国目前约有骨质疏松症患者8400万，到2050年将增加1.5倍，达到21 000万人，男女之比为1：6。上海调查资料显示，老年人骨质疏松症患病率男性为60.7%，女性为90.4%。1999年调查发现中国60岁以上人群正位腰椎（$L_{2~4}$）的骨质疏松发病率，男性为11%、女性为21%，股骨颈的骨质疏松发病分别为11%和27%。据统计，我国60～69岁的老年女性的骨质疏松症发生率高达50%～70%，老年男性为30%。

骨质疏松症常见的三大类骨折是脊柱椎体骨折、桡骨远端1/3处骨折和股骨颈骨折。北京市50岁以上的妇女脊柱骨折发病率为15%，其中80岁以上者比60岁以下者的发病率高6倍；上海地区60岁以上人群骨折发生率为20.10%，其中男性为15.58%，女性为24.43%；女性骨折发生率明显高于男性，且多在60岁以后发生，好发于股骨近端和桡骨远端；男性没有特异好发骨折部位。按照目前世界上较公认的理论计算，女性30～35岁骨量达峰值后，随即骨量开始下降。绝经后，骨量呈加速度丢失，每年减少2%～3%。以此推算，一位60岁妇女，在未接受任何治疗干预的情况下，其丢失骨量可达到17.8%～52%。男性20～25岁骨量达峰值，然后每年以0.2%～0.5%速度递减，由于不受雌激素突然降低的干扰，没有加速丢失的过程，这也就是骨质疏松症与骨折发生率女性远远高于男性的生理基础。

三、骨质疏松的危险因素

迄今为止，仍缺乏有效的骨质疏松治疗手段，因此正确认识、早期预防包括日常生活中的养生保健显得尤为重要。

吸烟、饮酒和久坐等 8 种不良生活方式是引发骨质疏松的重要因素。若每天吸烟 10～20 支，30 年后全身的骨量开始下降。一般而言，无论男性还是女性，过度吸烟饮酒者，特别是长期酗酒者，也会导致骨质流失，致使骨质疏松。据统计，在各个品种的酒里面，啤酒和蒸馏酒致骨质疏松的作用最明显，而葡萄酒作用不明显。如果长期且大量喝咖啡，容易造成骨质流失，对骨量的保存会有不利的影响。大量饮茶会使多种营养素流失。营养专家发现，过量饮茶会增加尿量，导致尿钙排泄增加，还可引起消化道中的钙、蛋白质、脂肪、无机盐等主要营养成分难以吸收。因消耗较大、补充不足、饮食结构不合理、厌食、偏食可导致钙吸收不足，伴有大量尿钙丢失，负钙平衡，导致骨量减少。补钙、补充维生素 D 和每天喝牛奶这 3 种因素是影响骨密度最大的营养因素。钙摄入不足是一个全球性普遍存在的问题，美国国家骨质疏松基金会（NOF）曾发布《骨质疏松预防与治疗临床指南》，美国儿童和青少年中 80% 的女性和 60% 的男性，以及 75% 的成人存在低钙摄入问题。很多研究结果表明，钙、磷及蛋白质的摄入不足使钙、磷比例失调，都使骨的形成减少。单纯蛋白质摄入不足可导致骨量和骨强度减低，人类膳食中普遍存在低钙摄入问题，且在生命全过程中，钙会大量丢失。

四、老年骨质疏松预防干预

（一）普及骨质疏松预防知识，全社会共同参与，降低骨质疏松危害

宣传普及防治骨质疏松知识要点，提高社区对老年骨质疏松症防治知识的认知水平，并改变一些关于骨质疏松是老年人身体机能退化的"正常"表现等错误认知。预防骨质疏松症的知识要点包括以下 11 点。

（1）骨质疏松症是可防可治的慢性病。

（2）人的各个年龄阶段都应当注重骨质疏松的预防，婴幼儿和年轻人的生活方式都与成年后骨质疏松的发生有密切联系。

（3）富含钙、低盐和适量蛋白质的均衡饮食对预防骨质疏松有益。

（4）无论男性或女性，吸烟都会增加骨折的风险。

（5）不过量饮酒。每日饮酒量应当控制在标准啤酒 570ml、白酒 60ml、葡萄酒 240ml 或开胃酒 120ml 之内。

（6）步行或跑步等能够起到提高骨强度的作用。

（7）平均每天至少 20 分钟日照。充足的光照会对维生素 D 的生成及钙质吸收起到非常关键的作用。

（8）负重运动可以让身体获得及保持最大的骨强度。

（9）预防跌倒。老年人 90% 以上的骨折由跌倒引起。

（10）高危人群应当尽早到正规医院进行骨质疏松检测，早诊断。

（11）相对不治疗而言，骨质疏松症在任何阶段开始治疗都不晚，但早诊断和早治疗会大大受益。

不良的生活方式及习惯是加重原发性和继发性骨质疏松的主要危险因素。为预防骨质疏松的发生，应养成相对健康的、良好的生活习惯，保持清洁的起居环境和良好的饮食习惯，不吸烟和过量饮酒，避免咖啡因（咖啡、浓茶、可乐等）、辣椒、胡椒等刺激性食物摄入。

钙是形成骨组织的主要成分，钙在食物中存在也很广泛。其中乳类食品能提供质量较好的蛋白质和钙质，可提供人群 72% 的可利用钙。奶制品是最优质的钙源，科学适量地食用奶制品是强壮骨骼的最佳。当老年人膳食钙满足不了人体需求时，可适当补充钙剂，这也是达到最佳

钙摄取是最优的办法。

美国运动医学会（ACSM）推荐的骨质疏松预防运动方案是行走、跑跳、坐立。另外，肌力训练可防止由于年龄增长引起的肌力降低，有助于预防和治疗骨质疏松，也是综合性健身程序不可缺少的部分；肌力训练每周至少3天。

（二）药物预防

绝经或卵巢切除后，雌激素下降，促使骨吸收增加，肠钙吸收减少，加速骨矿含量丢失。雌激素替代疗法（ERT）是指给绝经后妇女补充适量雌激素，以缓解雌激素缺乏造成绝经后症状的一种疗法。但长期应用雌激素的不良反应有乳腺癌、子宫内膜癌、心血管意外及血栓栓塞的发生率增加等。因此，目前不主张将ERT作为绝经后妇女防治骨质疏松症的首选药物。双膦酸盐类药物目前已成为应用最广泛、最有效的抗骨吸收制剂，是临床上治疗妇女绝经后导致的骨质疏松、控制恶性肿瘤骨转移引起的高钙血症、骨痛、变形性骨炎的高效药物。

（三）骨质疏松症高危老人的早期发现

由于骨质疏松早期无症状，多数患者在发生骨折后才被发现，并且疾病的长期压力给个人、家庭、社会造成严重的经济负担和心理负担，故正确评价高危人群并指导骨质疏松的防治格外重要。人到中年，尤其妇女绝经后，骨量加速丢失。此时期应每年进行一次骨密度检查，对快速骨量减少的人群，应及早采取防治对策。近年来欧美各国多数学者主张在妇女绝经后3年内即开始长期性激素补充治疗，同时坚持长期预防性补钙，以安全、有效地预防骨质疏松。另外，注意积极治疗与骨质疏松症有关的疾病，如糖尿病、高血压病、类风湿关节炎等。

第五节 老年骨关节疾病流行特征与防治

骨关节炎是一种退行性疾病，好发于中老年人，严重的可导致老年人生活行动能力受限甚至残疾，严重影响着中老年人的生活质量。随着人口的逐渐老龄化，这一问题也越来越突出。

一、骨关节炎的概念及发病机制

骨关节炎（osteoarthritis，OA）是一种中老年人常见多发的以软骨退行性变和继发骨质增生为主的慢性退行性骨关节病。临床以慢性关节疼痛、僵硬、肿大伴有关节功能障碍为主要表现，发病机制十分复杂。

骨关节炎可以影响任何部位的滑膜关节，但原发性骨关节炎很少见于踝关节、腕关节、肘关节及肩关节，常见于手、足、膝关节及脊柱和髋关节。在年龄大于65岁的人群中，超过75%的人患有1个部位或多个部位关节病损。颈椎一般认为好发节段为$C_{5\sim6}$。而腰椎骨关节炎通过解剖、影像学等研究，认为好发部位在$L_{4\sim5}$节段。现一般认为手骨关节炎好发节段分别为远端指间关节和近端指间关节，其次为掌指关节。流行病学调查研究表明，膝骨关节炎的发病率逐年增长。

骨关节骨关节炎在临床上分为原发性骨关节炎和继发性骨关节炎两种。其中占大多数的是原因尚未查明的骨关节炎，称为原发性骨关节炎。此外一些由外伤、炎症、发育不良等明确原因导致的骨关节炎，则称为继发性骨关节型。原发性骨关节炎多见于年龄大于40岁的人群，而继发性骨关节炎多继发于外伤、关节病变、感染、先天畸形、血友病及股骨头缺血性坏死等因素导致,因此可发生在各个年龄阶段的人群中。

二、老年骨关节炎的流行特征

随着城市人口的老化,预测将会有 30%以上的老龄人口患有不同类型的骨关节退行性疾病。在美国目前 8 亿多人口中,就有 4500 万人患有骨性关节炎,发病率约占总人口的 20%。在老年人中所占比例更高,这其中的 15%有严重的症状和关节的不稳定而影响其生活质量而亟待治疗。

膝关节炎在老年人患病最常见,并且能引起老年人生活障碍。WHO 认为全世界 10%的 60 岁以上的人群患有骨关节炎,其中 80%的人群活动因此受到限制,25%的人群不能正常参与日常生活。骨关节炎的发生率随着年龄的增长而增加。40 岁以上的人群中,其中 1/3 以上的人诉说有关节疼痛症状,偶尔有间歇性关节僵硬,随着年龄的增长,患病率明显增加。在所有种族的人群中,男性和女性之间存在着差异,女性患病率高于男性。并且在年龄大于 65 岁的人群中可引起长期的功能障碍。

我国骨关节炎的流行病学研究起步较晚,国内仅一些大城市开展了一系列针对骨关节炎的流行病学及其致病危险因素的研究。国内流行病学调查研究显示膝骨关节炎患病率在 7.7%~30.5%。北京地区 60 岁及以上的老年妇女,经膝关节放射学检查,诊断为骨关节炎的患病率达到 46.6%,而与症状和体征相关的临床的患病率为 15.4%,与同年龄的美国妇女比较为高。北京 60 岁及以上老年男性经膝关节放射学检查,诊断为骨关节炎的患病率为 27.6%,而与症状和体征相关的临床的患病率分别为 7.1%,与美国男性的患病率比较相近。老年人群中膝骨关节炎患病率逐年增加,已成为影响人们生活质量不可忽视的因素。

三、骨关节炎的危险因素

(一)年龄因素

骨关节炎影像学表现及症状与年龄增长显著关联,这些与年龄相关的表现可以见于所有关节,但以膝关节、手关节及髋关节表现最为明显。年龄的影响可能与年龄相关的多种代谢及生物力学等因素相关。因为年龄的增长而导致合成代谢生长因子分泌的减少,而导致软骨的弹性及修复能力减退,软骨细胞的损失,以及关节软骨的变薄。关节组织本身随着年龄的改变而易受生物力学改变的损害。

女性随着年龄增长,患病率在手关节、膝关节及多个关节中呈加速式效应,年龄大于 50 岁的女性较男性患病率更高。

(二)性别、雌激素

关节软骨的胶原主要是Ⅱ型胶原,是形成细胞外基质基本的纤维框架结构。当某些原因导致关节软骨表面产生炎症反应时,暴露出以Ⅱ型胶原为主的各种成分,从而激发 B 淋巴细胞产生抗Ⅱ型胶原的自身抗体,骨关节炎中产生自身免疫反应。Ⅱ型胶原的缺陷有可能导致先天性骨关节炎,而先天性骨关节的发展也伴随着Ⅱ型胶原降解而增加,血清中Ⅱ型胶原的抗体增加。目前的研究认为,细胞因子是导致疾病的重要致病因素,与软骨代谢关系密切,雌激素对某种或多种细胞因子具有直接或间接抑制效应。另有研究发现维生素 D 及雌激素水平与骨质疏松有密切的变量关系,雌激素水平降低可导致骨质疏松及骨关节炎。这些说明,维持人体内具有一定的雌激素水平，尤其是生理浓度水平的雌激素，可促进软骨细胞分泌胶原和（或）抑制软骨胶原的分解，有预防和治疗骨关节炎的作用。

（三）种族和地区

在美国，黑色人种与白色人种在膝关节和髋关节骨关节炎患病率相近，但黑色人种中的女性膝关节患病率稍高于白色人种中的女性。但也有调查结果显示黑色人种及加勒比海人种膝关节患病率较白色人种低。中国男性骨关节炎患病率和美国男性接近，但中国女性患病率较美国女性要高。在受累关节分布方面，中国地区手骨关节炎及髋关节炎患病率分别是美国的 1/2 及 1/10。

四、骨关节炎的防治

（一）骨关节炎的预防

早发现、早诊断、早治疗是降低骨关节炎发病率的重要措施之一。目前对骨关节炎尚缺乏特异性实验室检查，影像学检查对本病的诊断十分重要。X 线平片表现为关节间隙狭窄、软骨下骨质硬化（象牙质变）、囊性变、关节缘骨质增生、关节内游离体等，严重者关节面萎陷、关节半脱位、畸形，但关节强直并不多见。CT 主要用于椎间盘病变的诊断，核磁共振（MRI）可显示关节软骨、半月板、软组织等关节所有结构的病变，有利于骨关节炎的早期诊断。值得强调的是，不少患者影像学改变与临床表现不平行，即所谓的"放射学骨关节炎"可无症状。反之，有类似症状而无影像学证实者，可能为早期的髌骨软化症或局部软组织损伤等原因所致。

骨关节炎是可以预防的。虽然目前尚不能完全预防骨性关节炎不发生，但是通过一些措施，可以减少或延缓骨性关节炎的发生。这些措施包括控制体重，尽量不穿高跟鞋，保护关节不要受到损伤；如避免关节受到反复的冲击力或扭力，尽量减少做频繁登高运动；有半月板损伤应及时通过关节镜进行修补或缝合，有关节韧带损伤要及时治疗；关节内骨折要手术解剖复位；关节周围有畸形要及时手术矫形。

服用维生素 A、维生素 C、维生素 E 及补足维生素 D 等对骨关节炎也有一定的预防作用。首先是骨关节炎患者的饮食调理。①进食高钙食品，以确保老年人骨质代谢的正常需要。老年人钙的摄取量应较一般成年人增加 50% 左右，即每日成分钙不少于 1200 mg，故宜多食牛奶、蛋类、豆制品、蔬菜和水果，必要时要补充钙剂。②超重者宜控制饮食，增加活动，减轻体重，以利于减轻关节负重。③蛋白质的摄入要有限度，食物中过度的蛋白质会促进钙从体内排出。④要增加多种维生素的摄入，如维生素 A、维生素 B_1、维生素 B_6、维生素 B_{12}、维生素 C 和维生素 D 等。另外，要适当增加户外活动、锻炼，尽量避免长期卧床休息。对没有得骨关节炎的中老年人平常也要多锻炼身体，多做运动，增强体质，从而增强身体的免疫力。

（二）自我健康管理

对于老年骨关节炎这类慢性病，自我健康管理十分重要，通过各种途径开展健康教育普及防治知识。对老年患者进行必要的心理疏导，让他们知道，膝骨关节炎绝大多数预后良好。让患者了解膝骨关节炎与年龄、肥胖、炎症、代谢等因素的发生发展紧密相关；对那些肥胖者，减肥能有效预防骨关节炎发生，了解了相关知识有利于肥胖的老人坚定减肥的决心。学习建立正确的治疗性锻炼方式，低强度的有氧训练对于提高膝骨关节炎患者的功能状态，改善行走的习惯、步态会有一定效果，有利于提高患者的生活质量。

（三）一般治疗

由于老年人群骨关节炎患病率较高，对于已经出现骨关节病变老人，通常可采用非手术治疗，包括休息、物理疗法（热疗、超声波、针灸、按摩、经皮神经电刺激等），这样能在急性期起到消肿、止痛等功效；在慢性期增加血液循环，减轻炎症反应，还有口服中药、西药、软骨细胞营养药、激素等药物的应用，以积极改善症状的影响和最大限度延缓病情的发展发生。

（四）药物及手术治疗

治疗膝骨关节炎的药物主要成分为控制症状，改善患者健康的药物和骨关节保护剂。控制症状的药物能明显镇痛和改善症状，但是对关节结构没有任何影响。

对病变严重、膝部疼痛症状严重明显、功能障碍和畸形、影响日常活动、功能障碍1年以上，保守治疗6个月以上不能缓解且X线片显示关节间隙明显狭窄、周围骨质增生严重者可考虑手术治疗。

通过药物和手术治疗，缓解老年患者疼痛，促进其行为活动能力，从而提高老年患者及其家人生活质量。

第六节　老年哮喘的流行特征与防治

老年哮喘在逐年增加。由于老年人的生理特点，决定了老年哮喘在病因学、病理生理、发病机制、药物代谢动力学（简称药动学）和临床表现等方面有其特殊性，与儿童、青少年哮喘有着某些差异。另外老年哮喘患者多伴有慢性支气管炎、慢性阻塞性肺疾病（COPD）、冠心病及左心衰竭等疾病，使老年哮喘的症状更加复杂，诊断和治疗也比较困难，加上社会经济学因素和不同社会保障体制的不同影响，老年哮喘往往容易被忽视。

一、老年哮喘的定义

老年哮喘的定义分为广义和狭义，广义的老年哮喘为年龄在60岁及以上，符合支气管哮喘诊断标准的所有患者。而狭义的老年哮喘为60岁及以上新发生的哮喘（称晚发老年哮喘）。老年是继青少年之后的第二个哮喘发病高峰年龄段。由于老年人生理功能的衰退和对药物的药动学和耐受性的差异，老年哮喘在诊断和治疗上存在很多特殊性。老年哮喘患者的并发症多、对气流阻塞的感觉迟钝，误诊率、漏诊率高，治疗效果差，死亡率高。因此提高对老年哮喘的认识，积极正确进行防治至关重要。

二、老年哮喘的危险因素

长期吸烟是哮喘的重要发病原因。长期吸烟所导致的呼吸道黏膜的理化因素性损伤及慢性炎症引起的神经纤维暴露可导致气道高反应性（HBR），而HBR是哮喘病的主要病理生理特征之一。加上老年人肺组织弹性下降，呼吸肌相对无力，更易发生哮喘。

老年人使用的某些药物，如阿司匹林，气雾剂等，可加重或诱发哮喘β受体阻滞剂。

胃食管反流是引起或加重哮喘病的一个重要因素。老年人易患胃食管反流，患者可通过"微量误吸"和迷走神经反射引起支气管收缩和痉挛，导致哮喘的发生。

冷空气刺激，老年人对温度变化的适应能力明显下降，当遇到冷空气刺激更易诱发哮喘。

由于老年患者的全身机能的退化，特别是心肺功能的退化，使老年患者对运动负荷的耐受能力下降,因此可导致老年性哮喘患者中运动性哮喘的发病升高。

上呼吸道感染老年人的全身及局部抵抗力下降易引起呼吸道的感染,特别是反复的呼吸道病毒感染科损伤气道上皮细胞而引起 HBR。

三、老年哮喘的预防

1. 开展家庭干预 减少老年人接触过敏原机会,对有患哮喘病老年人的家庭,应尽可能避免饲养猫、狗等小动物;注意家庭环境的清洁卫生,家庭打扫卫生时不要让老人在一旁,忌用羽毛枕、被;春秋季节减少老年人去公园或其他绿化场所频次,以避免花粉等对哮喘病的诱发;合理调配老年人膳食,避免进食诱发哮喘的食物。提高老年患者及家属对哮喘病防治知识的认知水平,在患者发病时才能正确地协助治疗和缓解患者的忧虑、紧张及恐惧心理。

2. 预防呼吸道感染 老年哮喘病患者充分利用缓解期,通过有规律的体育锻炼等方式增强身体素质;接种季节性流感疫苗和肺炎疫苗;冬、春季季节更替时间,适时增减衣物;对呼吸道的感染病灶要及时治疗,积极预防呼吸道感染,减少老年人哮喘发病诱因。

3. 鼓励老年人进行增强呼吸功能训练 通过如缩唇式呼吸训练,降低呼吸频率,增加潮气量改善肺内气体交换,改善肺功能。

第七节 老年慢性阻塞性肺疾病的流行特征与防治

慢性阻塞性肺疾病(chronic obstructive pulmonary disease,COPD)是全球第四位死因疾病,是我国居民第三位死因疾病。慢性阻塞性肺疾病病情长期迁延、不断加重,是无法完全可逆的,给患者身心健康带来极大危害,并给家庭和社会造成巨大经济负担。全球慢性阻塞性肺疾病创议组织 2002 年倡议,将每年 11 月第三周的周三设立为世界慢性阻塞性肺疾病日,在全球范围开展慢性阻塞性肺疾病防治宣传、纪念等活动,以提高社会对慢性阻塞性肺疾病作为全球性的公共卫生问题的了解和重视程度。

一、慢性阻塞性肺疾病的定义

慢性阻塞性肺疾病的概念在 20 世纪中期被首次提出,随着医学技术的进步其概念在不断更新。2014 年,全球慢性阻塞性肺疾病创议组织修订定义:慢性阻塞性肺疾病(COPD)是一种以持续性气流受限为特征的疾病,是可以预防及控制的,其气流受限呈进行性发展,与肺和气道对有害气体及颗粒的慢性气道炎症反应增强密切相关。

慢性阻塞性肺疾病发病机制尚未完全清晰,目前认为主要是气道、肺实质及肺血管的慢性炎症。炎症反应可以释放多种炎性细胞,如巨噬细胞、中性粒细胞、淋巴细胞等,激活炎性介质,导致肺内氧化与抗氧化等失衡,破坏肺组织结构并加重炎症反应。

二、老年慢性阻塞性肺疾病的流行特征

据 WHO 估计,2012 年,有超过 300 万人死于慢性阻塞性肺疾病,相当于当年全世界所有死亡的 6%。其中超过 90% 的慢性阻塞性肺疾病死亡发生在低收入和中等收入国家。

目前关于慢性阻塞性肺疾病流行病学研究报道较少,相关发病情况、流行特征等数据信息主要来源于高收入国家。

调查数据显示,过去慢性阻塞性肺疾病更多见于男性,但由于近年高收入国家女性吸烟率

上升，而且在低收入国家女性更多有更高的室内空气污染（如用来烹饪和取暖的生物燃料）暴露风险，目前男女性别间患病风险已无差异。

由于多数慢性阻塞性肺疾病危险因素未能有效控制，尤其是吸烟（烟草使用）等主要危险因素，WHO预计未来十年慢性阻塞性肺疾病的总死亡数将会增加30%以上，2030年将成为全世界第三位主要死因。

三、慢性阻塞性肺疾病危险因素

烟草烟雾是慢性阻塞性肺疾病原发性病因，吸烟是其最重要的危险因素，包括二手烟或者被动吸烟。空气污染、生物燃料、长期哮喘、遗传因素、职业因素与营养因素都可以对慢性阻塞性肺疾病发病产生影响。例如，空气污染中的有害气体可损伤呼吸道黏膜上皮，降低呼吸道防御功能，增加细菌感染机会，从而促进了慢性阻塞性肺疾病的发病。

近年研究证实生物燃料是慢性阻塞性肺疾病发病的重要危险因素，生物燃料是指柴草、木炭及动物粪便等，其燃烧或不完全燃烧可产生多种有害气体和颗粒，这些有害气体和颗粒的刺激，可加重呼吸道症状及肺功能下降速率。在通风不良情况下采用生物燃料烹饪或取暖造成的室内空气污染是慢性阻塞性肺疾病发生的主要危险因素之一。

长期哮喘也是慢性阻塞性肺疾病发病的一个重要危险因素。长期哮喘的患者，尤其是大于65岁的老年患者，病程较长，病情严重及合并不可逆气流受限且影像学表现有肺气肿及支气管壁增厚征象时，应考虑慢性阻塞性肺疾病。

近年来慢性阻塞性肺疾病发病遗传易感性受到人们的关注，成为研究的热点。研究认为慢性阻塞性肺疾病发病是遗传因素与环境因素互相作用的结果，并且具有家族聚集征象。目前已确定的慢性阻塞性肺疾病易感基因为α_1-抗胰蛋白酶，此外，慢性阻塞性肺疾病遗传易感性也可能与维生素D结合蛋白、血管紧张素转换酶、内皮一氧化氮合酶、IL-4和IL-9等基因多态性有关。

过多或长期吸入职业性粉尘（有机、无机粉尘）、化学物质或其他有害烟雾等，以及儿童时期经常发生呼吸道感染、低出生体重等因素与慢性阻塞性肺疾病发病相关。

四、慢性阻塞性肺疾病防治

（一）慢性阻塞性肺疾病评估

2011年慢性阻塞性肺疾病全球策略提出慢性阻塞性肺疾病评估，主要包括以下几种，①症状评估：常用慢性阻塞性肺疾病评估测试（COPD assessment test，CAT）或者改良英国医学研究理事会（MRC）呼吸困难指数进行评估。②肺功能评估：肺功能检查，按照气流受限程度评估慢性阻塞性肺疾病严重程度。③急性加重风险评估：根据患者前一年慢性阻塞性肺疾病急性加重次数等情况预示风险增加。④合并症评估：慢性阻塞性肺疾病不仅仅是局限于肺部的一种疾病，无论其病情轻重都可有合并症，并且影响COPD的发生发展，所以应该评估患者合并症并给予适当治疗。⑤综合评估：临床上根据患者的症状、肺功能分级和急性加重的风险进行综合评估。综合评估分类有助于对患者进行长期规范化管理，不同的患者采用不同治疗策略，更加合理地指导临床治疗，从而改善患者生活质量及预后。

慢性阻塞性肺疾病的诊断发现主要依据于具有危险因素接触史，并有气流受限情况，这种限制不能完全逆转，无论有症状或者没有症状。因此对有危险因素接触史，并出现慢性咳嗽和痰多的患者，即使未出现呼吸困难，也应当接受气流受限检测，以早期发现，并及时采取相应防治措施。

（二）减少危险因素

控烟、戒烟，减少对烟草烟雾的暴露，通过相关法律法规建设，禁止公共场所吸烟行为，通过社区健康促进、健康教育活动，提高人们的健康意识，促进戒烟，减少青少年吸烟行为的发生。

加强职业防护措施与防护意识，减少职业性灰尘和化学品暴露吸入。加强环境治理力度，控制大气污染。控制生物燃料引起的室内空气污染的发生，条件允许情况下，推广使用替代燃料，经济条件差的地区，采取针对性措施引导居民进行炉灶改进，增加通风设备，改善室内空气流通状况。

（三）加强稳定期慢性阻塞性肺疾病患者管理

根据患者疾病的严重程度逐步加大治疗，是稳定期慢性阻塞性肺疾病管理的总原则。通过健康教育，提高患者应对疾病、自我健康管理能力，促进健康行为形成。科学、适度的体育锻炼即可改善患者运动耐受力，也可改善呼吸困难和疲劳症状，对患者症状控制、提高生活质量起到积极作用。

接种流感疫苗被认为可以减轻慢性阻塞性肺疾病患者的病情，降低其死亡率。

鼓励利用慢性阻塞性肺疾病的药物疗法来减轻症状和减少并发症。根据需要或者定期应用支气管扩张药物，预防或减轻症状，对于慢性阻塞性肺疾病症状管理十分关键。

WHO认为，对慢性呼吸衰竭的患者长期使用氧气（每天多于15小时）可以提高生存率。

（四）管理疾病加重情况

气管或支气管感染及空气污染暴露是最常见的慢性阻塞性肺疾病症状加重的病因。患者呼吸道症状加重，需要及时采取相应临床治疗措施，以控制症状、降低死亡率。

（汤后林）

思 考 题

1. 简介我国老年人群慢性病流行特征。
2. 简述我国我国慢性病防治对策。
3. 结合老年人群慢性病流行特征，阐述老年慢性病防治原则。
4. 老年高血压流行特点及其防治要点。
5. 简介老年糖尿病流行特征及其防治措施。
6. 介绍老年骨质疏松主要预防干预措施。
7. 简述老年哮喘的危险因素及预防措施。

第十章 老年常见传染性疾病及预防

传染性疾病是由病原体引起的，能在人与人、人与动物之间相互传染的多种疾病的总称。不论急性还是慢性传染病都给人类健康带来极大灾难，给社会经济发展造成很大的损失。导致传染性疾病发生的因素有多种，如不科学的饮食和生活方式、生产方式，知识贫乏，自然环境的破坏等。降低传染性疾病危害的关键在于积极的预防策略与措施及整个社会的共同努力。传染性疾病的流行和其他任何自然现象一样，都有其发生发展的规律。要有效预防控制传染性疾病，首先必须明确传染性疾病流行特征与规律，在此基础上，进一步研究提出针对性的预防控制策略与措施；同时提高人们防治知识的认知水平也是控制传染性疾病十分重要的一个环节，如果每一个人都具备预传染性疾病的知识，建立健康的生活行为习惯，将会对控制、降低传染性疾病的危害发挥积极作用。

人口老龄化发展趋势下，全社会人口结构模式发生根本性改变，老年人口及高龄人口所占人口比例、老年人口总数在相当长时间内逐年上升，老年人不同于其他年龄人口的生理特点、生活行为模式及与该年龄人群密切相关的社会因素等，都将明显影响老年人群对传染性疾病的暴露情形、人群易感性和疾病预后等，从而表现出该人群的传染性疾病流行特征。目前有多种传染性疾病在老年人群中比较常见，严重威胁老年人的身心健康，随着老年人口数量的增加，老年人群传染性疾病防治的公共卫生意义显得越来越重要，进一步加强老年人群传染性疾病的流行特征、危害及防治策略与措施研究，在我国人口老龄化呈现加速态势情形下，已然是十分迫切的公共卫生任务。

第一节 概 述

引起传染性疾病的病原体包括病毒（virus）、细菌（bacterium）、真菌（fungus）、衣原体（chlamydia）、立克次体（rickettsia）、支原体（mycoplasma）、螺旋体（spirochete）及寄生虫中的原虫（protozoan）和蠕虫（helminth）等。

传染性疾病在人群中发生流行的过程，即病原体从感染者排出，经过一定的传播途径，侵入易感染者机体而形成新的感染，并不断发生、发展的过程。传染性疾病在人群中发生流行的过程需要三个基本条件，也称三个环节，即传染源、传播途径和易感人群。传染性疾病的流行强度还受自然因素和社会因素的制约。

按传播方式分主要包括呼吸道传染病、肠道传染病、虫媒传染病、血源性传染病、动物源性传染病及其他途径传播传染病。随着一系列预防干预措施的实施，我国传染病疾病总体呈现明显下降趋势。疫苗接种，特别是免疫规划的有效推进，多种疫苗针对性呼吸道传染病发病率显著下降；消化道传染病发病率的下降与农村改水改厕、环境卫生治理、自来水的普及及个人卫生条件的改善密切相关；而一些血源及性传播传染病发病率的上升与血液交叉污染、吸毒、不良性行为相关；近年一些曾经一度有效控制的传染病，如结核病发病率的上升则与人群流动性大、劳动强度高、居住条件差及耐药菌株的出现相关。

一、老年人群传染性疾病流行特征

1. 老年人对多种传染性疾病仍有较高易感性 随着年龄的增长，老年人生理上表现出新陈代谢放缓、生理功能减退、抵抗力下降等特征，其体内 T 细胞数量减少、功能衰退，机体细胞免疫功能不断下降，抵抗力降低；老年人特殊的生理功能状态，影响着老年人对不同传染病的易感性，如老年人呼吸道黏膜萎缩，分泌功能降低（包括咳嗽反射），管壁变薄，血供下降，又由于肺泡弹力降低，呼吸肌活动减弱，使呼吸面积减少，不利于空气交换，且容易引起分泌物在体内储留，促使细菌生长，而致肺部感染机会增多，容易患呼吸道传染病；同样老年人由于消化系统功能衰退，容易感染肠道传染病。

2. 老年人群传染性疾病预后差、死亡率高　65 岁及以上老年人群中，传染病占全部死亡人数的 1/3。这一方面与老年人患传染性疾病早期诊断、发现困难有关，因为传染性疾病的典型体征和症状如发热和白细胞增多等在老年患者中常常缺失，老年患者感染往往只能通过精神状态的改变或功能下降来判断和发现，如出现厌食，功能下降，体重下降或呼吸频率增加等。另一方面与老年人机体恢复能力下降及老年人往往同时罹患多种疾病的相互影响有关。

3. 养老机构传染性疾病暴发疫情呈现上升态势　随着人口老龄化发展趋势，入住各种养老机构老年人数迅速上升，而且入住老年人相对年龄更大，身体机能状态更弱，导致养老机构传染性疾病高发成为老年人群特有的流行现象与特征。

二、老年人群传染性疾病防治原则

传染性疾病防治是一项十分庞大的系统过程，需要每个人、整个社会乃至国际的共同努力。要预防传染性疾病的发生，控制其发展，必须根据疾病发生、发展全过程的规律，采取三级预防的策略和措施。

对于老年人群传染性疾病的防治同样应采取三级预防措施：针对致病因素所采取的预防措施的第一级预防（病因预防）。一方面，改善环境，减少传染性疾病致病因素；另一方面，针对老年人群身体抵抗力弱，容易受到传染病致病因素的危害，通过预防接种，提高老年人群的免疫水平。临床前的第二级预防，也称"三早预防"，即在疾病发生的早期采取有效措施，早期发现，早期诊断，早期治疗。对于老年人群来说，尤为重要。第三级预防又称临床预防，即对已患病患者采取及时、有效的治疗，防止疾病恶化，防止病残，促进患者早日康复。

由于老年人，特别是高龄老人中有很大一部分往往处于身体机能衰弱状态或患有其他慢性疾病等，这无疑给针对老年人群的传染病防治策略与措施、具体的防治技术的制订与实施带来诸多新问题，因此老年人群传染病防治工作，除了遵守传统的三级预防策略之外，尚需针对该人群的特殊性，开展深入的调查研究，如不同疫苗对不同身体机能状态老人的免疫效果、适应情况与不良反应发生情况；同时身患慢性疾病老年传染性疾病患者的临床联合用药问题；感染传播能力强的老年传染性疾病患者的照护者防护问题等。随着全社会对老年相关问题重视程度的提升，相信关于老年卫生相关研究工作将获得飞跃式发展，针对老年人群的传传染性疾病防治策略与措施也将进一步细致明确与规范。

第二节　老年常见呼吸道传染病及预防

呼吸道传染病主要通过空气传播，包括飞沫、飞沫核和尘埃。呼吸道传染病的流行特征主要为传播广泛、发病率高；冬春季高发；老人和儿童多见；在未经免疫的人群中，发病呈现周期性；受居住条件和人口密集程度的影响。老年常见呼吸道传染病主要以肺结核、流行性感冒、肺炎为主。

一、老年人群中的肺结核

结核病是一种由结核杆菌引起的以呼吸道传播为主的慢性传染病。结核病危害人类健康已有数千年的历史。结核杆菌，属分枝杆菌，主要包括人结核分枝杆菌、牛分枝杆菌、非洲型分枝杆菌和田鼠分枝杆菌，其中以人结核分枝杆菌对人的感染率和致病率最高，约占90%。结核杆菌的致病性取决于该菌的毒力及侵入机体的数量。结核杆菌侵入机体的门户主要是呼吸道，它可以通过血行播散侵袭机体的所有脏器和组织，而肺组织是被结核杆菌侵袭的最常见器官，在各类结核患者中，最多见的也是肺结核病，约占结核患者的90%以上，也只有肺结核病才具有传染性，结核杆菌可以从肺结核患者传播给健康人。

1921年Calmaette和Guerin培育出减毒的结核杆菌，在此基础上研究成功了可用于特异性免疫预防的疫苗——卡介苗。结核病治疗目前普遍采用的是由WHO和国际预防结核病与肺部疾病联盟共同倡导的直接督导下的短程化疗（directly observed treatment, short-course, DOTS）。

结核杆菌首次侵入人体主要是通过呼吸道进入肺泡进行繁殖，称为"原发感染"。原发感染的结核杆菌沿淋巴管进入血流中，再经血液循环到达各个脏器和组织，称为"血行播散"。大部分结核感染者可能一生都不发病，只有5%~10%的感染者会在一生中的某个阶段发展为活动性结核病。老年人由于生理功能退化，免疫力下降，一方面结核杆菌容易入侵机体而致病，另一方面机体中处于休眠状态的结核杆菌会重新滋生繁殖，引起发病。受这两方面因素影响，老年人群成为结核病的高危人群之一。

（一）老年人群肺结核流行现状

2014年WHO年报估算全球共有900万结核病新发病例，平均发病率为126/10万。报告发病数居前六位的国家分别是印度（210万）、中国（98万）、尼日利亚（59万）、巴基斯坦（50万）、印度尼西亚（46万）和南非（45万）。我国是全球22个高负担国家之一，估算发病数占全球的11%，占西太区发病总数的61.3%。2010~2014年，全球结核病的发病呈缓慢下降的趋势，发病率的年递减率为1.5%。2014年WHO估算全球平均患病率为159/10万，与1990年比，患病率下降了41%；全球共有150万人因结核病死亡，死亡率为15/10万；估算我国结核病死亡率为3/10万，死亡数为4.1万。

我国第五次（2010年）结核病流行病学抽样调查显示，活动性肺结核患病率随年龄的增长呈现逐渐上升的趋势。20~24岁组有一个小高峰，75~79岁组达到高峰，为1541/10万。各年龄组均为男性高于女性。男性在40岁以后患病率持续上升，75~79岁达到高峰，为2450/10万，80岁及以上患病率又有所下降。女性变化趋势与男性相似，自45岁以上患病率缓慢上升，70~74岁达到高峰，为866/10万，见图10-1。涂阳肺结核患病率除15~19岁组女性患病率高于男性外，其他年龄组患病率均为男性高于女性，且差异在40岁及以上人口中逐渐增加。男性在30岁以后涂阳肺结核患病率呈阶梯式上升，75~79岁年龄组达到最高，为368/10万；女性患病率在60岁以前均保持在50/10万以下，65岁以后迅速上升，75~79岁达到高峰，为238/10万，见图10-2。

近年来，随着人们生活方式的不断变化、人口老龄化进程的加快，老年肺结核发病率呈现上升态势，而且老年肺结核患者多数并发许多其他疾病，如高血压、糖尿病、冠心病、风湿病、贫血、支气管扩张等，临床诊治存在一定的难度。老年肺结核患者大多数无特异性临床症状，发病隐匿，病程较长，合并症多。因此，临床误诊率较高，预后不良。在临床诊治过程中，首先要排查其他并发症，控制其影响。老年活动性肺结核患者是家庭与社区结核病重要传染源。老年人肺结核多数是陈旧性肺结核复发，其主要原因是老年人免疫功能低下、应用免疫抑制剂、合并糖尿病等。由于老年人免疫功能低下，结核杆菌可沿血行或淋巴途径播散至淋巴结、腰椎、肾等，导致肺外结核。并且常合并慢性阻塞性肺疾病、肺纤维化等肺内疾病。老年肺结核患者身体机能减退，对药物耐受程度也下降，更容易出现药物不良反应，进而影响治疗效果。

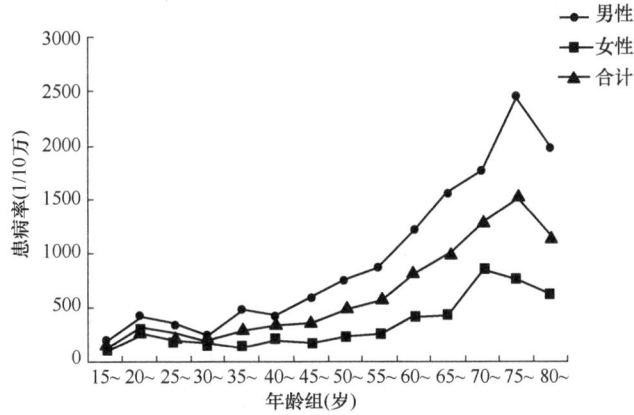

图 10-1 不同性别、年龄组活动性肺结核患病率

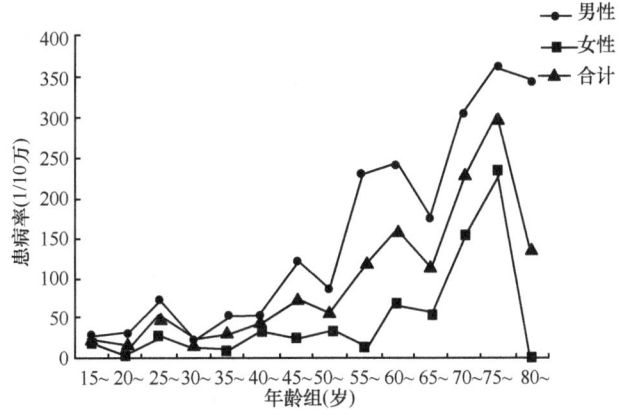

图 10-2 不同性别、年龄组涂阳肺结核患病率

（二）老年人群中肺结核的流行特征

近年来，我国老年肺结核发病率呈现逐年上升的趋势。老年人群中肺结核目前已是一个重要的公共卫生问题。与其他年龄段人群肺结核相比，老年人群肺结核有如下特征。

（1）老年患者缺乏特异性的临床症状，临床表现以咳嗽、咳痰、胸闷、乏力等为主。

（2）老年患者以男性居多。

（3）X 线胸片显示，患者大多以双肺发病为主，血行播散型肺结核及慢性纤维空洞型肺结核患者人数及比例增加，并发症较多。

（4）老年肺结核患者病程较长，常见复发病例。

（5）痰涂片结核杆菌检查阳性率较高。

（三）老年人群肺结核的预防措施

1. 加强对传染源的控制　肺结核患者是结核病的主要传染源，患者长期排菌状态会给周围直接接触或间接接触的人群带来潜在危害。有数据显示,在未经治疗的状况下,每个活动性结核患者每年约可感染10个健康人。而结核患者传染性最强的阶段是在出现临床症状之前。因此,对任何疑似肺结核患者必须进行 X 线胸片检查。一旦确诊为肺结核,严格按照结核化疗原则给予治疗。对老年患者必须制订合理安全的用药方法,加强全程指导。针对老年肺结核患者的生理特点,根据其年龄、体重、体质、肝肾功能等基础状况,给予肺结核化疗。

2. 切断结核的传播途径 呼吸道传播是结核病的主要的传播途径。应加强对环境卫生及个人卫生的管理,使患者养成良好的个人卫生习惯,咳嗽、说话或打喷嚏时不能对向他人,不能随地吐痰,注意室内通风,保证空气流动。

3. 保护易感者 建议对密切接触肺结核病患者的老年易感者接种卡介苗,同时鼓励进行适量运动,注意营养和休息,提高机体的抵抗力和免疫能力。

(四) 老年肺结核患者的抗结核治疗

肺结核患者,特别是痰涂阳肺结核患者的治疗,关系到传染源数量的减少与消除,直接影响结核病的预防控制效果。

老年结核患者的抗结核药物治疗的原则是首选安全有效的杀菌剂,并组成合理的化疗方案,在最短的时间内使痰菌转阴,防止传播,并减少耐药病例的产生。老年人由于体质差、肝肾功能减退、免疫功能低下、合并症多、不良反应多等,决定了老年人肺结核治疗难度大。故老年肺结核治疗应遵循"早期、联合、适量、规律、全程"的原则。老年人因为年老体弱,对抗结核药物的毒理反应比较敏感,耐受情况差,在治疗过程中往往不能坚持全疗程治疗,导致结核病情的迁延不愈甚至恶化。因此在选择治疗药物的搭配及使用上需要认真考虑老年人自身特点,即用药需要个体化。老年肺结核治疗期间管理难度大,多数老年人依从性差,不愿接受规律化疗,往往自我感觉好转后自行停药,而造成多次反复治疗、耐药结核病增多。还有部分老年肺结核患者由于年龄大记忆力减退,常忘记服药或不按照医嘱随意服药,常导致治疗效果不理想或治疗失败。因此,需要对老年活动性肺结核患者实施 DOTS,严格地实施 DOTS 管理是提高老年肺结核患者治愈率的关键。敏感菌感染及早期及时诊治的老年结核患者在经过规律治疗后多可痊愈,而耐药菌株感染的老年肺结核患者和发现晚、延误治疗或是抗结核治疗不规律的老年患者治疗预后差,常可导致结核病病情迁延不愈常年排菌甚至恶化、死亡。

老年肺结核患者治疗还必须注意如下几点。

(1) 根据老年患者药敏试验结果或既往用药史选择合理、有效的化疗方案。

(2) 对老年人均给予减量用药,防止大剂量药物给老年患者带来的不良反应。

(3) 宜选择毒副作用较小的抗结核药物,如氨基糖苷类、对氨基水杨酸钠、氨硫脲等。

(4) 对耐受性较好的老年肺结核患者可给予常规应用第一线、第二线和第三线化疗方案,而对耐受能力较差的老年肺结核患者可采用传统的化疗方案 S (链霉素)、H (异烟肼)、E (乙胺丁醇)。对肝肾功能较差的老年患者可适当使用帕星肼或利福喷丁。对多药耐药的老年患者在必要时可适当给予氧氟沙星或左氧氟沙星等具有抗结核作用的抗生素。

目前,随着生物医学的飞速发展,人们对结核病发病机制与免疫机制已逐渐有了初步的了解。新兴的免疫疗法在辅助抗结核化疗中发挥了一定的功效,如应用微卡、胸腺素等免疫增强剂对改善细胞免疫功能,辅助并增强化疗效果,促进病灶吸收具有重要的临床意义。

二、老年人群中的流行性感冒

流行性感冒(简称流感)也是一种老年人群高发的呼吸道传染病,流感主要通过感染者咳嗽和打喷嚏时带出的含病毒的微粒而传播，也可通过直接接触传播。其潜伏期短，全年均可发病，但暴发或流行具有一定的季节性。流感病毒能够不断引起流行，主要与其表面抗原血凝素抗原（HA）和神经氨酸酶抗原（NA）的抗原性容易发生变异相关，其中以甲型流感病毒的抗原变异最容易发生，乙型病毒变异性较弱，丙型病毒抗原相对稳定。流感病毒的变异性也导致流感疫苗保护效果不高，而且保护时间短。由于老年人自身的易感性高、各种原因造成的老年人群流感疫苗接种率低及老年人对流感疫苗的低应答性，再加上流感疫苗保护效果的局限性等因素影响，流感一直是严重危害老年人群身心健康的主要传染病之一。

（一）老年人群流感的特点

随着年龄的增长，老年人的机体免疫功能、对疾病的应激能力等诸多方面不同程度渐趋下降，而且还会不同程度上存在或潜隐存在心血管疾病等诸多老年疾病，所以患流感后容易引起其他并发症，如肺炎、慢性支气管炎、支气管哮喘等。继发性肺炎是造成老年人死亡的主要原因之一。对于体弱多病的老年人，感染流感后更易引发细菌性肺炎，所以老年人也是流感的高死亡人群。

老年人流感往往有如下特征：一是症状多、缺乏特异性。由于老年人自身抵抗力弱，感冒后，出现的全身症状一般多，如发热、头痛、咳嗽、全身痛等，与年轻发病者相比病程明显延长。也有部分老年人临床症状并不明显，缺乏特异性，容易造成误诊误治，潜在的危险更为严重。二是发病率高、合并症多。老年人很难适应多变的天气，尤其是冬春季，老年人患流感的概率增高。

（二）老年人群流感的预防措施

流感在人群中流行既是生物学现象，又是社会学现象。其流行过程受到自然因素和社会因素的影响，如热带、亚热带地区会出现夏季的流感流行峰；人口流动性上升助长流感的传播等。老年人群由于经历过多种亚型流感病毒的多次攻击，在对流感病毒的免疫上得到强化，这在一定程度上会使其对相同亚型流感的易感性相对低一些。对于老年人群，在流感高发季节到来之前，预防措施重在提高自身的免疫力，可从这样几个方面提高免疫力。

第一，合理、规律的饮食可以提高人体免疫力，饮食上要均衡地搭配蛋白质、糖分、脂肪、矿物质、维生素等各种有助于增强体质的营养物质，富含维生素C的食物应该多补充一些，因为维生素C有助于提高免疫力，而且饮食要有规律，不可暴饮暴食，日常还要注意多饮水。

第二，注意休息，保持充足的睡眠，人的休息和睡眠状况会直接影响抵抗力水平，不要熬夜，感到身体疲劳时要及时安排休息，保持精力充沛才有能力抵御外邪。

第三，注意锻炼身体，老年人应合理安排一些体育活动，如散步、跑步、爬山、打太极拳等都可以增强体质，提高机体抵御病毒侵袭的能力。

第四，注意防寒保暖，秋季冷暖交替比较频繁，人体由于无法适应剧烈的冷暖变化，抵抗力就会下降，易于受到流感病毒的侵袭，因此要根据气温的变化适时增减衣物，防寒保暖。

第五，接种流感疫苗是目前预防流感发生和流行的最有效措施，对于老年人这一高危人群，接种疫苗对降低发病率、减少并发症等有重要作用。自流感疫苗问世以来，经过大量临床研究及人群接种实践，证实其对各年龄段人群均能产生良好的免疫效果，可有效预防流感的发生及流行，并且安全性好。相关研究表明，老年人接种流感疫苗，可减少27%~70%流感和肺炎相关的住院。发达国家老年人流感疫苗接种率平均在36%~70%，多数发达国家为老年人免费接种流感疫苗。我国政府大力提倡接种流感疫苗，在一些经济比较发达的地区已经实行对60岁（或

65岁)及以上老年人免费接种流感疫苗。影响流感疫苗推广接种的因素主要有经济能力和老年人对流感疫苗作用认知等,随着接种费用支付能力的增长(如政府购买),流感疫苗接种率呈现上升趋势。

随老年人口增加,政府应进一步加大老年人群流感防治力度,重点加强流感疫苗推广力度,逐步建立规范的老年人群流感疫苗接种规范;加强流感防治知识相关健康教育工作,充分利用主流媒体,强调宣教内容的深度和广度,同时应引导医务人员加强流感防治知识的宣传,增加大众对流感疫苗的认可程度;通过宣传转变人群观念,提高老年人及家人在主动预防意识,提高老年人流感疫苗接种率,降低流感对老年人的危害,保护老年人身体健康。

第三节 老年常见经血液及性传播传染病及预防

血源性传染病主要通过血液传播的传染病疾病,包括临床输血、共用注射器、体液交换等,老年常见血液传染病以乙型病毒性肝炎和丙型病毒性肝炎为主。血源性传染病的主要流行特征:由于输血或血制品遭受污染而造成传播;不安全的注射导致传播。

一、老年人群病毒性肝炎

(一)老年人群中的病毒性肝炎的特点

老年病毒性肝炎主要为乙型病毒性肝炎和丙型病毒性肝炎。乙型病毒性肝炎是由乙肝病毒(HBV)引起的、以肝脏炎性病变为主的传染病,可引起多器官损害。乙型病毒性肝炎广泛流行于世界各国,是严重威胁人类健康的世界性疾病,也是我国当前流行最为广泛、危害性最严重的一种疾病。乙型病毒性肝炎无一定的流行期,一年四季均可发病,但多属散发。丙型病毒性肝炎是由丙型肝炎病毒(HCV)引起的,主要是经血液传播的传染病,呈世界性分布,其临床表现较乙型肝炎轻微,亚临床型感染较多,但慢性化趋势较乙型肝炎严重。丙型肝炎病毒(HCV)慢性感染可导致肝慢性炎症坏死和纤维化,部分患者可发展为肝硬化甚至肝细胞癌。

随着我国人口构成的老龄化,老年肝炎发病率上升,老年人肝再生能力差,储备、解毒、蛋白合成等功能降低。1975年以来,国内有关老年肝炎的报道很多,老年肝炎越来越受到人们的重视。由于老年人的肝脏生理和免疫学的特点,决定了老年肝炎具有不同于其他年龄组肝炎的特点。

(1)黄疸深、持续时间长。老年肝炎大都集中在60～69岁,70岁以上者只占1%。多数出现黄疸。一旦出现黄疸,程度较深,60%的病例黄疸在中等度以上。黄疸持续时间长,常伴有皮肤瘙痒和灰白便。

(2)病程迁延,老年人患急性肝炎后病程迁延,容易转变为慢性肝炎或肝硬化。

(3)隐匿性慢性肝病多。老年人免疫功能低下,感染肝炎病毒后,隐匿性慢性肝病较多,这些人一旦发病常以急性肝炎形式表现出来。

(4)重症肝炎所占比例高,病死率高,据国内资料老年重症肝炎的发病率可占到整个老年肝炎的20%左右,比非老年组的重症肝炎发病率高1倍多。老年重症肝炎的分型以亚急性重症和慢性重症为多。

(二)老年人群中病毒性肝炎的预防

应采取以疫苗接种和切断传播途径为重点的综合性措施。对于预防乙型病毒性肝炎,首先是接种乙肝疫苗，乙肝疫苗的免疫程序按照 0—1—6 月次序分 3 次注射，即注射第一针后隔一个月注射第二针，在第 6 个月时再注射第三针，注射完三针乙肝疫苗为完成全程免疫，并检测是否产生保护性抗体。其次是不要与别人共用牙刷、剃须刀等容易感染血液的用品；避免应用不洁注射器和污染的血液制品；避免用消毒不彻底的工具文身、穿耳洞、针灸；应急状态下在接种乙肝疫苗同时注射乙肝免疫球蛋白（HBIg）。对于乙肝病毒携带者，首先是药物治疗，乙肝病毒不断复制是导致慢性乙型肝炎进展的根本原因，抑制乙肝病毒复制是治疗慢性乙型肝炎的关键。在选择药物时，应在医生的指导下，采用正确的抗病毒药物及辅助治疗。其次是注意休息，要根据病情稳定，急性发作期应以休息为主，在肝炎基本静止期则可逐渐增加活动直至全日工作。最后在饮食方面以高蛋白、低脂肪、易消化的食物为主，多吃蔬菜，少吃糖，禁忌饮酒。

目前尚无预防丙型病毒性肝炎的疫苗，其预防主要通过提高对该疾病防治知识的认知率，建立良好的健康生活行为习惯，如同防治乙型病毒性肝炎一样，避免与别人共用易污染血液的制品、严格控制医源性感染等措施加以预防。

二、老年人群中的艾滋病

（一）老年艾滋病特点

近年发现我国老年人群艾滋病患病率呈现上升态势，我国的艾滋病报告疫情显示，老年艾滋病患者中男性居多，而年龄分布主要集中在 50～60 岁。在老年人群中艾滋病主要通过血液和性接触途径传播。艾滋病传播途径在老年人群中发生了显著变化，血液途径感染比例逐年下降，性接触传播感染呈快速增长趋势，标志着艾滋病感染正由高危人群转向一般人群。2004～2014 年监测数据显示，老年人群在整个艾滋病群体中所占比例逐年递升，提示艾滋病的防治工作不能再仅限于 15～49 岁人群。老年艾滋病随着年龄的增长，基础疾病较多，机体免疫功能下降，合并 HIV 相关疾病较多，其临床表现多样而复杂，症状的出现率比青壮年人群明显偏高，并且出现机会性感染，如卡氏肺孢子菌、白念珠菌和结核分枝杆菌等感染率也较青壮年病例高。老年 HIV 感染者 $CD4^+T$ 淋巴细胞计数在入组接受抗艾滋病病毒治疗（ART）之前普遍较低，其中 $CD4^+T$ 淋巴细胞计数≤100 个/μl 所占比例高达 76.4%，提示老年艾滋病群体机体免疫功能更为低下，这与老年艾滋病群体临床表现多样而复杂，出现机会性感染率高有着直接关联。

（二）老年人群感染艾滋病的影响因素

老年艾滋病感染和发病率呈逐年增长趋势，关注老年艾滋病群体已成为社会不能忽视的重要问题之一，随着经济建设的快速发展，我国人口老年化进程呈现加速态势，老年人群基数增大，且存在较多的特殊性，加强对老年人群艾滋病的防治工作具有重要公共卫生意义。老年人群艾滋病的快速增长主要有以下几个影响因素。

（1）老年人群是一个比较特殊的人群，普遍存在受教育程度低、接受新生事物信息渠道少，艾滋病防治知识贫乏，对艾滋病的危害性认识不足。

（2）家庭因素，子女工作忙碌，空穴老人多独居生活，思想空虚寂寞，易促使老人出入低档暗娼活动场所。

（3）社会因素，拜金主义、享乐思想导致卖淫嫖娼现象出现，尤其是一些低档暗娼安全套使用率非常低，导致通过性接触方式传播。

（4）老年人性观念和性行为方式的转变，随着生活水平的不断提高，生理年龄的普遍延长，老年人群对性的需求增多，社会文化对性观念由封闭到开放的转变，使老年同居、婚外性行为现象上升趋势明显。调查发现中老年人出于对性生活的渴望，像年轻人一样加入到商业性性行为行列，中老年人群婚外性行为发生频率增加。由此可见这在很大程度上也促使了老年艾滋病群体传播途径的转变。

由于生活质量的改善，人均寿命的延长，老年人健康状况和性生活保持良好，特别是男性的性活跃年龄会持续更久，这种性需求往往被家庭和社会所忽视，从而引发不安全的性行为，如嫖娼、同性恋等，而且在中老年人中往往广泛存在"不畏惧、不在乎"的心理，从而极易发生无保护措施的性行为，造成 HIV 感染及传播，给预防控制工作带来很大的困难。

（三）艾滋病对老年人群的影响

艾滋病对老年人的影响有两条基本途径：一是直接影响，老年人感染 HIV 后对其自身健康及生活的影响。二是间接影响，通过艾滋病感染者/患者影响他们的老年亲属，给老年人带来经济、健康等方面的影响。老年艾滋病患者不仅对个人造成严重影响，对家庭乃至社会的完整性也是很大的危害。艾滋病病毒通过一定的潜伏期后发病，不但导致人体健康状况、生命质量的下降，生活行为能力降低，对正常的生活造成很大的影响，若发病后得不到有效治疗，则1~2年内死亡，导致老年患者寿命显著减少。而且患者得知自己感染了 HIV 以后，普遍会产生恐惧、绝望、茫然、不知所措、孤独等心里问题，如果心理问题没得到疏导，对艾滋病的传播将造成更大的威胁，也有可能由此产生厌世或报复社会的情绪，成为一种社会不安定因素。社会中，老年患者的社会交往减少不但与其自身害怕社会的歧视等主观因素有关，而且还与周围人群害怕被感染等因素有关，从而影响老年艾滋病患者身心健康。老年艾滋病患者对家庭的影响体现在家庭构成的改变上，老年艾滋病患者的增多，不仅意味家庭完整性的消失，同时带来更为严重的社会负担问题。

（四）老年人群中的艾滋病预防控制

加强对老年人群艾滋病的重视，采取及时有效的防治措施与方案，遏制艾滋病的肆意蔓延，对个人、家庭及社会都具有重大的现实意义。几十年来，全世界的研究者们在艾滋病的基础和临床方面进行了大量研究和探索。特别是 1996 年高效联合抗逆转录病毒治疗的出现，已大大延缓了 HIV/AIDS 患者的疾病进程，降低了因艾滋病导致的死亡，使得艾滋病成为一种慢性传染性疾病。为做好老年人的艾滋病预防控制，尤其是老年艾滋病感染防治，提出以下建议。

（1）广泛开展艾滋病知识宣传教育，给予多种干预活动，发展老年人艾滋病同伴教育员，为老年人提供咨询服务，使老年人多了解艾滋病的危害，掌握预防艾滋病的知识及方法，促使其改变高危行为。

（2）加强艾滋病的监测检测，强化医务工作者对老年人群艾滋病的重点筛查，做到早发现、早诊断。

（3）强调科学防治，尽早接受抗病毒治疗，加强依从性教育，控制病情进展，降低艾滋病相关的死亡。

第四节　老年常见肠道传染病及预防

肠道传染病主要通过水和食物传播，包括经饮用水、接触疫水、食用受污染的食物传播。当食物本身含有病原体或受病原体污染时，可引起肠道传染病的传播。老年常见肠道传染病以细菌性痢疾为主。

一、老年人细菌性痢疾特点

细菌性痢疾（简称菌痢）是由志贺菌属（又称痢疾杆菌）引起的老年人的肠道传染病。主要临床表现为腹泻、腹痛、里急后重和黏液脓血便，可伴有发热和全身毒血症症状，严重者有感染性休克和（或）中毒性脑病。本病急性期一般数日即愈，少数患者病程迁延不愈成为慢性或反复发作。本病发病率高，是夏秋季常见肠道传染病，在卫生条件差的情况下易于流行。腹泻、呕吐、腹痛、里急后重明显，易伴脱水、电解质紊乱和酸中毒。脱水程度估计困难，常通过观察精神萎靡、嗜睡、尿量、血压等来反映老年脱水和酸中毒程度。全身症状重，但昏迷少见。

老年人由于多合并有其他慢性疾病，如高血压、糖尿病、心脑血管病等，菌痢的发生往往可以使这些疾病加重、急性发作，而且老年人的菌痢临床表现往往不典型，以发热等全身症状为主，消化道症状出现得较晚，给临床诊断和治疗带来一定难度，容易引起误诊误治，因而老年人更应该注意菌痢的预防。在夏季，老年人进食过不洁食物后出现发热、腹部症状，应高度警惕菌痢，及时到医院就诊。切忌自己乱吃药，以免延误病情。及时诊治，菌痢是可以治愈的。急性病例一般7天左右就可痊愈。

二、老年人群中细菌性痢疾的预防

老年人在保证足够睡眠和休息的同时，适量锻炼身体、劳逸结合，提高自身的免疫力。不食（饮）用过期的食品、饮料，尤其是肉食品；养成良好的饮食习惯，餐前便后洗手；消灭环境中的蚊蝇；对餐饮业工作人员定期进行菌痢的细菌学检查。家庭中如果出现了菌痢患者，要及时将患者送至医院治疗，同时对患者的碗筷等进行消毒处理，避免交叉传染。对于易感人群可以口服疫苗，效果也较理想。

第五节　老年人群预防接种

对传染性疾病的防治措施，主要通过控制传染源、切断传播途径和保护易感者。免疫接种（immunization）是用人工方法将免疫原或免疫效应物质输入到机体内，使机体通过人工自动免疫或人工被动免疫的方法获得防治某种传染病的能力。疫苗免疫接种是保护易感人群最有效措施之一，使易感人群体内产生针对性的特异免疫保护，从而控制传染病的传播。

一、老年人群预防接种的意义

（1）老年人群对某些传染病的易感性上升：随着年龄增长，老年人机体免疫力下降，总体对传染病的易感性上升，当传染病疫情发生时，老年人群处于发病高风险状态；老年人经历漫长人生阶段，会通过感染、隐性感染和接触患者等途径，获得针对相应传染病的免疫保护能力或得到免疫力的加强巩固，但随着针对传染病的疫苗种类增加和接种人群覆盖范围扩大，在人群总体层面有效控制相应传染病、导致发病率显著下降的同时，一定程度减少了老年人群，包括未列入常规性免疫程序范围成人通过自然感染获得免疫保护能力和加强巩固机体免疫保护能力的机会，从而导致老人对一些免疫持久性的传染病的易感性上升。

（2）老年人患传染病的预后差：老年人免疫力低下且常伴有其他慢性疾病，患传染病后，临床治疗复杂，且往往预后差。有关数据表明，50~65岁的人中大约30%的人至少患有一种慢性疾病，老年人感冒后引起其他并发症明显增加，如肺炎、慢性支气管哮喘等。继发性肺炎是造成老年人死亡的主要原因之一,老年人肺炎病死率可高达50%,尤其是65岁以上的老年患者。

(3)老年人生活方式变化,传染病暴露机会增加:随老年人群数量增加,各种以老年人为主体的社会活动项目增加,如老年大学、各种社区体育文艺活动等;同时由于家庭结构变化、人口流动性加大及工作生活节奏加快等原因的综合影响,各种形式养老服务机构增加,入住养老机构老人相应增加,即伴随老龄化,以集体形式活动或生活的老年人数量增加,潜在地增加了传染病在老年人群暴发的机会。

可见,研究明确老年人群传染病分布特征及影响因素,充分利用现有成熟、有效的疫苗,以老年人群接受的方式推广接种,将对老年人群传染病控制发挥积极作用。

应引起注意的是,目前社会仍较普遍存在对老年人群的忽视或歧视。随着科学技术进步,近年针对传染病的安全有效的疫苗不断被发明、制造,也广泛应用于儿童、青少年,但同样处于生理弱势的老年人群,该人群疫苗接种问题显然未能得到社会及相应部门、机构应有的关注与重视。

二、老年人群预防接种开展情况

WHO建议每年为65岁及以上的老年人接种流感疫苗。目前,欧美国家老年人流感疫苗接种率达到60%~70%,我国不到1%。美国疾病预防控制中心(CDC)的美国免疫工作咨询委员会(ACIP)建议美国所有65岁以上的老年人均接种23价肺炎球菌多糖疫苗,并在2000年前已将肺炎球菌感染并发症高危人群中的免疫接种率提高到60%以上。2005年我国实施的《疫苗流通和预防接种管理条例》规定,疫苗分为两类,第一类疫苗是指政府免费向公民提供,公民应当依照政府的规定受种的疫苗,第二类疫苗是指由公民自费并且自愿受种的其他疫苗。肺炎疫苗属于第二类疫苗,为自费。

2012年卫生部等15部门联合发布了《中国慢性病防治工作规划(2012—2015年)》,落实规划中"关注弱势群体,提高慢性病防治的可及性、公平性和防治效果"的要求,建议免费向65岁以上老年人口提供并接种肺炎疫苗和流感疫苗。建议国家出台相关政策,鼓励地方采取政府出资或医保支付的方式,向广大老年人口免费提供肺炎疫苗和流感疫苗,实现预防为主的慢性疾病防控措施。下列的一些地方实践经验值得借鉴。

(1)政府出资采购疫苗为老年人口接种:北京市从2007年起每年由政府出资采购流感疫苗为老年人实施预防接种;上海市将"老年人肺炎疫苗免费接种项目"纳入该市公共卫生服务项目,并于2013年由市财政出资采购肺炎疫苗,为全市老年人实施预防接种。

(2)医保支付疫苗接种费用:浙江省杭州市和宁波市医保个人账户资金可以用于支付本人及家属的肺炎疫苗及流感疫苗接种费用;福建省医保个人账户资金可以用于支付包括肺炎疫苗及流感疫苗在内的多种疫苗接种费用。

资料显示目前中国老年人疫苗接种率还不足5%,而发达国家已达70%。流感住院的高危人群最主要的问题是,对流感认知度低、自我保护意识差,尤其是老人和有糖尿病、哮喘的慢性病患者。很多老人和慢性病患者始终认为自己身体很结实,根本不需打流感疫苗。临床数据显示:大于60岁的患者流感患病率高达16%。流感流行期心脏病发作的死亡病例比非流行期增加1/3,死于冠心病的风险也增加1/10。

老年人由于免疫功能降低,并大多患有慢性疾病,更易罹患流行性感冒。接种流感疫苗是目前预防流感发生和流行的最有效措施,对于老年人这一高危人群,接种疫苗对降低发病率、减少并发症等有重要作用。2007年北京市卫生局规定60岁以上京籍老人免费注射流感疫苗,使2007年、2008年接种率均提高至59.75%;2009接种率猛增至90.24%,与人们对流感疫苗的广泛认同有关，同时可能也与2009年世界甲型H1N1流感的暴发导致人们心理恐慌有关。接种流感疫苗后，因流感而住院的老年人群的比例均低于未接种疫苗人群的住院比例。对于老年人来说，接种流感疫苗可以降低受种者罹患流感及流感相关并发症的风险。国外相关研究表明，老年人接种流感疫苗，可减少27%~70%流感和肺炎相关的住院。

老年人群疫苗接种工作的开展情况与人口老龄化发展速度不匹配，影响老年人群疫苗接种推广工作的因素：针对老年人群的疫苗接种相应评价研究、数据缺乏；明确可供老年人群选择的接种的疫苗种类有限；政府主管部门对老年人群疫苗接种的意义认识不足，缺乏开展老年人群疫苗接种工作的系统规划；社会关于老年人群疫苗接种意识淡薄。

在条件允许的情况下，首先应有相应的专业技术机构，如国家、省（自治区、直辖市）免疫规划专业委员会研究提出老年人群疫苗接种指导意见，以让老年人群有选择的依据，同时兼顾疫苗，特别是针对传染病疫苗的免疫保护效果主要通过在易感人群建立免疫屏障，才能充分发挥疫苗的防病效果。其次，探索老年人群疫苗纳入国家免疫规划范围可行性，逐步完善老年人群疫苗接种管理体系与运行机制，提高老年人群接种疫苗接种水平。

三、常见老年人群预防接种疫苗

《中国慢性病防治工作规划（2012—2015年）》中建议免费向65岁以上老年人口提供并接种肺炎疫苗和流感疫苗。建议国家出台相关政策，鼓励地方采取政府出资或医保支付的方式，向广大老年人口免费提供肺炎疫苗和流感疫苗。

（一）流感疫苗

流感疫苗分为全病毒灭活疫苗、裂解疫苗和亚单位疫苗，国产和进口产品均有销售。每种疫苗一般均含有甲1亚型、甲3亚型和乙型3种流感灭活病毒或抗原组分，这三种疫苗的免疫原性和不良反应相差不大。大部分流感出现在当年11月至次年2月，但某些流感会延伸至春季甚至夏季。含有最新病毒株的疫苗会在夏季末期开始提供使用，以便在当年9月就可以接种疫苗。《中国流行性感冒疫苗预防接种指导意见》提出，在流感流行高峰前1~2个月接种流感疫苗，能更有效发挥疫苗的保护作用。推荐接种时间为9~11月份。由于接种疫苗后人体内产生的抗体水平会随着时间的延续而下降，并且每年疫苗所含毒株成分因流行优势株不同而有所变化，所以每年都需要接种当年度的流感疫苗，保护性抗体能在人体内持续1年。该指导意见中推荐60岁以上的老年人每年接种流感疫苗。流感疫苗接种后可能出现低热，而且注射部位会有轻微红肿，但这些都是暂时现象而且发生率很低。

（二）肺炎疫苗

肺炎疫苗分为肺炎多糖疫苗和肺炎结合疫苗。常见的肺炎多糖疫苗有7价、13价和23价肺炎球菌多糖疫苗，分别保护不同数量经常引起肺炎球菌感染的血清型，如23价肺炎球菌多糖疫苗约90%的肺炎是由这23种血清型引起的。绝大多数健康的成年人，在接种后2~3周内，均能产生抵抗所有或大部分肺炎球菌的保护性抗体。23价肺炎疫苗可以有效地预防肺炎，接种后保护率可达90%以上，具有良好的安全性，接种1剂肺炎疫苗3周后，体内产生特异性保护抗体，该抗体可维持5年。

老年肺炎是老年人的常见病和多发病之一，为老年人群呼吸系统的主要疾病。老年人的死亡病因中居第四位。近年来，随着老龄化现象的逐步加速，老年肺炎的发病率也日益上升，严重影响老年人的健康状况和生活质量。老年肺炎最常见的病原体是肺炎链球菌、流感嗜血杆菌等引起。由于老年人群的肺炎起病隐匿，临床症状不典型，合并慢性基础疾病多，缺乏肺部症状甚至无呼吸道症状，故多数病例易误诊为其他疾病。此外，因老年人机体抵抗力下降，重要脏器功能逐渐衰退，对药物的吸收、代谢、分布、作用与青壮年不同。老年肺炎的病死率高达30%～61%，明显高于其他年龄组。

接种肺炎疫苗对65岁及以上的老年人，尤其是患有慢性心肺疾病、肝硬化、肾功能不全、脾缺失等病的肺炎链球菌易感高危人群的有效保护率为60%～80%。据统计，肺炎球菌多糖疫苗虽然不能有效降低肺炎的患病率，但可有效减轻感染后的危险性，并能够降低患病后的菌血症和死亡的概率，从而降低患者的治疗费用。目前推荐应用的流感疫苗和肺炎疫苗的接种反应比较轻微，个别人注射部位有红、肿、痛；有的可有短暂的不高于38℃的发热，一般在注射后几小时出现，1～2天好转，或通过对症治疗即可痊愈。

（三）其他适用老年人群疫苗

破伤风疫苗：用于预防破伤风梭菌感染。据资料表明，我国城市中55岁以上老年人中3/4对破伤风没有免疫力。就是说，这些人若受破伤风梭菌感染极可能致死。故老人接种破伤风疫苗十分必要。

水痘疫苗：老年人带状疱疹的发生是潜伏的水痘-带状疱疹病毒的再度激活，不仅会引发老年人出现疾病负担，同时引起患者机体疼痛，有研究推荐60岁及以上老年人应该接种水痘疫苗。

另外，适宜老人接种的还有甲、乙肝疫苗、防结核病的卡介苗等。

（汤后林）

思 考 题

1. 简介老年人群传染性疾病流行特征。
2. 分析老年人群肺结核流行现状与特征。
3. 结合阅读文献，分析当前老年人群艾滋病流行现状与特征。
4. 论述如何更好开展老年人群艾滋病预防控制。
5. 简述老年人群开展预防接种的意义。
6. 结合文献阅读，论述当前我国老年人群预防接种开展现状及如何提高老年人群疫苗接种率。

第十一章 老年人意外伤害

相关研究表明，在老年人死因顺位排序中，意外伤害位居第四或第五位。年龄增长是老年人容易发生伤害的重要危险因素，增龄带来的生理功能减退导致老年人出现骨质疏松，身体各部分的协调性、稳定性下降，以及各种感知觉水平下降，使老年人发生跌倒和道路交通伤害的危险性增高。我国刚步入老龄化社会，相应的老年人居住环境、社区环境及设施等对老年人群的适应性、友好性的规划、建设尚显不足，一定程度对老年人意外伤害的发生产生影响。

第一节 概 述

一、老年意外伤害的定义

意外伤害（unintentional injury）是指急性暴露于物理能量如机械能、热能、电能、化学能和电离辐射，这些能量与机体发生作用时超过了机体的耐受水平而造成的组织损伤。在一些情况下，伤害是由突然缺乏基本介质如氧气或热量而引起的。一般来说，意外伤害包括4个特征，即外来性、突发性、非本意性及非疾病性身体伤害。意外伤害在不同年龄段人群中具有各自不同的特点。老年人群由于生理功能的衰退、心理状态和社会功能的减弱，以及自身控制环境能力的下降，随之而来的是应对环境突发因素能力的下降，使他们成为伤害发生的高危、脆弱人群，意外伤害对于老年人健康的威胁极大。随着人口老龄化的发展和人类预期寿命的延长，老年人口的疾病谱发生了很大的变化，意外伤害已经成为威胁老年人健康的突出问题。

二、老年意外伤害的分类

按国际疾病分类标准（ICD-10）规定，伤害被分为交通伤害、跌倒、烧烫伤、触电、中毒、中暑、溺水、锐器伤、挤压碰撞伤、硬物击伤、殴打伤、动物伤害、异物梗喉或卡喉和其他等，共14类。在老年人群中最主要的意外伤害类别包括跌倒、交通事故、锐器伤、钝器伤、运动伤、自杀等。在各类老年意外伤害中，尤以跌倒、交通事故最为常见，为各国老年意外伤害的防治重点。

三、老年意外伤害的流行特征和疾病负担

伤害严重威胁着人们的健康和生命，世界卫生组织2014年伤害与暴力事件报告指出每年因意外伤害导致的死亡达500万人，占总死亡人数的9%，为艾滋病、结核及疟疾所致死亡总和的1.7倍。伤害已经成为严重的公共卫生问题，与感染性疾病、慢性传染性疾病一起构成危害人类健康的三大疾病负担，其预防与控制越来越受到世界各国的重视。

老年人群是伤害事件的高危、高发人群。美国国家疾病控制预防中心数据显示2014年在65岁及以上老年人群中意外伤害造成的死亡人数约为48 000。在中国，相关研究显示伤害已成为老年人死亡的主要之一。例如，宁波市1987~2001年老年人伤害分析结果显示老年人伤害死亡率为173.35/10万，为老年人病伤死因顺位第四位，来自上海市杨浦区1993~2007老年人伤害死亡原因调查则显示老年人伤害死亡率为131.39/10万，居病伤死因顺位中第五位。

除直接造成躯体损伤及死亡以外，意外伤害还带来了巨大的经济负担。美国国家疾病控制

预防中心数据显示 2010 年美国 60 岁及以上人群意外伤害所导致的经济损失达 93 亿美元，其中直接医疗费用约为 11 亿美元，工作损失约为 82 亿美元。意外伤害在中国造成的经济损失也较为严重，以跌倒为例，我国目前有 1.3 亿老年人，每年有 2000 万以上老年人，直接医疗费用超过 50 亿元人民币。

由于全球范围内老年化程度越来越高，与之伴随的老年意外伤害的影响预期将会进一步加深。在 21 世纪初，全世界有接近 6 亿人口为老年人，为 50 年前记录数目的 3 倍，而到 21 世纪中叶，老年人人口预期将达 20 亿。我国从 1999 年开始迈入老龄化社会，我国人口老龄化发展速度快，在较短时期内老年人口数量急剧增加，这将为老年意外伤害的防治带来更严峻挑战。

四、老年不同种类意外伤害的顺位

各种老年意外伤害的发生率受多个社会经济因素影响，在世界各地老年人因伤害死亡前三位死因排序不尽相同。欧洲死亡数据库数据显示 2008～2010 年跌倒（28%）、自杀（16%）、交通事故（9%）位列欧洲意外伤害死亡的前三位。在美国国家疾病预防控制中心数据显示 2012～2013 年伤害死亡的前三位为跌倒（55%）、交通事故（14%）、中毒或食物哽噎造成的窒息（8%）。在我国，全国伤害监测系统（National Injury Surveillance System, NISS）显示 2006、2007 和 2008 年我国老年人意外事故发生原因前三位为跌倒（46.07%、47.45%、49.71%）、道路交通伤害（24.8%、22.6%、21.4%）和钝器伤（9.5%、9.9%、9.0%），合计占老年伤害的 70% 以上。意外伤害的顺位为各国家地区指定相应老年人意外伤害防治策略提供了证据支持。

老年人意外伤害对于我国老年人健康影响日益加深，故在本章节将对我国老年人主要伤害类别，具体包括跌倒、交通事故、钝器伤，以及锐器伤的定义、流行病学特征及疾病负担、风险因素、防治策略等进行详细介绍。

第二节 跌　　倒

一、跌倒的定义

跌倒（fall）是老年人群中因外部原因所导致意外伤害最主要的类型。世界卫生组织报告将跌倒定义为个体意外跌落到地面或其他更低水平面所导致的伤害事件。按照国际疾病分类标准（ICD-10），跌倒被进一步细分为高位跌倒、同水平位跌倒及其他不明确性跌倒。跌倒可直接导致骨折及软组织损伤等躯体损害，造成心理创伤，极大增加家庭和社会的负担。随着全球人口老年化程度逐步加深，跌倒已成为一个影响老年人生活的重要健康问题。

二、跌倒的流行特征和疾病负担

跌倒是老年人群中最常见伤害事件类型。国外报告显示 65 岁以上人群跌倒发生率为 28%～35%，70 岁以上人群发生率为 32%～42%。在中国人群进行的流行病学调查显示 60 岁以上城乡居民跌倒发生率为 18.0%～20.5%，女性（20.2%～23.8%）高于男性（10.3%～14.7%）。我国农村 65 岁以上老年跌倒发生率为 22.6%，其中男性为 15.9%，女性为 28.4%。老年跌倒受年龄、居住环境及健康状态等多种因素影响。在 65 岁以上社区居住健康状况良好的人群中，跌倒事件的发生率为每年 0.3～1.6 次/人，该人群中发生的跌倒事件通常没有严重躯体伤害，仅约 5% 的事件会导致骨折或者需要住院治疗。但在 75 岁以上社区居住的老年人群中，跌倒发生概率约增加1倍。此外，长期居住于疗养机构的老人通常跌倒发生率更高，为每年0.6～3.6次/床位，且该人群中所发生的跌倒事件更容易导致严重后果，10%～25%的跌倒事件会导致骨折或者撕裂伤。

老年跌倒事件会导致老人自身躯体功能下降及医疗资源消耗。在澳大利亚、加拿大及英国的60岁以上人群中，每年由跌倒所致伤害事件需要住院治疗的比例为1.6～3.0/10000人。一项来自美国的研究评估了1100名独处71岁以上老人的跌倒发生风险及对生活的影响，研究显示跌倒事件显著伴随着老人的基本性及工具性日常活动下降，发生跌倒事件的老人相对未发生跌倒事件的老人活动受限率明显更高（24%对比15%），跌倒老人需要长期居住护理院治疗的概率随跌倒事件的次数及严重程度逐步增高。

与跌倒所导致的伤害事件相比，其直接导致的死亡事件相对较少，然而跌倒事件所致并发症却是65岁以上老人伤害事件死亡的首要原因，同时也是老人总死亡的第五位死因。一项来自美国的大型研究显示老年致死性跌倒事件发生率在65～69岁人群中女性为5.4/100 000人，男性为10.6/100 000人，而在85岁以上人群中女性高达106.4/100 000人，男性高达153.2/100 000人。这些跌倒事件也导致较大的经济损失。2000年美国所耗费的直接用于治疗致死性或非致死性跌倒事件的经费为2亿美元。中国目前有1.3亿老年人，每年至少有2000万老年人发生2500万次跌倒，直接医疗费用在50亿元人民币以上，考虑到长期护理、家庭成员工作损失等其他因素，经济损失预期将会更高。

三、跌倒的危险因素

老年跌倒事件通常由多种原因共同造成。依据世界卫生组织全球老年跌倒预防报告，老年跌倒的危险因素被划分为生物性危险因素、行为性危险因素、环境性危险因素及社会经济性危险因素四类。目前通过大量前瞻性研究已经确定的多个跌倒事件的危险因素，以下按类别主要危险因素进行简述。

生物性危险因素是指老年人个体本身所具备的不可改变的某些跌倒危险因素。随着年龄增长，老年人常伴随身体平衡性、步态稳健性、认知能力、心血管功能、对复杂周围环境的应急处理的下降，增加了发生跌倒的概率。同时老年人常伴随的某些慢性疾病也会增加跌倒的风险。目前已经确定的有关跌倒的生物性危险因素包括年龄、女性性别、下肢无力、平衡能力障碍、认知受损、风湿病、直立性低血压、眩晕、贫血等。

行为性风险因素主要与老年的行为活动、情感或生活方式等相关。行为性风险因素是潜在性的可控因素，是老年跌倒预防的重要方面。老年跌倒的主要行为性危险因素包括过度饮酒、多种药物使用（包括抗精神病药物、苯二氮䓬类、抗高血压药物及心血管药物等）、不恰当穿鞋、缺乏体育锻炼等。

环境性危险因素包括家庭内部及公共生活环境中的有关危害因素，常与老年人自身的身体情况存在交互。环境因素自身通常不会导致跌倒事件，但会增加其他危险因素造成跌倒的风险，这使得控制环境危害因素在预防跌倒事件的重要性尚不明确。常见跌倒的环境性危险因素包括楼梯狭窄、地面或台阶湿滑、地毯表面疏松不平整、光照条件差、人行道颠簸不平整、建筑物设计不合理等。

社会经济性危险因素泛指那些可以影响整体社会生活条件、社区应对跌倒事件能力及老年人自身经济状况的相关因素。跌倒的社会经济性危险因素通常包括低收入、低教育程度、居住条件落后、社会人际交流缺乏、缺乏社会健康服务资源等。

四、跌倒的预防策略和措施

目前已有大量证据显示大部分老年跌倒事件都与某些可发现并可控制的危险因素相关,许多针对性的预防策略已被证明切实有效。发生跌倒的风险在那些具有多个危险因素的老年人群中通常会更高,在同等可用资源条件下,许多预防策略在高风险人群中实施可以预防更多跌倒事件。跌倒的预防策略可针对单个或同时针对多个危险因素,以下对主要老年跌倒的预防策略进行简述。

(1) 身体锻炼:多项 Meta 分析证据显示身体锻炼在不同老年人群中(包括护理院居住老人或社区老人等)均可降低跌倒事件发生的风险。依据锻炼目的,锻炼可被分为步调及平衡性锻炼、力量性锻炼、柔韧性锻炼、动作锻炼、耐力锻炼及一般性锻炼,通常情况下那些针对主要提高平衡性的锻炼更加有效,针对多个锻炼目的的锻炼可降低约15%的跌倒事件风险(风险比 RR 为 0.85,95%CI:0.76~0.96)。

(2) 补充维生素 D:维生素 D 在人体骨骼肌肉健康中起到重要作用。老年人由于受到维生素 D 皮肤合成能力下降等因素影响,维生素 D 缺乏的风险较高。补充维生素 D 可安全有效地提高肌力并促进骨骼肌肉健康,进而降低发生跌倒事件的风险。Meta 分析显示补充维生素 D (200~1000IU/d) 可降低约14%的跌倒事件风险(RR 为 0.86,95%CI:0.79~0.93)。美国老年医学会目前推荐在社区老人中补充至少 1000IU/d 剂量的维生素 D 来预防跌倒事件。

(3) 辅助设施使用:在家庭或公共场所安装扶手、改善照明、使用防滑垫等措施可降低跌倒事件发生的风险。一项 Meta 分析显示针对家庭进行安全性评估并采取相应辅助设施可降低约12%的跌倒事件发生风险(RR 为 0.88,95%CI:0.80~0.96),其预防效果在高风险人群中及由专业人士指导实施的情况下最优。另有试验显示使用单透镜远视眼镜替代多焦眼镜,在冬季穿戴防滑鞋均可显著降低跌倒事件风险。

(4) 综合预防措施:综合跌倒预防策略是指针对不同老年个体所采取的多项个体化预防措施。目前已有多项研究对综合预防措施进行评估,有部分临床试验及 Meta 分析显示综合性预防措施可以降低跌倒事件的发生率,但另有部分研究显示无效。这可能与不同研究中综合预防措施的定义、实施条件、人群等差异引起。

(5) 其他:除上述预防策略以外,控制某些药物的使用、实行跌倒预防教育、改善营养膳食、控制低血压或其他心心血管疾病、治疗视觉疾病等也是预防老年跌倒的重要干预措施,但目前相当部分干预措施的有效性尚缺乏高质量证据支持。

第三节 交 通 事 故
一、交通事故的概述

交通事故伤害(road traffic injury)是老年人群意外伤害中第二常见的伤害事件。世界卫生组织将交通事故定义为道路上至少一辆行驶中车辆发生碰撞所造成的致命或非致命伤害。老年人群中交通事故发生率较其他年龄段人较低,但是由于体质虚弱,且常有慢性疾病,老年人群成为交通事故中最脆弱的人群之一,一旦事故发生,后果通常更为严重。随着全球老年化进程加深及交通设施的发展,老年交通事故事件在许多国家都逐步升高,所造成的经济负担较为沉重。世界各国正努力从提高道路使用者安全意识及知识、行为改变和改善环境设施等方面预防老年交通事故的发生。

二、交通事故的流行特征和疾病负担

老年交通事故的发生受国家地区及社会经济条件影响较大。2008 年在美国约有 3400 万 65 岁及 65 岁以上公民，占总人群 13%，其中 183 000 位老年人发生交通事故伤害，占整个交通事故伤害人群的 8%。在欧盟 27 成员国中，道路交通事故约占 65 岁以上人群总意外伤害事件的 20%，每年约有 11000 位老人死于交通事件。我国全国伤害监测系统 2006~2008 年分别报告 24 461、32 343、41 836 例老年伤害案例，其中 24.57%、22.61%、21.42%为交通事故伤害。

与大众观念相反，年龄增长并不会明显增加老年人交通事故发生率。平均来说，40~70 岁人群中每单位距离驾驶交通事故发生率最低，大于 70 岁人群中每单位距离驾驶交通事故的发生率有所增加，但即使是在 85~90 岁人群中，其发生率仍会低于 20~25 岁人群中相应的发生率，为 13~19 岁人群的 50%。这与老年人驾驶更为谨慎相关，研究显示老年人佩戴安全带的概率更高，且酒驾或在不安全驾驶环境下（下雨天、夜晚等）驾车的概率更低。但是，老年人群体质虚弱，一旦发生交通事故，后果通常更加严重。2008 美国 65 岁或以上老年人在整个发生交通事故人群中仅占 8%，但在总交通事故死亡人数中所占比例则高达 15%，其中在机动车驾驶交通事故死亡中占 14%，在行人交通事故死亡中占 18%。此外研究显示男性老人中道路交通事故的死亡率为女性老人的 1.6 倍，但是女性司机相对男性司机却更容易发生交通事故。

交通事故通常对于一个家庭的经济状况影响巨大，是造成家庭返贫的重要原因之一。此外，交通事故对整个国家社会亦造成沉重经济负担，全世界范围内每年约有 120 万人死于交通事故，所造成的经济损失在低、中、高收入国家分别约占总国民生产总值的 1%、1.5%、2%。全球每年交通事故所导致总体经济损失约为 5180 亿美元，中低收入国家中达 650 亿美元。在这些经济损失中，相当大部分与老年人群相关。由于受老年化影响，预期总体老年人群及老年驾驶员人群在未来几十年内会逐步增加，老年人群交通事故造成的经济损失比例也会随之进一步增加。

三、交通事故的危险因素

造成老年人道路交通事故的危险因素可大致分为老年人自身危险因素及外部危险因素两类。造成交通事故的因素复杂，对于同一例交通事故，通常涉及多项危险因素。许多危险因素与交通事故的关联强度尚缺乏流行病学定量研究。以下对主要危险因素进行简述。

从老年人自身危险因素来看，道路交通事故的发生与老年人认知、运动功能退化紧密相关。其中认知功能退化主要体现在记忆力及注意力受损，突发信息处理能力下降等方面。老年人运动功能的退化主要体现在运动迟缓受限，需要较长时间对外界做出恰当反应等。这些因素可能使得老年驾驶员不能注意到来自侧面的突发事件，不能快速准确地使用刹车、方向盘、变速箱等汽车设备，增加了发生交通事故的风险。对于老年行人，认知行动能力退化会造成老年需要更多的时间通过马路，对道路危险因子意识不到或不能做出恰当反应。除此以外，老年人通常伴随某些慢性疾病（如老年痴呆、风湿病等）及多种药物的使用（如苯二氮䓬类等），进一步增加了道路交通事故发生的风险。

老年交通事故的外部危险因素包括驾驶员的不正确驾驶行为、不恰当道路法律法规、不健全交通设施等。具体包括：①道路设计及建设质量差，未有考虑区分不同道路使用者，尤其是行人；②交通工具设计不恰当，在交通事故发生时不能提供足够保护；③道路安全法律法规没有严格实施，如酒驾、超速行驶等；④驾驶员视野受限等。

四、交通事故的预防策略和措施

造成老年人道路交通事故的危险因素复杂，通常需要从不同层面出发采取综合性措施对其进行预防。许多针对普通大众人群的交通事故预防策略同样适合于老年人群。总体而言，老年人道路交通事故的预防策略可分为提高道路使用者安全意识及知识改变、行为改变及改善环境设施三类，以下分别对其简述。

道路安全意识指道路使用者自发地主动地追求安全规避危险的意志意愿，道路安全知识是能够减少交通事故伤害的相关信息及认知。安全意识促进道路使用者学习安全知识，而安全知识则是实施安全行为的基础。提高道路安全意识及知识的方法：①大众媒体宣传（公益广告、安全宣传传单等）；②社区道路安全教育培训（包括针对行人、自行车及机动车使用者的安全知识教育培训等）；③机动车驾驶员安全教育培训；④加重违反道路法律法规的惩罚等（罚款、吊销驾驶证等）。

行为改变是预防老年道路交通事故的重要组成部分部分。研究显示多项针对行为改变的相关措施可有效预防安全事故发生或降低事故严重程度，如立法对所有驾驶员要求佩戴安全带可降低11%的死亡率，立法对自行车或摩托车驾驶者要求佩戴头盔可分别降低22%及26%的事故死亡率，对酒驾立法可降低26%的死亡率。此外，有效的行为改变还包括限制交通工具行驶速度，摩托车及自行车驾驶者穿着亮色外套，行人按规定穿行道路等。

改善道路环境，使用相关技术设施可减少道路交通事故的发生及降低事故发生后果的严重性。有效地改善环境设施的预防策略：①交通灯合理设计（避免冲突指示，为行人预留充足通行时间等）；②行人穿行通道设计合理，无障碍物，确保行人及机车驾驶员均可方便注意到对方的通行；③道路设计为当地居民预留方便的人行道，与机车道保持恰当距离；④特殊公共场所（如步行街等）道路设计合理，限制机动车进入；⑤使用道路安全行驶设施（道路摄像头，监速装置等）；⑥提高机动车辆自身安全性设计（包括安全带、安全气囊、酒精自动检测系统、疲劳驾驶检测系统等）。

第四节 钝 器 伤

一、钝器伤的定义

钝器伤（blunt force trauma）一般定义为钝器作用于人体造成的无皮肤穿透破损的伤害。钝器伤包括硬物及身体部位（如拳头、肘、脚等）造成的伤害，致伤方式有击、扎、夹、碰撞、摩擦、挤压、踩踏等。国际疾病伤害及死因分类标准第十版（The International Statistical Classification of Diseases and Related Health Problems 10th Revision，ICD-10）中根据造成钝器伤的原因和意向进一步将钝器伤分为被物体击打造成的钝器伤，因与他人身体接触造成的钝器伤，有意的自我造成的钝器伤等类别。由于老年人生理功能减退，多伴随多种慢性疾病，心理状态的变化和社会功能减弱，使老年人成为发生钝器伤的高危人群。钝器伤可导致软组织损伤、骨折和身体内部脏器损害，并引起心理创伤，严重影响老年人身心健康。

二、钝器伤的流行特征和疾病负担

钝器伤是老年伤害中最常见的伤害类型之一。根据美国疾病预防控制中心2013年调查数据，60岁及以上老年人中非致死性的钝器伤发生率为0.7%，致死性钝器伤发病率为0.000 5%。我国不同地区流行病学调查显示60岁及以上城乡居民钝器伤发病率在0.11%~0.83%。2008年全国第四次卫生服务调查中报告 65 岁及以上老年人因跌落物体击伤的发病率在 0.03%~0.2%，造成 65 岁及以上老年人严重伤害原因中，硬物击伤占 2.9%，是第四位常见原因。根据全国伤害监测数据，钝器伤是我国第三常见的老年伤害原因，在全部老年伤害中构成比在 8.95%~9.87%（2006~2008 年），仅次于跌倒和交通事故。将老年伤害病例按照伤害意图进行分组后，钝器伤是造成故意暴力/攻击伤害的最常见原因，占全部故意暴力/攻击伤害的 66.51%（2008 年），且该比例有逐年上升的趋势。

目前我国鲜有研究将钝器伤作为一个独立分类，研究其对老年人群造成的疾病负担，缺乏因钝器伤致死致残的相关数据。尽管老年病例仅占全部伤害病例 1.81%（2008 年），但已有研究指出，老年人伤害的严重程度远大于儿童与成年人病例组，提示老年伤害是引起伤害致死和致残的重要原因。国外研究指出，钝器伤是造成头部、胸部和四肢严重伤害的重要原因。胸部钝器伤中，65 岁及以上老年人死亡风险是 65 岁以下人群的 1.98 倍。钝器伤发生后，一般需要系统的身体检查并做对应的临床治疗与康复，给个人和卫生系统带来负担。一项针对我国伤害患者医疗费用分析指出，2006 年银川地区某综合医院 60 岁及以上人群因钝器伤住院中位费用为 11 825.95 元/人次，在各伤害原因造成住院花费中排第三位，此数字远高于其他年龄组因钝器伤住院费用中位数，基于我国钝器伤患者门诊费用的分析也指出钝器伤门诊费用相对较高，这些数据均提示我国老年人群中发生的钝器伤较为严重。考虑到我国人口基数较大，尽管没有直接的疾病负担统计数据，仍可估计钝器伤给个人、卫生系统造成较大的疾病负担。如果考虑到其他间接医疗费用，如家庭成员护理、工作损失等经济负担，钝器伤造成的疾病负担将更大。

三、钝器伤的危险因素

目前鲜有研究探索老年人群发生钝器伤的危险因素。从伤害机制上分析，老年人发生伤害的常见危险因素也可能是发生钝器伤的危险因素。这些因素包括外部环境因素，女性，高龄，合并基础疾病，社会因素（如社会角色转变、缺乏照料等），个体体质和心理素质等。从老年人钝器伤伤害分布特征上来看，故意暴力/攻击伤害可能是造成钝器伤的重要原因，这与跌倒和交通事故伤害有显著不同。这提示行为因素和心理因素可能在钝器伤中起到重要作用。

四、钝器伤的诊断和治疗

已有研究指出，专业、系统的诊断和治疗可以显著降低钝器伤患者发生伤残和死亡等不良结局的风险。由于钝器伤可引起包括头部、四肢、躯干等多个身体部位的损伤，应根据患者发生伤害的具体部位和伤害性质进行诊断与治疗。我国统计数据显示，钝器伤患者最常见的受伤部位为头部，占全部钝器伤 45.26%，其次是上下肢，占全部钝器伤 37.5%，其他部位合计占 17.24%（2008 年统计数据）。钝器伤可造成多种性质的身体和心理损伤，包括骨折、体内脏器损伤、体内气管血管损伤、软组织损伤及心理创伤等。首先应迅速对患者进行评估，确认或排除严重威胁患者生命的创伤，保证气道通畅，血流动力学稳定。在稳定患者生命体征后，尽快进行专业治疗，针对伤害病因进行具体干预。

除了对老年伤害患者个体的诊疗外，卫生系统应建立钝器伤的快速诊疗反应机制。例如，在急救中心接到钝器伤患者报告后，应尽快对患者进行快速评估，并向拟接收患者医院的急诊科报告患者基本信息（年龄、性别），基本生命指征（血压、心率、呼吸等），受伤原因、部位和严重程度。这种策略可以增加医院急诊室的准备时间，提前与相关科室进行联络，准备诊疗设备和耗材，从而降低发生不良结局的风险。此外，应鼓励医院建立专业的创伤小组队伍，包含多学科医生和护士，为患者提供高效专业的诊疗干预。

五、钝器伤的预防策略和措施

伤害预防应根据具体伤害类型的危险因素来实施。由于目前鲜有探究老年人群中发生钝器伤危险因素及针对钝器伤预防策略的研究，预防老年钝器伤的有效策略和措施仍需未来研究进一步探讨。

第五节 锐 器 伤

一、锐器伤的定义

锐器伤（sharps injury）一般定义为锐器作用于人体造成的有皮肤穿透破损的损伤。锐器伤包括割、撕、削、切、砍、劈、锯等造成的伤害。ICD-10中根据造成锐器伤的原因和意向进一步将锐器伤分为接触玻璃造成的锐器伤，接触各类工具造成的锐器伤，使用锐器自伤，因他人攻击造成的锐器伤及无意锐器接触造成的锐器伤。老年人口因退休和年龄因素，逐渐退出社会工作岗位，因工作造成锐器伤机会减少，但家庭日常活动和劳动仍是造成锐器伤的重要原因。老年人由于身体机能下降，多合并多种基础疾病，发生锐器伤后，更易出现伤口迁延不愈，可能出现其他并发症状，严重影响生活质量。

二、锐器伤的流行特征和疾病负担

锐器伤是老年伤害中重要的伤害原因之一。根据美国疾病预防控制中心2013年调查数据，60岁及以上老年人非致死性锐器伤发生率为0.38%，致死性锐器伤发生率为0.0008%。我国不同地区流行病学调查显示60岁及以上城乡居民锐器伤发病率在0.16%~3.96%，不同地区和年代调查发病率数据相差较大，可能由于各地区不同时点人口特征上的区别和调查使用的伤害定义等因素有关。2008年全国第四次卫生服务调查指出65岁及以上老年人锐器伤发病率在0.02%~0.15%，造成65岁及以上老年人严重伤害原因中，锐器伤占2.3%，是第六位常见原因。根据2008年全国伤害监测数据，锐器伤是我国老年伤害第四位常见原因，在全部老年伤害中构成比为6.49%。我国老年锐器伤分布呈现出农村高于城市的特征，可能与农村老年居住者参与田间和家庭劳动较多，基础设施建设相对薄弱有关。

目前鲜有研究探索我国老年人群中锐器伤造成的疾病负担。锐器伤一般伴有皮肤破损，严重影响受伤部位的正常活动。老年人群中慢性病患病率较高，特别是老年糖尿病患者，经常出现伤口迁延不愈，增加发生其他并发症的危险。因锐器伤大多伴有开放伤口，需要专业医护人员处理，因此锐器伤患者在各类伤害患者中，有较高的就医比例，增加个人和卫生系统的负担。有调查显示，我国门诊锐器伤患者平均就诊费用为299.88元（2003年），因锐器伤住院患者平均花费为2837.7元至5354.06元不等（2005年茂名，2006年银川）。

三、锐器伤的危险因素

目前针对锐器伤危险因素的研究多针对职业伤害，特别是医护人员在工作中因职业暴露造成的锐器伤。由于我国大多数老年人已不再从事有偿生产活动，职业暴露不再是老年人锐器伤的主要危险因素。从锐器伤发病率的分布上来看，不同研究均指出农村地区老年锐器伤发病率高于城市地区，提示农业劳动和家庭活动可能是老年人群发生锐器伤的危险因素。农村地区较高的锐器伤发病率也可能与农村地区基础设施建设相对落后有关。除环境因素，个体水平上的特征也可能是锐器伤的重要危险因素。老年人视力、肢体反应速度和灵活性随年龄逐渐下降，在进行家务劳动和其他活动时更易发生锐器伤害。此外，调查数据显示我国老年人群锐器伤发病率女性高于男性，这与女性人群参与家庭劳动较多密切相关。

四、锐器伤的诊断和治疗

我国调查数据显示，老年锐器伤性质多为开放性伤口和浅表伤口。对锐器伤的诊断和治疗应根据具体伤害部位和伤害性质实施。2008年统计数据显示，我国锐器伤患者最常见的受伤部位为上肢，占全部锐器伤患者54.57%，除上肢外，头部和下肢锐器伤也相对常见，这三个部位锐器伤合计占全部锐器伤82.98%。对锐器伤及时、专业的治疗干预可以降低发生并发症和不良结局的风险。除了常规医疗干预外，对老年锐器伤患者应注意了解致伤原因，是否为有意自残/自杀，对有意致伤患者应进行心理评估干预和随访，降低未来发生锐器伤甚至自杀的风险。

五、锐器伤的预防策略和措施

因目前针对老年人群锐器伤研究较少，有效的预防策略和措施仍需未来进一步研究。城市社区中可对老年群体进行健康宣教，鼓励老年人做力所能及的家务劳动，劳动时做好自我保护措施，如缝补衣物时佩戴眼镜，使用刀具加工食物时可使用护手、防切手套等，尽量远离可能导致锐器伤的潜在致伤因子。对农村老年群体应结合当地实际情况，避免一些发生锐器伤高风险的农业活动和家庭劳动。鼓励社区和家庭创造老年人安全居住环境，减少锐器暴露风险。

我国伤害监测数据显示，在老年病例自残/自杀致伤患者中，使用锐器是第二位常见自残/自杀手段，仅次于中毒。这提示除外上述环境、个体水平上预防无意锐器伤之外，应重视老年人群心理干预，结合预防老年人自杀的相关策略和干预措施，减少故意自残/自杀带来的锐器伤害。

第六节 展 望

随着对意外伤害的研究逐步深入，意外伤害不再被认为是随机事件，而是可防可治的健康问题，如通过改进交通政策等法律法规，交通事故死亡率在主要发达国家（美国、加拿大、法国、瑞士、澳大利亚等）从20世纪80年代至今都下降了50%以上。许多国家政府逐步意识到对于老年意外伤害事件问题进行深入研究的重要性。美国、欧盟等国家地区已经建立起了比较完善的老年意外事故监测平台，这些平台为老年意外事故分析、制定及实施相应预防措施，监测预防措施实施效果等提供了良好的基础。这些国家地区对于各类具体意外伤害也实施了一系列干预措施，在跌倒、交通事故等方面取得了比较明显的效果。

然而，在过去几十年中所取得的有关老年人意外伤害预防相关成绩大多出现在高收入国家，在发展中国家所取得的进展有限。世界各国均要加大投入，尤其是注重对各种预防策略的经济学研究，以获得更大的社会收益。此外，老年意外研究目前主要集中在跌倒、交通事故等方面，在钝器伤、锐器伤、动物伤等方面研究相对较少，相关预防策略也缺乏充分的证据支持，各种伤害种类方面的研究投入需要保持平衡。对于老年意外伤害的预防虽然是首要目的，但救治已然发生的意外伤害、减少伤残、提高生活质量也同样具有重要意义。例如，墨西哥政府通过增加救护车数目、改进意外事故院前治疗的水平等措施，有效提高了意外伤害对个体救治的有效率，其相关经验值得进一步研究推广。

随着全球人口老龄化问题日益加深，老年人健康问题日益凸显。中国是老年化问题最为严重的国家地区之一，老年意外伤害的负担日益加重。但同时我国经济高速发展，工业化、城镇化速度加快，社会经济快速变革又为伤害的预防控制带来了机遇。老年意外伤害的防治需要多部门协调合作，社会、家庭和个人共同努力。在国家层面需要老年伤害预防控制纳入国家社会安全与居民健康总体规划，把伤害预防与传染病防治、慢性非传染性病防治放在同样重要的位置，贯彻预防为主的方针，加强伤害预防与控制；在社会层面需要加强宣传，提高意外伤害防护意识，提供有效社会支持；在家庭及个体层面提高健康保健知识，改变老年人不良、高危行为，减少危险因素，共同为老年人创造一个安全的生活环境，延长寿命，提高晚年生活质量。

（袁金秋　毛　琛）

思 考 题

1. 简介老年意外伤害的流行特征。
2. 分析老年跌倒的流行现状及流行特征。
3. 简述老年跌倒的主要预防控制措施。
4. 简述预防老年人发生交通事故的主要策略与措施。

第十二章 老年人群失能流行现状与保健策略

失能（disability）是指一个人在日常生活中主要活动能力或生活能力的丧失或受限，是个体健康测量的重要指标。世界卫生组织在 2001 年发布的《国际功能、残疾和健康分类》（international classification of functioning, disability and health，ICF）中定义失能为"功能损伤、活动受限和社会参与受限的状态"。随着年龄的增长，人们的一些高级的身体技能甚至生活自理等基本机能将逐渐受到限制。失能是老年人群最主要的健康问题，人口老龄化带来的一个重要问题就是失能老年人口的快速增加，失能不仅对老年患者及其家庭成员的健康和生活质量造成严重危害，而且会由此产生巨大经济负担问题。对于大多数老年人，无论其是否有身体机能损害，在家庭和社会上能够做自己想做的事是健康老龄化的重要组成部分，而缩短老年人生活不能自理的时间则是健康老龄化的目标。失能老人照护和保障工作是各国老龄工作的重点，我国也不例外。

第一节 老年人群失能流行现状与发展趋势

一、老年人口失能及其判定

（一）老年人口失能

按照国际通行标准，失能老人是指由于自身的身体障碍或认知功能障碍，丧失日常生活自理能力的老年人群，包括因年迈虚弱、残疾、生病、智障等而不能独立完成穿衣、吃饭、洗澡、如厕、室内运动、购物等任何一项活动的老人。老年失能可分为两种类型：第一类是增龄老化性失能状态，即随着年龄增长，受身体机能衰退或疾病影响，在老年时期出现失能状态，这类老人将在人生的最后阶段经历很多人生第一次机体功能障碍带来的困扰；第二类是发生于童年、少年，或中年时期的失能状态，如脊髓灰质炎、多发性硬化、脊髓损伤、脑瘫、类风湿关节炎等疾病引起的身体残障，伴随年龄增长，这些残障者进入了老年阶段，这类老人在其过去生命历程中，由于失能对其工作、独立生活及社会交往等的影响，对失能已有了充分的认识和接受。这两类老年失能中，以第一类占绝大多数，本章关注的主要是第一类随年龄出现的失能问题。

失能可以表现为身体失能（生活自理能力的缺失）、感官失能（视力、听力等方面受损）及心智失能（缺乏认知能力）。失能老人在老年人口中的比例即为失能率。失能率、失能老人规模是一个国家和地区开展养老机构、养老床位，为养老服务提供规划的主要依据，也是国家和地区制定社会保障计划的重要依据。

$$失能率 = \frac{60岁及以上生活不能自理人口数}{60岁及以上人口数} \times 100\%$$

（二）失能的判定

失能的判定主要通过医学检查、通过专门的量表由患者自我报告或进行身体的机能测试等。

失能评价量表有多种版本，不同国家、地区采纳、应用的尚不统一。Sidney Katz 在 20 世纪 50 年代提出了日常生活活动能力（activities of daily living，ADL）的概念，之后被广泛用于衡量人群生活自理能力状况的研究，尤其是对老年人群与残疾人群的评估。目前国际上对老年人群失能的判定主要通过 ADL 量表，ADL 量表包括躯体生活自理量表（physical self-maintenance scale，PSMS）和工具性日常生活活动量表（instrumental activities of daily living scale，IADL）两部分。前者的评估内容有 6 项：进食、穿衣、室内活动（上下床、站立行走）、洗澡、如厕、梳洗，这 6 项功能状态体现了个体基本自我照护能力。IADL 的评估内容包括洗衣、做饭、外出购物、打电话、服药、使用交通工具和理财等 8 项独立居住必备的功能。从这两者的定义可以看出躯体生活活动能力丧失的老人比工具性日常生活活动能力失去的老人更需要照顾，他们在未来的生活中已经失去了基本的自理能力，严重依赖他人提供的照护服务。

经躯体生活自理能力评估认定 1~2 项"做不了"的，定义为"轻度失能"，3~4 项"做不了"，日常基本生活行为需要依赖扶手、拐杖、轮椅和升降设施或他人帮助的，定义为"半失能"，即中度失能；认定 5~6 项"做不了"，日常生活行为完全依赖他人护理的，定义为"完全失能"，即重度失能。2006 年我国城乡失能老人中，轻度失能者占 84.3%，中度和重度失能者分别占 5.1% 和 10.6%。

另外，WHO 在 ICF 失能分类系统基础上，综合考量和总结以往失能或健康的测量，开发了一套失能评价体系，包括活动行走、自理照顾、疼痛不适、视力辨认、认知记忆、睡眠精力、情绪精神、人际交往等 8 个维度，同时结合总体健康状况自评、工作或家务的困难程度 2 个问题进行总结性测量评价。WHO 认为这 8 个方面最能代表人的身体、心理和社会 3 个维度健康状况，并在全世界推广该标准化的测量方法，以增强不同国家和地区间的可比性。例如，在 2002 年始的"世界健康调查（WHS）"及 2005 年始的"全球老龄化与成人健康研究"中均已应用这套失能测量方法。

二、老年人口失能流行现状与分布特征

（一）老年人口失能流行现状

2011 年由世界卫生组织和世界银行联合撰写的首份世界残疾报告指出，目前全球共有 10 亿多人存有某种形式的残疾情况，约占世界总人口的 15%，这些人在日常生活中面临很大障碍。其中 1.1 亿~1.9 亿成年人有极为严重的功能性障碍问题。由于全球都面临着人口老龄化趋势和慢性疾病的增多，残疾率不断上升。对于老年人而言，尽管随着科学技术的进步，老年人口的伤残率不断降低，但由于基数的增长，需要照护的失能老年人口总额依然在不断增加。

美国人口普查局 2010 年调查数据显示：65 岁及以上人口为 3859.9 万人，占总人口的 12.7%，处于失能状态的有 1923.4 万人，占老年人群的 49.8%，完全失能人数 1413.8 万人，占失能老年人群的 73.5%。运用 ADL 或 IADL 量表评估老年人生活自理能力时发现，在 1 个或多个失能域需要帮助的老年人有 605.1 万人，占老年人群的 15.7%，而在这些完全失能老年人群中，有近 50% 的人在 3 个及以上失能域需要他人的帮助。

由于统计口径不同，我国学者们对失能老人的比例测算结果不尽相同。在以往的研究文献中，我国老年人口的失能率通常在 2%~20%，如第六次人口普查数据显示，截至 2010 年末，全国失能老人约 3300 万人，占老年人口（60 岁及以上）总数的 19.0%，其中完全失能老人 1084.3 万人左右，占 6.25%。我国人力资源和社会保障部公布：截至 2014 年，60 岁以上老年人口达到 2.12 亿，其中将近 4000 万人是失能老人，约占 19.0%。失能人群的比例虽然不变，但是失能老年人群的规模增加明显，4 年间失能老年人增加 700 万人，增长率 21.2%。第四次中国城

乡老年人生活状况抽样调查数据分析显示：截至2015年底，我国60岁及以上老年人口共2.22亿人，占总人口的16.1%；失能、半失能老年人口数量较大，约有4063万人，占老年人口的18.3%；基于2015年中国健康与养老追踪调查，杨付英等（2016）利用ADL量表判定老年人失能率8.18%。黄雄昂等（2016）对杭州市调查发现，失能老年人比例为21.63%，这与2011年全国老龄工作委员会发布的《全国城乡失能老年人状况研究》报道的失能老年人占19.0%基本一致，但在国内为数不多的老年人失能状况调查报告中的失能比例普遍低于这个数字。这种波动与不同研究的样本量及其代表性不同有关，而所使用的评定量表及评价标准不同也是原因之一。

毋庸置疑的是无论现在还是将来，我国失能老人规模十分庞大，而老龄服务发展并不平衡，供求矛盾突出，政府和社会需对失能老人照护问题予以足够的重视。

（二）我国失能老人分布特征

1. 失能老人的年龄、性别分布　老年人群失能率随着年龄的增长而增大，低年龄组的老人生活自理能力明显高于高龄老人；且女性失能较男性严重。

美国50岁及以上人群研究（Jersey Liang等）发现，功能障碍随着时间的变化而逐渐恶化；同时女性不仅在功能障碍水平较男性严重，且在50岁之后，这种生理功能障碍使得自身功能下降的程度更为严重。

我国四次卫生服务调查关于老年人失能（参照WHS采用"工作或家务的困难程度"来测量总体失能）的资料分析（钱军程等，2012）显示：无论是2003年还是2008年，无论是城乡还是男女，总体失能率均随年龄组别的增大呈现快速增长的趋势，各老年组失能率多较其前一年龄组增加1倍以上。无论城乡和年份，女性的失能率均高于男性（表12-1）。同时分析还显示，各年份不同年龄组自理照顾能力达中度以上程度困难的比例也均随着年龄的增长而增加，尤其是80岁及以上年龄组10年间增加了181.3%（表12-2）。

表12-1　2003年和2008年中国40岁及以上中老年人工作或家务中度以上失能率（%）

年龄（岁）	2003年					2008年				
	合计	城市	农村	男性	女性	合计	城市	农村	男性	女性
40~49	1.9	1.6	1.9	1.7	2.0	2.6	2.1	2.8	2.6	2.7
50~59	3.2	2.4	3.4	2.8	3.6	4.7	2.6	5.5	4.3	5.1
60~69	6.1	4.8	6.7	5.5	6.7	9.9	6.1	11.6	9.0	10.8
70~79	12.9	12.3	13.3	12.1	13.6	19.8	14.6	23.0	18.6	20.9
80+	28.2	26.1	29.4	25.9	29.9	41.0	32.8	46.0	37.7	43.5

北京大学曾于2008年对我国22个省、市、自治区的16 566名65岁及以上老人展开日常生活活动能力、工具性日常生活活动能力及认知功能状况的调查，结果发现各项ADL障碍率均随年龄的上升呈现不断增高的趋势，且女性高于男性。其中吃饭基本上不存在障碍，特别是低龄老人；洗澡不能自理的老人比例最大，百岁城镇女性老人洗澡面临较大的困难，60.8%不能独立完成（表12-3）。

表12-2　1998、2003和2008年中国40岁及以上中老年人自理照顾中度以上失能率（%）

年份	40~	50~	60~	70~	80+	90+
1998	1.2	2.3	4.7	7.7	11.2	6.3
2003	1.1	1.9	3.6	7.7	16.5	6.3

续表

年份	40~	50~	60~	70~	80+	60+
2008	1.5	3.1	6.9	14.8	31.5	12.4
增幅	25.0	34.8	46.8	92.2	181.3	96.8

从70岁以后，生活自理困难的比例上升明显，且男女两性随年龄上升的差距逐步放大。

有研究显示，百岁及以上女性老年人口的失能率比男性高出41%。女性失能率高于男性的原因可能与女性比男性长寿有关，并且有些疾病女性患病率高于男性，如骨质疏松的骨折率女性是男性的1.4倍。因此，随着我国人均期望寿命的不断增加，高龄失能老人群体逐渐壮大，尤其是女性。

表12-3 2008年性别、年龄别和城乡老年人各项日常生活活动障碍率（%）

组别		吃饭	穿衣	如厕	控制大小便	洗澡	室内走动
性别	男	5.0	7.6	7.3	3.8	14.1	6.3
	女	9.1	13.8	14.7	6.6	25.4	12.9
年龄（岁）	65~69	0.5	1.0	0.6	0.2	1.4	0.6
	70~74	1.6	2.0	2.3	1.2	3.0	1.9
	75~79	1.7	2.6	2.6	0.9	5.2	2.3
	80~84	2.7	3.8	3.9	2.0	7.7	3.3
	85~89	4.3	6.4	6.5	2.5	12.8	5.3
	90~94	7.1	10.8	11.4	5.1	21.8	9.6
	95~99	12.3	19.4	19.4	9.8	31.5	17.9
	100+	17.9	27.2	28.4	13.4	49.3	24.8
居住地	城镇	8.2	12.5	13.0	6.4	24.4	11.3
	农村	3.8	10.4	10.7	4.7	18.2	9.3

2. 老人失能的地区分布 中国老龄科学研究中心调查数据显示，2006年和2010年城市老人失能率（5.0%，4.76%）均低于农村（6.0%，6.83%），但城市中度与重度失能占比高于农村。从地区分布情况看，东北地区最高为8.8%；其次为西部地区（7.4%）；中部地区（6.7%）；东部地区最低为4.8%（图12-1）。

国家四次卫生服务调查数据分析也发现，无论年龄和年份，农村的失能率均高于城市（表12-1）。这与城市老年人享有较好的物质生活和医疗条件、重视健身运动，而农村老年人物质生活相对贫乏，通常继续从事劳动且工作条件较差，医疗保障水平较低，因病致残、因残失能较多等有关。

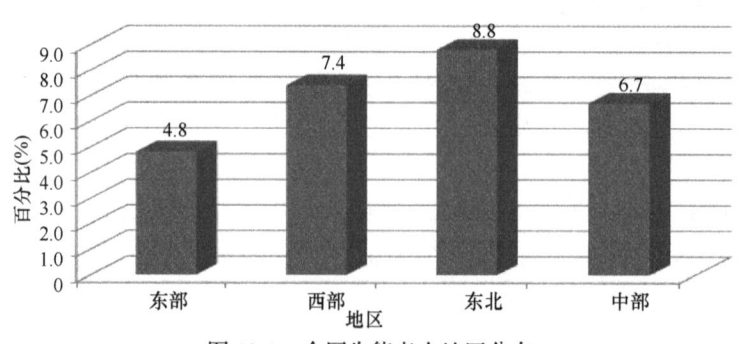

图12-1 全国失能老人地区分布

城乡和地区的差别表明,老年人群失能往往与经济发展水平及医疗资源配置有很大关系。经济越发达地区,医疗资源越丰富,其配置也越合理,老年人医疗保健工作能够到位,从而老年人群的失能比例也越低。经济较落后地区,医疗资源匮乏,老人不能得到及时有效的治疗,失能率较高。

3. 老人失能的时间趋势 WHO预计到2050年时,发展中国家日常活动需要他人帮助的老年人数量将增至原来的4倍。

根据我国卫生服务调查结果显示,2008年我国60岁以上老年人失去自理照顾能力达中度以上程度困难的比例(12.4%)比1998年增加了近1倍(表12-2)。

中国老龄科学研究中心曾依据2000年、2006年和2010年的调查数据,运用环比平均增长法,假设我国失能老年人占老年人口的比例变化趋势在2000~2010年保持不变,预测出2015年我国失能老年人占我国老年人口的比例,进而计算出该年我国失能老年人口为1239.8万人(表12-4)。该中心的研究显示,失能老人占老龄人口的比例虽呈下降趋势,但失能老人的规模却在逐步增加。

表12-4 我国2000~2015年失能老年人口变化趋势

项目	2000年	2006年	2010年	2015年
重度失能(%)	0.50	0.68	0.84	1.08
中度失能(%)	0.34	0.33	0.32	0.31
轻度失能(%)	5.83	5.41	5.15	4.83
失能人口(万人)	845.9	910.0	1084.3	1239.8

钱军程等(2012)利用前四次国家卫生服务调查中有关老年人失能资料,根据年均增长趋势和不得超过最大失能率两个条件来预测我国2010~2050年各年龄别总体失能人数,结果显示:至2020年中国60岁及以上老年人的失能人数(做家务中度以上困难)翻了一倍,达6402万人,2030年以前为老年失能人口的快速增长期,那时将达9162万人,而后进入平缓增长,每5年约增加1000多万,2050年将达至1.4亿,占那时4.4亿60岁及以上老年人口的31.8%,这将是2010年的4.3倍(表12-5)。

表12-5 测算2010~2050年我国40岁及以上中老年人总体失能人数(万)

年龄(岁)	2010年	2015年	2020年	2025年	2030年	2035年	2040年	2045年	2050年
40~	687	959	837	756	864	882	772	697	670
50~	883	1 415	1 729	1 845	1 588	1 459	1 678	1 713	1 501
60~	1 146	2 034	2 297	2 564	3 102	3 316	2 907	2 694	3 116
70~	1 263	1 871	2 278	3 088	3 440	3 931	4 889	5 248	4 620
80~	928	1 553	1 827	2 099	2 620	3 603	4 199	5 181	6 486
60+	3 337	5 458	6 402	7 751	9 162	10 850	11 995	13 123	14 222

通过对我国失能老人数量的分析,可以看出巨大的失能老人数量给我国的老年服务体系带来沉重压力。一是我国失能老人绝对数大,中国是世界上失能老年人口最多的国家,说明我国需要护理的老年人口数量是惊人的,失能老年人构成复杂,相应的护理服务是否匹配成为解决我国人口老龄化问题的又一桎梏,也是老龄化过程中暴露出解决难度较大的问题。二是我国失能老人的增长趋势成加速状态,到"十二五"末,我国需要长期护理的老年人将达到3 869万人,失能老人的迅速增长始料未及,老龄化速度远快于我国经济增速,中国未富先老的老龄化特点,加上失能老人增长率超前于现代化,如何应对老龄化中失能老人"洪峰"的严峻挑战,将会引起社会各方面的关注。

4. 老人失能的影响因素　老年人的失能率受多种因素影响。众多研究表明，年龄是影响失能的重要因素，老年人年龄越大，失能的风险就越大，因此，未来随着老龄化程度的进一步加深，失能老人的规模和比例还将不断上升。女性、患慢性病、脑卒中、骨关节炎、慢性支气管炎、视力障碍、痴呆及腰腿痛是引起老年人失能的危险因素。受教育程度高、家庭经济状况好、户外活动时间长和每周体育锻炼频率高等则是保护因素。此外，生活习惯、长期从事体力劳动、婚姻状况、居住环境等也都能影响老年人的生活自理能力。老年人的生活自理能力不仅仅是其躯体健康状况的反映，与更深层的社会经济发展水平和生态质量（含空气质量）等都有较大联系。

（三）我国老人失能状况的负面影响

我国是世界上失能老年人口最多的国家，失能老人不仅数量庞大、构成复杂，且呈加速增长态势。失能老年人群需要的不仅仅是疾病的治疗或康复，而是长期的护理和照顾，照护失能老人需要较高的经济、社会及个人成本，这就必然消耗大量的社会资源，尤其是完全失能老人。因此，随着失能老人"洪峰"的到来，家庭和社会对失能老人长期照护的责任与压力将明显加重，有效解决庞大的失能老人照护问题是一大社会难题。

1. 对传统家庭照护的冲击　我国传统社会的养老照护依赖于家庭。家庭养老照护模式贯穿了整个封建时代，老年人的养老照护理所当然地由其子女承担，新中国成立后孝道与尊老敬老的文化传统依然得到很好的传承。除了文化传统以外，家庭养老照护模式在一定时期内能得到较好的维持，也与当时老人普遍寿命较短、子女照护负担较轻有关。随着人类期望寿命的延长和疾病谱的变化，老人带病失能的生存时间也在延长，其所需的长期照护对家庭带来巨大冲击。国内外研究均表明，对失能老人的照护会影响照护者的生理健康、心理健康，增加家庭经济压力。主要表现在提供长期照护者患病率、入院率及的死亡率高于一般人群，且出现精神疾病的可能性增加；与此同时，在经济社会照护失能老人的机会成本逐渐提高，长期照护意味着要消耗大量的时间支出，照护者工作时间在减少，由此可能导致家庭的收入降低、经济负担加重。而"四二二"或"四二一"的小型化家庭结构模式，使家庭照护人员选择有限，下一代往往难以满足上一代的照护要求，由此容易产生代际矛盾，久而久之，在重压之下子女对老年人所应尽的照护义务视为累赘、产生排斥的现象会日益增多，代际矛盾也会逐步增大，一旦逐代传递将会对整个社会的道德规范产生严重的负面影响。

2. 机构养老照护服务压力骤增　我国的养老机构发展起步较晚。新中国成立后所设立的养老机构，起初是照护孤寡老人的社会慈善机构，隶属民政部门。20世纪80年代后期机构照护服务对象开始向全社会开放，投资主体亦呈现多元化趋势，至今我国养老照护服务已取得很大进展，但与日益膨胀的失能老人照护需求相比，发展相当滞后，面临的压力骤增。我国失能老人的迅速增长始料未及，据调查，全国约有1400万老年人要求进入养老照护机构，但目前各类机构能提供的床位不足200万张，供求严重失衡；同时，养老照护服务人员的培训也严重迟滞。目前我国有将近4000万失能与半失能老人，需要超过400万的护理人员，但截至2015年底，我国注册护士总量仅324.1万人，即使全部配给失能老人的照护仍存有较大的缺口。我国目前养老机构从业人员多数是进城务工人员或就业困难人员，专业护理知识严重匮乏，这与失能老人专业性、细致化的照护服务要求相差甚远。随着老年失能人数的增多，老人的长期照护已由单纯的家庭问题渐渐演变成一个普遍的社会矛盾，面对社会对机构长期照护的广泛需求，快速发展机构养老照护服务已迫在眉睫。然而基于机构养老照护服务的现状，如何使其健康有序地发展又将面临严峻的挑战。

3. 导致老年人生活质量下降　衣食住行是人类最基础的生理需求，当这些需求无法得到满足时对生存质量的影响不言而喻。调查显示，失能老人对生活质量的满意度随失能时间的延长进一步降低。失能老年人的衣食住行不同程度地需要依赖他人的照顾,然而,当前我国失能老人无论是在家庭还是在机构都难以得到专业和系统的照护;同时,随着老人活动能力的降低,社会交往减少,情感上能够得到的支持更加匮乏。当失能老人在基本生活照料需求上难以得到满足,精神层面上的要求则更难以企及。因此,与正常老年人比较,失能老人因行动不便使获得必要的生活、心理、卫生服务都成为困难,导致生活质量降低,更容易患抑郁,部分失能老人认为自己已成为家庭负担而心灰意冷,也有家庭照护者视老人为负担进而出现虐老现象。在老人生命的晚年,一个相对较长的时间内,基本的生理与情感需求无法得到满足,无疑会严重影响老年人的生活质量。

4. 对经济发展和稳定存有潜在不利影响 在家庭层面,失能老人家人因为照护义务不得不放弃工作,在一定程度上造成社会劳动力的短缺。随着失能老人的增多,劳动力短缺现象可能进一步加剧,这在短期内也将影响到经济的发展。而家庭照护成员本身在年轻力壮时期选择退出职场,不仅失去了提高自身技能、谋求更好发展的机会,且个人的医疗和社会保险会因断供而面临难以延续的风险,影响到他们自身未来的养老保障。

在社会层面,随着社会财富、财政收入的不断累积,政府的财政支出必然会更多地向民生倾斜,政府在老年长期照护中所负担的各项费用也将随老年人口数量与失能时间的增长而上升,在未富先老的前提下,这部分开支的增加会给国家财政带来压力,对经济的稳定带来不利影响。

第二节 老年失能的预防控制策略与措施

当前,老年保健重在预防的观念正日益受到重视,应对失能最有效的办法不仅仅是治疗,还包括预防与康复。积极探索有效预防控制老年人群失能的策略与措施对于降低老年失能率、提高老年人生活质量有重要意义。

一、老年人口失能的预防控制策略

(一) 三级预防策略

20世纪60年代,美国哈佛大学Kaplan提出了三级预防理论,将疾病的预防、保健、康复融为一体,是预防医学针对疾病的发生、发展过程中所处的不同阶段而采取的预防措施,分为一级预防、二级预防和三级预防三个层次。三级预防是慢性病防治工作与老年医疗保健的重要内容,也是老年失能预防控制工作的重要手段。

1. 第一级预防 第一级预防也称"病因预防",是减少失能的最有效手段。认识功能减退的影响因素是维持人群功能与阻止功能减退的前提。众多研究表明,失能的发生与因年龄增长而导致的生理功能减退和疾病有关,慢性病、老年性疾病及意外伤害是失能的主要危险因素,因此,预防老年人的常见病、多发病,可以减缓老年群体机能丧失的进程。

首先,由于慢性病的发生与不良的生活方式和行为密切有关,1992年WHO在《维多利亚宣言》中提出人类健康的四大基石"合理膳食、适量运动、戒烟限酒、心理平衡",这也是老年失能一级预防的基本原则。主要通过加强未失能老年人群的健康咨询、健康教育和健康促进工作,经常开展卫生保健知识的宣传,增强老年人对有害健康的行为生活方式及疾病发展与失能关系的认识,改变对不合理膳食等不良生活方式的态度,提高老年人的卫生保健科学知识水平和自我保健意识,促进建立健康的生活方式,如改善营养、经常运动、戒烟限酒、加强免疫、防止损伤意外等,有效阻止一些慢性病的发生,进而达到维护机体基本功能、降低失能比例的目的。研究证实,经常而规律的健身活动和家务活动对高龄老年人自理能力维持有保护作用,健身活动能维持老人的心身健康水平，有利于自理能力的维持。因此，可以组织与指导老年人参加合适的健身活动，如低强度的体育锻炼与文化娱乐活动等。

其次，对患有慢性病的老年人群加强管理，可以避免因疾病的发展或并发症的出现而带来基本功能的减退或丧失。以阿尔茨海默病为代表的认知障碍和以帕金森病为代表的锥体外系病是80岁及以上高龄人群功能依赖的独立危险因素，是导致高龄人群失能的首要慢性病，尤以认知障碍对功能的影响最为显著。脑梗死、脑缺血发作、睡眠障碍、服用催眠药、骨关节病、高血压和跌倒也是高龄老人功能依赖的独立危险因素；60～79岁的低龄老人功能依赖相关的危险因素依次为卒中、抑郁、认知障碍、锥体外系病、睡眠障碍、服用催眠药、跌倒、心血管病、骨关节病、听力障碍等。社会参与、体育锻炼、摄影、读书报、益智游戏等业余活动对老人功能均具有积极保护意义。

美国一项老年健康队列研究（2001）表明，关节炎困扰着60%的65岁及以上的老年人，关节炎老年患者机体失能的可能性加大，他们的日常生理活动减少，而缺乏日常生理活动的活力将导致生理功能的减退，并增加了老年照护的费用。针对可能存在的限制老人生理活动的因素，制订相关的健康干预计划，减少人群的功能减退或延缓机能丧失的进程，可以达到失能一级预防的效果。由于70岁之后的失能发生率明显上升，65～70岁期间成为失能一级预防的关键时期。

2. 第二级预防 第二级预防也称为"三早"预防，即早发现、早诊断、早治疗，是防止或减缓失能进程而采取的措施。失能的主体人群是老年人，一般建议70岁及以上老年应进行失能危险因素筛查，主要通过对行动能力、肌肉力量、平衡能力、感觉功能等方面进行测试、评价，以早期发现可能导致失能的危险因素并消除它。

周期性健康检查作为整合临床医疗和预防保健的重要措施，是及时发现无症状隐匿性恶性疾病、监测主要脏器结构和功能状态、预测和防止慢性病发展恶化、及时采取适当保健措施、延缓机体衰老的有效手段。

定期健康检查已被越来越多的老年人所接受和采纳。通过定期体检，可以筛查出功能完好或已有功能减退的无症状老年患者，对他们及时采取适当保健、治疗措施，有效地减缓一些疾病的进程，提高疾病的诊治效果，进而阻止或逆转由疾病导致的功能减退和生活能力的下降，降低生存质量损失。对于已有功能减退的老年人群，及时给予生活指导，制订训练计划，使得功能恢复或减缓功能减退的进程。对于因慢性病的进一步发展或出现并发症而导致失能的老年人群，在关注功能恢复的同时，应加强对慢性病及并发症的治疗，防止出现新的并发症造成失能状况的恶化。

3. 第三级预防 第三级预防通常主要针对已经失能、不可逆转的患者，通过采取适当的治疗和康复训练手段，防止进一步发展，尽可能减轻病残的程度，保护好残存功能并最大限度地发挥作用，使老年人带病正常生活，提高失能老年人的生活质量。失能时的照顾同样是不可或缺的，该阶段可视为失能的"临床期"照顾，即失能老人长期照顾。失能的进一步发展将会导致生理功能的进一步丧失，使失能的程度加深，并会引起一系列的连锁效应，如精神状态异常、内分泌紊乱等生活质量下降。失能老人需要的长期照护，不仅仅局限于日常生活的照护，还应关注失能老年人的心理变化，大多数老年人很难接受失能的现实，易于产生焦虑、恐慌和抑郁等负面情绪，加重思想负担，此时更依赖家人的陪伴。家庭及社区应为失能老年人参与社区活动提供便利，使失能老人能更好地融入社会，发挥自身余热，以便减少老人独处，避免胡思乱想。社区卫生人员应为失能老人提供上门医疗服务，更多地关注失能老年人的生理、心理变化，并对失能老人照护者进行简单培训，给予日常生活指导。

(二)个人-家庭-社区干预一体化策略

老年人失能的预防干预需要依据风险因素的特点和享有的资源条件从个人、家庭和社区三个层面分别展开,并实现一体化管理。

1. 个体干预 个体健康和群体健康密切相关,老年人群健康必须建立在老年个体健康的基础上,针对社区老年失能实施个体化干预是最基本、最有效的手段。每个个体在老化过程中均受到这样或那样的失能风险因素影响,为此,应针对各风险因素从个体角度实施干预,如通过健康教育提高老年人自我保健意识,促使老年人自觉形成良好的行为和生活习惯等,全面、适量、均衡地摄入营养,生活规律,睡眠充足,适量运动,增强体质,以延缓衰老、抵抗疾病;提高日常安全防护意识,防止摔倒,以减少伤残;同时,克服由于生理年老和体力减退所带来的心理障碍和意志消沉,继续保持旺盛的精神状态、避免消极依赖心理,处事坦然、心理平衡;国内外研究表明:科学的、良好的教育和精神文化生活是老年人生活质量和健康状况的前提和根本保证,故还应引导老年人积极参与社会文化活动,提高心理健康水平。强调失能老人的参与性,完善慢性病自我管理,WHO 提出要促进老年人自我护理,尽量发挥其在初级和长期保健服务中的优势和能力;失能老人必须改变他们的生活方式,学习和发展新技能,并积极参与自身保健,与卫生保健组织相互作用成功地管理他们的疾病,卫生保健人员也必须支持老人的努力。Cammu 等对 45 例压力性尿失禁患者盆底肌肉锻炼治疗 10 年的结果随访发现 53%的患者有效,其疗效可持续 10 年;杨秀芹也报道高血压患者自我监测血压对发现、诊断、治疗高血压都有很大的帮助。总之,重点是促进老人建立健康生活方式,阻止吸烟、酗酒、饮食不当等各种促成或加重慢性病的危险因素;通过各种干预方式使每个老年人健康期望寿命尽可能得到延长并最大限度地维持生活质量,实现健康老龄化。

2. 家庭干预 家庭是基于婚姻和血缘关系上建立起来的一种社会组织形式,具有情感、生育、经济、社会化和健康照护等多种功能。家庭养老目前依然是我国老年人养老的主要方式,作为老年人生活的重要场所,他们的心理、行为和生活方式在很大程度上受到家庭类型、结构、功能和关系等的影响,尤其是对他人依赖性强的失能老人。家庭是失能老人照护的最佳场所,配偶或子女是最优的照顾人选,应大力弘扬传统的孝道精神来保障家庭成员对失能老人的照护责任,在经济许可条件下,可请护工帮助以减轻家庭的照护压力,照护者可学习一些简易的日常照护知识和技能以更好地照护好老人。家庭的许多资源条件在老年失能危险因素的干预、增进老年人健康方面可以发挥重要作用,有些危险因素的干预主要在家庭的范围内落实,如老年人居室内环境的合理设计(光线、地面防滑、扶手、座椅等)以防止老年人跌倒;食盐摄入量的控制和平衡膳食以防慢性病等;有些个体行为危险因素的干预如戒烟限酒在家庭成员的支持下更易于实现。

因此,开展以家庭为单位的干预包括不断完善家庭养老功能、构建家庭照顾支持网络、为失能老人营造良好的居住环境、建立家庭健康档案、实施家庭健康教育在老年人失能的预防控制中显得尤为重要。

3. 社区综合干预 社区综合干预体现了防治一体化和三级预防的综合,可以全方位降低社区老人对失能风险因素的暴露,控制慢性病、老年病和意外伤害的发生发展,降低发病率、致残率、失能率和死亡率。为社区老年人提供综合性的失能预防干预要依据社区的环境、文化等背景情况,掌握和调动所有可利用的社区资源。

由于家庭养老功能的逐渐弱化,老年人长期照护服务社区化将是大势所趋。要建立和完善社区老年服务设施和机构,如建立老年活动站,开展琴棋书画、阅读欣赏等文娱活动,以维护老年人身心健康;建立社区服务站(community setting)及社区小型服务机构,包括日间照料中心（adult day care center）、老年人居家服务（home based setting）等，特别是给予家庭失能老年人照护以技术支持和服务支持等，减轻家庭长期照护失能老年人的压力；建立小型社区养（敬）机构，为迫切需要养老院养老的失能老人提供养老床位。

老年失能问题是社区卫生服务关注的重点。社区卫生机构应从社区层面依据社区诊断结果和疾病防治规划的需要，对社区不同老年人群有计划、有组织地实行疾病预防、治疗、康复和健康指导等一系列综合的卫生保健活动，阻止、延缓和控制老年人日常生活活动功能的丧失；实行家庭医生责任制和家庭医生服务签约制度，开设家庭病床，并根据失能老年人医疗就诊需求，定期入户为他们的生活功能维护提供指导及治疗干预、努力降低其残障程度；对社区养老机构实行医生每周查房制度，处理日常失能老人的健康问题。对于需住院治疗的失能老人提供床位，切实解决部分老人的医疗需求；开设临终关怀病床，对于终末期的失能老人进行舒缓疗护。社区医生应熟练掌握家庭医生相关知识和各项技能，在现有养老床位及病床严重不足情况下，把社区卫生服务机构、社区老年活动中心、失能老人家庭及社区养老机构作为主要工作场所，联合社区居委会、社会工作者、志愿者和家属等各种力量，为失能老人提供集医疗、护理、心理疏导等为一体的综合性服务。

（三）社会支持干预策略

利用正式（由政府提供）和非正式（由家庭成员或亲人提供）社会支持是最常用控制机能缺陷和失能的潜在后果的策略。有越来越多的证据表明，积极的社会参与对失能老年人具有明显的健康促进作用。广义的社会参与包括与朋友和家人的交流互动、参加社区组织和活动、休闲活动和生产性活动。但一些社会因素和身体障碍因素可能会降低失能老人社会参与程度，如精神或身体健康问题（慢性抑郁症、疼痛、疲劳或生病等）、缺乏适合失能老人的无障碍环境、交通、座位和住宿等。而是否有适合失能老人的灵活工作时间、符合的特定人群人体工程力学的工作空间和同事的态度等会影响到其生产性的社会参与。通过社会支持干预可以有效解决这些问题，进而提高失能老人及其家庭成员（本身可能也是支持提供者）的生命质量和幸福指数。社会支持包括实际的支持、信息支持和情感支持。实际的支持通常是有形的、物质的支持，如公共场所设置的专门座位、洗手间、电梯，帮助做饭和送往医疗机构等。信息支持通常是提供咨询或指导意见，社会工作者往往担任这一角色，从案件管理到提供援助，服务内容广泛。情感支持一般是提供归属感和自尊感，主要由家庭成员和同伴群体在日常生活中体现支持，社会工作者等专业人员也可以提供这种类型的支持。

二、失能老人的照护需求与生命质量的提升

（一）失能老人的需求特点

根据马斯洛的"需求层次论"，人的需求从低到高依次是生理需求、安全需求、社交需求、尊重需求和自我实现需求五类，在较低层次的需求得到满足之后，人们就会有更高层次的需求，追求自我实现是人的最高动机。该理论还指出，需求是人产生某种行为的基础。因此，在研究失能老人的有关问题时，首先需要了解其真正的需求是什么，在此基础上提出针对性的服务与措施。

失能老人的需求也是多方面的。失能老人的生活照料无法自己实现，起居、做饭、打扫卫生等日常生活问题无法自行解决，这属于最基本的生存需求。失能老人还存在医疗康复方面的需求，老人失去自我照料能力最直接的原因就是疾病与意外事故，且失能后的意外事故发生可能性增加，生命安全需求也应得到关注。此外，失能老人一般缺乏独立社会交往的能力和条件，缺乏社会活动的参与，他们也具有精神慰藉方面的需求，希望得到关心、问候、爱和尊重。

1. 生活照料需求 主要是日常生活自理能力和操持家务服务方面的帮助。例如，由于白内障导致失明，以及由于脑卒中、类风湿关节炎而导致卧床的老人，需要在如厕、上下床等生活自理能力方面的帮助。操持家务的服务主要是洗衣、做饭等家务方面的帮助，对于那些有部分自理能力的老人，他们一般的日常生活可以自理，但洗衣做饭等工具性活动需要他人给予帮助。且因为大多患有慢性疾病，对饮食的要求也比较高，因此，他们最需要合理的饮食照料。其次，洗澡是失能老人最容易丧失的功能，也是一项对他们而言具有危险性的活动，因此，很多失能老人都希望获得卫生清洁服务、室内外活动帮助服务，还有一些老人需要代购服务及起居照料服务。这些服务需求与他们的失能情况息息相关，也是日常生活必需的。

2. 卫生康复需求 由于相当一部分失能老人都患慢性疾病，而慢性疾病也是导致自理能力下降或丧失的重要原因，因由于相当一部分失能老人都患慢性疾病，而慢性疾病也是导致自理能力下降或丧失的重要原因，因而需要更加专业的服务来帮助他们恢复或维持原有的机能。失能老人的生理和病理特征往往决定了其需要的不是短暂的急性住院治疗服务，而是包含长期照护服务和医疗服务在内，健康与社会服务共存的持续照顾，其中牵涉最多的就是医疗保障、康复护理方面的内容。失能老人由于行动不便及出行安全等方面的原因，还需系统、科学、综合、便捷、价廉的医疗服务。他们尤其需要就近的医疗服务。除此之外还有一些别的需求，如希望获得定期上门体检和保健、健康咨询、家庭医生、专业康复训练、陪同看病等。

3. 精神慰藉与社会交往需求 失能老人由于身体衰弱、行动不便或长期经受病痛的折磨，往往对自身的健康状况评价较差，并因此产生心理压力，容易产生比较复杂的心理活动，他们往往具有自尊心强、自卑和无价值感、敏感多疑、固执刻板、孤独寂寞等特点，他们对安全、舒适、归属、交往等方面有比较强烈的需要。照护者们往往无法理解和忽视老人的情绪，认为老人只要有人照顾就够了，却不知老人的精神健康与否也会影响身体状况。失能老人因为自身年龄及健康问题，很容易与外界隔离，再加上子女工作忙，很容易产生孤独空虚之感。失能老人对生活不太满意，对于改变自身精神状态需求较大。老年人的精神文化需求一般包括社会活动与社会参与。一方面，失能老人希望能够参加社会活动，增加社会交往，丰富自己的精神生活，摆脱孤独无聊现状；另一方面，失能老人虽然在生理和心理上不同程度的失能，但仍希望继续发挥余热，体现自身价值。

4. 临终关怀需求 向临终老人及其家属提供一种全面的照料，包括生理、心理、社会等方面，使失能老人在临终时生命得到尊重，症状得到控制，能够安宁舒适无痛苦地走完人生的最后旅程，让他们"活得有尊严，走得也安详"；家属的身心健康也得以维护。

（二）失能老人长期照护服务与生命质量的提升

一个人的生命质量（QOL）包括其在生理健康、心理状态、独立程度、社会关系、个人信念及环境六大方面的感受，同其在生活环境中的主观感受有密切关系。老年失能意味着生活自理能力的逐渐丧失和社会参与能力的大幅度下降，同时心理压力增大，容易出现沮丧、抑郁、焦虑、内疚感等负面情绪，形成一个恶性循环，导致其生命质量整体下降，叶芬等（2016）研究显示，城市社区居家失能老人生命质量显著低于普通人群。

长期照护（long-term care）一般是指为生活完全或部分不能自理、必须依赖他人照护的失能老年人群提供的生活照料、康复护理、精神慰藉、社会交往和临终关怀等综合性服务。失能老人生理、心理受损导致生活部分或完全不能自理，在一段较长时期内需要他人给予帮助，长期照护服务的目的就是要关注失能老人身体、心理和社会各个层面的需求，让老人得到更多的社会支持，从而提高其生命质量，让活在当下的老人感受到幸福与安宁，体会到生命的价值和意义，进而更好地安度晚年。郑豫珍（2010）在对政府购买护理服务对居家失能老人生命质量影响的研究中发现，接受政府购买护理服务的居家失能老人各维度生命质量评分均优于未接受政府购买护理服务的老人，接受居家日托服务的老人生命质量较高，未接受服务的重度失能、残障老人生命质量较低。

长期照护服务不仅仅是注重失能老人身体方面的需求，更多的是要将关注点放在其生命质量的构建上。失能并不意味着一定失去生命过程中的所有乐趣，也不意味着每天只能面对堆在案头的各种药物。长期照护服务不仅仅就是照顾好失能老人的饮食起居，而更应关注他们内在的感受，避免将他们置于被物化的境地中。照护服务是一种人际间的互动过程，这一过程应具有支持性和平等性，应赋予老人在照护过程中的参与感和自主感。照护过程也是一个整体性过程，这种整体性可以通过自我、他人及环境之间的和谐互动而存在，并因此被个体所感知到。这种和谐的互动其实就包含了失能老人自身的参与，他们在整个照护关系中并不仅仅是被动地接受，而是能表达出自身的需求，展现自己生命的活力与价值，并因此同照护者之间建立一种独特的联系，这种联系能让失能老人更为健康，能让失能老人感到踏实与安宁，是维护和提升其生命质量的重要元素。

第三节　失能老人的照护服务体系

失能老人的照护服务与保障问题对全球都是一个巨大的挑战。发达国家相继进入老龄化社会以后，失能老年人的长期照护问题逐渐凸显出来，我国当前所遇到的问题，很多在发达国家也都曾出现过。同一时期，由于各国社会经济条件和文化背景的差异，不同国家失能老人的照护服务体系也不尽相同。

一、国外失能老人照护体系发展现状

由于先行步入老龄化社会，许多发达国家的老年人长期照护体系的建立起步较早，失能老年人很早就被纳入保障体系范围之内。一些国家如英国、美国、德国、日本等已建立起相对较为完善的失能老人长期照护体系，服务水平和质量也较高。这些照护体系按照资金来源基本可以分为三种类型：即以德国、日本为代表的国家实行以长期照护社会保险为依托的互济型模式；以瑞典作为代表的国家实行以税收为依托的普惠型长期照护模式，而以美国为代表的国家则实行以商业保险为依托的救助型长期照护模式。

老年照护服务最早可以追溯到20世纪70年代英国倡导的社区照护政策。在此后的很多年里，各国纷纷制定了适应于本国国情的老年照护政策。德国作为现代社会保险制度的摇篮，社会保险制度相对健全和完善，1995年其所实施的长期照护社会保险计划，为"具有自然属性和生命周期"的个体人建立了一道社会安全网。除了正式的制度保障以外，德国为解决失能老人照护问题还采取了一种非正式的制度——老年互助模式。这个模式主要通过老人与老人之间、老人与单亲家庭之间及老人与大学生之间的互助来实现失能老人的照护需求。日本的老龄化程度非常高，1963年便颁布了《社会福利法》，开创了设施护理的服务模式，这也是针对日本国情的一种长期照护服务模式。为了朝社会化长期照护体系发展，在2000年实施了强制性的长期护理保险制度，并出台了《照护保险法》，这项政策减少了患病的失能老年人长期住院接受照护服务的情况，从根本上解决了失能老年人长期照护问题。法律规定国民应从40岁开始缴纳长期护理保险费，65岁以后可以在生理或心理出现疾病时享受保险福利待遇。

瑞典以税收作为资金保障建立了完善的失能老年人长期照护体系，由公共部门提供主要的照护服务。该体系在近几十年中发生了巨大的变化，老年人所需的照护服务内容在范围上有所

减小，但是更加追求高水平的服务质量。瑞典民众目前选择机构照护的数量在减少，更多的失能老年人依靠家庭成员养老，他们可以根据自己的需求直接购买照护服务。

20世纪90年代初，美国与德国一样面临着相似的与长期照护体系相关的社会问题。德国十几年长期照护方面的实践经验对美国失能老年人长期照护体系的制度建立有很多借鉴意义，但在20世纪90年代中期，两国的长期照护体系的资金筹措方面出现了分歧，1995年美国对失能老人的照护以医疗照顾为主，其所实施的长期照护保险是以商业保险机制为依托而建立起来的，很多的政策都聚焦在促进私人购买长期护理商业保险。但是两国都鼓励更多的失能老年人选择购买服务，同时为低收入的失能老人创造更多的居家、社区长期照护服务的选择。随着85岁以上老人数量的增长和其他社会问题的出现，到2030年美国老人的长期照护需求将会激增，这种增长将加剧当前照护系统中已经出现的一些问题，如低劳动力滞留、照护质量问题、技术缺乏，以及在费用承担上过度依赖个人自付及医疗救助资金等。

二、我国失能老人照护服务的发展现状

根据2011年度中国老龄事业发展公报，当前我国以居家养老为基础、社区为依托、机构为支撑的社会养老服务体系已经基本形成。

（一）失能老人照护服务现行模式

我国目前向失能老人提供的照护服务主要分为三大类：家庭照护、社区居家照护和机构照护。北京大学老龄健康与家庭研究中心开展的中国健康长寿调查（CLHLS，2011~2012），收集了全国23个省、市、自治区近万名65岁以上失能老人的照护信息，数据分析显示，家庭照护仍是最主要的照护形式（表12-6），城乡老人依靠家庭照护的比例分别达到81.3%和94.2%。接受居家照护和机构照护的失能老人比例较低，尽管农村也有约6%的失能老人接受居家照护和机构照护，但远低于城市失能老人的比例。男女性失能老人在照护类型的选择上基本相似。

表12-6 我国失能老人长期照护的类型（%）

类型	总体	农村	城市	男性	女性
家族照护	91.1	94.2	81.3	98.9	91.7
居家照护	4.9	3.1	10.7	6.4	4.2
机构照护	4.0	2.7	8.0	3.7	4.1
合计	100.0	100.0	100.0	100.0	100.0

1. 家庭照护 家庭照护相对于有偿的社会化照护而言，是指由配偶、子女、亲戚或邻居朋友等提供的照护，照护者多为子女或配偶，且以女性居多。

作为我国传统的养老模式，在目前的情况下，子女供养式的家庭照护依旧是老人长期照护的主要资源。其主要表现形式为共居式养老，即父母与子女居住在一起，子女履行赡养和照护年迈父母的责任。根据CLHLS提供的资料，从家庭照护的主体来看，儿子和儿媳是城乡失能老人家庭照护的主要承担者（表12-7）。而在城市家庭中女儿承担照护的比例与儿子相近，同样起重要作用。虽然绝大多数失能老人是以接受家庭照护为主，但也因性别而有差异，约1/4的男性失能老人依赖其配偶照护，而只有5%左右的女性失能老人得到配偶的照护，尤其是高龄失能老人靠子女或其他家人照护的比例男性是60%；而女性则有80%，女性靠配偶照护的仅占3.9%。这与女性老年人寿命相对更长，老年丧偶较多相符合。总体上说，高龄失能老人的照护

基本上以家庭子女照护为主。

表 12-7 家庭照护的主要提供者（%）

主要来源	总体	居住区域		性别	
	百分比	农村	城市	男	女
配偶	12.22	12.00	13.08	25.51	5.44
儿子	34.00	35.66	28.06	42.16	29.83
儿媳	25.09	27.51	16.46	11.05	32.26
女儿	16.47	13.05	28.07	10.64	19.44
女婿	0.78	0.77	0.84	1.77	0.28
儿子和女儿	3.55	3.78	2.74	3.96	3.34
孙子女	5.72	4.90	8.65	3.41	6.90
其他亲属朋友	1.80	2.07	0.84	1.50	1.95
朋友邻里	0.37	0.30	0.63	0	0.56
合计	100.00	100.00	100.00	100.00	100.00

从提供照护的子女性别来看，城市中主要由儿子和女婿照护的失能老人约占29%，主要由儿媳和女儿照护的约占44%；即使在传统习俗中更依赖儿子养老的农村，主要由儿子和女婿照护的占36%，而儿媳和女儿照护的失能老人占41%，表明女性相对更多地承担了老人的照护工作。中国老龄科学研究中心课题组等研究表明，中老年女性是失能老年人群家庭照护的主要提供者，而该人群也是慢性疾病的高发人群或患病人群。研究（杜娟等，2014）发现，家庭为失能老人提供照护平均时间为5年，平均每天照护时间12小时，且每天需8小时以上照护的老年人约70%，照护负担较重。

2. 社区居家照护 社区居家照护是以家庭为核心，以社区为依托，以老人日间照护、生活护理、家政服务和精神慰藉为主要内容，以上门服务和社区日托为主要形式，并引入养老机构专业化服务的照护服务模式。在家庭养老的文化传统下，让更多失能和半失能老人不离家、不离亲，在熟悉的社区环境下享受专业服务，能满足老人对社区的情感需求，并减轻家庭的照护压力。2008年我国十部委联合发布了《关于全面推进居家养老服务工作的意见》，民政部继2010年颁布《社区老年人日间照料中心建设标准》，2011年在老龄事业"十二五"规划中又提出了要建立以居家为基础、社区为依托、机构为支撑的养老服务体系，实现居家养老和社区养老服务网络基本健全的主要发展目标。自此，我国大力发展失能老人居家养老服务，各地都纷纷建设社区老年家庭照护服务中心，进行了不同形式的居家养老照护服务实践探索。

上海市2000年开始探索社区居家养老服务，2004年首次将其列为市政府实事项目，纳入政府财政预算，进入全面推进阶段。上海市老年学学会依托社会团体拥有的养、医、护的专家资源，推进高龄失能老人的社区和居家照护，2010年、2013年与静安寺街道先后试点"护工"照护培训、家属照护培训项目，如今均已成为政府购买服务标配。截至2014年底，居家养老服务人员有3.1万名，能够为29.5万名老人提供社区居家养老照护服务。全市共有老年人日间照料中心381家，为1.2万名老人提供全托、半托、临托等生活照料、康复护理、精神慰藉服务。另外，一种床位不超过50张的社区小型嵌入式长者照护之家于2017年在上海市中心城区和郊区城镇化地区街镇实现全覆盖。作为特大型城市养老服务供给模式的创新探索，社区长者照护之家既提供短期住养服务，也能提供日间照料，并且还能为居家养老提供"外卖型"上门服务，即日托或居家老人也可以在这里享受助浴、康复、老年课堂等服务。

杭州市政府针对失能老人建立了居家养老服务站，向社会组织和机构购买服务，到老人家中提供服务；西湖区以失能老人照护制度为依托，不断完善配套措施，各区镇村均建立了养老服务机构并配备了专业的养老护服务人员。2013年山东青岛也采取了政府购买的方式，对全市有照护困难的失能老人分别给予每月60小时的居家养老服务。北京，天津等城市也在社区建立了居家养老服务中心，除了向老年人提供日托、就餐等日常服务外，还对行动不便或者具有特殊需求的失能老人提供上门生活照料、康复护理等服务。但我国的社区居家照护服务模式建设地域差异显著，在中西部很多地区，居家养老服务尚未纳入政府财政支持范围，对居家照护服务的投入很少，且带有偶然性。

集家庭养老、机构养老和社区服务的多方优势于一体的社区居家养老照护模式已成为一种必然的发展趋势，其服务内容是全方位、多层次和个性化的，尽管各地做法不尽相同，但大体涵盖了生活照料、医疗卫生、精神慰藉、社会交往、临终关怀等失能老年人多方面的服务需求（表12-8）。尤其是像上海的社区长者照护之家，规模较小，能够避免建设大型养老机构面临的场地、资金、建设周期等硬条件限制。

表12-8 社区居家照护服务内容及其提供者

服务类别	生活照料	医疗康复	精神慰藉
服务内容	饮食起居	基本医疗	文化娱乐
	个人卫生	日常保健	社会交往
	室内外活动		情感援助
	家族保洁		临终关怀
	代购		老年教育
	其他		法律援助
服务提供者	社区服务中心	社区卫生服务中心	社区老年活动中心
	社会组织	专科医院	社区服务中心
	市场等	门诊	社区老年大学
			志愿者协会
			社会组织
			法律机构等
负责机构	民政部分	卫生部门	民政、卫生、文化、司法等部分
	老龄部分		

3. 养老机构照护 机构照护是指失能老人在养老院或老年护理院等养老照护机构中集体生活，由机构服务人员提供专业照护服务。伴随我国家庭的小型化、核心化等趋势的发展，机构照护成为失能老人接受长期照护的重要途径之一。我国的养老机构存在着多种形式，如社会福利院和敬老院、养老院、老年康复机构、老年护理院、临终关怀机构等。社会福利院与敬老院由政府或集体开办，前者主要面向城市"三无"老人，后者主要面向农村"五保"老人。养老院（又称老年公寓）是专供社会上有养老需求的老年人长期居住的养老机构，生活设施齐全、公用设施配套完善，通过向老年人收取一定费用，招收对象既有生活自理的老人，也有失能、半失能老人。老年康复机构和护理院主要收治因疾病导致生活不能自理的失能老人。临终关怀机构专门收留年迈久病、不久于人世的老年人。由于我国目前的大部分养老机构在功能和服务对象上存在交叉，加上城乡、地域、个人经济状况等条件的不同，失能老人分散在不同类型的养老机构中接受长期照护服务。

近些年来，严峻的人口老龄化加速了我国养老机构的发展，养老机构在数量与规模上呈现较快增长趋势。根据民政部统计，截至2013年末全国拥有各类养老机构已近4.5万家，养老床位达500多万张,每千名老人拥有养老床位25张;2014年各类养老床位达570万张,每千名老人拥有养老床位增长至27张。但尽管如此,与主要发达国家每千名老人拥有50~70张的水平还有较大差距(陈莹莹,2014);同时,目前机构床位并非全部用于失能老人,城市公办和民办养老院中入住了大量自理老人,农村敬老院也无力收住失能的五保老人。根据有关调查,入住机构养老的失能老人大约只占机构收养老年人的20%,占失能老人总数的10%左右。一些养老机构在招收照护对象时,仅招收生理功能未受损的老年人,多数真正需要机构照护的失能老年人却因习惯和经济原因未能得到住院机构照护。孙建娥等(2013)研究认为,机构照护费用较高(表12-9),加重了家庭及个人的经济负担,使失能老人被堵在了机构养老照护服务之外。

表12-9 照护费用及其占收入的比例

指标	家族照护	居家照护	机构照护
上一年的家庭周收入(无/周)	474.02	625.06	385.28
近一周照护总费用(无)	213.97	562.93	478.13
照护费用占收入的比例(%)	45.14	90.06	124.10

此外,杜国玮(2010)、景跃军等(2014)的研究表明,养老机构的硬件设施不足、服务人员构成比例不合理、专业护理能力较低,无法满足失能老人高质量的照护需求。这种需求与供给之间的严重失衡使得失能老人的生活困境不断加重。但养老机构的存在减轻了失能老人"对家庭的依赖、拖累家庭"的心理压力。

(二)存在的问题

纵观学者们针对失能老年人长期照护体系现状与问题的研究,我国失能老年人长期照护体系尚存在以下问题。

1. 存在制度空缺、体系功能不健全 家庭、社区和机构共同构成了失能老年人长期照护体系,但随着家庭结构的核心化、女性在家庭中的角色职业化及老年人疾病的慢性化与长期化,家庭赡养的功能日趋减弱;社区长期照护方面,服务体系建设进展缓慢,不论硬件还是软件方面都存在支持系统匮乏、管理体制不健全的问题,导致其发挥的功效不显著;机构长期照护方面,公办机构床位紧缺,应当得到长期照护的失能老年人常被机构排除在外。目前的社区居家养老方式虽然在一定程度上缓解了居家老人的养老困境,但是对需要日常照料与医疗护理的失能老年人来说效用较低,不能对失能老年人提供具有针对性的服务。总之,我国的失能老年人长期照护体系中,家庭照护人力资源不足,机构照护人均床位数量少且费用昂贵,社区居家照护尚处于起步发展阶段。

2. 长期照护服务供需矛盾尖锐 我国失能老年人的数量在持续增加,高龄化的危机越来越突出。随着家庭照护功能的弱化,对养老机构照护的需求日趋增加,但是养老机构并没有发挥其应有的作用,照护机构为失能老人提供的床位远远达不到实际的需求,目前约有超过3750万失能老人,2050年老年人口将达到峰值,此时需要长期照护服务床位大约3850万张,目前国内实际床位供给不足173万张,供需矛盾十分尖锐。而在公办机构床位短缺的同时民办机构照护的费用又高昂,普通家庭的失能老人单靠养老金无法负担这笔费用。

3. 失能老年人专属长期照护资源匮乏 不论是养老机构还是社区,为失能失智老年人提供的专门照护资源均不足,照护服务资金、设施、人员都十分匮乏。大部分的养老机构不愿接纳失能失智老年人,而愿意为失能失智老年人提供长期照护的机构也并没有在政策、补贴方面享受到优惠，无法有效激励养老机构为失能失智老年人提供长期照护服务。另一方面，照护资源条块分割明显，家庭、社区、养老机构的资源分散，各自单独发展，没有让长期照护体系的发展形成合力。

4. 长期照护筹资渠道单一 由于防范老年阶段失能失智风险的意识薄弱导致我国长期照护保险制度的缺失，使得长期照护服务费用没有稳定的资金来源，资金难以得到保障。老年人支付能力有限，无法单独支付照护费用，尤其是民办机构的照护费用，筹资渠道的单一性，缺乏市场培育机制，限制了长期照护体系的发展。在长期照护保险出台之前，由于医疗保险不对老年人长期照护服务产生的费用进行分担，导致部分参加医保的老年人将医院当成接受长期照护服务的场所，也带来了很多负面影响。

5. 照护人员专业化程度低 我国尚未形成长期照护体系的人才培养、输送体系，专业照护人员紧缺。按照1:3的失能老人照护比例，我国目前需要千万专业照护人才，但目前全国养老机构从业人员不足百万，且技能素质急需提升。机构照护人员普遍缺乏专业护理知识，大多是下岗职工或是就业困难人员及来自农村的进城务工人员，据民政部社会福利中心对全国养老机构数据直报系统中（截至2015年3月）23.9万从业人员的统计分析和2014年东中西部13个省市54家养老机构的调研发现，从业人员整体年龄偏大，"60后""70后""80后"人员数依次递减；学历水平偏低，高中以下文化程度者超70%；仅10%取得了相关职业证书，专业化程度非常低。且人员稳定性差，流失率一般约40%，广州个别民办养老机构流失率竟高达50%。有照护经验的人员很难保留，一些社会上的临时工也被雇佣进来，他们大多仅提供比较简单的家政服务和护理，而诸如医疗护理、精神慰藉等深层次的服务要求就很难达到。而家庭照护者由于未接受专业护理培训，照护也多往往缺乏专业性。

（三）建立和完善我国失能老人长期照护服务

我国老人长期照护体系尚不健全，在现有的经济基础上，建立符合我国国情的失能老人照护体系和制度是实现健康老龄化的重要内容，事关我国经济发展和社会稳定，需要在法律、制度、物质层面积极准备并采取切实可行的对策。

1. 完善老年保健相关政策法规 法律法规是国家实现老年社会保障建设的重要基础和保证。任何模式的形成与运行都需要有法律作为先行保障，加强对失能老人照护支持，必须要完善老年相关配套政策法律法规。目前，我国涉及老年卫生保健的政策法规还相对滞后，只有全国人民代表大会常务委员会颁布的《中华人民共和国老年人权益保障法》，且其更多地强调家庭对老年人的照护责任，但随着未来老年照护模式的多样化、社会化趋势，需要更加健全的法律法规体系为其保驾护航。因此，应对现有的法律条文进行梳理，使其系统更加完善，从而更好为失能老人服务。同时，需要制定更具有可操作性的法律，如失能老人在医疗、救助、补贴方面相关的法律，通过立法规范相关社会行为，建立老有所享、老有所乐的社会。各地方除制定相应规章制度外，也应强调对制度的执行与监督。

2. 加强社区居家照护服务平台的建设 社区居家照护应当是老年人长期照护服务的发展方向。居家失能老人对长期照护服务的便利性和可及性有较高的要求。社区是除家庭以外，最直接面对失能老人的责任主体。因此，建设老年居家照护服务社区平台至关重要。首先，应加强社区基础硬件设施的建设，这是社区平台完善的基础；其次，应建立和优先扶持提供各项失能老人照护服务的社区组织和机构，完善居家失能老人的社区支持网络；第三，以社区为平台，整合各类资源，发挥社区协调、组织、联络及具体提供实施服务的角色作用，共同为老人提供照护服务，提供更多上门式的便利服务。第四，通过法规与政策的引导，让更多的小型养护机构走进社区，使专业化的服务渗入家庭。

3. 加强对照护机构的规范与扶持，引入市场竞争机制　随着失能老人规模的扩大，需求的多样化，老年照护服务有很大的市场前景。失能老人的专业化照护离不开养老照护机构的发展，机构照护是失能老人长期照护服务体系的不可或缺的组成部分，面对发展稍显迟滞的照护机构加强规范与扶持十分有必要。在政府宏观调控下，通过政策上的扶持，吸引更多社团、民间组织进入养老照护行业，鼓励建立民办养老机构，不仅可以缓解失能老人照护供需不足的问题，还可将市场机制引入养老服务行业，使服务行业形成竞争机制，在利益驱动下不断促进自身发展，为老年群体提供更优质的服务。可将"政企分离"的原则应用到机构的发展中，促进机构多样性的形成。政府需建立一套较为完善的规章体系对养老照护机构的建设和服务等方面进行监管，严格准入标准和制定服务规范，以提高整个机构的照护服务质量和管理水平。

4. 培养专业化老年照护服务队伍　发展长期照护服务，人才及其培养是基础，我国长期照护的人力资源十分匮乏，整体呈现出的人员少、素质低、服务质量差的特征，阻碍了长期照护服务与老年人社会福利事业的发展。为此，要加快对从业人员进行失能老年人护理知识和技能的培训，在政府的调控下高校或社会组织可以开设专业的护理课程，通过专门院校培养、在职培训、岗位训练等多种途径，把照护人员培养为掌握专业社会工作知识和养护服务技能的专门人才，并定期进行业务考核，建立奖惩激励制度以不断提高其知识和技能水平；可以招收剩余劳动力，调整劳动力资源结构；可为下岗职工提供再就业机会，缓解社会就业压力；可以利用家庭资源，开展邻里互助活动，鼓励生活能够自理且没有家庭照护负担的退休老人，志愿或有偿参与到失能老人照护过程中，并定期进行培训，形成良性循环。此外，针对养老照护人员存在的工资收入低、社会地位低、劳动强度高等突出问题，急需探究从业人员合理的薪酬及福利体系、打通其职业发展的上升渠道并探寻养老服务智能化路径，多措并举建设和稳固养老照护服务人才队伍。

5. 拓宽资金筹集渠道，探索建立符合国情的长期照护保险制度　加大政府的养老补贴力度尤其是失能老人，尽可能地覆盖所有符合条件的群体，包括现金和药物。一些养老的机构及社区的规模、设施建设、服务等在一定程度都受制于资金，因此，开展慈善捐助、建立基金会、联系企业赞助等资金筹集方式，对一些接收失能老人的机构给予一定补贴或是优惠政策促进其更好地发展，有利于机构、社区照护服务的发展与完善。

长期照护服务体系的建立需要失能老年人经济支付能力的支撑，因此，应积极借鉴国外先进经验，尽快探索研究和建立适合我国失能老年人的独立于医疗保险体系以外的长期照护保险制度。也可以先从商业保险起步，待成熟后再逐步向社会保险转型，成为社会保险涵盖的一个重要强制性的险种，使失能老人得到专业化、规范化的长期照护服务，全面保障失能老人的生活质量。

（洪　倩）

思　考　题

1. 解释失能与失能老人概念。
2. 简介如何进行老年人失能状况判定。
3. 结合文献阅读，分析我国老年失能流行现状与流行特点。
4. 介绍老年失能的个人-家庭-社区干预一体化策略。
5. 简述失能老人的照护需求及提升其生命质量的对策。
6. 分析当前我国失能老人照护体系存在的主要问题。
7. 谈谈如何完善我国失能老人长期照护服务。

第十三章　老人失智症患者卫生保健

Dementia 来自拉丁语（de 意指"远离"+mens 意指"心智"），医学专业译称"痴呆"（又称"失智症"）"神经认知障碍"，社会服务部门和团体译称"失智症""脑退化症"，是一种好发于老年人的慢性或进行性综合征，由多种影响记忆、思考、行为和日常活动能力的脑部疾病所致。WHO 资料表明，2010 年全球失智症患者总人数约 3560 万，且每年以新增病例近 990 万的速度增长，预计每 20 年增长 1 倍，在 2030 年达到 6570 万，2050 年达到 1.154 亿。其中 58% 的病例集中在中低收入国家，预计到 2050 年这一比例将上升至 71%。失智症全球患病率高，对家庭、照护者及社会造成巨大的经济影响，并因此产生羞耻感和社会隔离，这都足以说明失智症已经成为全球性重大公共卫生问题。

失智症是全世界老年人残疾和依赖他人的主要原因之一。它不仅给失智症患者而且给其护理者、家庭和社会带来沉重的负担。根据国际阿尔茨海默病协会统计，在非死亡疾病中，失智症导致的经济负担位于第 11 位，占全球人均生产总值的 2%，是慢性疾病中使人失去能力的重要疾病之一。根据 WHO 的数据，失智症在残障负担方面超过了疟疾、破伤风、乳腺癌、吸毒及战争，并且在未来 25 年中（2005～2030 年），失智症的疾病负担将增加 76% 以上。据不完全统计，2010 年全球失智症成本负担约 6040 亿美元，2017 年已经增长至 8180 亿美元，其增长幅度比肩患病率的增长速度。

失智症患者发病后仍会生活许多年。如果给予适当的支持，许多患者可以而且应该能够继续参加社会活动，做出自己的贡献，享有较高的生活质量。因此，投资老年失智症患者卫生保健体系的理论和机制研究，改善失智症患者的诊断、治疗和护理，支持失智症照护者和他们的家庭，改善失智症的卫生保健和社会关爱就成为世界各国亟待完成的任务。

第一节　概　　述
一、失智症的定义及其阶段性特征

失智症是由脑部疾病所致的综合征，它通常具有慢性或进行性的性质，出现多种高级皮质功能的紊乱，其中包括记忆、思维、定向、理解、计算、学习能力、语言和判断功能，但意识是清晰的。认知功能的损害常伴有或偶尔以情绪控制和社会行为或动机衰退为前驱症状。

阿尔茨海默病是最常见的失智症类型，占所有病例的 60%～70%。其他原因的失智症有血管性失智症、路易体失智症及一组导致额颞失智症的疾病。不同亚型失智症之间的界限并非很分明，常常会有不同原因共存的混合型失智症。

失智症相关的问题可以分为早、中、晚三个阶段来理解。
（1）早期：第 1、2 年；
（2）中期：第 2 年至第 4、5 年；
（3）晚期：第 5 年以后。

这三个阶段只是一种大致的分法，有时患者可能迅速衰退，有时可能衰退较慢，而且并非所有失智症患者都会表现出所有的症状（表 13-1）。

表 13-1 失智症患者常见症状

早期	中期	晚期
早期常常被忽视。家属和朋友（有时专业人员也同样）认为是"年纪大了"，认为只是老化过程的正常表现。由于失智症逐渐缓慢起病，因此难以明确什么时候开始发病的 ● 变得健忘，尤其是刚发生的事情 ● 可能变得交流困难，如说话时找词困难 ● 在熟悉的地方容易迷路 ● 没有时间概念，包括日期、月份、年份、季节等时间 ● 在做决定和处理个人钱财方面有困难 ● 做复杂的家务有困难 ● 情绪和行为 √ 可能变得更被动，缺乏动力，对活动和兴趣爱好失去兴趣 √ 可能表现出心境改变，包括抑郁和焦虑 √ 可能偶尔会超乎寻常地生气或很有攻击性	随着病情进展，患者表现出的困难会更加明显，而且能力也更受限制 ● 变得更加健忘，尤其是近期的事件和人名；对时间、日期、地点和事件的理解有困难；可能在家里和社区也会找不到方向 ● 个人照护需要帮助（如如厕、洗漱、穿衣），不能顺利准备食物、做饭、洗衣或购物 ● 在不提供很多帮助的情况下无法独自安全生活 ● 行为改变，包括徘徊、反复提问、喊叫、缠人、睡眠紊乱、幻觉（看见不存在的东西或听见不存在的声音） ● 可能在家里或社区里表现出行为举止不当（如脱抑制、攻击行为）	最后阶段是患者几乎完全依赖他人，不能活动的阶段。记忆障碍非常严重，疾病的躯体表现变得更为明显 ● 通常不知道时间和地点 ● 难以理解周围发生的事情 ● 不认识亲戚、朋友和熟悉的物品 ● 无人帮助时不会进食，可能吞咽困难 ● 协助自理的需求增加（洗澡和如厕） ● 可能有大小便失禁 ● 活动能力改变，可能不会走路或只能坐轮椅或卧床 ● 行为改变，可能会加重，包括对照护者的攻 ● 击行为、非言语性激越（踢人、打人、尖叫或呻吟） ● 在家里找不到方向

二、失智症的诊断

（一）认知功能测验及智力测验

筛选测验有 Folstein（1975）创用的简易智力状态检验（MMSE）、长谷川和夫（1974）创用的长谷川失智症量表（HDS）、Pattie 等（1979）创作的认知量表（CAS）等。以 MMSE 为例，若得分<15 分为失智症，15~24 分为可能失智。韦氏成人智力测验只有病前做过的患者尚可使用，否则难度较大。

（二）全面了解病史

首先了解其发病年龄，失智症患者的年龄均相对偏大；再者了解其起病形式及病程，外伤及脑血管疾病等常为急性起病，其他原因引起者多为慢性起病。脑血管疾病引起的失智症症状起伏，并可自动缓解，心脏病、甲状腺功能低下及维生素缺乏症状引起的失智症可随躯体症状的缓解可减轻，老年性及其他变性引起的萎缩，其失智症状多持续进行，不断恶化。

（三）躯体检验

失智症本身并无固定体征，但原发病常可出现一定的体征。麻痹性失智症患者可有瞳孔不整齐、两侧不等大、阿-罗瞳孔；老年性精神病患者多有角膜老年环、白发及皮肤皱纹；铅中毒患者齿龈可见铅线等。某些原发病常伴有一定的神经系统体征。

（四）实验室检查

疑有器质性失智症的患者应选择性做腰椎穿刺，血液生化检验，脑电图，脑超声波，同位素脑扫描，头颅 X 线平片，气脑造影，脑血管造影或 CT 等检查。

第二节 流行特征

失智症主要影响老年人群（65 岁及以上），但目前发现越来越多病例出现在 65 岁之前，其他年龄段的失智症比较罕见，据此可以分为晚发性失智症（65 岁及以上）和早发性失智症（65 岁以下）两种类型。因此本节主要介绍这两种类型的流行病学特征。

对目前所有可得的流行病学资料进行综述发现，可用于支持失智症患病率估算的数据非常有限，其中欧洲、北美和亚太地区发达国家的资料体现得较为充分，中国和印度的研究太少造成估计值变异较大，拉丁美洲、非洲、东欧、俄罗斯和中东地区的研究则更为匮乏。

一、失智症的估计患病率

《2010 全球疾病负担（GBD）研究》（http://www.globalburden.org/）对全球 21 个 GBD 区域失智症患病率世界性文献（1980～2009 年）进行了全面系统的综述。各区域各年龄组别和年龄-性别组别荟萃分析所估算的失智症患病率见表 13-2。

表 13-2 全球疾病负担（GBD）各区域失智症患病率的估计值（%）

区域	性别	60～64 岁	65～69 岁	70～74 岁	75～79 岁	80～84 岁	85～89 岁	≥90 岁	患病率*
亚太地区									
澳大利亚	所有	1.8	2.8	4.5	7.5	12.5	20.3	38.3	6.91#
东亚	男	0.8	1.3	2.2	4.0	7.3	16.7	26.4	4.98#
	女	0.9	1.6	2.9	5.3	10.0	17.9	38.7	
	所有	0.7	1.2	3.1	4.0	7.4	13.3	28.7	4.19
南亚	男	1.0	1.7	2.9	5.3	9.4	16.4	33.7	5.65#
	女	1.5	2.3	3.8	6.5	11.0	18.1	35.1	
	所有	1.3	2.1	3.5	6.1	10.6	17.8	35.4	5.78
东南亚	男	1.7	2.6	4.0	6.2	9.8	15.0	26.4	7.63
	女	1.8	3.0	5.1	9.0	15.9	27.2	54.9	
	所有	1.6	2.6	4.2	6.9	11.6	18.7	35.4	6.38#
欧洲									
西欧地区	男	1.4	2.3	3.7	6.3	10.6	17.4	33.4	7.29#
	女	1.9	3.1	5.0	8.6	14.8	24.7	48.3	
	所有	1.6	2.6	4.3	7.4	12.9	21.7	43.1	6.92
美洲									
美国	男	1.3	2.1	3.7	6.8	12.3	21.6	45.2	6.77#
	女	1.0	1.8	3.3	6.4	12.5	23.2	52.7	
	所有	1.1	1.9	3.4	6.3	11.9	21.7	47.5	6.46
拉丁美洲	男	1.0	1.9	3.7	7.0	13.0	24.3	55.0	8.50#
	女	1.0	2.0	4.2	8.4	16.4	32.5	79.5	
	所有	1.3	2.4	4.5	8.4	15.4	28.6	63.9	8.48
非洲									
北非/中东	所有	1.0	1.6	3.5	6.0	12.9	23.0	—	5.85
非洲中部	所有	0.5	0.9	1.8	3.5	6.4	13.8	—	3.25

续表

区域	性别	60~64岁	65~69岁	70~74岁	75~79岁	80~84岁	85~89岁	≥90岁	患病率*
非洲东部	所有	0.6	1.2	2.3	4.3	8.2	16.3	—	4.00
非洲南部	所有	0.5	1.0	1.9	3.8	7.0	14.9	—	3.51
非洲西部	所有	0.3	0.86		2.72		9.59	—	2.07

注：对年龄（*）或对年龄和性别（#）进行标化。

由表13-2可见在各个地区，失智症患病率随着年龄增长呈指数增加，亚太、拉美和北美地区年龄每增加5.5岁，东亚年龄每增加5.6岁，南亚和西欧年龄每增加6.3岁，澳洲和东南亚年龄每增加6.7岁，患病率都会翻1倍。在亚太和北美以外的其他地区，预计男性患病率较女性低（低19%~29%）。所有地区都显示的趋势是，男女性别之间的患病率差异，随着年龄增长而加大；然而，只有在亚太地区才达到统计学意义。对于撒哈拉以南非洲地区，虽然现有研究无法进行定量荟萃分析，但结果提示其失智症患病率极低，造成失智症的估计患病率有4倍的变异，为2.07%（撒哈拉以南非洲地区西部）至8.50%（拉丁美洲）。然而，大多数年龄标化的估计患病率数值为5%~7%。

二、失智症的估计患者人数

将年龄组别，或年龄-性别组别患病率估计值应用于联合国人口预测数值，2010年全球失智症患者人口为3560万。西欧地区是GBD区域中失智症患者人数最多的区域（700万），紧随其后的是东亚550万患者人数，南亚450万，北美440万。2010年失智症患者人数最多（100万或更多）的9个国家分别为中国（540万）、美国（390万）、印度（370万）、日本（250万）、德国（150万）、俄罗斯（120万）、法国（110万）、意大利（110万），以及巴西（100万）。

预计失智症患者总人数每20年翻1倍，在2030年达到6570万，2050年达到1.154亿。失智症患者人数增长很大一部分归因于中低收入国家的失智症患者人数增加；2010年，全球57.7%的失智症患者分布在中低收入国家，而这一比例预计在2030年升至63.4%，2050年达到70.5%。这种增长趋势主要归结于人口增长和人口结构老龄化。

根据失智症患者数据的变化趋势全世界地区被划分为三大类。高收入国家基数较高，但只会出现相对适度的比例增长——欧洲增长40%，北美增长63%，南拉美区增长77%，亚太发达国家增长89%。拉美其他地区、北非及中东地区基数较低，但会出现尤其快速的增长——拉美其他地区增长134%~146%，北非和中东增长125%。中国、印度及其南亚和西太平洋区邻国基数较高，但同样出现飞速增长——南亚增长107%，东亚增长117%。撒哈拉以南非洲地区预期增长较为缓和（70%~94%），与其持续的婴儿死亡率较高和艾滋病蔓延造成人口老龄化趋势有限有关。

三、失智症的估计发病率

失智症发病率随年龄呈指数增长。结合所有研究，年龄每增加5.9岁，失智症发病率翻倍，从60~64岁的3.1/1000人/年到95岁以上的175/1000人/年。研究显示高收入国家的失智症发病率（从65岁起，平均年龄增加5.8岁，发病率翻一倍，从3.4/1000人/年到202.2/1000人/年）高于中低收入国家（每增加6.7岁翻倍，从2.9/1000人/年到99.4/1000人/年）。总体而言，中低收入国家的失智症发病率比高收入国家低36%（RR为0.64，95%CI：0.48~0.85）。

各地区的新增失智症病例数,随着年龄增长,先增加后减少;欧洲和美洲,发病率在80~89岁达峰,亚洲在75~84岁,非洲在70~79岁。研究者估计全球每年新增失智症病例770万,即平均每4秒就产生1个新病例。约360万(46%)来自亚洲,230万(31%)来自欧洲,120万(16%)来自美洲,50万(7%)来自非洲。

四、失智症的估计死亡率

失智症缩短了患者的寿命。但失智症对于死亡率的独立影响难以评估。死亡证明是不可靠的,因为很少把失智症当作直接或潜在死亡原因。失智症患者往往存在与失智症相关或无关的共患病,共患病可能加速死亡。因此失智症患者的死亡不能机械理解为失智症导致的死亡。但该领域有明确研究提示阿尔茨海默病的中位存活期为7.1年(95% CI:6.7~7.5年),血管性失智症(VaD)为3.9年(3.5~4.2年)。而患病率是年发病率的4.6倍,也提示失智症发病后平均存活4.6年。

主要来自高收入国家的荟萃分析指出,失智症患者的死亡风险增加2.5倍(RR为2.63,95% CI:2.17~3.21)。来自中低收入国家研究显示了略高的相对死亡风险:综合风险比为2.77(95% CI:2.47~3.10),存在中度异质性。比较低或中等收入国家失智症和其他影响致死率的健康和社会人口因素研究表明失智症成为健康因素中的首要影响因素。

第三节 失智症病因及可能的预防策略
一、失智症的病因

(1)心血管危险因素和心血管疾病:研究表明血管疾病易诱发阿尔茨海默病及血管性失智症。短期和长期发病率的研究表明,吸烟增加患阿尔茨海默病的风险。糖尿病同样是一个危险因素,且长期队列研究表明,中年高血压和高胆固醇与晚年的阿尔茨海默病发病有关。心血管疾病危险聚集指数,包括高血压、糖尿病、高胆固醇和吸烟,均提升失智症发病风险,不论暴露的评估是在中年还是失智症发病的前几年。

尽管大规模前瞻性研究偶尔得出阴性结果,心血管疾病和心血管风险因素对失智症和阿尔茨海默病的病因性作用的累计证据效力很强。由此得出推论,动脉粥样硬化和阿尔茨海默病发病过程相互关联,并有共同的病理生理和病因学基础(载脂蛋白E4基因多态性,高胆固醇,高血压,高同型半胱氨酸血症,糖尿病,代谢综合征,吸烟,全身炎症反应,脂肪摄入过多和肥胖)。

进行相关干预的混淆因素之一是,尽管证据表明中年高血压、高胆固醇和肥胖增加之后的失智症发病危险,血压、胆固醇和体重指数却在疾病发病前进行性下降。因此失智症患者的血压,胆固醇和体重指数低于其他人。因此,早期初级预防可能是最有效的干预。预防性试验表明,老年人开始使用他汀类药物和抗高血压治疗似乎并不能明显降低失智症发病率,但是没有从中年期开始进行的长期试验。

(2)教育和认知储备:尽管队列研究有不一致,但在高收入国家,有令人信服的证据表明高水平的教育和职业成就与较低的失智症发病率相关。来自中低收入国家的证据更加有限。由于不同文化中老年人的角色和责任不同,其所需要的能保护他们免于神经退行性变的认知技能也不同;在中等收入和低收入国家,教育和职业成就不那么重要,与失智症风险的关联度低。在中国北京和巴西卡坦杜瓦,有关于文化水平的保护作用的初步证据。在巴西,高教育水平和低失智症风险的相关趋势不显著。这两个研究均没有评估职业成就的影响。

（3）缺乏活动：来自流行病学队列研究的证据表明，缺乏活动是失智症发病的一个危险因素，有氧运动可减少认知能力下降并预防失智症。健康成年人有氧运动随机对照试验的荟萃分析提供了不完全一致，但总体指向有氧运动对认知有益的积极证据。还观察到了海马体积的增加，年龄相关的灰质体积损失的减少，以及神经网络连接的改善。心血管风险降低可能也与此有关。目前还没有有氧运动对预防老年失智症的益处或危害的随机对照研究。

二、可能的预防策略与措施

通过对阿尔茨海默病发病有独立影响的七个危险因素（包括糖尿病、中年高血压和肥胖、抑郁、缺乏体力活动、吸烟和低教育水平）进行降低风险的流行病证据的系统综述结果显示：最可能有效地预防失智症方法是减少缺乏体力活动（可预防 12.7%的阿尔茨海默病）、戒烟（预防 13.9%）和消除低教育水平（预防 19.1%）。这是因为以上因素都相对普遍，且与阿尔茨海默病强相关。如果所有危险因素都消除，全球高达 50.7%的阿尔茨海默病都可被预防。当然，这是不可能的。因此，研究者建构了一个更实际的模型，减少 10%或 25%的风险因素对于失智症患病率的影响，估计的每年新增病例 770 万，以及假定风险的降低适用于所有类型的失智症，而不仅是阿尔茨海默病，得出风险因素的暴露降低 10%会导致全球每年新增病例数减少 250 000（3.3%），而风险因素的暴露降低 25%会每年预防 680 000（8.8%）例新增病例。

第四节 失智症的卫生保健

失智症带来的人口、经济和负担，使政府在开展和提升失智症患者服务上面临挑战，特别在早期诊断、提供家庭和社区支持，以及一个能积极响应的卫生保健体系。卫生保健体系必须处理来自失智症患者的大量需求，以及其对照护者的重大影响。本节将重点阐述卫生保健体系的作用及其为失智症患者提供临床管理和长期照护的能力。提出了提升劳动力接受度和能力的策略，如提出了失智症患者照护指南。

一、失智症患者的照护途径

失智症患者常常伴随有复杂的需求，特别是在晚期阶段，高度依赖照护。这些照护需求，包括识别、诊断和症状管理，以及长期支持，通常为劳动力和服务的技术和能力带来挑战。此外，相当一部分比例的失智症照护由非正式的卫生照护机构进行，且主要来自患者家庭成员。为提升失智症患者及其照护者生活质量，非常有必要将卫生和社会照护服务进行协调和整合，以适应在整个病程不同阶段的变化。

失智症卫生保健途径应当嵌入卫生系统，拥有训练有素的提供者，能及时有效地做出准确诊断，并在需要时为患者提供适当和足够的照护。初级保健的重要地位一直被忽视。2009年世界阿尔茨海默病报告提供了失智症服务计划的框架，包括失智症渐进性的特点和以社区为基础的社会保健和支持服务的规划（图 13-1）。澳大利亚、法国和英国政府已经着手开展这些措施。

对失智症患者的照顾和支持绝不只是家庭和失智症患者直接相关的人的责任。它同样是需要社区、政府和社会整体考虑的问题。图 13-2 阐释了不同级别的照护（一些非常直接的，如家庭和邻居；一些不那么直接但仍然至关重要的，如政府和社会的支持角色）及他们对位于中心的照护协调，即与失智症患者的接近程度。

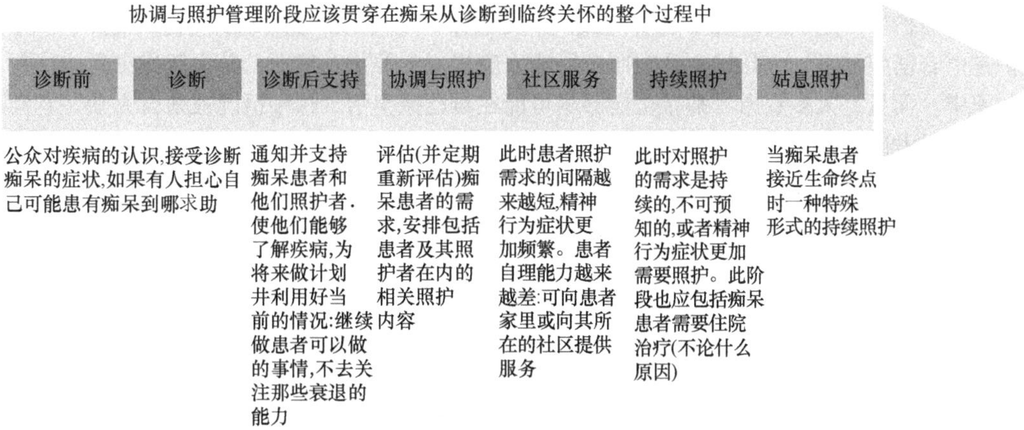

协调与照护管理阶段应该贯穿在痴呆从诊断到临终关怀的整个过程中
诊断前
诊断
诊断后支持
协调与照护
社区服务
持续照护
姑息照护
公众对疾病的认识,接受诊断痴呆的症状,如果有人担心自己可能患有痴呆到哪求助
通知并支持痴呆患者和他们照护者，使他们能够了解疾病,为将来做计划并利用好当前的情况:继续做患者可以做的事情,不去关注那些衰退的能力
评估(并定期重新评估)痴呆患者的需求,安排包括患者及其照护者在内的相关照护内容
此时患者照护需求的间隔越来越短,精神行为症状更加频繁。患者自理能力越来越差:可向患者家里或向其所在的社区提供服务
此时对照护的需求是持续的,不可预知的,或者精神行为症状更加需要照护。此阶段也应包括痴呆患者需要住院治疗(不论什么原因)
当痴呆患者接近生命终点时一种特殊形式的持续照护

图 13-1　失智症服务计划的七阶段模型

国际组织
当地和国家政府,非政府组织
邻居和社区
•家庭成员,亲戚和朋友
主要家族照护者
痴呆患者

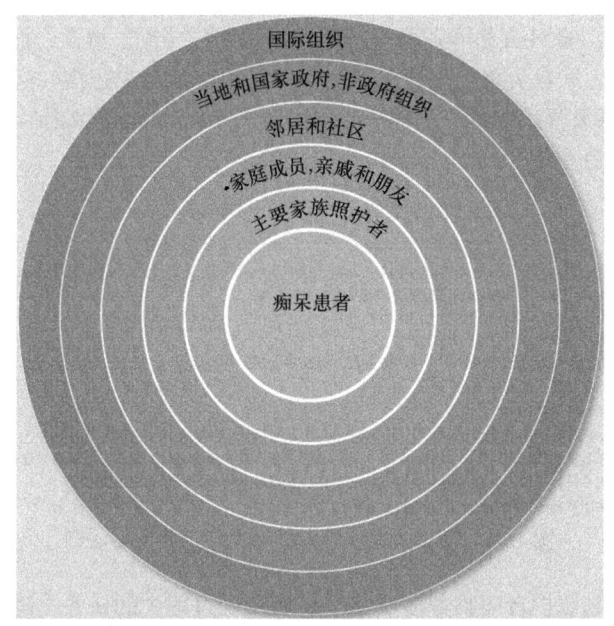

图 13-2　失智症患者整合的照护体系

二、长期照护服务

在经历了基于卫生系统主导的诊断前阶段和诊断阶段之后，有效而持续的诊断后卫生保健服务的合作对于提升失智症患者及其照护者生活质量至关重要。一系列针对就诊后支持、社区服务、持续照护服务和生命晚期的病痛缓解照护同样十分重要。

术语“长期照护”通常被用作描述一系列帮助不能依靠自身进行日常生活的慢性疾病或残疾的患者，以满足其医学和非医学需求。长期照护包括以下几方面。

（1）就诊后服务：为未来计划；根据需求提供支持，建议和信息；帮助维持独立性。

（2）社区服务：帮助失智症患者遵照其意愿在家生活，直至病情不再允许，对照护者提供短假期/暂时性照护，并为患者参与社会提供机会。

（3）持续照护：对不再能居家的患者提供照护（如不同形式的支持或机构生活照护，如群体之家或照护之家），对失智症晚期患者提供支持。

长期照护可以是正式的或无偿/非正式的。无偿照护是指来自家庭或朋友提供的照护。正式照护是由有偿照护者，包括护士及在照护所或家庭提供的照护。绝大部分失智症患者居住在社区的家中。而且，大多数患者都希望能够尽可能在自己家生活。这种情况被来自大众、老年人和失智症患者的意愿证明。尤其在非洲、亚洲和拉丁美洲的中低收入国家，正式的老年人机构照护十分罕见。长期照护仍然在很大程度上是家庭责任。

然而，在家照护会对照护者造成压力，导致一系列的来自照护者和照护接受者的不良后果。为提供充足在家照护，照护者需要正式机构的支持。喘息服务是主要照护者以外的人士对失智症患者提供的暂时的照护。喘息照护的目的是在其照护职责中给照护者提供喘息机会，并在一定程度上有望改善与作为照顾者相关的压力。喘息照护同样应令患者获益。高品质的喘息，可以提供参与机会和社交。

三、失智症患者照护指南

近些年，一些国家陆续制定失智症指南，如新加坡、阿根廷和墨西哥；一些国家制定了区域性指导（如意大利）。此外许多专业协会都制定了失智症指南。然而，指南因为不同国家具体国情和方法学而不同。来自英格兰失智症战略——《很好地与失智症一起生活：一个国家级失智症战略》，指出支持失智症患者的八项核心原则（图13-3）。国家级指南需要足够灵活以适应不同区域和文化群体的差异。

支持失智症患者的八个常用的中心法则

英国卫生机关与雇主、痴呆患者、照护者和服务组织共同制定了以下八项法则。这些法则使得每一位在健康或社会关怀部门的员工能够应对任何阶段的痴呆患者——从早期表现直至完全符合诊断。这八个中心法则适合任何情景，并提供了全面认识疾病的基础。其目的在于建立工作者在行动上和交流上的信心，以更好地与痴呆患者进行沟通。

法则1：了解痴呆的早期表现。
法则2：早期诊断有助于帮助人们接受信息，使其可能在最早期就接受支持与治疗。
法则3：敏锐沟通，支持相互间有意义的作用。
法则4：促进自主性，鼓励活动。
法则5：识别由于意识混乱引起的痛苦表现，分散人们的焦虑和帮助他们理解正在经历的这些事件。
法则6：家庭成员和其他照护者与他们的照护对象一样是有价值、受尊敬和受支持的，在获得痴呆照护建议时应得到帮助。
法则7：管理者负责确保组内每一名成员都接受培训并获得良好支持，能够满足痴呆患者的需要。
法则8：作为多机构团队的一部份开展工作，支持失智症患者。

图13-3 支持失智症患者的八个常用的中心法则

在一些家庭，家庭照护者面临着多项整个疾病发展过程中的任务。随着疾病发展，支持水平增高，从最初的日常生活器械活动支持（家政、财政和社会活动）扩大到包括个人照护和最终几乎不间断的监督。表13-3描述了随着失智症病程进展，从早期到晚期常常影响患者的症状，显示了这些障碍对失智症患者可能产生的影响和照顾者的角色转变。

表13-3 失智症患者早、中、晚期照护者开展的活动

失智症的阶段	照护者的角色
早期	家庭成员开始意识到这些变化，并可能让其寻求评估（诊断前期）照护者开始意识到他们的照护作用（通常是作为诊断的结果）
	诊断后当患者抑郁或焦虑时提供情感支持
	促进并提醒患者重要的事件、任务及其他事情，帮助他们保持参与且独立的状态
	对工具性复杂活动提供帮助（如个人财务管理、购物）
中期	照护者开始意识到他们的监管作用
	使用沟通策略帮助理解
	对个人自理提供帮助
	对其他日常活动提供帮助，如准备食物、恰当的穿着打扮
	回应并管理行为紊乱和不恰当行为

续表

失智症的阶段	照护者的角色
晚期	由于照护接受者变得完全依赖并失去表达的需求和愿望的能力，对照护者的要求很高 昼夜不停地提供照护、支持和监管 提供完全的进食和饮水的帮助 提供完全的躯体照护（洗澡、如厕、穿衣、移动） 管理行为问题

四、失智症患者起居护理

随着失智症患者智力活动能力的下降，日常生活自理能力也逐渐随之下降，直至患者卧床不起，完全依赖他人料理。因此，照顾者需要采用一定的照顾技巧完成日常生活料理。在照料过程中，照顾者要有爱心、有耐心，需要谅解和善待患者，尽可能地维持一种固定的生活习惯，鼓励患者做力所能及的事情，尽可能长时间维持患者生活自理能力。同时，失智患者自己完成日常生活自理任务可以增强其自信心，减轻患者的焦虑、抑郁等不良情绪。

1. 居室宜宽敞、整洁，设施简单、光线充足 室内尽量减少障碍（如门槛、阶级等），以免绊倒患者。地面注意防滑，床边宜设有护栏，利器、剪刀、药品、杀虫剂等要收藏好，煤气、电源等开关要有安全装置，不要让患者随意打开。患者生活环境要固定，看护者不宜经常更换，家人要经常督促和协助患者搞好个人卫生。对于有异常行为的患者，应反复进行强化训练。如患者有随地大小便现象，家人就应掌握患者大小便规律，定时督促患者如厕。训练患者有规律地生活，活动时间不宜过长，周围环境要相对清静；当患者有过高或不合理要求时，要劝阻或分散其注意力。如果患者做出令人尴尬的事情，只要言行不危害他人，则不宜刻意纠正，最好的方法是用别的事情转移其注意力。

2. 饮食护理 合理安排老年患者的饮食。一日三餐应做到定量、定时。由于老年失智症患者多数因缺乏食欲而少食甚至拒食，造成营养不良。因此要给他们选择营养丰富、清淡宜口的食品，荤素搭配，食物温度适中，无刺、无骨，易于消化；对吞咽困难者应指导其缓慢进食，不可催促，以防噎呛；对少数食欲亢进、暴饮暴食者，要适当限制食量，以防止其因消化吸收不良而出现呕吐、腹泻；多进食含维生素、矿物质的食物，如谷物、瘦肉、豆类、海产品等，各种水溶性及脂溶性维生素平常也应适当摄取，提高人体免疫力。另外，各类矿物质，如锌、铁、钙、磷等，也有延缓老化的功用，但是不宜食用过量油腻食物；餐具最好选择不易破损的不锈钢制品，患者自己能进食的，最好把几种菜肴放到一个托盘里，食鱼肉时要把骨刺提前剔除，且避免让老人使用尖锐的刀、叉进食；如果患者视力较差，要把餐桌放在明亮显眼的地方，进食食物要切成小块，方便患者入口，盛有过烫的食物的器皿一定要远离患者，以免烫伤；进食时，经得患者同意给患者带上围嘴布巾防止弄脏衣服，喂食时安置患者保持坐位，一次不要喂太多，速度不宜太快，给患者足够的咀嚼时间，使食物得到充分的消化和吸收。

3. 皮肤护理 患者因长期卧床，大小便失禁，加之营养摄入不足，极度消瘦，局部血液循环差，如不注意保护患者皮肤，极易发生压疮。因此在护理时要做到三勤，即勤翻身、勤按摩、勤换尿布。保持床铺、患者衣服、床单、被褥的平整、干燥、清洁。除了定时翻身、按摩外，坚持做到每次更换床单、衣裤时，连同患者臀部下的小海绵垫一起更换，并用热水擦洗，可促进血液循环，改善局部营养状况，以增强皮肤抵抗力。操作时注意做好保暖工作，并根据病情协助、帮助患者做好肢体的被动运动，减轻肌肉萎缩，可采用抚摩或揉捏，按摩各部位。如发现患者有痰咳不出，可在翻身时应轻轻叩拍背部，鼓励将痰咳出，以防坠积性肺炎的发生。

4. 穿衣得体 由于记忆力受损，失智患者可能会在穿衣服的时候存在困难，不清楚摆放衣服的位置，甚至不知道如何选择合适的衣物，这时候照顾者可以在衣柜外清晰写上衣服种类的名称，以使患者从中得到提示。此外，为患者准备的衣服质地要合适，特别是内衣要柔软舒适，最好是选纯棉的，以免化学纤维对老人皮肤造成不适或意外着火的情况下黏在身上。同时衣服宜宽松，外衣最好选用无须熨烫的面料，尽量不使用拉链，最好用按扣或布带代替拉链，防止拉链拉时刮伤皮肤。如果患者衣着不正确但不影响保暖作用时，不一定要刻意纠正，避免导致患者激动和焦虑情绪产生，诱发患者的异常行为。

5. 睡眠护理 临床研究证实约 50%以上失智症患者存在睡眠-警觉节律异常，其表现为日间睡眠时间增多，夜间睡眠混乱、间断睡眠或早醒，因此照顾者需要帮助失智患者养成每日固定时间上床就寝的习惯。对于白天打瞌睡而晚上不肯入睡的患者，尽量在白天让患者适当活动，中午或下午让患者小睡片刻，晚上入睡前避免看情节激动的电视或讨论让患者兴奋的话题，根据患者的习惯喝适量热牛奶、用温水泡脚、按摩足部等方法帮助患者入睡。同时注意把阳台门、房门锁好，防止患者半夜出走。由于失智症患者可能会出现时间定向力障碍，无法区分白天和黑夜，深夜一片漆黑会使患者感到不安，所以晚上可以开一盏小灯，尽量有人陪伴患者入睡。

6. 服药护理 失智症患者容易忘记服药的时间和剂量，甚至出现误服或乱服，所以照顾者要督促和帮助患者正确服药，尽量不让患者自己服用。可以把每天要服用的药物写在纸上，并把每次服用的药物分开装进小盒，确保患者准时服用方才离开，不能完全相信患者所说的是否已经服药。对认知功能严重障碍的患者，要把药物放在患者不能拿到的地方，防止误服或乱服造成危险。

（毛　琛　肖爱祥）

思 考 题

1. 解释失智症定义，并简介不同发展阶段失智症的主要症状表现。
2. 简述如何进行失智症诊断。
3. 分析老年人群失智症发生现状及流行特征。
4. 老年失智症发生的主要危险因素及预防措施。
5. 简述失智症患者起居照护要点。

第十四章　公共卫生途径的姑息医疗

随人口老龄化发展，患病、体弱的老龄、高龄人群数量逐渐增加、越来越大，如何维持、提高这部分老年人群生活质量，构成了当前医学一个新的挑战。虽然医学已取得了巨大的进步，但仍有大量的疾病被证明其病情是不可逆转的，有很多疾病会随时间演变成慢性，使得人体机能衰退。患者及其亲属必须承认、接受患者持续的生理功能损害的事实，并做好应对重症疾病必然带来死亡结局的准备。而随着社会进步和人们生活水平提高，人们对生命质量的要求也越来越高，死亡作为生命一个重要组成部分，对其质量同样也有着更高的要求，在既往提倡的"优生、优育"基础上，人们进一步提出了"优逝"的观点，希望提高老人和某些严重疾病患者在人生最后旅程的生命质量，有尊严、安详地走完人生的最后一程。因此，也要求医疗卫生等专业人员，应有相应的专门教育培训，以应对老龄化社会带来的迅速增长的新卫生服务需求。

第一节　姑息医疗概述

一、姑息医疗的概念与内容

姑息医疗（palliative care）中 palliative 一词来自拉丁词"palliare"，本意为"用斗篷、外衣掩盖"，即缓解疾病症状，而不是治愈疾病。2002 年世界卫生组织（WHO）提出姑息医疗的定义：作为一种特殊的支持治疗策略、措施，关注于提高罹患无法治愈疾病的患者及其家属生活质量，主要通过早期识别、正确评估和提供综合性治疗措施，缓解患者所承受的生理、心理和精神痛苦。姑息医疗采用团队的方式、提供一个支持系统来帮助患者和他们的照顾者。

姑息医疗起源于早期的临终关怀（hospice care），"hospice"源自拉丁文"hospes"一词，有着"招待、款待"的意思。在中世纪，"hospice"是指可以为长途跋涉的病患或者劳累的旅行者提供休息和庇护的场所。1879 年柏林的一位修女玛丽·艾肯亥在其修道院主办收容晚期癌症患者的安宁院所。1905 年伦敦的一家修女主办了一家专门收容癌症晚期患者圣约瑟安宁院。后来安宁院就从驿站渐变成了一个专门收治晚期患者的照顾机构。1967 年英国伦敦的西塞丽·桑德斯（Cicely Saunders，1918—2005）创办了世界上第一所临终关怀机构：伦敦圣克利斯朵夫临终关怀院（St Christopher's Hospice）。自此现代姑息医学的模式确立，其后，这种模式逐渐地被世界各地方接受和推广。1976 年在美国康涅狄格州成立了美洲的第一家安宁院，此后以圣克利斯朵夫模式临终照顾的安宁院在欧美各地建立。20 世纪 90 年代初期，亚洲的日本、新加坡及我国香港、台湾也开始发展姑息医疗服务。同时期内地的姑息医疗也开始起步，但各地的发展步伐不一致。

尽管姑息医疗、临终关怀服务日渐为人们理解和接受。但现实中，大多数普通市民，甚至很多医疗卫生专业人士仍然经常混淆姑息医疗与临终关怀两个概念。从姑息医疗发展历史可以看到，传统的姑息医疗和临终关怀几乎是重叠的，主要是为如晚期恶性肿瘤患者提供舒缓疼痛相关症状的支持照护服务，在这一阶段，姑息医疗与一般意义以治愈为目的的医学活动，在人们的认识中是截然分开的两部分。而随着人口老龄化、慢性疾病患病率上升，越来越多的研究发现，除了恶性肿瘤患者的晚期阶段，在其病程的任何阶段，以及其他危及生命的、无法治愈的疾病的治疗过程中，姑息医疗都能发挥积极的作用，包括提高患者生活质量和治疗效果。现代对姑息医疗的认识，其应该与以治愈为目的的临床医疗等医学活动是有机结合的，但随病的病程和病情发展,各自所占的权重逐步变化(图14-1)。

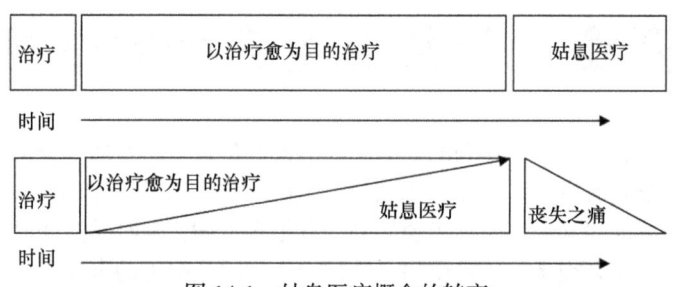

图 14-1 姑息医疗概念的转变

WHO 的定义中指出,姑息医疗包括几方面内容:提供缓解疼痛和其他痛苦症状的支持治疗;肯定生命的意义,视死亡为一个正常的生命过程;既不加速也不推迟死亡;是对患者心理和精神方面的综合性照护;提供系统支持,帮助患者尽可能保持积极的生活状态,直至死亡;提供支持系统,帮助家庭应对患者患病及居丧期间的痛苦;通过多学科团队解决患者及其家庭的需求,包括在有需要的情况下提供居丧辅导;姑息医疗不仅将提升患者生活质量,还对患者的病程、治疗效果产生积极影响;适用于病程早期,并应与旨在延长生命其他疗法,如化疗或放疗等治疗相衔接,并开展必要的调查,以更好地了解和管理引起患者身心痛苦的并发症。

理想情况下,当已经明确患者所患疾病或处于疾病某阶段,是当前医疗技术无法治愈的或有效控制的,死亡成为必须面对的结局时,应及时、合理地引入姑息医疗,以提供援助和支持,协助患者及其家人度过疾病发展的不同阶段。

根据疾病的病程与病情严重程度的不同,姑息医疗呈现不同的阶段性目的和特点。一般可划分为三个阶段。

(1)针对疾病为主的姑息医疗:虽然治愈所面对的疾病是不可能的,但疾病引起的一些痛苦、损害症状仍可以通过对症姑息医疗措施加以控制处理。例如,脑转移瘤引起的头痛,肌肉力量的下降或丧失,或认知功能下降等是可以通过放射疗法治疗的。但这种疗法同时会引起一些不良反应,如恶心、呕吐,这就需要事先做好相应准备,采取相应预防性措施控制这些治疗引起的不良反应。在这个阶段中,相应的姑息医学措施,辅助相应支持治疗,将十分有利于提升患者生存质量。

(2)针对症状为主的姑息医疗:在这个阶段,以疾病为目的的治疗,不再能控制、缓解症状,甚至相应的治疗引起的机体损害超过症状缓解程度。因此这一阶段,应及时转变姑息医疗目的与目标,致力于症状控制与舒缓,从而达到保持的患者生存质量的目的。

(3)临终关怀:在此阶段,患者必须依赖外来帮助以维持生命的基本功能。这时,除了维持患者生存质量,姑息医疗也将着眼于实现死亡质量:平和、安宁、有尊严地逝去。这需要及早考虑可能出现的情况(预计、接受可能出现死亡的结局),根据患者的相关信息,帮助患者和其家人做出明智的决定,如是否放弃延长生命的相关治疗,并形成相应的临终关怀方案,重点关注临终阶段对疼痛等症状的应对措施。临终关怀并不以患者的死亡为结束,还需要帮助患者、老人的家人和亲戚舒缓丧亲之痛。同时专业的临终关怀工作人员也需要得到必要的援助,以便能够应付因工作中与濒死患者密切接触引起的情感、精神和心理压力。

相比与传统的姑息医疗,现代姑息医疗覆盖的病种更加广泛,介入病程的时间显著提前。临终关怀是姑息医疗的一个重要内容,是持续性姑息医疗的一个阶段性服务,临终关怀仅限于患者、老人最后数周、数月时间,通过综合性的姑息医疗技术处理、社会和心理干预,从而帮助临终者了解死亡并且客观地去看待死亡,减少他们对死亡的恐惧和焦虑情绪,理性接纳死亡；在相关法律和条件允许的情况下，可采取一定突破常规临床医疗技术规定的用药等措施，以尽可能地舒缓临终者机体疼痛及其他不适感受；此外，还要给予其家属支持与帮助，从而提高临终者及其亲属的生命质量，使其能安宁、祥和地走完人生旅程，达到"优逝"目的的一个工作过程。

姑息医疗所有措施指向的改善或保持患者或老人的生存质量水平，采取相关措施的目的远远超出症状控制水平，而是综合的身体、社会、精神和心理多层面照护。并且姑息医疗不仅仅局限于患者或老人，同时关注患者或老人的亲属和照护者的身心健康。

二、影响姑息医疗应用的因素

尽管 WHO 的定义清楚地表明，姑息医疗对危及生命、无法治愈的疾病有着广泛的适用性。然而，目前的现实情况是，姑息医疗往往仅限于死亡前几周或最多几个月的临终关怀。有研究指出制约当前姑息医疗推广普及的因素包括医护人员及相关社会工作者缺乏姑息医疗知识及培训教育；缺乏患者从常规临床治疗向姑息医疗转诊的规范标准；老年人、非恶性肿瘤疾病患者等普遍缺乏进行姑息医疗的意识或知识。

由于面对的是复杂的无法治愈性疾病，姑息医疗涉及多方面医疗照护、需要多类型医疗等技术服务。多学科的技术、方法的综合应用是开展姑息医疗的一个先决条件，以保证对患者病情的准确把握，正确估计评价病情进展、预后，在治愈性治疗方案和姑息医疗方案间的权衡选择。需要建立分工明确、跨学科、运作良好的团队，并在初级卫生服务机构与上级医院等医疗机构间建立良好的分级协作、沟通机制。

三、开展姑息医疗需要具备的条件

（一）姑息医疗提供方

传统的医学教育都是以治愈疾病为目的的。对于大多数接受传统医学教育的医护人员来说，面对无法治愈的疾病，往往有一种医学失败的感觉。因此在面对那些病情迁延的患者时，延长患者生命的治疗方案往往成为最佳选择。在这样的思想指导下，临床医生可能会选择一些效果尚存争议的治疗手段，包括很多侵入性治疗技术，而这些治疗除了可能给患者带来较沉重的经济负担外，还极可能损害或降低患者余下生命的生活质量。

在慢性疾病早期采取以疾病为导向的积极医疗策略、措施，但随着病程发展，需要考虑以疾病导向治疗与姑息医疗之间的平衡，尤其是在慢性疾病的后期，当以治疗疾病为主要目的的计划、方案给患者带来更多的是损害时。当然采用姑息医疗的前提条件是鉴别、明确那些在接受常规治疗措施以外，能够从姑息医疗中获益的患者。因此相关研究需开发适宜的评估工具，用于科学判断相关疾病病程进展、预后结果，以准确识别相应时间点，启动姑息医疗，并形成相应临床操作规范。

如果那些在常规治疗、护理患者的医护人员没有经过专门的姑息医疗相关知识培训，可能导致在临床实践中难以及时发现疾病病程不同阶段及病情转变的关键时间节点，从而错过尽早启动姑息医疗的良好时机。这将使者承受更多躯体症状，以及心理和精神上的痛苦。因此，促进姑息医疗工作的开展与发展，需要提高提供基层卫生保健服务相关医护人员认知水平与意识，以保证在有需要的患者病程适当阶段及时开展姑息医疗服务，特别是当那些已经十分明确处于病程最后阶段、处于临终期的患者。

还需要普通临床医护人员和不同专科的临床专家，以及姑息医疗团队之间建立良好的信息沟通机制，这样能有效促进尽早识别相关以治愈为目的的相关临床方案的局限性，并有利于及时建立重点关注患者剩余时间生存质量的医疗管理方案。

（二）患者及其亲属

对绝大多数患者和家属，往往难以接受所患疾病为不治之症的事实。除了会出现常见的心理排斥、逃避表现外，一般还会表现出对相关疾病医学研究的新发现和科学进步相关信息的强烈关注，并从这些信息中构建一个虚幻的希望：能治愈自己疾病的一些先进发明、创新很快会成为现实。在这种心态驱使下，患者可能会拒绝接受采用姑息医疗方案的建议，当然，在患者信念中其家人和医护人员尚未放弃治疗，对其心理将是一个安慰。而这同样意味着他们会更倾向于接受可能伴有更多新不良反应和并发症的侵入性治疗手段，并可能因此给余下时间的生活质量带来沉重负担。

（三）开展姑息医疗的环境与场所

理想情况下，无论在什么地方，有需求的患者都应可以获得姑息医疗。家庭是老年慢性病患者主要居住、活动场所，临终期的老人绝大多数更是将家中作为死亡的最理想选择。因此也是开展相应姑息医疗的理想环境，但老年患者在家中接受姑息医疗需要的是提供初级卫生保健的社区全科医生和专业姑息医疗团队之间的良好合作；另外，志愿者们可以在其中发挥重要的作用。

然而，当家人和家庭护理护士再也不能提供所需的支持或当患者需要更多的专业化的医疗支持和关照无法在家庭环境中提供，或当患者居住的环境中，适当的护理无法实现时，患者需要被转移至合适的专门机构。

这样的机构最好应是一种家庭替代住所，通常情况下，只接纳并发症急性发作或病情恶化的慢性疾病患者，并已明确患者不再能从延长寿命的治疗受益。在这里除了接受相关姑息医疗外，还能获得由护士、社会工作者和志愿者的关注和支持带来的情感和精神上的安慰、鼓励体验，从而提升总体的幸福感。目前我国部分地方建立的临终关怀机构应该就是一个符合上述要求的为临终患者特设的姑息医疗。

（四）姑息医疗开展状态评价

为了达到姑息医疗的目标，这必须满足患者或老人躯体、精神、社会和心理等方面需求。这必须依赖于不同专业背景、跨学科照护者团队的密切合作，通过多学科技术综合应用应对患者可能同时罹患的多种疾病（病症）及基础治疗引起的不良反应，以达到维持、促进患者生存质量的目的。

对姑息医疗的评价应从以下几个方面进行：①面对难以治愈或濒临死亡患者，医护人员掌握、了解可以采取的姑息医疗措施相关专业知识，并愿意提供姑息医疗服务；②具有便捷途径可及时获得专业的姑息医疗和相关专业咨询服务；③包容姑息医疗的文化背景，如当一个患者被确诊为恶性肿瘤后，患者与家属能够客观接受，并坦诚地讨论疾病可能导致死亡的相关结果问题；④确认疾病为当前医疗技术无法治愈疾病，必须经过专业人员，特别是肿瘤、病理学相关专业专家的确认；⑤医护人员接受姑息医疗专业技能培训，包括接受姑息医疗的信念与态度。

第二节 临终关怀

临终关怀服务对象聚焦于预计剩余生命时间不超过 6 个月的老人或患有无法治愈疾病的患者，临终关怀是开展最早的姑息医疗服务，已逐步形成较明确的工作程序和工作内容。

一、疾病预后预测及常用预测量表

准确预测相关疾病预后是及时启动临终关怀措施十分关键的环节。但由于患者病情发展受到多方面因素影响，以及医生缺乏经验、医生与患者长期接触带来的情感上的趋向乐观结果的期望等，在临床实践中，医生能够判断身患绝症患者转向临终关怀时间准确率只有 20%。医生和患者对预后不切实际的乐观态度，不仅会导致一些不必要的检查、治疗，同时会延误临终关怀计划的制订与相应服务的实施。

在过去几十年里，研发了多种关于肿瘤等严重疾病预后评价的指标体系，可帮助提高医生对临床预后估计的准确性，并用于临床实践和医疗决策参考。例如，姑息操作量表（PPS），PPS 评分与癌症患者死亡危险显著相关，PPS 评分的高、中、低值的预期生存期分别为 1 周、1 个月和 3 个月。姑息预后分数（PaP），主要对预期生存 30 天的概率进行预测，对终末期癌症患者生存预测精度较高。基于机能测量的死亡率预测：通过对有辅助工具的日常生活功能障碍，简易智力测验量表评分和简易老年抑郁量表评分，预测老年患者短期和长期死亡风险。基于照护状态预测：通过 5 项预后指标，如确诊为癌症、慢性疾病患者在过去一年中有过 2 次及以上医院就诊经历，居住在护理机构，因多器官功能衰竭入住重症监护病房经历，符合 2 条及以上非肿瘤患者临终关怀入院标准，可预测患者 1 年内死亡。

二、临终关怀项目的基本任务

1. 坦诚、充分地交流沟通 无论在临终关怀开始前，还是进行过程中，倾听患者及其重要亲属想法与意见，对开展优质临终关怀服务都是至关重要的。同时结合患者具体病情和意愿选择，根据实际情况，与患者自己或患者指派代表，或患者重要亲属进行讨论商议，以形成符合患者病情与愿望的量身定做的关怀计划、并在实施过程中进行不断修正。

2. 明确患者及其亲属知道什么 临终关怀不仅是医学治疗与照护，还会涉及道德、伦理甚至法律问题，因此启动及开展临终关怀服务，必须确定患者和（或）患者亲属对患者包括病情等情况、采取相关服务措施目的与意义的真实了解情况，这是开展进一步临终关怀服务的基础。并且在服务过程中，及时告知患者病情变化，纠正患者及亲属可能有的误解等。

3. 了解患者及其亲属的期望 与患者和（或）患者亲属交流、讨论患者对生命价值、意义和幸福等的理解与期望。重点讨论临终关怀服务可能帮助患者实现的这些目标，并明确哪些是不可能做到的。

4. 明确切合实际的目标，并讨论实现这些目标的可选择措施 在制订临终关怀方案之前明确切合实际的目标，提出实现这些目标的措施、方案建议；并明确排除不合理、不切实际的期望；可能的情况下，对这些期望进行及时调整，重新形成可实现目标。

5. 正确应对患者情绪变化 工作人员做好应对各种临终者可能出现的情绪反应。倾听及积极应对患者情绪变化可以让患者获得良好的尊重感和舒适感。

6. 建立规范的记录档案 包括计划、总结、记录、交流和跟进措施等，临终关怀团队成员之间交流、沟通相关信息。

7. 阶段性审查和修订临终关怀目标与计划 当患者健康状态/病情、预期寿命时间、治疗照护地点或治疗措施发生改变时，及时调整临终关怀目标与计划。

三、临终关怀项目的基本步骤

（一）全面的姑息医疗评价

全面的姑息医疗评价是必要的临终关怀计划的准备，姑息医疗评价的关键是分析、明确患者及其家庭最关心的事情和他们所面临的主要困难问题。姑息医疗评价一般包括以下几个方面。

1. 疾病史 审查患者的疾病史，包括主要疾病和相关的次要诊断。总结患者既往治疗史和患者的反应情况。

2. 机体症状 生理评估综合临床症状和身体机能活动情况进行，而不是只对器官、系统进行评价。体检结果可以用来验证患者疾病史调查中获得的相关结果。

3. 心理症状 需要获取患者情绪、情感、恐惧、希望、认知状态，应对处理问题能力，以及存在的没有解决的心理问题。

4. 决策能力 患者评价、判断和决策的能力。

5. 社会评价 评价家庭、社会、经济和环境等影响患者的情况。

6. 精神状态评估 了解患者对生命的意义、价值的理解，对疾病的认识，以及其是否有宗教信仰、是否希望有牧师等宗教仪式服务。

7. 实践需求 明确患者对护士等照护人员的依赖情况，对居住环境要求，以及如何根据患者病情进展进行调整。

8. 悲痛和哀伤 对当前和预期的损失进行评估。确定患者家属的丧亲需要，包括复杂的悲伤引起的风险评估。

（二）疾病轨迹

晚期患者疾病可大致由他们的疾病进程的临床过程进行分类。慢性疾病轨迹这个概念对预后估计、确认关怀目标并预测患者的生理、心理、社会和精神需求是有所帮助的。既往研究已经总结描述了三种具有特征意义的慢性、进展性的疾病的疾病轨迹：癌症、器官衰竭疾病、痴呆/衰弱轨迹。尽管这三种疾病轨迹模型比较简单，而且并非所有的患者都符合特定轨迹，但在针对这几类疾病时，疾病轨迹仍是一种有用的模型，实践中可初步判断患者或老人所处状态，支持相关应对措施的制订。

1. 肿瘤的疾病轨迹 患者身体机能有一个缓慢的，较长时间的逐渐下降过程，随后是短时间的快速下降，并导致死亡（图 14-2）。

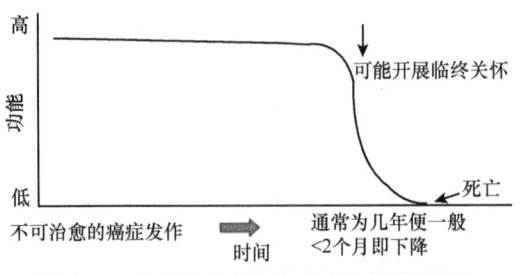

图 14-2　癌症的疾病轨迹（从诊断到死亡）

2. 器官衰竭类疾病轨迹 充血性心力衰竭、慢性阻塞性肺疾病等器官衰竭类疾病患者有一个渐进的间断的急性发作和病情迅速恶化,并部分恢复的缓慢过程。随病程发展,急性发作会变得更加频繁和严重,任何一次的急性发作都可能带给患者死亡的风险。最终,会在一次看上去很突然的事件影响下,病情急性发作导致死亡发生(图 14-3)。

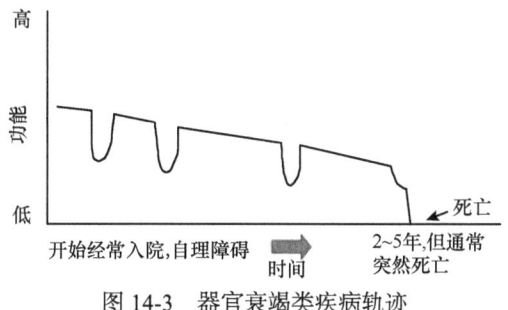

图 14-3 器官衰竭类疾病轨迹

3. 老年痴呆/衰弱患者疾病轨迹 患者有一个缓慢的、渐进的身体机能和认知能力的衰退,期间会伴有一些小起伏。最常见的是继发疾病,如肺炎导致患者死亡(图 14-4)。

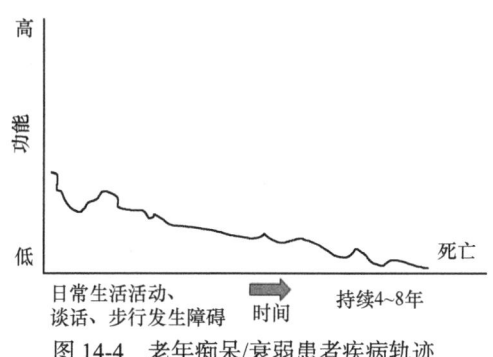

图 14-4 老年痴呆/衰弱患者疾病轨迹

(三)临终期最常见症状表现及姑息医疗

1. 疼痛 临终期患者常见疼痛主要有三种类型:躯体痛、内脏痛和神经痛。躯体痛为皮肤、肌肉或骨骼,部位明确,经常被描述为刺痛、悸动抽动痛。内脏痛涉及的器官,定位常不明确,常被描述为绞痛、钝痛、酸痛或尖锐刺痛。神经痛源于神经的损伤或异常刺激,常被描述为刀割样尖锐痛、电击样痛、灼烧样痛。76%临终期的癌症患者为疼痛所困扰。

疼痛的强度可借助一些专门的量表进行评估,如数字模拟量表(numerical analogue scale):对疼痛进行量化处理,从 0~10 进行评分,0 分表示无疼痛,10 分表示可以想象的最剧烈疼痛。口头描述量表(verbal descriptive scale):由患者定性描述是轻度、中度,还是重度疼痛。其他类似量表还有如面部表情疼痛量表(face pain scale)、视觉模拟量表(visual analogue scale)等。通过对患者承受疼痛强度相对定量的评价,有助于进一步确定使用镇痛药物剂量。

疼痛往往是临终患者最难忍受的症状,有调查显示临终期患者对疼痛的恐惧甚至超过死亡。查明病因,对症解决有利于疼痛的控制,如粪块堵塞引起的疼痛,应及时进行肠道清洗。镇痛药物是常用的控制疼痛手段,WHO 根据晚期癌症患者情况,提出阶梯镇痛方法指南:轻度疼痛使用非阿片类镇痛药,中度疼痛使用弱阿片类药物,严重疼痛使用强阿片类药物。通过这样的方法来使用镇痛药,71%~100%的患者可以实现疼痛控制。对于一些可能可逆的疼痛,进行患者与亲属的相关知识健康教育,提高患者自我控制管理能力,也可同时使用音乐疗法、按摩等补充疗法。解决社会心理和精神问题等也都是实践中值得尝试的方法。

2. 呼吸困难　大部分患者在临终时会在疾病某阶段出现呼吸困难，导致呼吸困难的病因有很多，包括慢性阻塞性肺疾病、哮喘、肺炎、胸膜或心包积液、肺水肿、肺栓塞、贫血、腹水、酸中毒、缺氧、高碳酸血症和焦虑等。呼吸困难对患者和家属来说都是最痛苦的，并且也难以控制。21%~90%的癌症患者临终期会出现呼吸困难。常用的呼吸困难评价量表有博格量表（Borg scale）、功能性呼吸困难量表（functional dyspnoea scale）、数字计数量表（number counting）和视觉模拟量表（visual analogue scale）。

鉴别是否是可逆原因引起的呼吸困难是临床实践中首要任务。阿片类药物是治疗、控制呼吸困难的首选。对COPD患者，β受体激动剂治疗、通过锻炼恢复提升肺功能对控制呼吸困难都有效。有Cochrane系统综述评价非药物干预效果，认为呼吸训练、助行器、神经肌肉电刺激和胸壁振动对减轻疾病晚期呼吸困难有效。

3. 便秘　便秘是常见的老年胃肠道疾病，引起便秘的原因有很多种，如药物（如阿片类药物、抗胆碱药、铁剂、抗高血压药）、代谢异常（如高血钙、甲状腺功能低下）、胃肠道疾病（如肠梗阻、肿瘤、肛裂、痔疮），神经性原因（如神经或脊髓压迫、内脏神经病变）、环境因素（如不活动、进气不畅、不易接近厕所设施），以及心理因素（如抑郁、焦虑）引起。尽管老年人群中便秘高发，但研究证明年龄并非便秘的独立危险因素。35%~65%的癌症患者和15%~90%应用阿片类药物患者患有便秘。不同患者对便秘的理解和解释差异很大，如有患者解释为近期停止排便，而有些患者尽管存在该症状，但他们否认有便秘。因此了解便秘对患者意味着什么十分重要，可以利用改良便秘评估量表对患者进行评价。

对于出现便秘患者，除了遵守临床原则使用润肠通便药物外，通过环境改善，如改善老人厕所相应辅助设施，方便老人如厕，促进建立良好的排便习惯，促进机体正常的胃肠反射机制，建立合理的营养膳食配餐，鼓励适量运动都将对便秘的预防、控制起到积极作用。

4. 抑郁　抑郁症的表现主要有情绪低落、恐惧、烦躁、对日常生活没有兴趣或乐趣、与症状不相称疾病表现程度、绝望、无助、无价值或内疚感、慢性疼痛、注意力不集中、持续的死亡念头和自杀行为、对医生协助死亡/安乐死的请求或拒绝治疗。

社区调查显示，10%~20%的老人有抑郁症状，10%~15%可诊断为抑郁症；处于疾病晚期的老人抑郁症患病率达14%~31%。患过抑郁症、有抑郁症家族史、患有疾病（特别是神经系统疾病如脑卒中、痴呆及帕金森病）、疾病严重或引起身体残障、缺乏社会交往是抑郁症的高危因素，某些病例中使用类固醇、抗高血压药物可引起抑郁症。

抑郁症可使用以下量表进行评估：贝克抑郁量表（Beck depression inventory）、老年抑郁量表（geriatric depression scale）、针对痴呆人群的康奈尔抑郁量表（Cornell scale for depression in dementia），以及医院焦虑和抑郁量表（hospital anxiety and depression scale）等。

除应用抗抑郁药物外，非药物干预措施包括认知疗法、行为疗法、心理治疗、按摩、芳香疗法、音乐疗法等。

5. 焦虑　焦虑可受某些药物（如皮质类固醇、精神兴奋剂、咖啡因、酒精、β受体激动剂、茶碱），毒品和（或）酒精戒断，谵妄，抑郁和失眠等因素影响。大约70%的患绝症患者有焦虑症。焦虑可以用汉密尔顿焦虑量表（Hamilton anxiety scale）进行评估。没有足够的证据证明姑息医疗中药物治疗焦虑的效果。非药物干预措施包括认知疗法、行为疗法、心理疗法、音乐疗法、按摩、芳香疗法等。

6. 疲劳　疲劳是一多维度的综合征，主要表现为全身乏力、易疲劳感和心理疲劳。某些药物治疗（如化疗、糖皮质激素、干扰素、抗胆碱药、镇静催眠药、阿片类药物、抗组胺剂），贫血，感染，高钙血症，低钠血症，甲状腺功能减退，疼痛，抑郁，失健和睡眠中断等加剧患者疲劳感。74%~91%的癌症患者有疲劳症状表现。疲劳可以使用多维度疲劳量表

(Multidimensional assessment of fatigue scale)，多维度疲劳量表（Multidimensional fatigue inventory），疲劳症状量表（fatigue symptom inventory），视觉模拟量表（visual analogue scale），疲劳严重程度量表（fatigue severity scale）或数字模拟量表（numerical analogue scale）等进行评估。精神兴奋药及糖皮质激素类药物具有一定改善疲劳作用。非药物干预措施包括音乐疗法、反射疗法、认知疗法、行为疗法、心理疗法、运动等。

7. 厌食症 厌食症表现为食欲减退和非自愿体重下降，最常见于癌症患者中。厌食症可能由某些药物（如精神兴奋剂、抗抑郁药、化疗、干扰素），感染，抑郁症，疼痛，恶心，黏膜炎，吞咽困难，以及吞咽痛等因素引起。62%～76%癌症患者和70%晚期癌症患者有厌食症。厌食症可能使用功能评估厌食/恶病质治疗量表（functional assessment anorexia/cachexia therapy scale，FAACT）评估。厌食恶病质综合征的一线药物是孕激素和糖皮质激素。非药物干预措施包括改变进食方式：少量、多餐方式；避免强迫进食；控制疼痛；并解决伴随的社会、心理和精神问题。

8. 谵妄 谵妄是一种急性精神错乱状态与波动的过程，伴随着注意力不集中和混乱的思维或意识水平的改变。谵妄是一种常见的老年病学综合征，有多种不同表现形式，通常是由于多因素病因引起，包括应用某些药物（如镇痛药、抗胆碱药、抗组胺药、镇静催眠药），疼痛或其他症状，代谢异常（如高钙血症、低钠血症、高钠血症、尿毒症），环境因素（如过度刺激、陌生的环境）和生理因素（如脱水、感染、尿潴留、便秘、低氧、高碳酸血症）。谵妄在癌症患者中发生率达60%。谵妄可使用精神紊乱评价法（confusion assessment method），重症监护精神紊乱评价法（confusion assessment method for the intensive care unit），谵妄评估量表（delirium assessment scale），谵妄分级量表（delirium rating scale）等评估。

药物是住院患者谵妄的最常见原因。停止所有非必需药物，鼓励温和的调整，熟悉的环境，尽量减少过多的环境刺激，优化睡眠觉醒周期，避免睡眠剥夺和使用相应辅助器具（如眼镜、助听器、义齿）减少谵妄的风险。治疗潜在的疼痛或其他症状，因为这些可能是导致谵妄原因。

9. 恶心 恶心是主观的、欲呕吐的不舒服感觉。恶心可由应用某些药物（如阿片类药物，化疗，铁，洋地黄，非甾体类药物），便秘，肠梗阻，疼痛，某些肿瘤，代谢异常（如尿毒症、高钙血症）、感染、颅内压增高等引起的，恶心在癌症患者中发生率在6%～68%。恶心可以用视觉模拟量表（uisual analogue scale）进行评估。

神经递质5-羟色胺（5-HT$_3$）、多巴胺等药物是治疗、控制恶心的基本方法，可以有效地缓解80%～90%临终期患者恶心和呕吐症状。非药物干预措施包括减少或停止违规使用药物；分散注意力、放松技术和（或）音乐治疗；少食多餐，并提供清淡的食物；控制疼痛；并解决随之而来的社会、心理和精神问题。

第三节 公共卫生途径的姑息医疗

一、公共卫生途径姑息医疗产生的背景

（一）老龄化加剧慢性疾病姑息医疗服务需求上升

人口老龄化快速发展的同时伴随着老年人口内部结构变化，高龄老年人口持续增长。在过去数十年来，卫生设施条件改善、疫苗推广使用等有效控制了曾经严重危害人类生命健康的多种急性传染性疾病，伴随在期望寿命延长、人口老龄化等因素的影响，人类疾病谱和死因谱顺位中前几位都由慢性疾病取代了传染性疾病。联合国的数据显示，2008年，在发达国家中（除

东欧国家),慢性非传染性疾病(如缺血性心脏疾病、脑血管疾病、慢性阻塞性肺疾病或肺癌)导致死亡已占总死亡原因的80%。此外,除了慢性病患病率高外,老年慢性病患者到老年期往往处于疾病的严重阶段,并且往往一个人同时身患有多种疾病,对患病机体功能产生综合性损害,还经常导致如感官或认知障碍等。实践工作中,在接受卫生服务的症状最严重的5%病例中,其中大部分是同时身患多种疾病的,这部分病例往往消耗掉政府50%的卫生费用支出,这些也表明这些患者群体需要特别处理。

针对危险因素的慢性病防治措施将会延迟或控制慢性病发病率和死亡率的迅速上升。然而,随着全球人口老龄化的发展趋势,慢性疾病的发病率和死亡率终将随之增加。这主要是因为人口老龄化增加导致的慢性疾病的发病率和死亡率大大超过采取针对危险因素的预防措施后慢性疾病死亡的预期下降水平。换言之,尽管预防策略可降低慢性疾病的负担,净负担仍将可能会因人口老龄化的发展变得更高。

(二)家庭照护老人能力减弱

伴随人口老龄化的另一个问题是总人口中年轻人的比例减少,以及劳动力人口数与老年人数之比下降。这意味着在临终时期照护老人的年轻人或劳动力人口数量相对减少,特别是传统中主要承担照护老人角色的女性(随社会发展、女性社会角色转变),其能用于照护老人的时间正变得越来越短。此外,由于卫生系统能提供给家庭或养老服务机构帮助他们照护临终老人的资源差异悬殊,一些困难家庭将无法承担照护老年家庭成员的经济支出与成本。

(三)老年人群利用姑息医疗服务能力弱

老龄是影响患者最终死亡地点选择意愿和能否获得临终关怀等姑息医疗的一个独立的影响因素。在许多国家,与年轻患者相比,老年患者及其照顾者往往没有平等获得姑息医疗服务的途径、机会,老年人相对更少利用姑息医疗服务。此外,除了直接的年龄歧视,医院等医疗机构可能存在因不能提供足够的姑息医疗服务导致对老年人的间接歧视,如在欧洲7个国家进行的调查发现,有51%~84%的晚期肿瘤患者表示更愿意死在家里,但尽管意愿如此,实际上有34%~63%的死亡是发生在医院里。而与年轻患者相比,老人死亡地点更多发生在医院。

随人口老龄化,老年痴呆症已成为全世界一个主要的健康挑战,2005年,估计全球老年痴呆症的患病率为23.4例/百万,年新发病率为4.6例/百万。预计到2040年老年痴呆症的患病人数将达到81.10百万,而其中大多数人将生活在低收入国家(2001年为60%,预计到2040年将上升至71%)。相比于肿瘤,老年痴呆患者出现症状时间更长。而目前普遍存在老年痴呆患者接受临终关怀服务不足,身体疼痛控制措施缺乏,无法像一些癌症患者那样获得姑息医疗服务。老年人群经济能力下降,进一步弱化了该人群获得需要的姑息医疗服务能力。

(四)姑息医疗服务供给严重不足,社会认知度低

姑息医疗服务总体供给不足,社会普遍对姑息医疗认知水平偏低。加上地区之间,因为经济发展水平差异,在贫困地区,往往更难以筹集用于家庭和临终关怀机构资金或慈善基金,导致发达地区与不发达地区间,姑息医疗服务的实际提供水平与需求间的不平衡分布情况。此外,对姑息医疗相关知识的认知和意识水平同样在发达地区与不发达地区间存在差异,发达地区医护人员知晓率等显著高于贫穷地区,这同样加重了姑息医疗服务提供的不公平现象。

相类似的,处于社会经济最低等级人群,生活质量比在较高社会经济阶层者差。在获得优质医疗卫生服务资源方面,如高质量临终关怀服务资源更多的往往是高社会经济阶层人群,而

实际需求正好相反，低社会经济阶层人群对临终关怀等姑息医疗需求更大。

总之，老年患者及其家属面临着沉重的疾病和社会成本负担，而且这类负担将随全球持续的人口老龄化而呈现日趋严重态势。社会应承担的照护责任和压力同样在逐步增加，随着老年人口绝对数量和相对数量的累积上升，老年人群的姑息医疗已然成为一个公共健康问题。

二、公共卫生途径的姑息医疗理念的形成

20世纪80年代，埃里克·威尔克斯首次提出姑息医疗是一公共卫生问题观点，并获得大家普遍认同。埃里克·威尔克斯认为大多数其他慢性疾病引起的死亡病例相比于癌症患者，同样需要姑息医疗服务，而这些发生在医院和家里的其他慢性病患者往往没有任何姑息医疗专家介入。在这样的认识基础上，他提出所有相关机构应开设姑息医疗的建议。

1990年，WHO提出应将姑息医疗纳入现有的卫生保健系统意见，包括针对政府的建议和指引，优先实施和如何实现国家的姑息医疗方案和国家癌症控制计划。在第67届世界卫生大会（2014年5月23日），WHO通过了关于姑息医疗的首个决议，建议国家卫生系统与以治愈为目的治疗措施相衔接，提供姑息医疗，而不是仅仅作为一个额外的选择。该决议还敦促各成员国制定和实施相关制度、政策，支持将成本效益好的和公平的姑息医疗服务，在各级水平纳入持续照护护理工作中。关于姑息医疗此前的决议主要集中在癌症患者和临终生命，而目前的WHO定义将姑息医疗任务，已经扩展到癌症照护之外，覆盖了更广泛的慢性疾病；提倡在这些慢性疾病的早期阶段尽早开始姑息干预；在整个卫生保健系统推广开展姑息医疗措施；要求建立基于疾病临床特征和预后评估的姑息医疗干预的实施标准与规范。姑息医疗的重点已经从绝症的概念扩展到预后效果差的慢性疾病，并从特殊的专门措施（针对肿瘤），扩展到一个国家卫生保健系统中的一个有机组成部分或一种系统性的策略、措施。

三、开展公共卫生途径姑息医疗的意义

（一）适应社会卫生服务需求变化形势

公共卫生关注的是人群水平的健康。重点关注降低人群发病率和死亡率，从社区、地区和国家层面改善、促进人群健康。随一个国家、地区人群病因谱和死因谱的变化，危害人类健康主要公共卫生问题的变化，相关公共卫生策略、措施必须不断调整、改革以适应社会发展需要。例如，在18世纪和19世纪，因为传染病是当时主要致死原因，公共卫生主要关注以环境卫生的改进为主的遏制传染病（如霍乱、结核病和疟疾）传播的防治策略与措施。到20世纪，慢性非传染性疾病发病率和患病率逐步上升，并占据了疾病谱和死因谱顺位的前几位，形成严重影响人类生命健康安全的新公共卫生问题。诸多慢性疾病可治疗但难治愈的特点，内生性引发对姑息医疗服务需要量的显著上升；人口老龄化进一步加剧了这一服务需要量。

（二）适应姑息医疗相关措施综合性的要求

在慢性非传染性疾病危害上升的情形下，针对慢性非传染性疾病的干预措施更需要干预对象自身的参与。慢性非传染性疾病常被称为生活方式病，很大程度受到社会因素、个体的行为心理因素等影响，难以像防控传染性疾病那样，由相关部门、机构对人群实施某种干预，人群相对被动接受就可达到预期的防病效果，如通过改水改厕等措施防控肠道传染病。针对慢性非传染性疾病防控措施需要个体认识、接受，并在生活、行为方面体现，同时这些干预措施难以实现像很多防控传染性疾病那样有相关法律、法规做后盾，具有强制性。因此更广泛意义层面

的姑息医疗需要社会环境、文化等综合性因素的改善、支持，才能获得满意的效果。新的健康概念同样强调除生理健康以外的社会、心理的完好状态，相对应的要求姑息医疗并非是局限于临床的医疗措施，更应是社会层面、人群广泛参与的公共卫生策略与措施。

（三）促进卫生资源利用的公平性

老龄化的快速发展趋势，以及相当长的时间内，社会将以老龄化人口结构形态存在，逐渐庞大的老年人群将成为影响社会政治、经济发展的主要人群，陪伴、围绕老年人群的家庭、社区将更加直接地受到老年人群健康等问题的影响。经济、文化、医疗卫生资源等社会因素对老年人群相应卫生服务供给、利用产生巨大影响；老年人生理、社会功能的自然衰退特性，不断削弱着老年人群获得、利用相应卫生服务的能力，新的社会发展形势需要产生相应新的公共卫生策略，从社会和集体责任角度关注促进、保护老年人群健康权益，提高其健康水平和生活质量。

（四）能够有效节约卫生资源

对那些身患不治之症的患者来说，除了自身承受巨大的病痛折磨，还会花费巨额的医疗费用。尽管姑息医疗同样需要社会支付较多的服务费用，但正确、合理地应用姑息医疗策略与措施，将有利于减少、控制临床上一些效果不明显或不明确，甚至无效的治疗手段的使用，这样不仅将减少不必要的费用投入，同时更能减少一些不良反应等带来的对患者身心的损害。姑息医疗改变了过去医疗机构对任何患者都进行医治的做法，而是承认对某些不治之症的患者无法救治的客观事实。通过设立临终关怀机构、系统纳入姑息医疗理念对这部分患者提供舒适的照料，而不是消耗无谓的卫生资源，这才是真正体现了人道主义关怀的精神。

四、公共卫生途径的姑息医疗策略

（一）开展姑息医疗的公共卫生模式

公共卫生途径的姑息医疗策略的目的是通过把基于证据的新知识和技能、具有良好成本效益的姑息医疗干预措施，提供给人群中所有有需要的人，以保护和改善社区居民健康和生活质量。姑息医疗是所有针对患者卫生服务的一个组成部分，是照顾晚期患者最有利的办法，WHO认为重要的是，所有国家都应在其医疗卫生系统各级卫生保健服务中纳入止痛、疼痛缓解和姑息医疗服务。

根据相关活动开展经验，WHO总结了开展姑息医疗的公共卫生模式，该模式主要包括四个组成部分：①适当的政策；②充分的药物供应；③开展医疗卫生工作人员和公众相关知识的健康教育；④在全社会各层面实施姑息医疗服务。该模式的执行与实施，必须结合当地文化、疾病流行特征、经济水平和医疗保健体系等实际情况调适开展。

（二）推行公共卫生途径姑息医疗服务的步骤

1. 政府重视　提高政府及政府主管部门，社会对开展公共卫生途径的姑息医疗的重要性及意义的认识，为相关政策、制度的制定形成，以及相关行动方案、计划的顺利实施奠定基础。

2. 掌握基础信息　调查分析涉及公共卫生途径姑息医疗服务开展情况及相关支持条件，为进一步相关策略、措施的制定形成奠定基础。一般调查收集的信息如下：①当前主要疾病流行、分布情况，以及晚期、重症病例所占构成比；②社会经济学信息，包括社会和家庭结构、居民收入水平、宗教信仰等；③社区资源，如参与开展姑息医疗的非政府组织、社区行动、社会行动网络等。还需要了解当地卫生系统相关基本信息，①是否有相关支持姑息医疗开展、优先考虑疼痛控制的制定、规定。②开展急性期护理，家庭和长期护理机构情况。③专业人员配备及培训情况。④药物、设备和物资，以及开展姑息医疗的资金来源。⑤姑息医疗相关药物供应与管理，如阿片类药物和基本药物供应情况；相关用药费用，并与收入进行比较；法律、法规规定处方；阿片类药物配额使用率；管理药物配额的人员，需要哪些程序申请一个新的配额；阿片类药物如何分发、配送和负责等。

3. 形成行动计划 完成情况分析后，需要相关政府主管部门组织相关部门、专家、社会人士等，根据具体情况分析的结果和需求评估，研究确定发展公共卫生途径姑息医疗服务目标，制订形成行动计划与时间表。

4. 建立国家指导委员会 一旦制订形成行动计划，应建立关键利益相关者的国家指导委员会，协调与国际专家合作，指导整个活动的实施，该委员会通常选择社会各方相关者，包括主要的政府主管部门官员（监管者）、医务工作者、相关专业研究人员和教师、社会工作人员和社会公众等。

5. 制定形成公共卫生途径姑息医疗具体内容

（1）姑息医疗相关政策制度：首先明确主要的政策利益相关者，包括国家和地方政府的政策制定者和监管者。了解分析现行相关国家卫生政策和法规，以确定是否将疼痛控制和姑息医疗作为优先考虑内容。并倡导将这两个概念作为重点纳入国家卫生计划，同时建立完善相应法律法规。其次，了解资金筹措和给付模式，明确在社区层面、急性和护理机构开展家庭照护和长期护理、咨询服务等相关姑息医疗服务时的资金支持和交付方式，以及医疗卫生保健专业人员提供姑息医疗服务费用的补偿及报销方式。最后，基于国家现有的基本药物政策，研究、建立完善适应公共卫生途径姑息医疗服务开展形势的，包括阿片类和其他姑息治疗药物应用管理相关政策、法律法规。

（2）药物供应：首先明确界定负责药物的供应相关部门、人士，如药品监管部门、药理学家、药剂师和执法人员。确保他们都参与这一进程，并愿意去检讨及改善药物的供应政策和做法。其次，估计阿片类药物需求量。用一个简单的策略来估计癌症患者每年阿片需要量。例如，假定60%的晚期癌症患者是阿片类药物的主要消费者，每年100天（3个月），平均每天100mg吗啡用量，每名患者年消费10g吗啡。该技术仅估计阿片类药物的年需求量，作为一个例子，对于一个500万人口地区，每年新诊断癌症病例3500人，其中2/3的表现为Ⅲ或Ⅳ期癌症，如果这些患者的60%（2100人）有疼痛，每个这样病例死亡之前年需要10g吗啡，则该地区每年约需要21kg吗啡，用于这些癌症患者的痛苦管理控制。再次，确保经济实惠的药物供应。立足本地区前几年这一要求的实际使用情况，合理估计来年的使用量计划。如果实际药物消费量超过了请求限额，应有一个及时的增加配额的修订请求审查制度，可以随时提交给药物管理部门。基于WHO和国际麻醉品管制局（INCB）建议的相关管理步骤，建立相应药物分配和问责制。为了尽量减少对患者和家属的负担，应促进患者在社区层面获得相应药物的服务开展。最后，形成相应制度措施方便适当处方的开出。确保阿片类药物处方应用管理的相关法律和法规条款适应开展公共卫生途径姑息医疗对相应疼痛和呼吸困难症状管理的需要。确保相关岗位医生有权力在需要的情况下，根据患者病情开出需要的药物用量。

（3）健康教育：第一，针对相关药物应用涉及的部门、人员，如临床和教育专家，医学、护理、药学、社会工作学校的管理人员进行必要的健康教育。确保他们都参与这一进程，并愿意改变现有的教育课程，开发新的课程内容。第二，确定目标受众。为了有效实施公共卫生途径的姑息医疗，会有很多不同的目标受众需要接受健康教育，以提高他们的认识，改变他们对待姑息医疗的态度和知识，以及姑息医疗相关的技能。通常，这些受众包括媒体和公众，医疗、护理、社会工作/心理学、药学保健专业人士和相关专业的学生,从事姑息医疗相关业务培训的专家,以及患者和患者家属等。第三,开展媒体和公众宣传。通过适当、广泛的媒体和其他宣传工具,向社会公众宣传相关疾病整个病程开展姑息医疗的必要性、意义及给患者带来的好处,提高社会的认知度和接受度。第四,建设与开展专业教育相关课程。通过教育干预提高相关专业学生认识,转变观念,增长知识和技能,并最有效地改变专业行为模式。例如,结合临床实习、见习开展相应的课程和研讨,给临床医学等专业学生进行姑息医疗技能训练,将是十分有效的教育方式。应将姑息医疗作为一个重要的组成部分纳入医学等相关专业本科生、研究生课程及执业的专业人士继续教育课程。为了促进姑息医疗教育的推广实施,强调其重要性,条件成熟时应将姑息医疗问题纳入相关专业执业资质,如执业医师考试内容中。第五,发展培养姑息治疗专家。制订专门的方案,培训、培养、建立姑息医疗专家库,这些专家可以是相关主管部门工作人员,可以是相关专业机构工作人员,他们将向更广泛的基层、专业医疗机构等从事姑息医疗服务人员提供咨询、培训和支持。第六,提高家庭照顾者知识和技能。由于患者主要从家人和朋友得到照顾,应发展建立相应针对性的健康教育干预措施和工具,以加强这些家庭照顾者的知识和技能。

(4)公共卫生途径姑息医疗服务的开展:首先,确定社区实施姑息医疗服务的领导者。根据基于他们的领导潜能、共照护的患者人群,以及愿意致力于将姑息医疗融入的社区服务范围,确定一个或多个社区领导或负责的医疗卫生机构,承担社区公共卫生途径姑息医疗的领导责任。其次,制订行动计划。一个国家或地区确定开展公共卫生途径的姑息医疗服务,应制定相应的发展战略规划和行动计划,以保证纳入足够的资源和进行必要的基础设施建设,从而支持和保证相关行动的稳步推进。最后,全面的姑息医疗服务。虽然姑息医疗服务可以在一个或多个医疗机构中设立姑息医疗中心开展工作,而且医疗机构中的姑息医疗中心必将是一个国家、地区开展姑息医疗服务,促进不同层面姑息医疗服务开展的重要组成部分。但由于这些服务机构相对独立于卫生保健系统和社会支持网络系统,公共卫生途径的姑息医疗服务应融入所有有需求的地方。姑息医疗专家除了提供咨询和直接为患者/家庭护理提供服务外,还需要花费40%~50%的时间用于对其他各级卫生保健专业人员和社区支持机构进行培养教育和其他支持活动。WHO的示范项目:邻里网络的姑息医疗计划在印度喀拉拉邦演示了如何开展社区层面全面的姑息医疗,鼓励社区居民将照护患有严重或晚期疾病、临终患者当成自己应承担的责任和义务,通过创建爱心社区运动,以及现有的社区支持和卫生保健系统,社区居民参与、互帮互助,将姑息医疗服务纳入社区相应服务系统。

(三)关于姑息医疗的健康促进策略

1. 健康促进观点:健康是每个人的责任 健康的定义涵盖了生理、心理和社会三个维度,健康是一种积极的生活方式,而不仅仅是没有疾病。实施健康促进策略,提高健康水平,应包括五个方面:建立支持健康的公共政策、创造支持性环境、加强社区行动、发展个人技能和重新调整卫生服务。强调这些原则的关键是个体参与在卫生保健中的作用,它应该是合作,而不单纯是医疗卫生专业人员实施于个体。倡导健康的社会性,强调教育和信息在实现健康目标中的重要性,并强调健康是每个人的责任,而不仅仅是医疗卫生这些专业人员的责任。

2. 健康促进与姑息医疗是互补的策略 受传统姑息医疗模式和概念影响,至今仍有很多人认为健康促进和姑息医疗是两种方向相反的策略:健康促进的目的是为促进人们建立健康的生活行为方式,维护人群健康的策略,而姑息医疗的目的是针对医疗技术失败的疾病患者提供的姑息处理和疾病管理。其实,这貌似矛盾的两种策略具有很强的互补性,如果人们普遍认识到健康是每个人的责任,那么人们也将认识到健康也是身患绝症处于疾病末期(临终期)患者(老人)、他们的照护者及与他们共同生活的人的共同责任。

融合健康促进理念的姑息医疗主要目标是向那些患有严重的、危及生命疾病的患者提供支持感,这不是否认他们面临的死亡结局,而是在承认面临后果严重性的前提下,致力于提高、维持其每一天的生活质量。

3. 健康促进策略为姑息医疗塑造社区环境基础　贯彻健康促进策略,向社区居民提供更多关于疾病相关信息,让人们了解人类医疗技术发展是有局限性的,相关针对疾病的治疗措施往往把双刃剑,既有有利疾病治疗控制的方面,也有其负面效应的一面;任何治疗方案、措施都有可能具有一定的风险与不确定性。健康促进策略中的姑息医疗提供关于健康、死亡过程和死亡的相关宣传教育。为人们面临治疗决策时能够做到真正的"知情同意"奠定社会基础。健康促进的姑息医疗也提供来自个人和社区的社会支持,也有帮助人际关系的重新定位,协助、促进和支持那些慢性疾病患者调整、改变其生活和行为方式。

姑息医疗,特别是公共卫生途径的姑息医疗对很多人来说仍是一个全新的概念,推广公共卫生途径的姑息医疗策略与措施,挑战主要来自于如何实施与执行,关键在于提供公众必要的知识,提升对姑息医疗的知晓水平,提高接受与开展姑息医疗的意识,打破其神秘性,消除众对姑息医疗的偏见。

(四)爱心社区建设

爱心(富有同情心)的社区是由"健康城市"或"健康社区"延伸而来,是体现健康促进理念、开展公共卫生途径姑息医疗实践活动的具体形式之一。

新的健康理念、健康促进理念已经渗透到公共卫生和医疗卫生各个领域,在20世纪90年代末和21世纪初,逐渐为姑息医疗相关服务机构所吸收和倡导。很多在其他公共卫生运动中被证明成功的、能有效预防和减少疾病伤害的早期干预措施及方法(大多可以运用于姑息医疗领域相关问题的),可纳入的姑息医疗,以提高将姑息医疗作为公共卫生措施的服务效率。

通过爱心社区建设这种方式,促进良好的社会、心理、精神及身体健康,可促进生理功能限制性疾病患者取得同样好的感觉。通过建立、完善相应法律法规、政策制度,积极开展健康促进活动,充分调动利用社区可利用资源,包括学校、工作场所、宗教场所、大众媒体或地方企业等各类社会支持力量。逐步认识姑息医疗(包括临终关怀)就如同其他医疗卫生保健措施一样,社区可作为积极的参与方提供支持和照顾。在建立的爱心社区环境里,家庭不再独自承担临终老人、重症或晚期患者、老年痴呆患者等的姑息医疗和照护工作,社区将提供支持,与他们共同承担相应的责任。

具体案例如下。

(1)圣克利斯朵夫临终关怀院在当地与中小学学校合作,与老师共同讨论如何通过对临终关怀院的参观使得儿童获得有益的教育,如何安排这样的参观让儿童获得挫折与应对教育。通过引导儿童参观、接触临终老人、患者,学生和教师回到了自己的学校会再组织讨论、交流参访感受,并会根据参访经历创作相应艺术作品或表演。从而获得几个重要的健康促进的效果:改变了态度,从对死亡的不确定性和焦虑转变到熟悉和信任,认识到死亡是人生一种正常的过程与经历,患者成了教育工作者,以及建立并维持了死亡和更广泛的社区之间的良性关系。

在这种学生、老师、家长共同参与圣克利斯朵夫临终关怀项目的情况下,使得较大年龄范围社区居民更好地理解了死亡。这些知识不仅具有降低有关威胁生命的严重性疾病损失,还提供了有关生命和疾病防治的实用信息,通过这个"早期干预"帮助,以减少因无知、恐惧引起的社会隔离、羞辱和伤害。

（2）2009年，英格兰什罗普郡塞文临终关怀服务采纳爱心社区模式，招募社工志愿者，并对他们进行短期培训，支持虚弱、弱势老人，包括那些有生理功能限制性疾病患者。

志愿者来自各行各业退休人员及员工，愿意每周奉献一部分时间到家访问。这个项目提高了社区成员主动参与关怀社区弱势人群的意识（尽管不一定认识这些人）。通过公共论坛和讨论，塞文临终关怀服务传递出临终关怀不是单纯的专业服务机构的责任，而是社区每一个人的责任的信息。这样信息传播到社会引起的结果就是越来越多社区志愿者接受相关培训，并接受分配的社区弱势人群的照顾责任。随着广泛和多样化的社区服务网络建立，由于志愿者提供额外的支持，使得生活相对孤立的弱势老人、重症疾病患者获得有效照护，有效地减少了这些人的焦虑和恐慌情绪，一定程度防止或减少了他们对专业医疗服务的需要。

（3）日本是爱心社区项目开展较好的国家，在大阪府，社会福利机构在当地最繁华的商业街开设了老人日托服务机构，这类机构为老年痴呆患者提供的相关康复训练和服务，不是玩游戏或被动接受的娱乐节目，而主要是进行膳食准备等活动。老年痴呆症患者参与设计其膳食，出去一起逛街买食材，然后返回机构帮忙准备饭菜。社区的商店店主都经过相应培训学习，了解与老年痴呆患者沟通的复杂性，愿意参与该计划活动，并分享心得与经验。在这里的老年痴呆症患者的日常护理中，患者不再被视为被动的消费"治疗"或"服务"，而作为他们自己的喜好和活动的积极参与者，同时社区居民也普遍认为这是他们正常（平常）的服务业务。此外，鼓励其他社区居民参与照顾痴呆症患者，并对老年痴呆患者的生活困难及日常护理中的挑战有一个基本的了解，从而使得公众对如何与老年痴呆症患者共处和如何照护老年痴呆患者相关知识的认知水平显著提高。这既有助于老年痴呆患者，也有有助于那些与老年痴呆症患者共同生活人群、照顾老年痴呆患者亲属和工作人员从社区获得更多支持帮助，并促进姑息医疗服务成为每个人的责任社会氛围的形成。

（倪进东　官成浓）

思 考 题

1. 解释姑息医疗的概念，并介绍姑息医疗的内容。
2. 简述开展姑息医疗需要具备的条件。
3. 开展临终关怀项目的基本任务有哪些？
4. 全面的姑息医疗评价包括哪些内容？
5. 什么是公共卫生途径的姑息医疗？阐述其产生的背景与意义。
6. 简述推行公共卫生途径姑息医疗服务的步骤。
7. 简介姑息医疗的健康促进策略。

主要参考文献

白岩, 那宇鹏, 杨一帆, 2015. 老年健康教育的问题与对策. 大家健康（学术版）(9): 284-285.
班晓娜, 葛稣, 2014. 机构养老与政府职能：日本经验及启示. 大连海事大学学报（社会科学版）,(3): 43-47.
鲍勇, 何园, 张静, 等, 2004. 国外城市社区健康教育与健康促进回顾与瞻望. 中国全科医学, 7 (3): 142-145.
柴榕, 2010. 我国老年服务研究综述. 浙江预防医学, 22（10）: 28-31.
常青, 2013. 健康促进理念下的老年健康教育. 体育科技文献通报,（6）: 11-13.
常亚南, 2015. 论我国老年保健品市场营销策略. 现代商贸工业, 36（17）: 87-90.
陈建华, 2010. 传统养老困境下的新型养老文化建设. 中共郑州市委党校学报,(3): 72-74.
陈灵泉, 2013. 试论老年人心理健康问题及其社会看护. 人民论坛,（05）: 130-131.
陈露晓, 2008. 老年人心理卫生与保健. 北京：中国社会出版社, 1-60.
陈敏, 2004. 老年哮喘病的预防及家庭干预. 护士进修杂志, 19（9）: 775.
陈启军, 陈越, 杜生明, 2005. 论传染病的危害及我国的防治策略. 中国基础科学·研究论坛, 7 (6): 21-32.
陈庆瑜, 洪俊, 陈锡龙, 等, 2001. 在老年医疗保健中实施三级预防的探讨. 中国健康教育, 17 (8): 485-486.
陈小萍, 王建华, 郭靖, 等, 2011. 浙江省养老机构老年人安全问题KAP调查与教育干预效果分析. 中国老年学杂志,（10）: 1837-1839.
程晓明, 2012. 卫生经济学. 3版. 北京：人民卫生出版社.
邓伟吾, 2005. 提高对流行性感冒的诊治和预防水平. 中华结核和呼吸杂志, 28 (1): 4.
邓晓, 吴春眉, 蒋炜, 等, 2010. 2006—2008年全国伤害监测老年伤害病例分布特征分析[J]. 中华流行病学杂志, 31 (8): 890-893.
刁秀云, 2007. 老年患者健康教育的护理体会. 中国老年保健医学, 5 (4): 139.
段蕾蕾, 李思杰, 邓晓, 等, 2010. 2006—2008年全国伤害监测钝器伤病例分布特征分析. 中华流行病学杂志, 31(12): 1440-1441.
方丽英, 詹小青, 2008. 整体护理模式下老年病人的健康教育. 家庭护士,（19）: 1777.
冯玉麟, 2009. 如何防治慢阻肺. 求医问药,（2）: 17-18.
甘景梨, 刘凯军, 刘晓辉, 2011. 老年心理卫生保健. 北京：军事医学科学出版社: 35-72.
关颖, 张金华, 罗春贺, 等, 2008. 广州市社区老年卫生服务供需现状调查及对策研究. 实用全科医学, 6 (3): 288-290.
桂莉, 吴兴卉, 张欣宇, 等, 2015. 我国城市社区居家养老服务面临的问题与对策探索. 产业与科技论坛, 14（6）: 12-13.
郭明贤, 罗羽, 2003. 健康教育学. 北京：人民军医出版社.
郭清, 2014. 中国健康服务业发展报告. 北京：人民卫生出版社.
韩布新, 李娟, 陈天勇, 2013. 老年人心理健康研究报告. 北京：中国科学技术出版社: 1-73.
何建军, 罗玥佶, 张俊, 等, 2014. 老年痴呆症的病因及发病机制研究进展. 中国老年学杂志, 34（20）: 5924-5927.
黑发欣, 王璐, 秦倩倩, 等, 2011. 中国50岁以上人群艾滋病疫情特点及流行因素分析. 中华流行病学杂志, 32 (5): 526-527.
胡俊峰, 2005. 当代健康教育与健康促进. 北京：人民卫生出版社.
胡晓云, 陈新, 毛宗福, 等, 2009. 我国城市社区健康教育模式现状研究. 中国初级卫生保健, 23 (1): 53-55.
化前珍, 2012. 老年护理学. 3版. 北京：人民卫生出版社.
黄华瑞, 2001. 老年肺炎的防治. 内科急危重症杂志, 7（1）: 42-44.
黄建始, 2006. 美国的健康管理：源自无法遏制的医疗费用增长. 中华医学杂志, 86 (15): 1011-1012.
黄剑琴, 2005. 老年人照护. 北京：科学技术文献出版社.
黄敬亨, 2002. 健康教育学. 上海：复旦大学出版社.
黄芩, 2004. 以信息化推动健康教育工作现代化. 中国卫生事业管理,（8）: 510-511.
季红莉, 金光辉, 付万发, 等, 2015. 养老机构老年人抑郁状况及影响因素. 中国老年学杂志,（22）: 6569-6571.
江燕娟, 李放, 2014. 我国养老机构服务的有效供给研究. 广西社会科学,（11）: 136-140.
姜宏, 王志红, 2015. 老年人健康促进自护模型概述. 中国健康教育,（1）: 41-42.
姜玉华, 2007. 健康、健康教育与健康促进之研究. 南京体育学院学报（社会科学版）, 21 (5): 6-9.
康凤英, 金川克子, 2007. 日本社区护理及对我国的启示. 中华护理杂志, 42（11）: 1053-1055.
孔灵芝, 2002. 慢性非传染性疾病流行现状、发展趋势及防治策略. 中国慢性病预防与控制, 10（1）: 1-2.
兰苓, 2000. 市场营销学. 北京：中央广播电视大学出版社.
雷莲莲, 常小红, 2013. 慢性阻塞性肺疾病的研究进展. 延安大学学报（医学科学版）, 11 (1): 56-58.
李兵水, 孙兆辉, 王艺雯, 2013. 城市社区居家养老服务存在的问题和对策研究. 保定学院学报, 26 (1): 29-32.
李桂锦, 刘红晓, 2013. 理性选择理论视角下的我国城市养老模式趋势分析. 今日中国论坛, 26（17）: 444-445.
李桀, 2013. 湘西地区老年人HIV感染途径及相关影响因素调查与分析.
李兰娟, 2008. 我国感染病的现状及防治策略. 中华临床感染病, 1（1）: 1-6.

李明, 刘美蓉, 谭效锋, 2010. 老年肺炎的临床特点、预防及预后, 中国中西医结合急救杂志, 17 (4): 252-253.
李宁华, 2005. 中老年人群骨关节炎的流行病学特征, 中国临床康复, 9 (38): 133-135.
李薇, 2014. 中日韩人口老龄化与老年人问题. 北京: 中国社会科学出版社.
李卫平, 2012. 稳中求进, 促进健康服务业发展.中国卫生, (2): 62-63.
李小浩, 2015. 不同养老地产经营模式对比研究—基于经济收益分析法.价值工程, (26): 41-42.
李燕玲, 2006. 老年支气管哮喘缓解期的预防及家庭干预, 中国实用护理杂志, 22 (10): 16-17.
李咏阳, 莫永珍, 2015. 老年慢性病照护的国内外研究进展实用老年医学, 29 (3): 242-244.
李主军, 陈俊国, 李书章, 等, 2006. 国外健康教育与健康促进的发展与思索. 重庆医学 (6): 566-568.
李主军, 陈俊国, 张乐游, 2007. 浅谈中国老年人健康促进现状及对策. 西北医学教育, 15 (1): 121-122.
梁万年, 2013. 卫生服务营销管理. 北京: 人民卫生出版社.
廖毅敏, 秦业, 2015. 互联网+健康养老: 打造智慧化养老服务新模式. 世界电信, (8): 75-77.
刘东生, 1992. 我国老年人传染病的诊断和治疗研究现状, 老年学杂志, 1 (2): 122-123.
刘聚源, 纪文艳, 吴疆, 2011. 北京市老年人肺炎多糖疫苗接种成本效益分析. 中国公共卫生, 27 (2): 191-193.
刘凯, 冯佳越, 陈晓平, 2012. 老年高血压研究进展, 华西医学, 27 (11): 1725-1728.
刘永兵, 梁杰, 姚德雯, 等, 2014. 养老机构老年人健康素养与健康状况和健康服务利用的关系研究. 中国全科医学, (4): 449-452.
刘赟, 2013. 老年人用品营销策略初探. 现代商业, (33): 42.
刘志伟, 2001. 老年人的消费心理特点及老年市场营销策略. 经济师, (6): 41-42.
卢玉贞, 刘和菊, 潘丽芬, 2007. 老年人健康状况与健康促进策略. 中国健康教育, (3): 238-239.
陆娟, 2013. 差别化营销战略在老龄化产业发展中的运用——以江苏省为例.对外经贸, 3 (2): 66-67.
陆召军, 李君荣, 2004. 健康教育与健康促进. 南京: 东南大学出版社.
路锦非, 2013. 中国老龄化高峰期对养老设施和医疗设施的需求——以上海市为例.现代经济探讨, (1): 45-49.
吕姿之, 2002. 健康教育与健康促进. 北京: 北京大学医学出版社.
吕姿之, 2008. 健康教育与健康促进. 2版. 北京: 北京大学医学出版社.
马俊岭, 郭海英, 阳晓东, 2009. 骨质疏松症的流行病学概况. 中国全科医学, 12 (18): 1744-1745.
马骁, 2003. 健康教育学. 北京: 人民卫生出版社.
马新利, 吴淑华, 郭新荣, 2012, 老年人心理衰老的影响因素及预防措施的研究进展. 中国临床保健杂志, 15 (2): 215-218.
孟文超, 王纯莹, 2008. 老年痴呆研究进展. 军医进修学院学报, 29 (5): 445-446.
彭晓辉, 路云, 常峰, 等, 2014. 老年人慢性病健康教育方式需求分析. 南京医科大学学报 (社会科学版), (04): 314-318.
仇冰玉, 许文青, 曹姗, 等, 2014. 老年疾病负担与公共卫生服务. 社区医学杂志, 01: 15-18.
钱亚仙, 2014. 老龄化背景下的社会养老服务体系研究. 理论探讨, (01): 162-165.
邱苗苗, 马伟玲, 蔡滨, 等, 2013. 苏州市老年护理院运行现状. 卫生经济研究, (08): 31-33.
全国第五次结核病流行病学抽样调查资料汇编. 北京: 军事医学科学出版社.
苏楠, 2003. 流感防治的新进展, 中国全科医学, 11 (6): 935-937.
苏振芳, 2014. 人口老龄化与养老模式. 1版. 北京: 社会科学文献出版社.
宿迁市老年人健康信息传播课题组, 2014. 宿迁市老年人健康信息需求及传播方式. 经济研究导刊, (20): 266-268.
孙沛, 丁毅鹏 2015. 慢性阻塞性肺疾病危险因素及发病机理研究进展. 海南医学, 25 (9): 1325-1327.
谭安隽, 2009. 老年糖尿病的研究进展, 昆明医学院学报, (S2): 253-256.
唐政, 李枫, 2009. 城市社区健康教育与健康促进的组织实施.健康教育与健康促进, (2): 44-46.
陶国枢, 2000. 骨质疏松症流行病学特征及其预防对策. 解放军保健医学杂志, 2 (3): 4-6.
滕丽新, 王健瑜, 赵娟, 等, 2015. 中国中老年人心理健康现状. 中国老年学杂志, 35 (3): 782-783.
滕尼斯, 1999. 共同体与社会. 北京: 商务印书馆.
王超, 杜蕾, 路孝琴, 等, 2011.中国老年卫生保健体系的建立和发展现状.中国老年学杂志, (7): 1256-1259.
王大华, 肖红蕊, 祝赫, 2014. 老年人心理健康服务模式探讨——社区层面的实践与解析. 老龄科学研究, (12): 59-65.
王国强, 2015. 慢病防控关系到千家万户的健康和幸福. 中国医药导报, 12 (23): 1-3.
王红波, 王莉, 2004. 健康教育应当实施标准化管理. 中国健康教育, (06): 76-77.
王建生, 姜垣, 金水高, 2005. 老年人6种常见慢性病的疾病负担. 中国慢性病预防与控制, 13 (4): 148-151.
王娟, 2012. 60岁以上人群接种流感疫苗情况分析. 中国医药指南, 10 (6): 154.
王陇德, 2005. 中国居民营养与健康状况调查报告之一——2002综合报告. 北京: 人民卫生出版社: 53.
王应立, 刘振安, 2004. 重视老年人的预防接种工作. 老年医学与保健, 10 (2): 117.
魏静芳, 朱敏, 2013. 社区健康教育现状及对策. 中国社区医师 (医学专业), 15 (1): 344.
魏荃, 2005. 社区健康教育与健康促进手册. 北京: 化学工业出版社.
温勇, 宗占红, 舒星宇, 等, 2014. 中老年人的健康状况、健康服务的需求与提供——依据中西部5省12县调查数据的分析. 人口研究, (05): 72-86.
吴勇, 2001. 市场营销. 北京: 高等教育出版社.

吴玉韶，党俊武，2014. 中国老龄产业发展报告. 北京：社会科学文献出版社.
谢南珍，秦燕，2012. 老年患者健康教育的现状研究. 现代医药卫生，28（24）：3778-3780.
谢士威，1998. 值得借鉴的美国健康教育改革与发展战略——中美健康教育学比较研究初探. 中国健康教育，14（6）：4-6.
徐春生，余灿清，李立明，2007. 老年糖尿病，中国全科医学，10（12）：1036-1039.
薛敏芝，2014. 健康营销传播的当下与未来——美国对话：宏盟广告旗下健康营销传播集团 CDM NEW YORK 主席凯尔·巴瑞克. 中国广告，（06）：114-115.
姚志洪，2015. 医学模式和健康服务. 自然杂志，（05）：362-368.
叶旭军，李鲁，日下幸则，2001. 日本老年人的健康教育与健康促进. 国外医学（社会医学分册），（04）：161-165.
叶旭军，李鲁，日下幸则，2001. 日本面向 21 世纪的健康促进计划. 中华医院管理杂志，（5）：61-63.
易慧莲，冯泽永，2010. 香港老年人口社区卫生服务内容对内地的启示. 商场现代化，（5）：99-101.
于贞洁，2009. 公共卫生体系研究——功能、资源投入和交易成本.北京：经济科学出版社：4.
张静，2015. 我国城市社区养老服务发展的问题与对策. 决策参考，（5）：29-32.
张理义，2003. 老年心理保健指南. 人民军医出版社.
张鹊，施永兴，2010. 京、津、沪三地社区老年人健康状况及临终关怀服务需求的调查.中国全科医学，13（7）：719-721．
张新花，顾慰莉，2007. 发展社区卫生服务促进医疗事业发展. 新疆医学大学学报，30（5）：530.
张旭升，牟来娣，2011. 中国老年服务政策的演进历史与完善路径. 江汉论坛，（8）：140-144.
章莹，付伟，2014. 国外老年痴呆症预防研究现状. 实用老年医学，28（8）：685-686.
赵淑英，2005. 健康教育与健康促进学. 西安：世界图书出版社.
郑频频，史惠静，2011. 健康促进利理论与实践. 2 版. 上海：复旦大学出版社.
中国疾病预防控制中心，2011. 全国伤害医院监测数据集. 北京：人民卫生出版社.
中国疾病预防控制中心性病艾滋病预防控制中心，2014. 中国慢性病及其危险因素监测（2010）老年健康专题报告.人民卫生出版社.
中国老龄科学研究中心课题组，2011.全国城乡失能老年人状况研究.残疾人研究，（2）：11-16.
中华人民共和国国务院新闻办公室.《中国老龄事业的发展》白皮书. [2011-02-11].http：//jnjd.mca.gov.cn/article/zyjd/zcwj/201102/20110200133828.shtml.
中华人民共和国国务院新闻办公室.社会养老服务体系建设规划（2011—2015 年）. [2011-12-27].http：//www.gov.cn/zwgk/2011-12/27/content_2030503.htm.
中华医学会心血管病学分会中国老年学学会心脑血管病专业委员会，2012. 老年高血压的诊断与治疗中国专家共识（2011 版）. 中华内科杂志，51（1）：76-82.
钟华荪，2012. 居家老人安全护理技巧. 2 版. 北京：人民军医出版社.
周瑾，解军，2007.社区老年人卫生服务有赖于全科医疗.老年医学与保健，13（1）：45-47.
周军，2003. 我国老年市场营销策略. 现代商贸工业，15（10）：30-32.
周兰君，Wojtek Chodzko-Zajko，Chae-Hee Park et al，2009. 美国促进中老年人身体活动计划的研究. 西安体育学院学报，（4）：390-395.
周阳，杨土保，李映兰，等，2015. 基于互联网平台的髋关节置换患者健康教育实证分析.中南大学学报（医学版），（3）：298-302.
庄岩，吕琳，2012. 社区健康教育对老年健康促进的方式探讨. 中国老年保健医学，（2）：61-63.
Ahlskog JE, Geda YE, Graff-Radford NR, et al, 2011. Physical exercise as a preventive or disease-modifying treatment of dementia and brain aging. Mayo Clinic Proceedings，86（9）：876-884
Beard JR，Bloom DE，2015. Towards a comprehensive public health response to population ageing. Lancet，385（9968）：658-661.
Butler JT，2001. Principles of Health Education and Health Promotion. USA：Wadsworth/Thomson Learning Inc：90-92.
CARRRS-Q，2015. State of the Road：Older Road User Fact Sheet [2016-01-25] http：//www.carrsq.qut.edu.au/publications/corporate/older_roaduser_fs.pdf
Chandran A，Hyder AA，and Peek-Asa C，2011. The Global Burden of Unintentional Injuries and an Agenda for Progress[J]. Epidemiol Rev，32（1）：110-120.
Chatterji S，Byles J，Cutler D，et al，2015. Health，functioning，and disability in older adultspresent status and future implications. Lancet，385（9967）：563-575.
Cravey A J，Wwashburn SA，Gesler WM，2001. Developing socio-spatial knowledge networks：a qualitative methodology for chronic disease prevention. Soc Sci Med，52（12）：1763-1775.
Daviglus ML，Plassman BL，Pirzada A，et al，2011. Risk factors and preventive interventions for Alzheimer disease：state of the science. Archives of Neurology，68（9）：1185-1190.
Dhillon HS，Philip L，1994. Health Promotion and Community Action For Health in Developing Countries. Geneva：WHO：32-36.
Er Y，Duan L，Wang Y，et al，2015. Analysis on data from Chinese National Injury Surveillance System，2008—2013 on the characteristics of falls.Zhong hua Liu Xing Bing Xue Za Zhi，36（1）：12-17
European Network for Safety Among Elderly. Fact Sheet：Prevention of Road Traffic Injuries among Elderly. [2016-01-25] https：//www.yumpu.com/en/document/view/23417978/fact-sheet-prevention-of-road-traffic-injuries-among-elderly.

EuroSafe, 2013. Injuries in the European Union, Summary of injury statistics for the gears 2008-2010. [2016-01-25] http://ec.europa.eu/health/data_collection/docs/idb_report_2013_en.pdf

Ferri CP, Prince M, Brayne C, et al, 2005. Global prevalence of dementia: a Delphi consensus study. Lancet, 366(9503): 2112-2117.

Hasworth SB, Cannon ML, 2015. Social theories of aging: A review. Dis Mon, 61 (11): 475-479.

King M, Lipsky MS, 2015. Clinical implications of aging. Dis Mon, 61 (11): 467-474.

Kramarow E, Chen LH, Hedegaard H, et al, 2005. Deaths from unintentional injury among adults aged 65 and over: United States, 2000-2013. NCHS Data Brief, (199): 199.

Leenerts M H, Teel C S, Pendleton MK, 2002. Building a model of self-care for health promotion in aging. J Nurs Scholarsh, 34 (4): 355-361.

Lipsky MS, King M, 2015. Biological theories of aging. Dis Mon, 61 (11): 460-466.

Llibre Rodriguez JJ, Ferri CP, Acosta D, et al, 2008. Prevalence of dementia in Latin America, India, and China: a population-based cross-sectional survey. Lancet, 372 (9637): 464-474.

Mitchinson S, 1995. A review of the health promotion and health beliefs of traditional and Project 2000 student nurses. J Adv Nurs, 21 (2): 356-363.

NCCFM Health, 2007. Dementia: a NICE-SCIE guideline on supporting people with dementia and their carers in health and social care. National clinical practice guideline No. 42. London: British Psychological Society and Gaskell.

NHTSA, 2009. Traffic Safety Facts 2008 data: Older Population. Washingtion DC: National Center for Statistics and Analysis.

NICE, 2013. Assessment and prevention of falls in older people. [2016-01-25] https://www.nice.org.uk/guidance/cg161/chapter/recommendations.

Prince M, Acosta D, Chiu H, et al, 2013. Dementia diagnosis in developing countries: a cross-cultural validation study. Lancet, 361 (9361): 909-917.

Prince MJ, Wu F, Guo Y, et al, 2015. The burden of disease in older people and implications for health policy and practice. Lancet, 385 (9967): 549-562.

Rubenstein LZ, 2006. Falls in older people: epidemiology, risk factors and strategies for prevention. Age Ageing, 35(Suppl 2): 37-41.

Steptoe A, Deaton A, Stone AA, 2015. Subjective wellbeing, health, and ageing. Lancet. 2015, 385 (9968): 640-648.

Stults BM, 1984. Preventive health care for the elderly. West J Med, 141 (6): 932-954.

Tokyo, Ministry of Health, Labourand Welfare [2012-2-4] Emergency project for improvement of medical care and quality of life for people with dementia. Project report. (In Japanese). http://www.mhlw.go.jp/houdou/2008/07/dl/h0710-1a.pdf.

Wimo A, Prince M, 2010. World Alzheimer's Report 2010: the global economic impact of dementia. London: Alzheimer's Disease International.

World Health Organization, 1992. International statistical classification of diseases and related health problems, 10th Revision. Geneva: World Health Organization.

World Health Organization, 2007. WHO Global Report on Falls Prevention in Older Age. [2016-01-25] http://www.who.int/ageing/publications/Falls_prevention7March.pdf

Ziegler-Graham K, Brookmever R, Johnson E, et al, 2008. Worldwide variation in the doubling time of Alzheimer's disease incidence rates. Alzheimer's and Dementia, 4 (5): 316-323.